Borsch / Vetter / Pompe
Arzneimittel nano

Borsch / Vetter / Pompe

Arzneimittel nano

Von
Julia Borsch, Stuttgart
Verena Vetter, Ravensburg
Sina Pompe, Gersthofen

Mit 445 Tabellen

WVG Wissenschaftliche Verlagsgesellschaft Stuttgart

Anschriften der Autorinnen

Julia Borsch
Heusteigstr. 96B
70180 Stuttgart

Verena Vetter
Marktstr. 17
88212 Ravensburg

Sina Pompe
Donauwörther Str. 3
86368 Gersthofen

Bibliografische Information der Deutschen Nationalbibliothek
Die Deutsche Nationalbibliothek verzeichnet diese Publikation in der Deutschen Nationalbibliografie; detaillierte bibliografische Daten sind im Internet unter http://dnb.d-nb.de abrufbar.

1. Auflage 2015
ISBN 978-3-8047-2906-3

Birkenwaldstraße 44, 70191 Stuttgart
www.wissenschaftliche-verlagsgesellschaft.de

Printed in Germany
Satz: le-tex publishing services GmbH, Leipzig
Druck und Bindung: BGZ Druckzentrum GmbH, Berlin
Umschlaggestaltung: Wessinger und Peng, Stuttgart
Umschlagabbildung: Wessinger und Peng, Stuttgart

Vorwort

Fachinformationen, ABDA-Datenbank, Gelbe Liste, Embryotox-Datenbank Hersteller-Websites, Lauer-Taxe ... die Fülle der der Informationsquellen ist mittlerweile schier unendlich. Was auf den ersten Blick ein großer Fortschritt zu sein scheint, entwickelt sich in der Praxis schnell zum Nachteil. Wo finde ich eigentlich welche Information: Ist die Tablette teilbar? Kann man das Medikament in der Schwangerschaft einnehmen oder gibt es besser erprobte Alternativen? Gibt es diesen Wirkstoff auch in anderer Darreichungsform und in welchen Stärken ist er auf dem Markt? Alles Fragen, die im Apothekenalltag häufig auftauchen und beantwortet werden wollen. In der komfortablen Situation, dass Zeit ist, sich in mehreren Datenbanken durch seitenweise Text zu lesen und die benötigten Informationen zu herauszufiltern, befindet man sich eher selten. Daher der Wunsch: möglichst viele relevante Informationen auf einen Blick, kurz und knackig, also nano. Und zwar Informationen, die für Apotheker in der Apotheke relevant sind, die bei anderen Werken dieser Art meist außen vor bleiben, beispielsweise zur Teilbarkeit und Informationen zu OTC-Präparaten. Natürlich kann ein Buch dieser Größenordnung keinen Anspruch auf Vollständigkeit erheben und lediglich eine Auswahl von Wirkstoffen und Fertigarzneimitteln bieten. Die dazugehörigen Informationen, zusammengetragen aus den oben genannten Datenbanken, wurden aus Platzgründen auf das (für das Beratungsgespräch) Wichtigste beschränkt. Für tiefergehende Recherchen oder spezielle Informationen wird man an der Lektüre von Fachinformationen, etc. auch weiterhin nicht vorbeikommen.

Herzlicher Dank geht an Dr. Benjamin Wessinger für den Anstoß zu dem Projekt, sowie an das Lektorat der Wissenschaftlichen Verlagsgesellschaft für die tatkräftige Unterstützung.

Stuttgart, im Sommer 2015

Julia Borsch
Verena Vetter
Sina Pompe

Inhaltsverzeichnis

Vorwort 5

Abkürzungsverzeichnis 9

Benutzerhinweise 10

ALIMENTÄRES SYSTEM UND STOFFWECHSEL 15
A01 STOMATOLOGIKA 15
A02 MITTEL BEI SÄURE BEDINGTEN ERKRANKUNGEN 19
A03 MITTEL BEI FUNKTIONELLEN GASTROINTESTINALEN STÖRUNGEN 30
A04 ANTIEMETIKA UND MITTEL GEGEN ÜBELKEIT 37
A06 LAXANZIEN 40
A07 ANTIDIARRHOIKA UND INTESTINALE ANTIPHLOGISTIKA/ANTIINFEKTIVA 48
A08 ANTIADIPOSITA, EXKL. DIÄTETIKA 60
A09 DIGESTIVA, INKL. ENZYME 62
A10 ANTIDIABETIKA 65
A11 VITAMINE 75
A12 MINERALSTOFFE 95

BLUT UND BLUT BILDENDE ORGANE 102
B01 ANTITHROMBOTISCHE MITTEL 102
B03 ANTIANÄMIKA 108
B06 ANDERE HÄMATOLOGIKA 116

KARDIOVASKULÄRES SYSTEM 118
C01 HERZTHERAPIE 118
C03 DIURETIKA 124
C04 PERIPHERE VASODILATATOREN 136
C05 VASOPROTEKTOREN 139
C07 BETA-ADRENOZEPTOR-ANTAGONISTEN 146
C08 CALCIUMKANALBLOCKER 151
C09 MITTEL MIT WIRKUNG AUF DAS RENIN-ANGIOTENSIN-SYSTEM 157
C10 MITTEL, DIE DEN LIPIDSTOFFWECHSEL BEEINFLUSSEN 167

DERMATIKA 177
D01 ANTIMYKOTIKA ZUR DERMATOLOGISCHEN ANWENDUNG 177
D02 EMOLLIENTIA UND HAUTSCHUTZMITTEL 196
D04 ANTIPRURIGINOSA, INKL. ANTIHISTAMINIKA, ANÄSTHETIKA ETC. 205
D06 ANTIBIOTIKA UND CHEMOTHERAPEUTIKA ZUR DERMATOLOGISCHEN ANWENDUNG 207
D07 CORTICOSTEROIDE, DERMATOLOGISCHE ZUBEREITUNGEN 214
D08 ANTISEPTIKA UND DESINFEKTIONSMITTEL 226
D10 AKNEMITTEL 232
D11 ANDERE DERMATIKA 239

UROGENITALSYSTEM UND SEXUALHORMONE 243
G01 GYNÄKOLOGISCHE ANTIINFEKTIVA UND ANTISEPTIKA 243
G02 ANDERE GYNÄKOLOGIKA 248
G03 SEXUALHORMONE UND MODULATOREN DES GENITALSYSTEMS 250
G04 UROLOGIKA 261

SYSTEMISCHE HORMONPRÄPARATE, EXKL. SEXUALHORMONE UND INSULINE 276
H02 CORTICOSTEROIDE ZUR SYSTEMISCHEN ANWENDUNG 276
H03 SCHILDDRÜSENTHERAPIE 282

ANTIINFEKTIVA ZUR SYSTEMISCHEN ANWENDUNG 291
J01 ANTIBIOTIKA ZUR SYSTEMISCHEN ANWENDUNG 291
J02 ANTIMYKOTIKA ZUR SYSTEMISCHEN ANWENDUNG 334
J05 ANTIVIRALE MITTEL ZUR SYSTEMISCHEN ANWENDUNG 343

ANTINEOPLASTISCHE UND IMMUNMODULIERENDE MITTEL 348
L01 ANTINEOPLASTISCHE MITTEL 348
L02 ENDOKRINE THERAPIE 354

MUSKEL- UND SKELETTSYSTEM 356
M01 ANTIPHLOGISTIKA UND ANTIRHEUMATIKA 356
M02 TOPISCHE MITTEL GEGEN GELENK- UND MUSKELSCHMERZEN 371
M03 MUSKELRELAXANZIEN 375
M04 GICHTMITTEL 377
M05 MITTEL ZUR BEHANDLUNG VON KNOCHENERKRANKUNGEN 382

NERVENSYSTEM **386**
N02 ANALGETIKA 386
N03 ANTIEPILEPTIKA 434
N04 ANTIPARKINSONMITTEL 456
N05 PSYCHOLEPTIKA 461
N06 PSYCHOANALEPTIKA 489
N07 ANDERE MITTEL FÜR DAS NERVENSYSTEM 518

ANTIPARASITÄRE MITTEL, INSEKTIZIDE UND REPELLENZIEN **531**
P01 MITTEL GEGEN PROTOZOEN-ERKRANKUNGEN 531
P02 ANTHELMINTIKA 534
P03 MITTEL GEGEN EKTOPARASITEN, INKL. ANTISCABIOSA, INSEKTIZIDE UND REPELLENZIEN 538

RESPIRATIONSTRAKT **540**
R01 RHINOLOGIKA 540
R02 HALS- UND RACHENTHERAPEUTIKA 555
R03 MITTEL BEI OBSTRUKTIVEN ATEMWEGSERKRANKUNGEN 560
R05 HUSTEN- UND ERKÄLTUNGSPRÄPARATE 582
R06 ANTIHISTAMINIKA ZUR SYSTEMISCHEN ANWENDUNG 603

SINNESORGANE **612**
S01 OPHTHALMIKA* 612
S02 OTOLOGIKA 633

Literatur **639**

Index **640**

Die Autorinnen **671**

Abkürzungsverzeichnis

abs.	absolute
ACE	Angiotensin Converting Enzyme
ALT	Alanin-Aminotransferase
AM	Arzneimittel
apf.	apothekenpflichtig
ASS	Acetylsalicylsäure
ATC	Anatomisch-Therapeutisch-Chemisches Klassifikationssystem
ATP	Adenosintriphosphat
AUC	Area under the curve
BE	Broteinheit
BMI	Body Mass Index
Btl.	Beutel
d	Tag
DALI	Dosisanpassung bei Leberinsufizienz
DANI	Dosisanpassung bei Niereninsufizienz
ED	Einzeldosis
EL	Esslöffel
EPMS	Extrapyramidalmotoirsches System
Erw.	Erwachsene
GI	gastrointestinal
GKV	Gesetzliche Krankenversicherung
I.E.	Internationale Einheiten
i.m.	intra muskukär
i.v.	intra venös
Ind.	Indikation
k.A.	keine Angabem
Kdr.	Kinder
KG	Körpergewicht
KI	Kontraindikation
Konz.	Konzentration
Kps.	Kapseln
LJ	Lebensjahr
Lsg.	Lösung
MAO	Monoaminooxidase
NSAR	Nichtsteroidale Antirheumatika
OTC	Over the Counter
p.o.	peroral
Pat.	Patient
PAVK	Periphere arterielle Verschlusskrankheit
rel.	relative
Rkt.	Reaktion
Rp.	rezeptpflichtig
s.	siehe
Sgl.	Säugling
SSRI	Selektive Serotonin-Wiederaufnahmehemmer
Supp.	Suppositorien, Zäpfchen
TAH	Thrombozytenaggregationshemmer
TD	Tagesdosis
UAW	unerwünschte Arzneimittelwirkung
WW	Wechselwirkung
ZNS	Zentralnervensystem
ZVK	Zentraler Venenkatheter

Benutzerhinweise

ALIMENTÄRES SYSTEM UND STOFFWECHSEL

A02	MITTEL BEI SÄURE BEDINGTEN ERKRANKUNGEN	1
A02A	ANTACIDA	
A02AD	Kombinationen und Komplexe von Aluminium-, Calcium- und Magnesium-haltigen Verbindungen	

Wirkmechanismus		2
Neutralisation überschüssiger Magensäure		
Indikation	Symptomat. Behandlung von Erkrankungen, bei denen Magensäure gebunden werden soll wie Ulcus ventriculi, Ulcus duodeni, Sodbrennen u. säurebedingte Magenbeschwerden	3
abs. Kontraind.	AV-Block Myasthenia gravis	4
rel. Kontraind.	Eingeschränkte Nierenfunktion Hypermagnesiämie Hypophosphatämie	5
UAW		6
Sehr häufig (> 1:10)	Weiche Stühle	
Sehr selten (< 1:10.000)	Diarrhö	
Ohne Häufigkeit	Aluminiumeinlagerung v. a. in Nerven- und Knochengewebe Phosphatverarmung (bei Niereninsuffizienz und langfristiger Einnahme in hohen Dosen)	
Wechselwirkungen		7
Arzneimittel	Tetracycline, Ciprofloxacin, Ofloxacin, Eisen, Natriumfluorid, Isoniazid, Chlorpromazin, Digoxin	
Nahrungsmittel	Säurehaltige Getränke Gleichzeitige Nahrungsaufnahme: Ausfällung schwerlöslicher Mg-/Al-Verbindungen mögl.	

1. Klassifikation

Klassifikation der Substanz nach dem ATC-Code (ATC = Anatomisch-Therapeutisch-Chemisches Klassifikationssystem).

2. Wirkmechanismus

Das Wichtigste zur Wirkweise der jeweiligen Gruppe basierend auf dem aktuellen Erkenntnisstand.

3. Indikation

Die wichtigsten Anwendungsgebiete der jeweiligen Gruppe.

4. Absolute Kontraindikationen

Grunderkrankungen, Zustände, Begleitmedikation, bei denen Wirkstoffe der jeweiligen Gruppe nicht angewendet werden sollen.

5. Relative Kontraindikationen

Grunderkrankungen, Zustände, Begleitmedikation, bei denen Wirkstoffe der jeweiligen Gruppe nur mit Vorsicht angewendet werden sollen.

6. UAW

Auswahl relevanter unerwünschte Wirkungen der jeweiligen Gruppe nach Häufigkeit (ohne Anspruch auf Vollständigkeit).

7. Wechselwirkungen

Relevante Interaktionen mit Nahrungsmittel und anderen Arzneistoffen der jeweiligen Gruppe (ohne Anspruch auf Vollständigkeit).

MAGALDRAT

A02AD02 [Apf.] < 12 J.: erstattungsfähig, ≥ 12 J.: nicht erstattungsfähig — 8

Dosierung			9
Erwachsene	Kinder	Säuglinge	
• ED à 400–800 mg • max. TD 6400 mg	• ≥ 12 J.: s. Erw. • < 12 J.: keine Anw.		

Anwendungshinweis — 10

Einnahme zw. Mahlzeiten u. vor dem Schlafengehen.
Orale feste Arzneiformen: lutschen oder gut kauen!
Orale flüssige Arzneiformen: vor Gebrauch gut schütteln! Einnahme pur oder mit Milch/Wasser verdünnen

Schwangerschaft	Stillzeit	11
Anw. mögl.	Anw. mögl.	

Präparate — 12

Name	Wirkstärke	Anwendung	Details
Magaldrat 400 Heumann	400 mg	oral (Tabletten)	teilbar
Magaldrat-CT 800 mg Kautabletten	800 mg	oral (Tabletten)	teilbar
Magaldrat-ratiopharm® 800 mg Kautabletten	800 mg	oral (Tabletten)	teilbar
Magaldrat-ratiopharm® Gel- Beutel	800 mg	oral (Säfte)	
Riopan® Magen Gel	1600 mg	oral (Säfte)	
Riopan® Magen Tabletten	800 mg	oral (Tabletten)	teilbar

Besondere Hinweise — 13

Cave	Bleiben Beschwerden unter Therapie länger als 2 Wochen bestehen, sollten diese klinisch abgeklärt werden.
Reaktionsverm.	Keine Daten verfügbar.
Abhängigkeit	Keine Angaben.
Rechtl. Hinweis	Keine Angaben.

Zusatzempfehlungen — 14

Keine Angaben.

8. Status/Erstattungsfähigkeit

Angaben zur Rezept- bzw. Apothekenpflicht und zur Verordnungsfähigkeit zulasten der GKV

9. Dosierung

Angaben zur Dosierung für Erwachsene und sofern geeignet für Kinder und Säuglinge.

10. Anwendungshinweis

Angaben zum Einnahmezeitpunkt und zu den Einnahmemodalitäten.

11. Schwangerschaft und Stillzeit

Angaben zur Einnahme in Schwangerschaft und Stillzeit z. T. basierend auf den Daten des Pharmakovigilanz- und Beratungszentrum für Embryonaltoxikologie der Charité-Universitätsmedizin Berlin (www.embryotox.de) und somit abweichend von Fachinformationen und Packungsbeilagen.

12.Präparate

Beispiele für Präparate ohne Anspruch auf Vollständigkeit.

13. Besondere Hinweise

Angaben u. a. zur Dosisanpassung bei Leber- oder Niereninsuffizienz, Therapiedauer, bes. Vorsichtsmaßnahmen, Beeinflussung des Reaktionsvermögens, Abhängigkeitspotenzial sowie rechtliche Hinweise.

14. Zusatzempfehlungen

Indikationsbezogene Zusatzempfehlungen für die Beratung in der Apotheke.

ALIMENTÄRES SYSTEM UND STOFFWECHSEL

A01	STOMATOLOGIKA
A01A	STOMATOLOGIKA
A01AA	Mittel zur Kariesprophylaxe

Wirkmechanismus

NaF: Hemmung d. Entstehung von Zahnkaries → WM nicht restlos geklärt
→ Einlagerung von F in Apatit in Zahnschmelz u. dadurch Erhöhung der Säureresistenz
→ Hemmwirkung auf Stoffwechsel säureproduzierender Mikroorganismen in Zahnbelägen
→ Verbesserung d. Remineralisation d. Zahnschmelzes

Indikation	Prophylaxe der Zahnkaries
abs. Kontraind.	Bereits ausreichende F-Zufuhr (z. B. fluoridiertes Speisesalz)
rel. Kontraind.	Früh- u. mangelgeborene Säuglinge Schwere, das Wachstum beeinträchtigende chron. Erkrankungen

UAW

Selten (< 1:1.000)	Überempfindlichkeitsreaktionen

Wechselwirkungen

Arzneimittel	Ca, Mg
Nahrungsmittel	Milch, Milchprodukte

NATRIUMFLUORID

A01AA01 [Apf.] < 12 J.: erstattungsfähig, ≥ 12 J.: nicht erstattungsfähig

Dosierung

Erwachsene	Kinder	Säuglinge
• F-Konz. im Trink-/Mineralwasser < 3 mg/l: 1 ED à 1 mg • F-Konz. im Trink-/Mineralwasser ≥ 3 mg/l: 1 ED à 0,5 mg	• F-Konz. im Trink-/Mineralwasser < 3 mg/l: < 3 J.: 1 ED à 0,25 mg; ≥ 3 u. < 6 J.: 1 ED à 0,5 mg; ≥ 6 J.: 1 ED à 1 mg • F-Konz. im Trink-/Mineralwasser ≥ 3 mg/l: < 3 J.: -; ≥ 3 u. < 6 J.: 1 ED à 0,25 mg; ≥ 6 J.: 1 ED à 0,5 mg	• S. Kinder

Anwendungshinweis

Anw. abends nach d. Zähneputzen; Lutschtbl. langsam lutschen; für Säuglinge/Kleinkinder Lutschtbl. ggf. zerdrücken u. in Flasche, Nahrung, Wasser o. Tee geben

Schwangerschaft	Stillzeit
Anw. mögl., aber für Gebiss d. Kindes wahrscheinl. ohne Nutzen	Anw. mögl., aber nur zu geringem Anteil Übergang in Muttermilch → direkte Gabe an Säugling

Präparate

Name	Wirkstärke	Anwendung	Details
Duraphat Fluorid 5 mg/g Zahnpaste	5 mg/g		
Fluoretten® 0,5 mg	0,5 mg	oral (Tabletten)	teilbar
Zymafluor® 0,25 mg	0,25 mg	oral (Tabletten)	teilbar
Zymafluor® 1,0 mg	1,0 mg	oral (Tabletten)	teilbar

Besondere Hinweise

Cave	Kinder < 3 J.: keine Verwendung F-haltiger Zahncreme wg. Gefahr d. Verschluckens
Reaktionsverm.	Keine Daten verfügbar.
Abhängigkeit	Keine Angaben.
Rechtl. Hinweis	Keine Angaben.

Zusatzempfehlungen

Keine Angaben.

ALIMENTÄRES SYSTEM UND STOFFWECHSEL

A01	STOMATOLOGIKA
A01A	STOMATOLOGIKA
A01AB	Antiinfektiva und Antiseptika zur oralen Lokalbehandlung

Wirkmechanismus

Kationisches Antiseptikum → stört Energiehaushaltsstörung und Zellwandschädigung → Bakteriostase
außerdem antimykotische und antiparasitäre Wirkung

Indikation	Vorübergehende Keimzahlverminderung im Mund- und Rachenraum, vorübergehende unterstützende Behandlung bei bakteriellen Zahnfleisch- und Mundschleimhautinfektionen (zur mechan. Reinigung) und nach parodontalchirurgischen OPs.
abs. Kontraind.	< 2 Jahren Asthma oder andere Atemwegserkrankungen mit Überempfindlichkeit der Atemwege Wunden, Ulzerationen, erosiv-desquamativen Veränderungen der Mundschleimhaut
rel. Kontraind.	Keine Angaben.

UAW

Häufig (< 1:10)	Reversibel Geschmacksstörungen bis zu 48 Std., sensorische Schleimhautaffektionen, z. B. Brennen, Taubheitsgefühl.
Sehr selten (< 1:10.000)	Schleimhautulzerationen, Kontaktdermatitis, Gesicht- u./o. Zungenschwellung, orale Hypo- bzw. Parästhesie.
Ohne Häufigkeit	Urtikaria, Angioödem, Husten, Dyspnoe, trockener Mund, Dysphagie, Übelkeit, Vergrößerung der Speicheldrüsen, Erbrechen, reversible Zahn- u. Zungenverfärbungen, Schleimhautirritationen, Entzündungen, Blasenbildung u. Ulzeration.

Wechselwirkungen

Arzneimittel	Keine Angaben.
Nahrungsmittel	Keine Angaben.

HEXETIDIN

A01AB12 [Apf.] < 12 J.: erstattungsfähig, ≥ 12 J.: nicht erstattungsfähig

Dosierung

Erwachsene	Kinder	Säuglinge
• Lsg.: 2 × tgl. mit 10–15 ml einer 0,1 %igen Lsg. 30 Sek. spülen/gurgeln • Spray: 2 × tgl. mit 0,2 %igem Spray 1–2 Sek. sprühen	• S. Erw.	

Anwendungshinweis

Anw. nach den Mahlzeiten für bessere Schleimhauthaftung
Nach Anw. nicht abschlucken!
Zur Lokalbehandlung ggf. mit Wattestäbchen auf erkrankte Stellen applizieren

Schwangerschaft	Stillzeit
Strenge Indikationsstellung	Strenge Indikationsstellung

Präparate

Name	Wirkstärke	Anwendung
Hexoral® Lösung	0,1 %, 0,2 %	oral (Säfte)

Besondere Hinweise

Cave	Keine Angaben.
Reaktionsverm.	Keine Daten verfügbar.
Abhängigkeit	Keine Angaben.
Rechtl. Hinweis	Keine Angaben.

Zusatzempfehlungen

Keine Angaben.

ALIMENTÄRES SYSTEM UND STOFFWECHSEL

A02	MITTEL BEI SÄURE BEDINGTEN ERKRANKUNGEN
A02A	ANTACIDA
A02AD	Kombinationen und Komplexe von Aluminium-, Calcium- und Magnesium-haltigen Verbindungen

Wirkmechanismus	
Neutralisation überschüssiger Magensäure	
Indikation	Symptomat. Behandlung von Erkrankungen, bei denen Magensäure gebunden werden soll wie Ulcus ventriculi, Ulcus duodeni, Sodbrennen u. säurebedingte Magenbeschwerden
abs. Kontraind.	AV-Block Myasthenia gravis
rel. Kontraind.	Eingeschränkte Nierenfunktion Hypermagnesiämie Hypophosphatämie
UAW	
Sehr häufig (> 1:10)	Weiche Stühle
Sehr selten (< 1:10.000)	Diarrhö
Ohne Häufigkeit	Aluminiumeinlagerung v. a. in Nerven- und Knochengewebe Phosphatverarmung (bei Niereninsuffizienz und langfristiger Einnahme in hohen Dosen)
Wechselwirkungen	
Arzneimittel	Tetracycline, Ciprofloxacin, Ofloxacin, Eisen, Natriumfluorid, Isoniazid, Chlorpromazin, Digoxin
Nahrungsmittel	Säurehaltige Getränke Gleichzeitige Nahrungsaufnahme: Ausfällung schwerlöslicher Mg-/Al-Verbindungen mögl.

MAGALDRAT

A02AD02 [Apf.] < 12 J.: erstattungsfähig, ≥ 12 J.: nicht erstattungsfähig

Dosierung		
Erwachsene	Kinder	Säuglinge
• ED à 400–800 mg • max. TD 6400 mg	• ≥ 12 J.: s. Erw. • < 12 J.: keine Anw.	

Anwendungshinweis
Einnahme zw. Mahlzeiten u. vor dem Schlafengehen. Orale feste Arzneiformen: lutschen oder gut kauen! Orale flüssige Arzneiformen: vor Gebrauch gut schütteln! Einnahme pur oder mit Milch/Wasser verdünnen

Schwangerschaft	Stillzeit
Anw. mögl.	Anw. mögl.

Präparate			
Name	Wirkstärke	Anwendung	Details
Magaldrat 400 Heumann	400 mg	oral (Tabletten)	teilbar
Magaldrat-CT 800 mg Kautabletten	800 mg	oral (Tabletten)	teilbar
Magaldrat-ratiopharm® 800 mg Kautabletten	800 mg	oral (Tabletten)	teilbar
Magaldrat-ratiopharm® Gel- Beutel	800 mg	oral (Säfte)	
Riopan® Magen Gel	1600 mg	oral (Säfte)	
Riopan® Magen Tabletten	800 mg	oral (Tabletten)	teilbar

Besondere Hinweise	
Cave	Bleiben Beschwerden unter Therapie länger als 2 Wochen bestehen, sollten diese klinisch abgeklärt werden.
Reaktionsverm.	Keine Daten verfügbar.
Abhängigkeit	Keine Angaben.
Rechtl. Hinweis	Keine Angaben.

Zusatzempfehlungen
Keine Angaben.

HYDROTALCIT

A02AD04 [Apf.] < 12 J.: erstattungsfähig, ≥ 12 J.: nicht erstattungsfähig

Dosierung

Erwachsene	Kinder	Säuglinge
• ED à 500–1000 mg • max. TD 6000 mg		

Anwendungshinweis

Einnahme zwischen den Mahlzeiten u. vor dem Schlafengehen,
Kautabletten gut zerkauen/lutschen,
Suspensionsbeutel vor Gebrauch kneten, evtl. mit Wasser verdünnen

Schwangerschaft	Stillzeit
Anw. mögl.	Anw. mögl.

Präparate

Name	Wirkstärke	Anwendung	Details
Ancid Kautabletten	500 mg, 1000 mg	oral (Tabletten)	nicht teilbar/k. A., mörserbar
Hydrotalcit-ratiopharm Kautabletten	500 mg, 1000 mg	oral (Tabletten)	teilbar, mörserbar
Talcid® Kautabletten	500 mg	oral (Tabletten)	teilbar, mörserbar
Talcid® Kautabletten 1000 mg	1000 mg	oral (Tabletten)	teilbar, mörserbar
Talcid® Liquid	1000 mg	oral (Säfte)	

Besondere Hinweise

Cave	Beschwerden, die unter Therapie länger als 2 Wochen anhalten, klinisch abklären
Reaktionsverm.	Keine Daten verfügbar.
Abhängigkeit	Keine Angaben.
Rechtl. Hinweis	Keine Angaben.

Zusatzempfehlungen

Keine Angaben.

ALIMENTÄRES SYSTEM UND STOFFWECHSEL

A02	MITTEL BEI SÄURE BEDINGTEN ERKRANKUNGEN
A02B	MITTEL BEI PEPTISCHEM ULKUS UND GASTROESOPHAGEALER REFLUXKRANKHEIT
A02BA	Histamin-H_2-Rezeptorantagonisten

Wirkmechanismus

Kompetitive Blockade der H_2-Rezeptoren in der Magenschleimhaut → Inhibierung der basalen sowie der durch Histamin stimulierten Säuresekretion

Indikationen/Kontraindikationen

Erkrankungen im oberen Magen-Darm-Bereich, bei denen eine Verringerung der Magensäuresekretion angezeigt ist: Ulcus duodeni, Ulcus ventriculi, weitere Ulcera des Magen-Darm-Traktes inkl. Rezidivprophylaxe peptischer Refluxösophagitis; adjuvante Therapie bei Blutungen aus Erosionen oder Ulcerationen im Magen und/oder Zwölffingerdarm

Bekannte Überempfindlichkeit gegen C.; Stillzeit (bei zwingender Indikation Abstillen empfohlen); eingeschränkte Nierenfunktion; KI Wachstumsalter, Schwangerschaft (strengste Nutzen/Risiko-Abwägung)

Wechselwirkungen

Arzneimittel	Ketoconazol, Sulfonylharnstoffe, β-Blocker, Carbamazepin, Carmustin, Chinin, Cumarine, Opioide, Propafenon, Theophyllin
Nahrungsmittel	Keine bekannt.

RANITIDIN

A02BA02 [Rp./Apt] Rp.: erstattungsfähig, Apf.: nicht erstattungsfähig

Dosierung		
Erwachsene	Kinder	Säuglinge
• Duodenal- und benigne Magenulcera: 300 mg/d in 1–2 ED über 4–8 Wo. • Rezidivprophylaxe von Duodenalulcera: 150 mg/d in 1 ED bis zu 12 Mon. • Refluxösophagitis: 300 mg/d in 1–2 ED über 8–12 Wo. • Sodbrennen (Selbstmed.): ED à 75–150 mg, max. TD 300 mg	• > 2 J.: 4–8 mg/kg KG in 2 ED, max. TD 300 mg • < 16 J.: keine Selbstmedikation	

Anwendungshinweis
Bei 1 ED/d Einnahme nach Abendessen oder vor dem Schlafengehen

Schwangerschaft	Stillzeit
Falls Antacida nicht wirksam, Anw. mögl.	Anw. mögl. alternativ: Famotidin (vermutl. geringerer Übergang in Milch)

Präparate			
Name	Wirkstärke	Anwendung	Details
Ranicux	150 mg, 300 mg	oral (Tabletten)	teilbar, mörserbar
Ranitic	150 mg, 300 mg	oral (Tabletten)	teilbar, mörserbar
Ranitic akut	75 mg	oral (Tabletten)	teilbar, mörserbar
Ranitidin 1A Pharma	75 mg	oral (Tabletten)	nicht teilbar/k. A., mörserbar
Ranitidin 1A Pharma	150 mg, 300 mg	oral (Tabletten)	mörserbar
Ranitidin Stada	75 mg	oral (Tabletten)	mörserbar
Ranitidin Stada	150 mg, 300 mg	oral (Tabletten)	teilbar, mörserbar

Name	Wirkstärke	Anwendung	Details
Ranitidin ratiopharm	150 mg, 300 mg	oral (Tabletten)	mörserbar
Ranitidin ratiopharm Brausetbl.	150 mg, 300 mg	oral (Säfte)	
Ranitidin ratiopharm gg. Sodbrennen	75 mg	oral (Tabletten)	mörserbar
Zantic	75 mg	oral (Tabletten)	nicht teilbar/k. A., mörserbar

Besondere Hinweise	
Cave	• DANI • 2 h Einnahmeabstand zu Antacida oder Sucralfat (>2 g) • AM mit pH-abh. Resorption → Res.veränderung beachten • Behandl. mit einem H_2-Antagonisten kann Sympt. schwerer Erkrankungen maskieren → Verzögerung der Diagnose
Reaktionsverm.	Keine Daten verfügbar.
Abhängigkeit	Keine Angaben.
Rechtl. Hinweis	Bis ED 75 mg mit Ind. Sodbrennen Apf.

Zusatzempfehlungen
Keine Angaben.

ALIMENTÄRES SYSTEM UND STOFFWECHSEL

A02	MITTEL BEI SÄURE BEDINGTEN ERKRANKUNGEN
A02B	MITTEL BEI PEPTISCHEM ULKUS UND GASTROESOPHAGEALER REFLUXKRANKHEIT
A02BC	Protonenpumpenhemmer

Wirkmechanismus	
Blockade der H^+/K^+-ATPase, dadurch Suppression der Magensäurebildung	
Indikation	Gastroösophageale Refluxkrankheit (Sodbrennen, saures Aufstoßen), Behandlung und Rezidivprophylaxe der Refluxösophagitis, Behandlung und Rezidivprophylaxe von Gastro- und Duodenalulcera, Prophylaxe von Gastro- und Duodenalulcera bei NSAR-Behandlung, Eradikation von Helicobacter pylori (+2 Antibiotika)
abs. Kontraind.	Anw. von Atazanavir, Nelfinavir
rel. Kontraind.	Leberfunktionsstörungen Risiko einer Vit.-B_{12}-Malabsorption
UAW	
Häufig (< 1:10)	Bauchschmerzen, Verstopfung, Durchfall, Blähungen, Übelkeit/Erbrechen Kopfschmerzen
Gelegentlich (< 1:100)	Hautausschlag, Juckreiz Schwindel
Selten (< 1:1.000)	Psychiatrische Nebenwirkungen
Sehr selten (< 1:10.000)	Blutbildveränderungen, Erhöhung der Leberenzyme
Wechselwirkungen	
Arzneimittel	Atazanavir, Nelfinavir Inhibitoren von CYP2C19 Wirkstoffe mit pH-abhängiger Resorption Antikoagulantien
Nahrungsmittel	Keine Angaben.

OMEPRAZOL

A02BC01 [Rp./Apf] Rp.: erstattungsfähig, Apf.: nicht erstattungsfähig

Dosierung		
Erwachsene	**Kinder**	**Säuglinge**
• 10–40 mg/d in 1–2 ED	• > 10 kg: 10–20 mg/d • > 20 kg: 20–40 mg/d	• Keine Anw. < 1 J.

Anwendungshinweis
30–60 min vor dem Frühstück einnehmen, bei vorwiegend nächtlichen Beschwerden Einnahme abends 30–60 min vor einer Mahlzeit oder Verteilung auf 2 ED

Schwangerschaft	Stillzeit
Anw. möglich, wenn Antazida und H_2-Rezeptorantagonisten nicht wirksam sind, Alternative: Ranitidin	Anw. möglich, geht in geringen Mengen in Muttermilch über, kein negativer Einfluss bekannt

Präparate			
Name	**Wirkstärke**	**Anwendung**	**Details**
Antra	20 mg	oral (Tabletten)	nicht teilbar/ k. A.
Antra MUPS	10 mg, 20 mg	oral (Tabletten)	teilbar
Antra pro infusione Pulver zur Herstellung einer Infusionslösung	40 mg	parenteral	
Buscogast	20 mg	oral (Kapseln)	
Esomeprazol CT	20 mg, 40 mg	oral (Kapseln)	
Esomeprazol TAD	20 mg, 40 mg	oral (Kapseln)	
Esomeprazol-ratiopharm	20 mg, 40 mg	oral (Kapseln)	
Nexium Granulat	10 mg	oral (Säfte)	
Nexium mups	20 mg, 40 mg	oral (Tabletten)	teilbar
OMEP 40 mg Pulver zur Herstellung einer Infusionslösung	40 mg	parenteral	
Omebeta	10 mg, 20 mg, 40 mg	oral (Kapseln)	

Name	Wirkstärke	Anwendung	Details
Omebeta acid	20 mg	oral (Kapseln)	
Omep	20 mg, 40 mg	oral (Kapseln)	
Omep MUT	20 mg, 40 mg	oral (Tabletten)	teilbar
Omep akut	20 mg	oral (Kapseln)	
Omeprazol-CT protect	20 mg	oral (Kapseln)	
Omeprazol-ratiopharm NT	10 mg, 20 mg, 40 mg	oral (Kapseln)	
Omeprazol-ratiopharm akut	20 mg	oral (Kapseln)	

Besondere Hinweise

Cave	• DALI • Helicobacter-Status • bei Ulcus: Auschluss maligner Erkrankungen
Reaktionsverm.	Nicht beeinträchtigt.
Abhängigkeit	Keine Angaben.
Rechtl. Hinweis	ED 20 mg in Packungen bis 14 St. Apf.

Zusatzempfehlungen

Keine Angaben.

PANTOPRAZOL

A02BC02 [Rp./Apf] Rp.: erstattungsfähig, Apf.: nicht erstattungsfähig

Dosierung

Erwachsene	Kinder	Säuglinge
• 20–80 mg/d in 1–2 ED	• > 12 J.: s. Erw. • < 12 J.: nicht empfohlen	• Nicht empfohlen

Anwendungshinweis

30–60 min vor dem Frühstück einnehmen,
bei vorwiegend nächtlichen Beschwerden Einnahme abends 30–60 min vor einer Mahlzeit oder Verteilung auf 2 ED

Schwangerschaft	Stillzeit
Bei Refluxösophagitis oder Helicobacter-pylori-Befall; besser untersucht: Omeprazol, andere Indikationen: PPI, wenn Antacida und H_2-Rezeptorantagonisten nicht wirksam sind, besser erprobte Alternativen: Ranitidin, Omeprazol	Kann eingesetzt werden, alternativ Omeprazol

Präparate

Name	Wirkstärke	Anwendung	Details
Gastrozol	20 mg, 40 mg	oral (Tabletten)	nicht teilbar/k. A.
Pantoprazol Hexal	20 mg, 40 mg	oral (Tabletten)	nicht teilbar/k. A.
Pantoprazol Hexal bei Sodbrennen	20 mg	oral (Tabletten)	nicht teilbar/k. A.
Pantoprazol Nyc	20 mg, 40 mg	oral (Tabletten)	nicht teilbar/k. A.
Pantoprazol Stada protect	20 mg	oral (Tabletten)	nicht teilbar/k. A.
Pantoprazol ratiopharm	20 mg, 40 mg	oral (Tabletten)	nicht teilbar/k. A.
Pantozol	20 mg, 40 mg	oral (Tabletten)	nicht teilbar/k. A.
Pantozol control	20 mg	oral (Tabletten)	nicht teilbar/k. A.
Pantozol i. v.	40 mg	parenteral	Lösung

Name	Wirkstärke	Anwendung	Details
Rifun	20 mg, 40 mg	oral (Tabletten)	nicht teilbar/k. A.

Besondere Hinweise

Cave	• DANI, DALI • Helicobacter-Status • bei Ulcus: Ausschluss maligner Erkrankungen
Reaktionsverm.	Keine Daten verfügbar.
Abhängigkeit	Keine Angaben.
Rechtl. Hinweis	ED 20 mg in Packungen bis 14 St. Apf.

Zusatzempfehlungen

Keine Angaben.

ALIMENTÄRES SYSTEM UND STOFFWECHSEL

A03	MITTEL BEI FUNKTIONELLEN GASTROINTESTINALEN STÖRUNGEN
A03B	BELLADONNA UND DERIVATE, REIN
A03BB	Belladonna-Alkaloide, halbsynthetisch, quartäre Ammonium-Verbindungen

Wirkmechanismus	
Parasympatholytikum Blockade des muskarinischen Acetylcholinrezeptors → Motilität der glatten Muskulatur ↓ Äußerst geringe Bioverfügbarkeit nach enteraler Anw. → außerhalb des Magen-Darm-Traktes – z. B. bei Nieren- oder Gallengangskoliken – Wirksamkeit üblicherweise nicht zu erwarten	
Indikation	**Oral:** leichte bis mäßig starke Spasmen des Magen-Darm-Traktes sowie zur Behandl. spast. Abdominalbeschwerden beim Reizdarmsyndrom **Injektionslsg.:** Spasmen im Bereich von Magen, Darm, Gallenwegen, ableitenden Harnwegen sowie des weiblichen Genitales; Erleichterung der endoskopischen Untersuchung u. zur Funktionsdiagnostik bei Untersuchungen des Gastrointestinaltraktes; Beschleunigung der Zervixdilatation bei der Geburt
abs. Kontraind.	Engwinkelglaukom Blasenentleerungsstörungen mit Restharnbildung Mechanische Stenosen im Bereich des Magen-Darm-Kanals Tachyarrhythmie Megacolon Myasthenia gravis I. m. Anw. bei Pat., die gleichzeitig Antikoagulanzien nehmen
rel. Kontraind.	Keine Angaben.
UAW	
Gelegentlich (< 1:100)	Hautreaktionen Tachykardie, Schwindel (bei parenteraler Anw. häufig) Blutdruckabfall Mundtrockenheit (Hemmung der Speichelsekretion (bei parenteraler Anw. häufig)), Diarrhö, Übelkeit, Erbrechen, Magenbeschwerden Trockene Haut (Hemmung der Schweißsekretion) Müdigkeit
Selten (< 1:1.000)	Überempfindlichkeitsreaktionen Miktionsstörungen wie z. B. Urinretention, Dysurie
Sehr selten (< 1:10.000)	Akkommodationsstörungen (bei parenteraler Anwendung häufig) Glaukomanfall

Ohne Häufigkeit	Dyspnoe, schwere Überempfindlichkeitsreaktionen bis zum anaphylaktischen Schock mit Blutdruckabfall und Flush
Wechselwirkungen	
Arzneimittel	Anticholinergika (z. B. Tiotropium, Ipratropium), Amantadin, trizyklische Antidepressiva, Chinidin, Neuroleptika, Antihistaminika, Disopyramid β-Sympathomimetika Dopaminantagonisten, z. B. Metoclopramid
Nahrungsmittel	Keine Angaben.

BUTYLSCOPOLAMIN

A03BB01 [Rp./Apf] Rp.: erstattungsfähig
Apf.: < 12 J.: erstattungsfähig, ≥ 12 J.: nicht erstattungsfähig

Dosierung

Erwachsene	Kinder	Säuglinge
• Oral: ED à 10–20 mg bis zu 3 × tgl.; max. TD 60 mg • Rektal: ED à 10–20 mg bis zu 5 × tgl.; max. TD 100 mg	• > 6 J.: oral: ED à 10–20 mg bis zu 3 × tgl.; max. TD 60 mg; rektal: ED à 10–20 mg bis zu 5 × tgl.; max. TD 100 mg	

Schwangerschaft	Stillzeit
Anw. bei strenger Indikationsstellung mögl., Spasmolytikum der Wahl	Anw. mögl., nach mehrmaliger parenteraler Gabe beim Säugling auf anticholinerge Symptome achten

Präparate

Name	Wirkstärke	Anwendung	Details
BS Inj. Carino	20 mg/ml	parenteral	Lösung
BS-ratiopharm® Injekt	20 mg/ml	parenteral	Lösung
Buscopan	10 mg	rektal	Suppositorien
Buscopan Dragees	10 mg	oral (Tabletten)	nicht teilbar/k. A.
Buscopan® Amp.	20 mg/ml	parenteral	Lösung
Buscopan® Injektionsflasche	20 mg/ml	parenteral	Lösung
Butylscopolamin-Rotexmedica Injekt	20 mg/ml	parenteral	Lösung
Spasman® scop Ampullen	20 mg/ml	parenteral	Lösung

Besondere Hinweise

Cave	Keine Angaben.
Reaktionsverm.	Nach parenteraler Gabe Störungen der Akkomodation.
Abhängigkeit	Keine Angaben.
Rechtl. Hinweis	Präp. zur parenteralen Anw. Rp.

Zusatzempfehlungen

Keine Angaben.

A03	MITTEL BEI FUNKTIONELLEN GASTROINTESTINALEN STÖRUNGEN
A03D	SPASMOLYTIKA IN KOMBINATION MIT ANALGETIKA
A03DB	Belladonna und Derivate in Kombination mit Analgetika

Wirkmechanismus	
S. Einzelsubstanzen	
Indikation	Für Erw. u. Jugendl. ab 12 J. bei krampfartigen Schmerzen bei Erkrank. des Magens u. des Darmes, krampfartige Schmerzen u. Funktionsstörungen im Bereich der Gallenwege, der ableitenden Harnwege sowie der weibl. Geschlechtsorgane (z. B. Dysmenorrhö)
abs. Kontraind.	S. Einzelsubstanzen
rel. Kontraind.	S. Einzelsubstanzen
Wechselwirkungen	
Arzneimittel	Keine Angaben.
Nahrungsmittel	Keine Angaben.

BUTYLSCOPOLAMIN UND ANALGETIKA

A03DB04 [Apf.] nicht erstattungsfähig

Dosierung		
Erwachsene	Kinder	Säuglinge
• S. Kinder	• > 12 J.: oral: bis 3 × tgl. 1–2 Tbl. (max. 6 Tbl./d); rektal: bis 4 × tgl. 1 Supp. • < 12 J.: keine Anw. (Butylscopolamin/Paracetamol als freie Komb. ab 6 J. möglich)	

Anwendungshinweis
Keine Angaben.

Schwangerschaft	Stillzeit
S. Einzelsubstanzen	S. Einzelsubstanzen

Präparate			
Name	Wirkstärke	Anwendung	Details
Buscopan plus (Butylscopolaminiumbromid, Paracetamol)	10 mg, 500 mg	oral (Tabletten)	nicht teilbar/k. A., mörserbar
Buscopan plus (Butylscopolaminiumbromid, Paracetamol)	10 mg, 800 mg	rektal	Suppositorien

Besondere Hinweise	
Cave	Keine Angaben.
Reaktionsverm.	Keine Daten verfügbar.
Abhängigkeit	Keine Angaben.
Rechtl. Hinweis	Verordnungsauschluss nach Anlage III AM-Richtlinie

Zusatzempfehlungen
Keine Angaben.

A03	MITTEL BEI FUNKTIONELLEN GASTROINTESTINALEN STÖRUNGEN
A03F	PROKINETIKA
A03FA	Prokinetika

Wirkmechanismus

Blockade zentraler Dopaminrezeptoren → antiemetische Wirkung
Periphere und zentrale cholinerge Wirkung + Blockade peripherer Dopaminrezeptoren → Motilität von Magen und Dünndarm ↑

Indikation	Übelkeit u. Erbrechen versch. Genese (inkl. zytostatikainduziert) Motilitätsstörungen d. oberen Magen-Darm-Traktes Diabet. Gastroparese
abs. Kontraind.	Phäochromozytom Prolaktinabhängiger Tumor Mechanischer Darmverschluss Darmdurchbruch Blutungen im Magen-Darm-Bereich Epileptiker Patienten mit EPMS Sgl., Kdr. < 2 J.
rel. Kontraind.	Kdr. 2–14 J. (strenge Ind.stellung)

UAW

Gelegentlich (< 1:100)	Hautausschlag
Sehr selten (< 1:10.000)	Dyskinetisches Syndrom (v. a. bei Kindern) Parkinsonismus, Spätdyskinesie (ältere Pat. bei Langzeitther.) Malignes neuroleptisches Syndrom Depressionen
Ohne Häufigkeit	Kopfschmerzen, Schwindel, Müdigkeit Durchfall Nach längerer Anw.: Prolaktinerhöhung, Gynäkomastie, Galaktorrhö, Störungen der Regelblutung Angst, Ruhelosigkeit

Wechselwirkungen

Arzneimittel	SSRI Neuroleptika Anticholinergika Lithium
Nahrungsmittel	Alkohol (Resorption↑)

METOCLOPRAMID

A03FA01 [Rp.] erstattungsfähig

Dosierung

Erwachsene	Kinder	Säuglinge
• ED à 10 mg • max. TD 30 mg o. 0,5 mg/kg KG		

Anwendungshinweis

Einnahme vor Mahlzeiten

Schwangerschaft	Stillzeit
Strenge Indikationsstellung	Keine Anw.

Präparate

Name	Wirkstärke	Anwendung	Details
Cerucal	10 mg	oral (Tabletten)	teilbar, mörserbar
Gastronerton	10 mg	oral (Tabletten)	teilbar, mörserbar
MCP Hexal	10 mg	oral (Tabletten)	teilbar, mörserbar
MCP Hexal Injekt	10 mg/2 ml	parenteral	Lösung
MCP Hexal Tropfen	4 mg/ml	oral (Säfte)	
MCP ratiopharm Retard	30 mg	oral (Kapseln)	
MCP ratiopharm SF	10 mg/2 ml	parenteral	Lösung
MCP ratiopharm SF Infusionskonz.	50 mg/10 ml	parenteral	Lösung
MCP ratiopharm Tropfen	4 mg/ml	oral (Säfte)	
MCP ratiopharm Zäpfchen	10 mg	rektal	Suppositorien
Paspertin	10 mg	oral (Tabletten)	teilbar

Besondere Hinweise

Cave	DANI, DALI zur kurzzeitigen Anw., 5d Abstand Gh zw. 2 Dosen Veränderung der Resorption: Digoxin ↓; Levodopa, Paracetamol, verschiedene Antibiotika (belegt für Tetracyclin, Pivampicillin), Lithium, Alkohol ↑
Reaktionsverm.	Beeinträchtigung mögl., v. a. in Kombination mit Alkohol oder sedierenden Medikamenten
Abhängigkeit	Keine Angaben.
Rechtl. Hinweis	Keine Angaben.

Zusatzempfehlungen

Elektrolytlösungen (Oralpädon, Elotrans)

A04	ANTIEMETIKA UND MITTEL GEGEN ÜBELKEIT
A04A	ANTIEMETIKA UND MITTEL GEGEN ÜBELKEIT
A04AB	Antihistaminika

Wirkmechanismus	
Kompetitive Blockade zentraler Histaminrezeptoren	
Indikation	Übelkeit, Erbrechen, Schwindel
abs. Kontraind.	Krampfanfälle, Engwinkelglaukom, Prostatahyperplasie, akuter Asthma-Anfall, Behandlung mit MAO-Hemmern, Phäochromozytom
rel. Kontraind.	Gleichzeitige Gabe von zentralwirkenden AM wie Sedativa o. Psychopharmaka im Kleinkindalter (bis zu 1 Jahr) Herzrhythmusstörungen Chron. Atembeschwerden, Asthma Bradykardie Verlängerung des QT-Intervalls
UAW	
Sehr häufig (> 1:10)	Müdigkeit, Benommenheit, Schwindel, Muskelschwäche (bes. zu Behandlungsbeginn)
Häufig (< 1:10)	Anticholinerge Wirkungen: Mundtrockenheit, Gefühl einer verstopften Nase, Sehstörungen, Erhöhung des Augeninnendrucks, Miktionsstörungen, Magen-Darm-Beschwerden, Stimmungsschwankungen Besonders bei Kindern: paradoxe Reaktionen wie Unruhe, Erregung, Schlaflosigkeit, Angstzustände oder Zittern
Ohne Häufigkeit	Allergische Hautreaktionen, Lichtempfindlichkeit Nach längerfristiger täglicher Anw. vorübergehend Schlafstörungen bei Absetzen
Wechselwirkungen	
Arzneimittel	Zentraldämpfende Stoffe Anticholinergika MAO-Hemmer QT-Intervall verlängernde AM Aminoglykosid-Antibiotika
Nahrungsmittel	Alkohol

DIMENHYDRINAT

A04AB02 [Rp./Apf] Rp. erstattungsfähig
Apf. < 12 J.: erstattungsfähig, ≥ 12 J.: nicht erstattungsfähig

Dosierung

Erwachsene	Kinder	Säuglinge
• oral/parenteral: ED 50–100 mg, max. 400 mg/d in 3–4 ED; retardiert: ED 150 mg, max. 300 mg/d in 2 ED • rektal: ED 150 mg; < 70 kg: 1–2 ED, > 70 kg: 3 ED	• oral/parenteral: > 6 kg: ED 1,25 mg/kg KG, oral 3–4 ED/d, parenteral 1–3 ED/d; 6–14 J.: ED 25–50 mg, 3–4 ED max. 150 mg/d; ab 14 J.: s. Erw. • rektal: 15–25 kg: ED 40 mg, 1–2 ED/d; ED 70 mg, 1 ED/d; 25–40 kg: ED 40 mg, 2- bis 3 ED/d; ED 70 mg, 2 ED/d; > 40 kg: ED 70 mg, 2–3 ED/d; ab 14 J.: s. Erw.	• oral/parenteral: > 6 kg: s. Kinder • rektal: 8–15 kg: 1 ED à 40 mg

Anwendungshinweis

Zur Prophylaxe der Reisekrankheit: Einnahme 1/2–1 h vor Reisebeginn

Schwangerschaft	Stillzeit
Vorübergehende Anw. akzeptabel, falls kein Risiko für eine Frühgeburt besteht	Anw. für einige Tage akzeptabel, geht in geringen Mengen in Muttermilch über, Sedierung oder Übererregbarkeit kann beim gestillten Säugling nicht ausgeschlossen werden

Präparate

Name	Wirkstärke	Anwendung	Details
Reisefit Hennig	50 mg	oral (Tabletten)	teilbar, mörserbar
Reisetabletten Abz	50 mg	oral (Tabletten)	teilbar, mörserbar
Superpep Reisekaugummi	20 mg	oral (Tabletten)	nicht teilbar/k. A.
Vertigo Vomex SR	120 mg	oral (Kapseln)	
Vomacur	50 mg	oral (Tabletten)	teilbar
Vomex A Dragees	50 mg	oral (Tabletten)	nicht teilbar/k. A., mörserbar

A

Name	Wirkstärke	Anwendung	Details
Vomex A Kinder-Suppositorien	40 mg, 70 mg	rektal	Suppositorien
Vomex A Retardkapseln	150 mg	oral (Kapseln)	
Vomex A Sirup	33 mg/10 ml	oral (Säfte)	
Vomex A Suppositorien	150 mg	rektal	Suppositorien

Besondere Hinweise

Cave	Keine Angaben.
Reaktionsverm.	Verlangsamt
Abhängigkeit	Bei längerer Anw.
Rechtl. Hinweis	Vomex A i. v. und i. m. Injektionslösung Rp.

Zusatzempfehlungen

Elektrolytpräparate (Oralpädon, Elotrans)

ALIMENTÄRES SYSTEM UND STOFFWECHSEL

A06	LAXANZIEN
A06A	LAXANZIEN
A06AB	Kontaktlaxanzien

Wirkmechanismus	
Bakterielle Metabolisierung im Kolon → Darmperistaltik ↑ u. Ansammlung von Wasser und Elektrolyten im Kolonlumen → Defäkation ↑, Transitzeit ↓, Stuhlkonsistenz ↓	
Indikation	Verstopfung u. Erkrankungen, die eine erleichterte Defäkation erfordern
abs. Kontraind.	Ileus, Darmobstruktion, akute Bauchbeschwerden wie Appendizitis, akut entzündl. Erkrankungen des Magen-Darm-Traktes, schwere Dehydratation, bek. Überempfindlichkeit gegenüber Triarylmethanen
rel. Kontraind.	Einnahme über längere Zeiträume (> 1–2 Wochen, Gefahr einer Verstärkung der Darmträgheit!) Störungen des Wasser- u. Elektrolythaushaltes Natriumpicosulfat: Kinder < 4 J. Bisacodyl: Kinder < 2 J.
UAW	
Sehr häufig (> 1:10)	Diarrhö
Häufig (< 1:10)	Blähungen, Bauchschmerzen oder Bauchkrämpfe
Gelegentlich (< 1:100)	Übelkeit oder Erbrechen
Ohne Häufigkeit	Allergische Reaktionen
Wechselwirkungen	
Arzneimittel	Herzglykoside Diuretika Nebennierenrindensteroide Antibiotika
Nahrungsmittel	Keine Angaben.

BISACODYL

A06AB02 [Apt.] Apf.: < 12 J.: erstattungsfähig, ≥ 12 J.: nicht erstattungsfähig

Dosierung

Erwachsene	Kinder	Säuglinge
• Oral: 5–10 mg/d in 1 ED • rektal: 10 mg/d in 1 ED	• Oral: < 2 J.: nicht empfohlen, 2–10 J.: 5 mg/d in 1 ED, > 10 J.: s. Erw.	• S. Kinder

Anwendungshinweis

Dragees: Einnahme abends, Wirkeintritt nach 6–8 h,
Supp.: Wirkeintritt nach 15–30 min,
bei Verstopfung nur zur kurzfristigen Anw. (Selbstmed., unter ärztl. Aufsicht auch länger)
magenneutralisierende Präparate 30 min nach Bisacodyl einnehmen

Schwangerschaft	Stillzeit
Anw. möglich	Anw. möglich, geht nicht in Muttermilch über

Präparate

Name	Wirkstärke	Anwendung	Details
Bekunis Dragees	5 mg	oral (Tabletten)	nicht teilbar/k. A.
Dulcolax	10 mg	rektal	Suppositorien
Dulcolax Dragees	5 mg	oral (Tabletten)	nicht teilbar/k. A.
Laxagetten	5 mg	oral (Tabletten)	nicht teilbar/k. A.
Laxans ratiopharm	5 mg	oral (Tabletten)	nicht teilbar/k. A.
Laxans ratiopharm	10 mg	rektal	Suppositorien
Pyrilax Dragees	5 mg	oral (Tabletten)	nicht teilbar/k. A.

Besondere Hinweise

Cave	• Elektrolytverlust • bei längerdauernder Anw.: Verstärkung der Darmträgheit
Reaktionsverm.	Keine Daten verfügbar.
Abhängigkeit	Bei chron. Missbrauch Hypokaliämie
Rechtl. Hinweis	Keine Angaben.

Zusatzempfehlungen

Keine Angaben.

NATRIUMPICOSULFAT

A06AB08 [Apf.] nicht erstattungsfähig

Dosierung		
Erwachsene	Kinder	Säuglinge
• 5–10 mg/d als ED	• >4 J.: 2,5–5 mg/d als ED • <4 J.: keine Anw.	

Anwendungshinweis
Anw. vorzugsweise abends, Wirkeintritt nach 6–12 h

Schwangerschaft	Stillzeit
Wenig Erfahrung, kurzfristige Anw. mögl., besser erprobt: Macrogol, Lactulose	Anw. mögl.

Präparate			
Name	Wirkstärke	Anwendung	Details
Agiolax Pico Abführ-Pastillen	5 mg	oral (Tabletten)	teilbar
Darmol Pico Täfelchen	5 mg	oral (Tabletten)	teilbar
Dulcolax NP Tropfen	7,5 mg/ml	oral (Säfte)	
Laxans-ratiopharm Pico Tropfen	7,5 mg/ml	oral (Säfte)	
Laxoberal	10 mg	oral (Tabletten)	teilbar
Laxoberal Abführ-Perlen	2,5 mg	oral (Kapseln)	
Laxoberal Abführ-Tropfen	7,5 mg/ml	oral (Säfte)	
Regulax Abführwürfel	10 mg	oral (Tabletten)	teilbar
Regulax Picosulfat Tropfen	7,5 mg/ml	oral (Säfte)	

Besondere Hinweise	
Cave	• Elektrolytverlust • bei längerdauernder Anw.: Verstärkung der Darmträgheit
Reaktionsverm.	Keine Daten verfügbar.
Abhängigkeit	Keine Angaben.
Rechtl. Hinweis	Keine Angaben.

Zusatzempfehlungen
Keine Angaben.

A06	LAXANZIEN
A06A	LAXANZIEN
A06AD	Osmotisch wirkende Laxanzien

Wirkmechanismus	
Bindung von H_2O im Dickdarm → Erhöhung des Stuhlvolumens	
Indikation	Symptomatische Behandlung der Obstipation Macrogol: chron. Obstipation Lactulose: Erkrankungen, die eine erleichterte Defäkation erfordern
abs. Kontraind.	Ileus Macrogol: intestinale Obstruktion, Perforation, schwere entzündl. Darmerkrankungen
rel. Kontraind.	Störungen des Wasser- u. Elektrolythaushaltes Akut entzündliche Magen-Darm-Erkrankungen Elektrolythaltige Präp.: eingeschränkte Nierenfunktion
UAW	
Sehr häufig (> 1:10)	Lactulose: leichte abdominelle Schmerzen, Meteorismus o. Flatulenz zu Therapiebeginn
Häufig (< 1:10)	Macrogol: Pruritus
Gelegentlich (< 1:100)	Macrogol: Hautausschlag
Ohne Häufigkeit	Elektrolytverschiebung, insbes. Hyper- u. Hypokaliämie Macrogol: Anaphylaxie, Angioödem, Dyspnoe, Erythem, Urtikaria, Stoffwechsel- u. Ernährungsstörung: Elektrolytverschiebung, insbes. Hyper- u. Hypokaliämie
Wechselwirkungen	
Arzneimittel	Macrogol: Antiepileptika Lactulose: Diuretika, Corticosteroide, Herzglykoside
Nahrungsmittel	Keine Angaben.

LACTULOSE

A06AD11 [Apf.] erstattungsfähig, OTC-Ausnahmeliste

Dosierung

Erwachsene	Kinder	Säuglinge
• 10–20 g/d (~15–30 ml) in 1–2 ED	• 1–6 J.: 6,5–10 g/d (~10–15 ml) in 1–2 ED • 7–14 J.: 10 g/d (~15 ml) in 1–2 ED	• < 1 J.: 3,25 g/d (~5 ml) in 1–2 ED

Anwendungshinweis

Wirkeintritt nach 2–12 h,
Mischen mit Getränken, Joghurt, ... möglich

Schwangerschaft	Stillzeit
Anw. in allen Stadien der Schwangerschaft, wenn Füll- und Quellstoffe nicht wirksam sind	Anw. mögl.

Präparate

Name	Wirkstärke	Anwendung
Bifiteral	66,7 g/100 ml	oral (Säfte)
Bifiteral Pulver (zur Herst. einer Lsg)	10 g	oral (Säfte)
Lactuflor	65 g/100 ml	oral (Säfte)
Lactugel	65 g/100 ml	oral (Säfte)
Lactulade	65 g/100 ml	oral (Säfte)
Lactulose AL	66,7 g/100 ml	oral (Säfte)
Lactulose Hexal	66,7 g/100 ml	oral (Säfte)
Lactulose Stada	66,7 g/100 ml	oral (Säfte)

Besondere Hinweise

Cave	• 100 ml Sirup enthält max. 17 g verdauliche Kohlenhydrate (entspr. 1,4 BE) • bei Kindern Anw. nur im Ausnahmefall
Reaktionsverm.	Keine Daten verfügbar.
Abhängigkeit	Keine Angaben.
Rechtl. Hinweis	Keine Angaben.

Zusatzempfehlungen

Keine Angaben.

MACROGOL

A06AD15 [Rp./Apf] erstattungsfähig, OTC-Ausnahmeliste

Dosierung

Erwachsene	Kinder	Säuglinge
• Macrogol (Mono): 1–2 ED à 10 g/d • Macrogol + Elektrolyte: 1–3 ED à 13,125 g/d	• Macrogol (Mono): <8 J.: keine Anw., >8 J.: s. Erw. • Macrogol + Elektrolyte: 2–6 J.: 1 ED à 6,536 g, 6–11 J.: 2–4 ED à 6,536 g, >12 J.: s. Erw.	

Anwendungshinweis

In Wasser lösen, Wirkeintritt nach 24–48 h, nach Wirkeintritt Red. auf niedrigste, wirksame Dos.

Schwangerschaft	Stillzeit
Strenge Indikationsstellung, besser erprobt: Lactulose	Anw. mögl.

Präparate

Name	Wirkstärke	Anwendung
Dulcolax M Balance Pulver z. Herst. einer Lsg.	10 g	oral (Säfte)
Isomol (+Elekrolyte) Pulver z. Herst. einer Lsg.	13,125 g	oral (Säfte)
Laxofalk Pulver z. Herst. einer Lsg.	10 g	oral (Säfte)
Lefax Activolax (+Elekrolyte) Pulver z. Herst. einer Lsg.	5,9 g	oral (Säfte)
Macrogol-CT Balance (+Elekrolyte) Pulver z. Herst. einer Lsg.	13,125 g	oral (Säfte)
Macrogol-ratiopharm Balance (+Elekrolyte) Pulver z. Herst. einer Lsg.	13,125 g	oral (Säfte)
Movicol (+Elekrolyte) Pulver z. Herst. einer Lsg.	13,125 g	oral (Säfte)
Movicol Schoko (+Elekrolyte) Pulver z. Herst. einer Lsg.	13,125 g	oral (Säfte)
Movicol V (+Elekrolyte) Pulver z. Herst. einer Lsg.	13,125 g	oral (Säfte)
Movicol aromafrei (+Elekrolyte) Pulver z. Herst. einer Lsg.	13,125 g	oral (Säfte)
Movicol junior (+Elekrolyte) Pulver z. Herst. einer Lsg.	6,9 g	oral (Säfte)

Besondere Hinweise

Cave	Resorption anderer Arzneimittel während der Anw. kann verringert sein
Reaktionsverm.	Keine Daten verfügbar.
Abhängigkeit	Keine Angaben.
Rechtl. Hinweis	Präp. zur Anw. bei Kdr. <8 J. und Ind. Koprostase Rp.

Zusatzempfehlungen

Keine Angaben.

A06	LAXANZIEN
A06A	LAXANZIEN
A06AX	Andere Laxanzien

Wirkmechanismus	
Glycerol: Irritation der Rektalschleimhaut → Motilität ↑ Außerdem: osmotische Effekte → H_2O-Sekretion ins Darmlumen + Schleimabsonderung → Erweichung des Stuhls und Gleitfähigkeit ↑	
Indikation	Verstopfung u. schmerzhafte Stuhlentleerung
abs. Kontraind.	Ileus
rel. Kontraind.	Unklare abdominelle Beschwerden
UAW	
Sehr selten (< 1:10.000)	Reizungen der Enddarmschleimhaut (insbes. bei empfindl. Personen oder bei vorgeschädigter Schleimhaut)
Wechselwirkungen	
Arzneimittel	Andere rektal anzuwendende AM Reißfestigkeit von Latex-Kondomen ↓
Nahrungsmittel	Keine Angaben.

GLYCEROL

A06AX01 [Apf.] < 12 J.: erstattungsfähig, ≥ 12 J.: nicht erstattungsfähig

Dosierung

Erwachsene	Kinder	Säuglinge
• Rektal: ED à 1–3 g, bei Bedarf	• Rektal: Supp.: 0,75–2,25 g, bei Bed.; Rektiolen: 1,8–3,6 g, bei Bed.	• Rektal: Supp.: 0,5–1 g, bei Bed.; Rektiolen: 0,9–1,8 g, bei Bed.

Anwendungshinweis

20–30 min vor der beabsichtigten Entleerung anwenden,
kühl lagern, ggf. vor der Anw. in der Folie kurz unter kaltes H_2O halten

Schwangerschaft	Stillzeit
Anw. möglich	Anw. möglich

Präparate

Name	Wirkstärke	Anwendung	Details
Babylax Rectiole	1,8 g	rektal	
Glycilax	1,0 g	rektal	Suppositorien
Glycilax für Kinder	0,75 g	rektal	Suppositorien
Nene-Lax 0,5 Abführzäpfchen für Säuglinge	0,5 g	rektal	Suppositorien
Nene-Lax 1,5 Abführzäpfchen für Schulkinder/Erwachsene	1,5 g	rektal	Suppositorien
Norgalax (+Docusat-Natrium 0,12 g) Rektiole	3 g	rektal	

Besondere Hinweise

Cave	Medikamentöse Behandlung v. Verstopfung nur dann, wenn andere Maßnahmen (diätet., Flüssigkeitsaufnahme ↑, Bewegung, Zufuhr von Ballaststoffen) nicht ausreichen.
Reaktionsverm.	Keine Daten verfügbar.
Abhängigkeit	Keine Angaben.
Rechtl. Hinweis	Keine Angaben.

Zusatzempfehlungen

Flohsamenschalen, Leinsamen

A07 ANTIDIARRHOIKA UND INTESTINALE ANTIPHLOGISTIKA/ANTIINFEKTIVA

A07B INTESTINALE ADSORBENZIEN

A07BA Kohle-haltige Zubereitungen

Wirkmechanismus	
Poröses, hochaktives Kohlenstoffgerüst mit großer Oberfläche → große Bindungskapazität → Adsorption von in Flüssigkeiten u. Gasen gelösten Teilchen wie Bakterien, Bakterientoxinen u. anderen Giftstoffen	
Indikation	Akuter Durchfall Verhinderung der Resorption bei oralen Vergiftungen Beschleunigung der Elimination bei Vergiftungen mit Stoffen, die enterohepatischem Kreislauf unterliegen (z. B. Carbamazepin, Theophyllin)
abs. Kontraind.	Fieberhafter Durchfall Vergiftungen mit ätzenden Stoffen (starke Säuren und Laugen)
rel. Kontraind.	Vergiftungen mit organischen u. anorganischen Salzen, Lösungsmitteln u. best. Giften: keine Wirksamkeit von medizinischer Kohle
UAW	
Ohne Häufigkeit	Verstopfung u. Darmverschluss nach Gabe sehr hoher Dosen Schwarzfärbung des Stuhls
Wechselwirkungen	
Arzneimittel	Keine gleichzeitige Anw. mit anderen Arzneimitteln, da Wirkverminderung mögl.
Nahrungsmittel	Keine Angaben.

MEDIZINISCHE KOHLE

A07BA01 [FV] nicht erstattungsfähig

Dosierung

Erwachsene	Kinder	Säuglinge
• Durchfallerkrankungen: 3–4 ED à 500–1000 mg • Vergiftungen: 0,5–1g/kg KG, ggf. Wiederholung der Gabe in Abständen von 2–4 h • Vergiftungen mit Stoffen, die enterohepatischem Kreislauf unterliegen: 250 mg/1–2 kg KG, ggf. Wiederholung der Gabe in Abständen von 2–4 h	• Durchfallerkrankungen: 3–4 ED à 250–500 mg • Vergiftungen: 0,75–1,0g/kg KG; ggf. Wiederholung der Gabe in Abständen von 2–4 h • Vergiftungen mit Stoffen, die enterohepatischem Kreislauf unterliegen: 250 mg/1–2 kg KG, ggf. Wiederholung der Gabe in Abständen von 2–4 h	

Anwendungshinweis

Durchfallerkrankungen: Tbl. auf leeren Magen entweder unzerkaut mit Flüssigkeit o. nach Aufschwemmen in Wasser einnehmen
Vergiftungen: Tbl. in Wasser zu Brei aufschwemmen und in kleinen Schlucken verabreichen. 30–60 min später Gabe von Glaubersalz (1 EL für Erw., 1/2–1 EL für Kinder auf 1 Glas Wasser) → schnellere Darmpassage und Verhinderung der partiellen Desorption gebundener Giftstoffe

Schwangerschaft	Stillzeit
Anw. mögl.	Anw. mögl.

Präparate

Name	Wirkstärke	Anwendung	Details
Kohle-Compretten®	250 mg	oral (Tabletten)	nicht teilbar/k. A.
Kohle-Pulvis	1g/g		

Besondere Hinweise

Cave	Keine Angaben.
Reaktionsverm.	Keine Daten verfügbar.
Abhängigkeit	Keine Angaben.
Rechtl. Hinweis	Keine Angaben.

Zusatzempfehlungen

Bei Durchfallerkrankungen Glucose-Eletrolyt-Lösung (Oralpädon, Elotrans)

A07	ANTIDIARRHOIKA UND INTESTINALE ANTIPHLOGISTIKA/ANTIINFEKTIVA
A07C	ELEKTROLYTE MIT KOHLENHYDRATEN
A07CA	Elektrolyte zur oralen Rehydrierung

Wirkmechanismus

Na u. Glucose: Transport von Na u. Glucose aus dem Darm ins Zellinnere → Wasserresorption ↑
K: Ausgleich durchfallbedingter Kaliumverluste
Citrat: Vorbeugung einer metabolischen Azidose (häufige Begleiterscheinung einer Diarrhö)

Indikation	Zur Rehydratation und Elektrolytsubstitution bei Durchfallerkrankungen [nicht indiziert bei einigen Flüssigkeitsmangelzuständen wie z. B. akutem Darmverschluss]
abs. Kontraind.	Akute u. chron. Niereninsuffizienz Metabolische Alkalose Unstillbares Erbrechen Bewusstseinstrübung bzw. Schock bei schwerer Dehydratation Kohlenhydrat-Resorptionsstörungen (Monosaccharid-Malabsorption)
rel. Kontraind.	Herzinsuffizienz Bluthochdruck Diabetes Eingeschränkte Nierenfunktion Personen unter K - u./o. Na-kontrollierter Diät Zusätzlich für Oralpädon® 240 Apfel-Banane/-240 Erdbeere: Phenylketonurie (Aspartam als Phenylalaninquelle)

UAW

Ohne Häufigkeit	Übelkeit und Erbrechen (K-bedingte Magenreizung)

Wechselwirkungen

Arzneimittel	Herzwirksame Glykoside
Nahrungsmittel	Keine Angaben.

ELEKTROLYTE ZUR ORALEN REHYDRIERUNG, KOMBINATIONEN

A07CA50 [Apf.] < 12 J.: erstattungsfähig, ≥ 12 J.: nicht erstattungsfähig

Dosierung

Erwachsene	Kinder	Säuglinge
• 1–2 Beutel nach jedem Stuhlgang • Anwendungsdauer max. 36 h	• 1 Beutel nach jedem Stuhlgang • Anwendungsdauer max. 36 h	• 3–5 (ggf. auch mehr) Beutel in 24 h, entsprechend dem 1- bis 1½fachen der täglichen Trinkmenge • Anwendungsdauer i. d. R. 6–12 h, max. 24 h

Anwendungshinweis

Bei Durchfallerkrankungen Absetzen sämtlicher Nahrung vor Beginn der Behandlung
[Ausnahme: Muttermilch!
Stillkinder: Gabe der Lsg., dann Stillen bis zur Sättigung;
nicht gestillte Säuglinge: Gabe der Elektrolytlsg., dann 6 h Nahrungspause, anschl. Gabe von mit Wasser verdünnter Nahrung]
1 Btl. in 200 ml (!) Trink- o. frisch abgekochtem u. abgekühlten Wasser auflösen u. trinken, bei gleichzeitiger Übelkeit o. Erbrechen in kleinen Schlucken trinken,
Lsg. unmittelbar vor Gebrauch herstellen; nicht verbrauchte Lsg. nach 1 h bei Raumtemp. nicht mehr verwenden; bei Aufbewahrung im Kühlschrank max. 24 h haltbar,
Lsg. nicht kochen,
im Einzelfall evtl. höhere bzw. niedrigere Dosierung erforderlich

Schwangerschaft	Stillzeit
Nach ärztl. Rücksprache	Nach ärztl. Rücksprache

Präparate

Name	Wirkstärke	Anwendung
Elotrans® Pulver (D-Glucose, NaCl, Na-Citrat2H2O, KCl)	4 g, 0,7 g, 0,59 g, 0,3 g = 311 mosm/l	oral (Säfte)
Oralpädon® 240 Apfel-Banane Pulver (NaCl, KCl, Glucose1H2O, Dinatriumhydrogencitrat)	0,47 g, 0,3 g, 3,56 g, 0,53 g = 240 mosm/l	oral (Säfte)
Oralpädon® 240 Erdbeere Pulver (NaCl, KCl, Glucose1H2O, Dinatriumhydrogencitrat)	0,47 g, 0,3 g, 3,56 g, 0,53 g = 240 mosm/l	oral (Säfte)
Oralpädon® 240 Neutral Pulver (NaCl, KCl, Glucose1H2O, Dinatriumhydrogencitrat)	0,47 g, 0,3 g, 3,56 g, 0,53 g = 240 mosm/l	oral (Säfte)

Besondere Hinweise	
Cave	Bei längerer Dauer u./o. Beeinträchtigung des Allgemeinbefindens Arzt aufsuchen.
Reaktionsverm.	Keine Daten verfügbar.
Abhängigkeit	Keine Angaben.
Rechtl. Hinweis	Keine Angaben.

Zusatzempfehlungen
Keine Angaben.

A07 ANTIDIARRHOIKA UND INTESTINALE ANTIPHLOGISTIKA/ANTIINFEKTIVA

A07D MOTILITÄTSHEMMER

A07DA Motilitätshemmer

Wirkmechanismus	
Loperamid: peripher wirkender, nicht ZNS-gängiger Opioidrezeptor-Agonist an µ-Rezeptoren der Darmwand → Peristaltik ↓	
Indikation	Symptomatische Behandlung von Diarrhöen, wenn keine kausale Therapie verfügbar.
abs. Kontraind.	Kinder < 2 J. Wenn Hemmung der Peristaltik gravierende Folgen haben könnte.
rel. Kontraind.	Durchfälle mit Fieber und blutigem Stuhl, akuten Schub einer Colitis ulcerosa, bakteriellen Enterokolitis, die durch invasive Mikroorganismen, antibiotikaassoziierte Durchfälle, beeinträchtigte Leberfunktion
Wechselwirkungen	
Arzneimittel	AM m. ähnlichen pharmakolog. Eigenschaften → Wirkung ↑ AM, die GI-Passage beschleunigen → Wirkung ↓ Desmopressin, Ritonavir, Chinidin, Itraconazol, Gemfibrozil, Ketoconazol
Nahrungsmittel	Keine Angaben.

LOPERAMID

A07DA03 [Rp./Apf] nicht erstattungsfähig, nur bei best. Indikation

Dosierung

Erwachsene	Kinder	Säuglinge
• Initialdos.: 4 mg, danach 2 mg ; • max. TD 16 mg/d (Rp.); Selbstmedikation: 12 mg/d	• < 2 J.: KI • 2–8 J.: 0,04 mg/kg • > 8 J.: Anfangsdosis 2 mg; danach 2 mg, max. TD 8 mg/d	• S. Kinder

Anwendungshinweis

Weitere Dosis nach jedem ungeformten Stuhl, Selbstmedikation: > 12 J., Anw. max. 2 d

Schwangerschaft	Stillzeit
Falls Diät nicht ausreichend, kurzzeitige Anw. möglich	Geht in Muttermilch über, strenge Indikationsstellung

Präparate

Name	Wirkstärke	Anwendung	Details
Imodium	2 mg	oral (Tabletten)	nicht teilbar/k. A.
Imodium	2 mg	oral (Kapseln)	
Imodium N Tropfen	2 mg/ml	oral (Säfte)	
Imodium akut	2 mg	oral (Kapseln)	
Imodium akut lingual Schmelztabletten	2 mg	oral (Tabletten)	nicht teilbar/k. A.
Imodium lingual Schmelztabletten	2 mg	oral (Tabletten)	nicht teilbar/k. A.
Lopedium	2 mg	oral (Kapseln)	
Lopedium ISO Brausetabletten	2 mg	oral (Säfte)	
Lopedium ISO akut Brausetabletten	2 mg	oral (Säfte)	
Lopedium T akut	2 mg	oral (Tabletten)	nicht teilbar/k. A., mörserbar
Loperamid akut ratiopharm	2 mg	oral (Tabletten)	nicht teilbar/k. A., mörserbar
Loperamid ratiopharm	2 mg	oral (Tabletten)	nicht teilbar/k. A., mörserbar

Besondere Hinweise	
Cave	• Keine Einnahme bei: blutigen Durchfällen, Durchfällen nach Antibiotikaeinnahme (pseudomembranöse Enterokolitis), akutem Schub der Colitis ulcerosa • WW mit Verapamil, Chinidin, Ketoconazol
Reaktionsverm.	Beeinträchtigung mögl.
Abhängigkeit	Missbräuchl. Anw. zusammen mit Chinidin
Rechtl. Hinweis	akut-Packungsgrößen bis 12 Stück Apf. Verordnungsauschluss nach Anlage III, AM-Richtlinie

Zusatzempfehlungen
Elektrolyte (Oralpädon, Elotrans)

A07 ANTIDIARRHOIKA UND INTESTINALE ANTIPHLOGISTIKA/ANTIINFEKTIVA
A07F MIKROBIELLE ANTIDIARRHOIKA
A07FA Mikrobielle Antidiarrhoika

Wirkmechanismus	
Saccharomyces boulardii/cerevisiae: Bindung u. Wachstumshemmung pathogener Bakterien	
Indikation	Symptomat. Behandlung akuter Diarrhö Vorbeugung u. Behandlung der Beschwerden von Reisedurchfällen u. Durchfällen unter Sondenernährung Adjuvans bei chron. Formen der Akne
abs. Kontraind.	Geschwächte Immunabwehr ZVK
rel. Kontraind.	Kinder <2 J.
UAW	
Ohne Häufigkeit	Blähungen Überempfindlichkeitsreaktionen
Wechselwirkungen	
Arzneimittel	Antimykotika MAO-Hemmer
Nahrungsmittel	Keine Angaben.

SACCHAROMYCES BOULARDII

A07FA02 [Apf.] < 12 J.: erstattungsfähig, ≥ 12 J.: nicht erstattungsfähig

Dosierung

Erwachsene	Kinder	Säuglinge
• Symptomatische Therapie akuter Diarrhö: 250–500 mg/d in 1–2 ED • Prophylaxe von Reisediarrhöen: 250–500 mg/d in 1–2 ED, beginnend 5 d vor Reisebeginn • Sondennahrungsbedingte Diarrhö: 750 mg/d in 1,5 l Nährlösung • Akne: 750 mg/d in 3 ED	• < 2 J.: Dosierung durch Arzt festzulegen • ≥ 2 J.: s. Erw.	• Dosierung durch Arzt festzulegen

Anwendungshinweis

Bei Einrühren in Speisen oder Getränke Temperatur beachten: nicht über 50 °C bzw. eisgekühlt! Behandlung von Diarrhöen noch einige Tage nach Sistieren der Beschwerden fortsetzen

Schwangerschaft	Stillzeit
Aus verbreiteter Anw. als Lebensmittel keine Hinweise auf Risiken	Aus verbreiteter Anw. als Lebensmittel keine Hinweise auf Risiken

Präparate

Name	Wirkstärke	Anwendung
Omniflora® Akut	250 mg	oral (Kapseln)
Perenterol® 50 mg	50 mg	oral (Kapseln)
Perenterol® Junior 250 mg Pulver	250 mg	oral (Säfte)
Perocur® forte 250 mg	250 mg	oral (Kapseln)

Besondere Hinweise

Cave	Bei mikrobiolog. Stuhluntersuchungen falsch positive Befunde möglich
Reaktionsverm.	Keine Daten verfügbar.
Abhängigkeit	Keine Angaben.
Rechtl. Hinweis	Keine Angaben.

Zusatzempfehlungen

Bei akuter Diarrhö Elektrolytlsg. (Elotrans, Oralpädon)

ALIMENTÄRES SYSTEM UND STOFFWECHSEL

A07	ANTIDIARRHOIKA UND INTESTINALE ANTIPHLOGISTIKA/ANTIINFEKTIVA
A07X	ANDERE ANTIDIARRHOIKA
A07XA	Andere Antidiarrhoika

Wirkmechanismus

Adstringierende Wirkung im gesamten Darmtrakt
Verdichtung des kolloidalen Gefüges der Oberfläche der entzündlich veränderten Darmschleimhaut → erschwerte Resorption tox. Stoffe, Schutz vor weiteren Schleimhautreizen
Hypersekretion ↓
Ethacridinlactat-Monohydrat p. o.: antiseptisch-bakteriostatisch, adstringierend u. spasmolytisch im Darm

Indikation	Therapie akuter unspezifischer Diarrhöen Prophylaxe u. Therapie v. Reisediarrhöen
abs. Kontraind.	Überempfindlichkeit gegenüber Ovalbumin Kinder < 5 J. ohne vorherige Rücksprache mit dem Arzt
rel. Kontraind.	Keine Angaben.

UAW

Selten (< 1:1.000)	Allergische Reaktionen
Ohne Häufigkeit	Gelbliche Färbung des Darminhalts

Wechselwirkungen

Arzneimittel	Eisenpräparate (zeitversetzt)
Nahrungsmittel	Keine Angaben.

ALBUMINTANNAT, KOMBINATIONEN

A07XA51 [Apf.] < 12 J.: erstattungsfähig, ≥ 12 J.: nicht erstattungsfähig

Dosierung

Erwachsene	Kinder	Säuglinge
• akute Diarrhö: max. 4 × tgl. 1–2 Tbl. • Prophylaxe: 2 × tgl. 1 Tbl.	• Kinder > 14 J.: s. Erw. • 5–14 J.: max. 3–4 × tgl. 1 Tbl. • < 5 J.: Anw. nur nach ärztl. Rücksprache	

Anwendungshinweis

Dosis und Häufigkeit richten sich nach Schweregrad der Diarrhö, Einnahme der Tbl. vor oder zu den Mahlzeiten, ggf. zerkleinert, mit genügend Flüssigkeit bis zum Sistieren der Diarrhö

Schwangerschaft	Stillzeit
Nur unter ärztlicher Kontrolle	Nur unter ärztlicher Kontrolle

Präparate

Name	Wirkstärke	Anwendung	Details
Tannacomp® (Tanninalbuminat, Ethacridinlactat)	500 mg/50 mg	oral (Tabletten)	teilbar

Besondere Hinweise

Cave	Arztbesuch, wenn Durchfälle > 3–4 d dauern o. mit Fieber u./o. blutigem Stuhl einhergehen
Reaktionsverm.	Keine Daten verfügbar.
Abhängigkeit	Keine Angaben.
Rechtl. Hinweis	Keine Angaben.

Zusatzempfehlungen

Orale Rehydratationslösungen, z. B. Oralpädon®

ALIMENTÄRES SYSTEM UND STOFFWECHSEL

A08	ANTIADIPOSITA, EXKL. DIÄTETIKA
A08A	ANTIADIPOSITA, EXKL. DIÄTETIKA
A08AB	Peripher wirkende Antiadiposita

Wirkmechanismus	
Inhibition gastrointestinaler Lipasen → Hydrolyse von Nahrungsfetten ↓→ Ausscheidung der Nahrungsfette mit dem Stuhl	
Indikation	Gewichtsreduktion von Erwachsenen mit Übergewicht (BMI $\geq 28\ kg/m^2$) in Verbindung mit einer leicht hypokalorischen, fettreduzierten Ernährung
abs. Kontraind.	Chronisches Malabsorptionssyndrom Cholestase Gleichzeitige Behandlung mit Ciclosporin, Warfarin oder anderen oralen Antikoagulanzien
rel. Kontraind.	Ältere Patienten und Kinder Nierenerkrankung Einnahme von Amiodaron, Levothyroxin, Antiepileptika, Antidiabetika, Antihypertensiva, Cholesterinsenker
UAW	
Sehr häufig (> 1:10)	Ölige Flecken; Flatulenz mit Stuhlabgang; Stuhldrang; fettiger, öliger Stuhl; Abgang öligen Sekrets; weicher Stuhl
Häufig (< 1:10)	Unterbauchschmerzen; Stuhlinkontinenz; flüssige Stühle; vermehrter Stuhlgang
Ohne Häufigkeit	Hepatitis; Cholelithiasis; Transaminasen und alkalische Phosphatase ↑; Prothrombin ↓, INR ↑; Überempfindlichkeitsreaktionen; Divertikulitis, leichte Rektalblutungen; Oxalat-Nephropathie
Wechselwirkungen	
Arzneimittel	Ciclosporin; orale Antikoagulanzien; orale Kontrazeptiva (indirekt); Levothyroxin; Antiepileptika; fettlösliche Vitamine; Amiodaron
Nahrungsmittel	Keine Angaben.

ORLISTAT

A08AB01 [Rp./Apf] nicht erstattungsfähig, Lifestyle-Arzneimittel

Dosierung

Erwachsene	Kinder	Säuglinge
• Kapsel oder Kautbl. unmittelbar zu oder 1 h vor den Hauptmahlzeiten	• Nicht erprobt	

Anwendungshinweis

Bei Auslassen einer Mahlzeit oder Mahlzeit, die kein Fett enthält, auf Einnahme verzichten,
nur in Verbindung mit leicht hypokalorischer, fettarmer Diät wirksam

Schwangerschaft	Stillzeit
Strenge Indikationsstellung	Kontraindiziert

Präparate

Name	Wirkstärke	Anwendung	Details
Orlistat Hexal Hartkapseln	60 mg, 120 mg	oral (Kapseln)	
Orlistat ratiopharm Hartkapseln	60 mg, 120 mg	oral (Kapseln)	
Xenical	120 mg	oral (Kapseln)	
alli Hartkapseln	60 mg	oral (Kapseln)	
alli Kautabletten	27 mg	oral (Tabletten)	nicht teilbar/k. A.

Besondere Hinweise

Cave	• Behandlung mit Antidiabetika engmaschig überwachen • bei starken Durchfällen Wirksamkeit oraler Kontrazeptiva ↓
Reaktionsverm.	Keine Daten verfügbar.
Abhängigkeit	Keine Angaben.
Rechtl. Hinweis	Lifestyle-Arzneimittel; 120 mg Rp., 60 mg und weniger Apf.

Zusatzempfehlungen

Keine Angaben.

ALIMENTÄRES SYSTEM UND STOFFWECHSEL

A09	DIGESTIVA, INKL. ENZYME
A09A	DIGESTIVA, INKL. ENZYME
A09AA	Enzym-haltige Zubereitungen

Wirkmechanismus	
Unterstützung/Ersatz körpereigener Verdauungsenzyme	
Indikation	Störungen der exokrinen Pankreasfunktion, die mit einer Maldigestion einhergehen Bei Mukoviszidose zur Unterstützung der ungenügenden Funktion d. Bauchspeicheldrüse
abs. Kontraind.	Schweinefleischallergie Akute Pankreatitis, akuter Schub einer chron. Pankreatitis
rel. Kontraind.	Keine Angaben.
UAW	
Sehr selten (< 1:10.000)	Allergische Reaktionen vom Soforttyp, allergische Reaktionen des Verdauungstraktes
Ohne Häufigkeit	Bei Mukoviszidosepatienten bei hohen Dosen: erhöhte Harnsäureausscheidung, Bildung von Strikturen der Ileozökalregion und des Colon ascendens
Wechselwirkungen	
Arzneimittel	Folsäure Acarbose, Miglitol
Nahrungsmittel	Keine Angaben.

MULTIENZYME (LIPASE, PROTEASE ETC.)

A09AA02 [Apf.] erstattungsfähig, OTC-Ausnahmeliste

Dosierung

Erwachsene	Kinder	Säuglinge
• Nach Bedarf • Richtdosis: 20.000–40.000 Ph.Eur.E, kann erheblich darüber liegen • max. 15.000–20.000 Ph.Eur. E. Lipase/kg/d in mehreren ED	• S. Erw.	• Nach Bedarf • Richtdosis: ED: 5000 Ph.Eur.E zu jeder Mahlzeit, • max. 15.000–20.000 Ph.Eur. E. Lipase/kg/d in mehreren ED

Anwendungshinweis

Einnahme zu den Mahlzeiten, unzerkaut schlucken,
für Kdr., Säugl.: Granulat mit säurehaltigen (nicht heißen) Flüssigkeiten oder Brei mischen

Schwangerschaft	Stillzeit
Anw. möglich	Anw. möglich

Präparate

Name	Wirkstärke	Anwendung	Details
Enzym Lefax forte Pankreatin	20.000 I. E.	oral (Kapseln)	
Kreon	10.000 I. E., 25.000 I. E., 40.000 I. E.	oral (Kapseln)	
Kreon Granulat	20.800 I. E./Beutel	oral (Säfte)	
Kreon Granulat für Kinder	5.000 I. E./Messlöffel	oral (Säfte)	
Lipazym	13.000 I. E.	oral (Kapseln)	
Meteozym	15.000 I. E.	oral (Tabletten)	nicht teilbar/k. A.
Ozym	10.000 I. E., 20.000 I. E., 40.000 I. E.	oral (Kapseln)	
Pangrol	20.000 I. E.	oral (Tabletten)	nicht teilbar/k. A.
Pangrol	10.000 I. E., 25.000 I. E., 40.000 I. E.	oral (Kapseln)	
Pankreatan	10.000 I. E., 25.000 I. E., 36.000 I. E.	oral (Kapseln)	

Name	Wirkstärke	Anwendung	Details
Pankreatin Stada	20.000 I. E.	oral (Kapseln)	
Panzytrat	10.000 I. E., 25.000 I. E., 40.000 I. E.	oral (Kapseln)	
Panzytrat ok	20.000 I. E.	oral (Tabletten)	nicht teilbar/k. A.

Besondere Hinweise	
Cave	Unzerkaut schlucken (bei Freisetzung der Enzyme in d. Mundhöhle Ulzerationen d. Mundschleimhaut)
Reaktionsverm.	Keine Daten verfügbar.
Abhängigkeit	Keine Angaben.
Rechtl. Hinweis	Keine Angaben.

Zusatzempfehlungen
Keine Angaben.

A10	ANTIDIABETIKA
A10B	ANTIDIABETIKA, EXKL. INSULINE
A10BA	Biguanide

Wirkmechanismus

Blutzuckerspiegel basal und postprandial ↓
Vermuteter Mechanismus: (1) Glucoseproduktion in der Leber ↓ durch Hemmung von Gluconeogenese und Glykogenolyse; (2) Insulinempfindlichkeit in der Muskulatur ↑ →Verbesserung der peripheren Glucoseaufnahme und -verwertung; (3) Verzögerung der intestinalen Glucoseresorption

Indikation	Diabetes mellitus Typ 2, insbes. bei Übergewichtigen
abs. Kontraind.	Überempfindlichkeit Diabetische Ketoazidose, diabetisches Präkoma Nierenversagen oder Störung der Nierenfunktion (Kreatininclearance < 60 ml/min) Akute Zustände, die die Nierenfunktion beeinträchtigen können, z. B.: Dehydratation, schwere Infektionen, Schock Akute oder chron. Erkrankungen, die zu einer Gewebshypoxie führen können wie kardiale oder respiratorische Insuffizienz, frischer Myokardinfarkt, Schock Leberinsuffizienz, akute Alkoholintoxikation, Alkoholismus
rel. Kontraind.	Keine Angaben.

UAW

Sehr häufig (> 1:10)	Gastrointestinale Symptome (meist zu Therapiebeginn): Übelkeit, Erbrechen, Durchfall, Abdominalschmerzen, Appetitverlust
Häufig (< 1:10)	Geschmacksveränderung
Sehr selten (< 1:10.000)	Laktatazidose, Senkung der Aufnahme von Vitamin B_{12}, Hautreaktionen (Erythem, Pruritus, Urtikaria), Abnormalitäten der Leberfunktionstests oder Hepatitis (reversibel)

Wechselwirkungen

Arzneimittel	Alkohol, jodhaltige Kontrastmittel, Arzneimittel mit intrinsischer hyperglykämischer Aktivität (z. B. Glucocorticoide und Sympathomimetika)
Nahrungsmittel	Keine Angaben.

METFORMIN

A10BA02 [Rp.] erstattungsfähig

Dosierung

Erwachsene	Kinder	Säuglinge
• Initialdos.: 2–3 ED à 500–850 mg, nach 10–15 Tagen Dosisanpassung entspr. Blutzuckerspiegel • max. TD 3 g in 3 ED • Komb. mit Insulin: 2–3 ED à 500–850 mg + Insulin entspr. den Blutzuckerwerten	• $\geq$ 10 J.: Initialdos. 1 ED à 500–850 mg, nach 10–15 Tagen Dosisanpassung entspr. Blutzuckerspiegel • max. 2 g/d in 2–3 ED • Kombination mit Insulin mögl.	

Anwendungshinweis

Mind. 48 h vor einer OP absetzen

Schwangerschaft	Stillzeit
Strenge Indikationsstellung, besser erprobt: Humaninsulin	Anw. mögl.

Präparate

Name	Wirkstärke	Anwendung	Details
Diabesin	500 mg, 850 mg, 1000 mg	oral (Tabletten)	nicht teilbar/k. A.
Glucophage	500 mg, 850 mg	oral (Tabletten)	nicht teilbar/k. A., mörserbar
Glucophage	1000 mg	oral (Tabletten)	teilbar, mörserbar
Mescorit	500 mg, 850 mg	oral (Tabletten)	nicht teilbar/k. A.
Siofor	500 mg, 850 mg, 1000 mg	oral (Tabletten)	teilbar

Besondere Hinweise

Cave	• Hypoglykämische Wirkung herabgesetzt durch Glucocorticoide, β_2-Agonisten und Diuretika • verstärkte hypoglykämische Wirkung durch ACE-Hemmer
Reaktionsverm.	Beeinträchtigung bis zur optimalen Einstellung möglich.
Abhängigkeit	Keine Angaben.
Rechtl. Hinweis	Keine Angaben.

Zusatzempfehlungen

Diät halten

A10	ANTIDIABETIKA
A10B	ANTIDIABETIKA, EXKL. INSULINE
A10BB	Sulfonylharnstoff-Derivate

Wirkmechanismus

Stimulation der Insulinfreisetzung:
Schließen ATP-abh. K-Kanäle in Betazellmembran → Depolarisation der Betazelle → vermehrter Ca-Einstrom in Zelle → Insulinfreisetzung durch Exozytose
Extrapankreatische Aktivität:
Erhöhung der Zahl aktiver Glucosetransportmoleküle → Stimulation der Glucoseaufnahme
Erhöhung der Phospholipase-C-Aktivität
Hemmung der hepatischen Glucoseproduktion

Indikation	Diabetes mellitus Typ 2, wenn Diät, körperliche Aktivität u. Gewichtsreduktion allein nicht ausreichen
abs. Kontraind.	Insulinpflichtiger Diabetes mellitus Diabetisches Koma Ketoazidose Schwere Nieren- u. Leberfunktionsstörungen
rel. Kontraind.	Keine Angaben.

UAW

Häufig (< 1:10)	Gewichtszunahme
Selten (< 1:1.000)	Hypoglykämie
Sehr selten (< 1:10.000)	Allergische Vaskulitis Übelkeit, Erbrechen, Diarrhö, Völlegefühl, Bauchschmerzen Überempfindlichkeitsreaktionen Photosensiblität

Wechselwirkungen

Arzneimittel	Insulin/andere orale Antidiabetika, NSAR, MAO-Hemmer, Tetracycline, ACE-Hemmer, Sulfonamide, Betablocker, Cumarinderivate, Miconazol, Chloramphenicol, Clofibratderivate, Glucocorticoide, Sympathomimetika, Glucagon, Schilddrüsenhormone, Thiazid-/Schleifendiuretika, Sexualhormone, Enzyminduktoren, Phenothiazine, Nicotinsäurederivate, Isoniazid, H_2-Rezeptorenblocker, Alkohol, Pentamidin
Nahrungsmittel	Keine Angaben.

GLIBENCLAMID

A10BB01 [Rp.] erstattungsfähig

Dosierung		
Erwachsene	**Kinder**	**Säuglinge**
• 1,75 bis max. 10,5 mg/d • TD > 2 Tbl.: Aufteilung d. TD im Verhältnis 2:1 auf Morgen- und Abendgabe		

Anwendungshinweis
Einnahme vor einer Mahlzeit

Schwangerschaft	Stillzeit
KI → Umstellung auf Insulin	Stillen akzeptabel

Präparate

Name	Wirkstärke	Anwendung	Details
Euglucon® N	3,5 mg	oral (Tabletten)	teilbar
Glib-ratiopharm® S 1,75 mg	1,75 mg	oral (Tabletten)	teilbar
Glib-ratiopharm® S 3,5 mg	3,5 mg	oral (Tabletten)	teilbar
Gliben Lich® 3,5 mg	3,5 mg	oral (Tabletten)	nicht teilbar/k. A.
Gliben-CT	1,75 mg, 3,5 mg	oral (Tabletten)	teilbar
Glibenclamid AbZ	1,75 mg	oral (Tabletten)	teilbar
Glibenclamid dura® 3,5 mg	3,5 mg	oral (Tabletten)	teilbar
Maninil®	1 mg, 1,75 mg, 3,5 mg, 5 mg	oral (Tabletten)	nicht teilbar/k. A.
Semi-Euglucon	1,75 mg	oral (Tabletten)	nicht teilbar/k. A., mörserbar

Besondere Hinweise

Cave	Keine Angaben.
Reaktionsverm.	Keine Daten verfügbar.
Abhängigkeit	Keine Angaben.
Rechtl. Hinweis	Keine Angaben.

Zusatzempfehlungen
Diätet. Maßnahmen, Ernährungsumstellung, Sport

GLIMEPIRID

A10BB12 [Rp.] erstattungsfähig

Dosierung		
Erwachsene	Kinder	Säuglinge
• 1–6 mg/d in 1 ED		

Anwendungshinweis
Einnahme unmittelbar vor/während d. Frühstücks bzw. d. ersten größeren Hauptmahlzeit

Schwangerschaft	Stillzeit
KI, Umstellung auf Insulin	KI, Umstellung auf Insulin

Präparate			
Name	Wirkstärke	Anwendung	Details
Amaryl	1 mg, 2 mg, 3 mg, 4 mg, 6 mg	oral (Tabletten)	teilbar, mörserbar
Glimepirid AbZ	1 mg	oral (Tabletten)	nicht teilbar/k. A., mörserbar
Glimepirid AbZ	2 mg, 3 mg, 4 mg, 6 mg	oral (Tabletten)	teilbar, mörserbar
Glimepirid Hexal	1 mg, 2 mg, 3 mg, 4 mg, 6 mg	oral (Tabletten)	teilbar, mörserbar
Glimepirid STADA	1 mg, 2 mg, 3 mg, 4 mg	oral (Tabletten)	teilbar, mörserbar
Glimepirid-ratiopharm	1 mg	oral (Tabletten)	nicht teilbar/k. A., mörserbar
Glimepirid-ratiopharm	2 mg, 3 mg, 4 mg, 6 mg	oral (Tabletten)	teilbar, mörserbar

Besondere Hinweise	
Cave	Bei Nahrungsaufnahme in unregelmäßigen Abständen bzw. völligem Auslassen von Mahlzeiten: Gefahr von Hypoglykämien!
Reaktionsverm.	Keine Daten verfügbar.
Abhängigkeit	Keine Angaben.
Rechtl. Hinweis	Keine Angaben.

Zusatzempfehlungen
Diätet. Maßnahmen, Ernährungsumstellung, Sport

ALIMENTÄRES SYSTEM UND STOFFWECHSEL

A10	ANTIDIABETIKA
A10B	ANTIDIABETIKA, EXKL. INSULINE
A10BF	Alpha-Glukosidasehemmer

Wirkmechanismus	
Hemmung intestinaler Enzyme (α-Glucosidasen), die am Abbau von Di-, Oligo- und Polysacchariden beteiligt sind → dosisabhängige Verzögerung der Verdauung dieser Kohlenhydrate → Verringerung des postprandialen Blutglucosespiegels	
Indikation	Zusatztherapie bei Patienten mit Diabetes mellitus in Verbindung mit Diät
abs. Kontraind.	Chron. entzündliche Darmerkrankungen Colon-Ulzerationen Schwere Niereninsuffizienz (Kreatinin-Clearance < 25 ml/min) Schwere Leberfunktionsstörungen (z. B. Leberzirrhose) Schwangerschaft und Stillzeit
rel. Kontraind.	Keine Angaben.
UAW	
Sehr häufig (> 1:10)	Flatulenz
Häufig (< 1:10)	Diarrhö, gastrointestinale und abdominale Schmerzen
Gelegentlich (< 1:100)	Übelkeit, Erbrechen, Verdauungsstörungen Leberenzymanstiege
Selten (< 1:1.000)	Ödeme Gelbsucht
Ohne Häufigkeit	Thrombozytopenie Überempfindlichkeitsreaktionen (Rash, Erythem, Exanthem, Urtikaria) Subileus, Ileus, Pneumatosis cystoidis intestinalis Hepatitis
Wechselwirkungen	
Arzneimittel	Sulfonylharnstoff- bzw. Metformin-Präparate Insulin Digoxin Colestyramin, Darmadsorbenzien und Verdauungsenzympräparate Neomycin
Nahrungsmittel	Haushaltszucker (Rohrzucker) und haushaltszuckerhaltige Nahrungsmittel

ACARBOSE

A10BF01 [Rp.] erstattungsfähig

Dosierung		
Erwachsene	Kinder	Säuglinge
• Initial: 3 ED à 50 mg, ggf. steigern bis 3 ED à 100 mg, max. 3 x 200 mg/d		

Anwendungshinweis

Unmittelbar vor der Mahlzeit unzerkaut mit etwas Flüssigkeit bzw. mit dem ersten Bissen der Mahlzeit einnehmen

Schwangerschaft	Stillzeit
KI	KI

Präparate

Name	Wirkstärke	Anwendung	Details
Acarbose Stada	50 mg, 100 mg	oral (Tabletten)	mörserbar
Glucobay®	100 mg	oral (Tabletten)	teilbar
Glucobay®	50 mg	oral (Tabletten)	nicht teilbar/k. A.

Besondere Hinweise

Cave	• Risiko einer Hypoglykämie bei Kombination von Acarbose und Antidiabetika (Metformin, Sulfonylharnstoffe, Insulin) • Eintragung der Behandlung in Diabetikerausweis (Hypoglykämie) • Leberwertkontrollen
Reaktionsverm.	Keine Daten verfügbar.
Abhängigkeit	Keine Angaben.
Rechtl. Hinweis	Keine Angaben.

Zusatzempfehlungen

Diät halten, Traubenzucker bei Hypoglykämie

ALIMENTÄRES SYSTEM UND STOFFWECHSEL

A10	ANTIDIABETIKA
A10B	ANTIDIABETIKA, EXKL. INSULINE
A10BG	Thiazolidindione

Wirkmechanismus	
Insulinsensitizer Aktivierung spezifischer Kernrezeptoren (PPAR-γ) → Insulinsensitivität von Leber-, Fett- und Skelettmuskelzellen ↑ → Glucoseproduktion in der Leber ↓, periphere Glucoseverwertung bei Insulinresistenz ↑	
Indikation	Diabetes mellitus Typ 2 (Monotherapie, orale Zweifach-/Dreifachkomb. o. Kombination mit Insulin)
abs. Kontraind.	Herzinsuffizienz (NYHA I bis IV) Eingeschränkte Leberfunktion Diabetische Ketoazidose Blasenkrebs (bestehend oder in der Vorgeschichte) Ungeklärte Makrohämaturie
rel. Kontraind.	Dialyse Patienten < 18 J. Patienten > 75 J. Mind. ein Risikofaktor für dekompensierte Herzinsuffizienz (z. B. früherer Herzinfarkt oder symptomatische koronare Herzkrankheit) Erhöhte Ausgangs-Leberenzymwerte (ALT > 2,5 × Obergrenze des Normbereichs) Gleichzeitige Anw. von CYP4502C8-Inhibitoren (z. B. Gemfibrozil) oder -Induktoren (z. B. Rifampicin)

UAW	
Sehr häufig (> 1:10)	In Kombination mit Metformin und Sulfonylharnstoffen: Hypoglykämie In Kombination mit Insulin: Ödeme
Häufig (< 1:10)	Gewichtszunahme Infektion der oberen Atemwege Sehstörungen Knochenbrüche Hypästhesie In Kombination mit Metformin: Kopfschmerzen, Anämie, Hämaturie, Erektile Dysfunktion, Arthralgie In Kombination mit Sulfonylharnstoffen: Kopfschmerzen, Benommenheit, Flatulenz In Kombination mit Metformin und Sulfonylharnstoffen: Arthralgie, Anstieg der Kreatinphosphokinase im Blut In Kombination mit Insulin: Hypoglykämie, Bronchitis, Atemnot, Rückenschmerzen, Herzinsuffizienz, Arthralgie
Gelegentlich (< 1:100)	Sinusitis Schlaflosigkeit Blasenkrebs In Kombination mit Metformin: Flatulenz In Kombination mit Sulfonylharnstoffen: Hypoglykämie, Müdigkeit, vermehrter Appetit, Schwindel, Schwitzen, Glucosurie, Proteinurie, erhöhte Laktatdehydrogenasewerte
Ohne Häufigkeit	Makulaödem Anstieg der Alaninaminotransferase
Wechselwirkungen	
Arzneimittel	Gemfibrozil (Cytochrom P4502C8-Inhibitor): Erhöhung der AUC von Pioglitazon Rifampicin (Cytochrom P4502C8-Induktor): Senkung der AUC von Pioglitazon Andere Antidiabetika (Metformin, Sulfonylharnstoffe, Insulin)
Nahrungsmittel	Keine Angaben.

PIOGLITAZON

A10BG03 [Rp.] nicht erstattungsfähig, nur in begründeten Ausnahmefällen

Dosierung		
Erwachsene	Kinder	Säuglinge
• Initial 1 ED à 15–30 mg, max. TD 45 mg		

Anwendungshinweis
Tbl. mit einem großen Glas Wasser einnehmen

Schwangerschaft	Stillzeit
KI (unzureichende Datenlage)	

Präparate			
Name	Wirkstärke	Anwendung	Details
Actos	15 mg, 30 mg, 45 mg	oral (Tabletten)	nicht teilbar/k. A.

Besondere Hinweise	
Cave	• Kontrolle der Leberenzyme • Insulindosis kann beibehalten werden, bei Hypoglykämiesymptomen Insulindosis reduzieren • auf Störungen der Sehschärfe achten (Makulaödem)
Reaktionsverm.	Keine Daten verfügbar.
Abhängigkeit	Keine Angaben.
Rechtl. Hinweis	Verordnungsausschluss nach Anlage III Arzneimittelrichtlinie

Zusatzempfehlungen
Keine Angaben.

A11	VITAMINE
A11C	VITAMIN A UND D, INKL. DEREN KOMBINATIONEN
A11CC	Vitamin D und Analoga

Wirkmechanismus

Vitamin D_3: Stimulation der intestinalen Ca-Resorption, des Einbaus von Ca in Osteoid u. Freisetzung von Ca aus Knochengewebe
NaF: Hemmung d. Entstehung von Zahnkaries → WM nicht restlos geklärt

Indikation	Kombinierte Rachitis- u. Kariesprophylaxe bei Säuglingen u. Kindern in ersten beiden Lebensjahren
abs. Kontraind.	Hypercalcämie Hpercalcurie Eingeschränkte Beweglichkeit Bereits ausreichende F-Zufuhr
rel. Kontraind.	Früh- u. mangelgeborene Säuglinge Nierensteine, Sarkoidose Behandlung mit Thiaziden Schwere, das Wachstum beeinträchtigende Erkrankungen

UAW

Ohne Häufigkeit	GI-Beschwerden

Wechselwirkungen

Arzneimittel	Metaboliten/Analoga von Vit. D_3 Thiazide Ca, Mg
Nahrungsmittel	Milch, Milchprodukte

COLECALCIFEROL

A11CC05 [Rp./Apf] erstattungsfähig, OTC-Ausnahmeliste

Dosierung

Erwachsene	Kinder	Säuglinge
• Osteoporose: 1000–3000 I. E./d • Malabsorption: 3000–5000 I. E./d • Rachitis, Osteomalazie: 1000–5000 I. E./d für 1 Jahr • Hypoparathyreoidismus: 10.000–200.000 I. E./d • (Einleitung der Behandlung von Vit.-D-Mangelzuständen: einmalige Gabe von 10 Weichkps. Dekristol® 20 000 I. E. nach ärztlicher Anweisung mögl.) • Vorbeugung einer Vitamin-D-Mangelerkrankung: 500 I. E./d p. o.	• S. Erw.	• Rachitis-Prophylaxe (von der 2. LW an bis Ende des 1. LJ, zusätzl. in Wintermonaten des 2. LJ): 500 I. E./d p. o. (leicht auflösbare Tbl. o. Tropfen) • (Empfehlung bei Frühgeborenen : 1000 I. E./d p. o.)

Anwendungshinweis

Sgl.: Tbl. auf einem TL mit Wasser o. Milch zerfallen lassen u. die aufgelöste Tbl. dem Kind direkt, am besten während einer Mahlzeit, in den Mund geben, Tropfen in einen Löffel Milch o. Brei

Schwangerschaft	Stillzeit
Für TD $\leq$ 500 I. E./d keine Risiken bekannt, langanhaltende Überdosierungen von Vit. D verhindern	Für TD $\leq$ 500 I. E./d keine Risiken bekannt

Präparate

Name	Wirkstärke	Anwendung	Details
D3-Vicotrat Injekt	100.000 I. E./ml	parenteral	Lösung
Dekristol	4,0 mg = 400 I. E.	oral (Tabletten)	nicht teilbar/k. A.
Dekristol	0,5 mg = 20.000 I. E.	oral (Kapseln)	
Vigantol Tropfen	20.000 I. E./ml (=30 Tr.)	oral (Säfte)	
Vigantoletten 1000	25 µg = 1000 I. E.	oral (Tabletten)	teilbar

Name	Wirkstärke	Anwendung	Details
Vigantoletten 500	12,5 µg = 500 I. E.	oral (Tabletten)	nicht teilbar/k. A.
Vitamin D3-Hevert	0,0025 mg = 1000 I. E.	oral (Tabletten)	nicht teilbar/k. A.
Vitamin D3-Wörwag	25 µg = 1000 I. E.	oral (Tabletten)	teilbar

Besondere Hinweise	
Cave	• Bei längerfristiger Einnahme von Dosen > 500 I. E.: regelmäßige Überwachung d. Ca-Spiegels im Serum u. im Urin, Überprüfung d. Nierenfunktion • Dosisanpassung bei Einnahme mehrerer Vit.-D-haltiger Präparate
Reaktionsverm.	Keine Daten verfügbar.
Abhängigkeit	Keine Angaben.
Rechtl. Hinweis	Keine Angaben.

Zusatzempfehlungen

Tagesbedarf für Erw.: 5 µg/d (= 200 I. E.)
Deckung des Tagesbedarfs bei gesunden Erw. durch ausreichende Sonnenexposition (Eigensynthese)
Vit.-D-reiche Nahrungsmittel

COLECALCIFEROL, KOMBINATIONEN MIT NATRIUMFLUORID

A11CC80 [Apf.] < 12 J.: erstattungsfähig
≥ 12 J.: nicht erstattungsfähig

Dosierung

Erwachsene	Kinder	Säuglinge
		• Frühgeborene: 1 ED à 0,25 mg F u. 1000 I. E. Vit. D_3/d • Sgl. ab 1. Lebenswoche u. Kleinkinder bis 2 J.: 1 ED à 0,25 mg F u. 500 I. E. Vit. D_3/d

Anwendungshinweis

Einnahme vor der Mahlzeit,
Tbl. in 2–3 EL Flüssigkeit zerfallen lassen u. entweder direkt in Mund oder in Flasche geben,
bei Zugabe zu Flaschennnahrung auf vollständigen Verzehr achten!

Schwangerschaft	Stillzeit
Keine Angaben.	Keine Angaben.

Präparate

Name	Wirkstärke	Anwendung	Details
D-Fluoretten® (Colecalciferol, Fluorid)	500 I. E., 0,25 mg	oral (Tabletten)	mörserbar
Fluor-Vigantoletten® (Colecalciferol, Fluorid)	1000 I. E., 0,25 mg	oral (Tabletten)	teilbar, mörserbar

Besondere Hinweise

Cave	• Keine zusätzl. F-Gaben, z. B. als Salz • Zubereitung d. Säuglingsnahrung mit Wasser, das mehr als 0,3 mg F/l enthält: ausschließliche Rachitisprophylaxe mit Vit. D_3! • Kinder < 3 J.: keine Verwendung F-haltiger Zahncreme wg. Gefahr d. Verschluckens
Reaktionsverm.	Keine Daten verfügbar.
Abhängigkeit	Keine Angaben.
Rechtl. Hinweis	Keine Angaben.

Zusatzempfehlungen

Keine Angaben.

A11	VITAMINE
A11D	VITAMIN B_1, REIN UND IN KOMBINATION MIT VITAMIN B_6 UND VITAMIN B_{12}
A11DA	Vitamin B_1, rein

Wirkmechanismus	
Umwandlung im Organismus zu Thiamin-Pyrophosphat (TPP) → Eingriff in wichtige Funktionen des Kohlenhydratstoffwechsels	
Indikation	Vit.-B_1-Mangel, der ernährungsmäßig nicht behoben werden kann
abs. Kontraind.	Keine Angaben.
rel. Kontraind.	Keine Angaben.
UAW	
Sehr selten (< 1:10.000)	Überempfindlichkeitsreaktionen: Schweißausbrüche, Tachykardie, Hautreaktionen mit Juckreiz und Urtikaria
Wechselwirkungen	
Arzneimittel	Inaktivierung durch 5-Fluorouracil Resorptionsminderung durch Antazida Bei Langzeitbehandlung mit Furosemid Thiamindefizit durch vermehrte renale Ausscheidung möglich
Nahrungsmittel	Resorptionsminderung durch Alkohol und schwarzen Tee Abbau von Thiamin bei gleichzeitigem Genuss sulfithaltiger Getränke (z. B. Wein)

THIAMIN (VITAMIN B1)

A11DA01 [Apf.] erstattungsfähig, OTC-Ausnahmeliste

Dosierung

Erwachsene	Kinder	Säuglinge
• Initial: 300 mg/d p. o. oder 50–100 mg/d langsam i. m. oder i. v., im Einzelfall mehr; • dann 100–200 mg/d p. o. in mehreren ED		

Anwendungshinweis

Tbl. unzerkaut mit etwas Flüssigkeit einnehmen

Schwangerschaft	Stillzeit
Empf. Vit.-B_1-Zufuhr 1,5–1,7 mg, darüber hinausgehende Dosierungen nicht untersucht, parenteral: strenge Indikationsstellung	Empf. Vit.-B_1-Zufuhr 1,5–1,7 mg, darüber hinausgehende Dosierungen nicht untersucht, Substanz geht in die Milch über, Schädigung des Säuglings nicht bekannt

Präparate

Name	Wirkstärke	Anwendung	Details
Betabion	100 mg	oral (Tabletten)	nicht teilbar/k. A.
Novirell B1 Injekt	50 mg	parenteral	Lösung
Vitamin B1-Hevert Injekt	200 mg/2 ml	parenteral	Lösung
Vitamin B1-Injektopas	25 mg, 100 mg	parenteral	Lösung
Vitamin B1-ratiopharm	200 mg	oral (Tabletten)	nicht teilbar/k. A.
Vitamin B1-ratiopharm Injekt	50 mg/ml	parenteral	Lösung

Besondere Hinweise

Cave	Inaktivierung der Thiaminlsg. durch Licht, Wärme und Oxidationsmittel.
Reaktionsverm.	Keine Daten verfügbar.
Abhängigkeit	Keine Angaben.
Rechtl. Hinweis	OTC-Ausnahmeliste, bei nachgewiesenem Vitaminmangel Verordnung mögl.

Zusatzempfehlungen

Bei Mangelzuständen: thiaminreiche Ernährung (Bierhefe, Schweinefleisch, Weizenkleie, Haferflocken, Pistazien, Vollkornmehle)
Magnesiumpräparate (Umwandlung von Thiamin in seine physiologisch aktive Form ist an Mg gebunden).

ALIMENTÄRES SYSTEM UND STOFFWECHSEL

A11 VITAMINE

A11D VITAMIN B_1, REIN UND IN KOMBINATION MIT VITAMIN B_6 UND VITAMIN B_{12}

A11DB Vitamin B_1 in Kombination mit Vitamin B_6 und/oder Vitamin B_{12}

Indikation	Nachgewiesene Mangelzustände
abs. Kontraind.	Überempfindlichkeit
rel. Kontraind.	Keine Angaben.
UAW	
Sehr selten (< 1:10.000)	Schweißausbrüche, Tachykardie, Hautreaktionen
Ohne Häufigkeit	Bei hohen Dosen: periphere sensorische Neuopathien, Photosensitivität, GI-Störungen
Wechselwirkungen	
Arzneimittel	Thiamin: 5-FU, Furosemid Pyridoxin: L-Dopa, D-Penicillamin, Isoniazid, Cycloserin
Nahrungsmittel	Keine Angaben.

THIAMIN (VITAMIN B1) UND PYRIDOXIN (VITAMIN B6)

A11DB01 [Apf.] erstattungsfähig, OTC-Ausnahmeliste

Dosierung		
Erwachsene	Kinder	Säuglinge
100–300 mg (Vit. B_1/Vit. B_6)/d		

Anwendungshinweis
Anwendungdauer i. d. R. 4 Wochen, Einnahme zu o. nach den Mahlzeiten

Schwangerschaft	Stillzeit
Strenge Indikationsstellung	Strenge Indikationsstellung

Präparate

Name	Wirkstärke	Anwendung	Details
Medivitan Neuro (Thiamin-HCl, Pyridoxin-HCl)	100 mg, 100 mg	oral (Tabletten)	nicht teilbar/k. A., mörserbar
Neuro AS (Thiamin-HCl, Pyridoxin-HCl)	100 mg, 100 mg	oral (Tabletten)	nicht teilbar/k. A., mörserbar
Neuro Stada (Thiamin-HCl, Pyridoxin-HCl)	100 mg, 100 mg	oral (Tabletten)	nicht teilbar/k. A., mörserbar
Neuro ratiopharm (Thiamin-HCl, Pyridoxin-HCl)	100 mg, 100 mg	oral (Tabletten)	nicht teilbar/k. A., mörserbar
Neurotrat S forte (Thiamin-HCl, Pyridoxin-HCl)	100 mg, 100 mg	oral (Tabletten)	nicht teilbar/k. A., mörserbar
Vitamin B duo (Thiamin-HCl, Pyridoxin-HCl)	100 mg, 100 mg	oral (Tabletten)	nicht teilbar/k. A., mörserbar

Besondere Hinweise

Cave	S. Vit B_1.
Reaktionsverm.	Keine Daten verfügbar.
Abhängigkeit	Keine Angaben.
Rechtl. Hinweis	Keine Angaben.

Zusatzempfehlungen

Keine Angaben.

VITAMIN B1, VITAMIN B6 UND VITAMIN B12

A11DB03 [Apf.] erstattungsfähig, OTC-Ausnahmeliste

Dosierung

Erwachsene	Kinder	Säuglinge
• Kurzzeitanw. (≤ 4 Wo): 100–200 mg (bez. auf Thiamin)/d in 1 ED, danach: 100 mg (bez. auf Thiamin)/d in 1 ED		

Anwendungshinweis

Einnahme während der Mahlzeiten

Schwangerschaft	Stillzeit
Strenge Indikationsstellung	Strenge Indikationsstellung

Präparate

Name	Wirkstärke	Anwendung	Details
Vitamin B Komplex forte Hevert (Thiamin-NO_3, Pyridoxin-HCl, Cyanocobalamin)	0,5 mg, 50 mg, 100 mg	oral (Tabletten)	teilbar

Besondere Hinweise

Cave	Vit. B_6: schon ab 50 mg/d bei Anw. über Mon./J. → dauerhafte Schädigung der Nerven mögl.
Reaktionsverm.	Keine Daten verfügbar.
Abhängigkeit	Keine Angaben.
Rechtl. Hinweis	OTC-Ausnahmeliste

Zusatzempfehlungen

Keine Angaben.

A11	VITAMINE
A11G	ASCORBINSÄURE (VITAMIN C), INKL. KOMBINATIONEN
A11GA	Ascorbinsäure (Vitamin C), rein

Wirkmechanismus	
Cofaktor zahlreicher Enzyme Mangel: Immunabwehr ↓. [Molekularbiolog. Funktion noch nicht eindeutig geklärt]	
Indikation	Therapie von Vitamin-C-Mangel-Krankheiten (Präskorbut, Skorbut, Moeller-Barlow-Krankheit) Prophylaxe von Vitamin-C-Mangel-Krankheiten, wenn dies ernährungsmäßig nicht möglich ist (z. B. Vitamin-C-Substitution bei parenteraler Ernährung) Therapie zur Verhinderung von Rezidiven bei Cystin-Harnsteinleiden in Kombination mit Harnalkalisierungsmaßnahmen i. v. zusätzlich: Methämoglobinämie im Kindesalter
abs. Kontraind.	Keine Angaben.
rel. Kontraind.	Oxalat-Urolithiasis Eisenspeichererkrankungen (Thalassämie, Hämochromatose, sideroblastische Anämie) In höheren Dosen (ab 4 g/d): erythrozytärer Glucose-6-Phosphat-Dehydrogenase-Mangel
UAW	
Sehr selten (< 1:10.000)	respiratorische Überempfindlichkeitsreaktionen kutane Überempfindlichkeitsreaktionen
Ohne Häufigkeit	Osmotische Diarrhöen bei Überdosierung
Wechselwirkungen	
Arzneimittel	• Al-haltige Antazida: vermehrte Resorption von Al aus dem GI • Fe-Präparate: vermehrte Resorption von Fe aus dem GI • i. v.: AM, deren Wirkung durch chemische Reduktion vermindert wird
Nahrungsmittel	Keine Angaben.

ASCORBINSÄURE (VITAMIN C)

A11GA01 [Ap./FV] Apf.: erstattungsfähig, OTC-Ausnahmeliste
FV: nicht erstattungsfähig

Dosierung		
Erwachsene	Kinder	Säuglinge
• Vitamin-C-Mangel: > 12 J. (ca. 44 kg) 200–1000 mg/d • Prophylaxe: 50–200 mg/d • Rezidivprophylaxe bei Cystin-Harnsteinleiden: 3–4 g/d in mehreren ED	• Vitamin-C-Mangel: 4–12 J. (15–44 kg): Therapie: 100–300 mg/d, Prophylaxe: 30–100 mg/d • Rezidivprophylaxe bei Cystin-Harnsteinleiden: 2–3 g/d in mehreren ED	

Anwendungshinweis
Rezidivierende Nierensteinbildung: max. 100–200 mg/d, hochgradige bzw. terminale Niereninsuffizienz (Dialysepat.): max. 50–100 mg/d, mit ausreichend Flüssigkeit einnehmen

Schwangerschaft	Stillzeit
Anw. mögl.	Anw. mögl.

Präparate			
Name	Wirkstärke	Anwendung	Details
Ascorvit FT	200 mg, 500 mg	oral (Tabletten)	nicht teilbar/k. A.
Cetebe retard	500 mg	oral (Kapseln)	
Hermes Cevitt Orange BTA	1000 mg	oral (Tabletten)	nicht teilbar/k. A.
Hermes Cevitt Zitrone BTA	1000 mg	oral (Tabletten)	nicht teilbar/k. A.
Pascorbin Injekt	750 mg/5 ml	parenteral	Lösung
Vitamin C 1000	1000 mg	oral (Tabletten)	teilbar
Vitamin C 500	500 mg	oral (Tabletten)	teilbar
Vitamin C-Injektopas	300 mg/2 ml	parenteral	Lösung
Vitamin C-loges Injekt	500 mg/5 ml	parenteral	Lösung
Xitix Lutschtabletten	500 mg	oral (Tabletten)	teilbar

Besondere Hinweise	
Cave	Pat. mit Niereninsuffizienz: Ausfällung von Calciumoxalatkristallen in der Niere mögl. → akutes Nierenversagen aufgrund von Nierensteinen
Reaktionsverm.	Keine Daten verfügbar.
Abhängigkeit	Keine Angaben.
Rechtl. Hinweis	Zugelassene Ausnahme zum gesetzlichen Verordnungsausschluss nach § 34 Abs. 1 Satz 2 SGB V: „Wasserlösliche Vitamine (. . .) als Monopräparate nur bei nachgewiesenem, schwerwiegenden Vitaminmangel, der durch eine entsprechende Ernährung nicht behoben werden kann"

Zusatzempfehlungen

Für Kinder ab 1 J.: z. B. Multi-Sanostol® Sirup (Kombinationspräparat, fv.), zur Vorbeugung von kombinierten Vitaminmangelzuständen

A11	VITAMINE
A11H	ANDERE VITAMINPRÄPARATE, REIN
A11HA	Andere Vitaminpräparate, rein

Wirkmechanismus

Riboflavin:
- Coenzym von Oxydasen und Dehydrogenasen
- Beteiligung an biolog. Oxidoreduktionsmechanismen

Pyridoxin:
Coenzym vieler Enzyme nicht oxidativen Stoffwechsels der Aminosäuren

Biotin:
prosthetische Gruppe bei zahlreichen (De-)Carboxylierungsreaktionen in verschiedenen Enzymen
→ essentielle Rolle bei der Gluconeogenese, der Lipogenese, im Propionatmetabolismus und beim Abbau von Leucin

Tocopherol:
- Radikalkettenunterbrechendes Antioxidans
- Beinflussung der Fluidität biolog. Membranen sowie die Aktivität verschiedener

Enzyme:
Hemmung der Thromboxan-, Leukotrien- u. Prostacyclinbiosynthese

Indikation

Riboflavin:
Therapie o. Prävention von klinischen Riboflavin-Mangelzuständen verschiedener Ursachen, die ernährungsmäßig nicht behoben werden können

Pyridoxin:
- Therapie von klinischen Vitamin-B_6-Mangelzuständen verschiedener Ursache, die ernährungsmäßig nicht behoben werden können
- Periphere Neuropathie inf. medikamenteninduzierten Vit.-B_6-Mangels
- pyridoxinabhäng. Störungen (z. B. Primäre Hyperoxalurie Typ I, Homocystinurie, Cystathioninurie, Xanthurensäureurie, Sideroblastische Anämie, Vitamin-B_6-Mangel-bedingte hypochrome mikrozytäre Anämie)
- Initial- u. Erhaltungsther. nach Vit.-B_6-Mangel-bedingten Krämpfen bei Neugeborenen u. Sgl.

Biotin:
- Prophylaxe und Therapie von Biotin-Mangelzuständen
- Therapie von Biotin-Mangelzuständen beim sehr seltenen Biotin-abhängigen, multiplen Carboxylasemangel

Tocopherol:
Therapie eines Vitamin-E-Mangels

abs. Kontraind.	Keine Angaben.
rel. Kontraind.	**Pyridoxin:** Anzeichen peripherer sensorischer Neuropathien (Parästhesien)
UAW	
Sehr selten (< 1:10.000)	**Biotin:** allergische Reaktionen der Haut (Urtikaria) **Tocopherol:** Magen-, Darmbeschwerden (bei Einnahme hoher Dosen $\geq$ 800 mg RRR-α-Tocopherol/d)
Ohne Häufigkeit	**Pyridoxin:** • Neurotoxizität bei langfristiger (> 50 mg/d) u./o. hochdosierter Einnahme (Grammbereich) → periphere sensorische Neuropathie • Photosensitivität bei sehr hohen Tagesdosen • GI-Störungen • starke Sedierung, Hypotonie u. respirator. Störungen (Dyspnoe, Apnoe) bei Neugeborenen u. Sgl. • Vitamin-B_6-Abhängigkeit bei höheren Einnahmemengen **Tocopherol:** • Schilddrüsenhormonspiegel im Serum ↓ (längerfristige Einnahme v. Dosen > 400 mg RRR-α-Tocopherol/d) • allerg. Rkt. durch Sojaöl (Bestandteil d. Weichkps.) möglich
Wechselwirkungen	
Arzneimittel	**Riboflavin:** • Neuroleptisch wirksame Phenothiazinderivate (z. B. Promethazin): strukturelle Riboflavinantagonisten • Probenecid **Pyridoxin:** L-Dopa- Wirkung ab Tagesdosen von 5 mg Vit. B6 ↓ **Biotin:** Antikonvulsiva **Tocopherol:** • gleichzeitige Gabe von Fe-Präparaten und von Vitamin-K-Antagonisten (Phenprocoumon, Warfarin, Dicumarol) • Colestyramin, Paraffinöl • Formoline®, Alli®
Nahrungsmittel	Keine Angaben.

PYRIDOXIN (VITAMIN B6)

A11HA02 [Apf.] erstattungsfähig, OTC-Ausnahmeliste

Dosierung

Erwachsene	Kinder	Säuglinge
• Vit.-B_6-Mangelzustände: 50–300 mg/d, • ggf. höhere Dosierungen in Einzelfällen	• Periph. Neuropathie: 50–200 mg/d • pyridoxinabhängige Störungen: > 1 J.: 10–250 mg/d, im 1. LJ.: 2–15 mg/d	Vit.-B_6-Mangel-bedingte Krämpfe bei Neugeborenen u. Sgl.: 2–200 mg/d

Anwendungshinweis

Unzerkaut mit ausreichend Flüssigkeit einnehmen,
25 mg/d Vit. B_6 zur Behandlung einfacher Mangelzustände ausreichend

Schwangerschaft	Stillzeit
Empfohlene tägliche Zufuhr: 2,4–2,6 mg, Substitution nur ausnahmsweise erforderlich, strenge Indikationsstellung, unbedenklich bei $\leq$ 25 mg/d, Therapie einer Hyperemesis: > 80 mg/d nicht dauerhaft überschreiten	Empfohlene tägliche Zufuhr: 2,4–2,6 mg, bei notwendiger Substitution kann weiter gestillt werden

Präparate

Name	Wirkstärke	Anwendung	Details
B6-ASmedic	40 mg	oral (Tabletten)	nicht teilbar/k. A.
B6-Vicotrat	300 mg	oral (Tabletten)	nicht teilbar/k. A., mörserbar
Novirell B6 Injekt	25 mg/2 ml	parenteral	Lösung
Vitamin B6 Jenapharm	20 mg	oral (Tabletten)	nicht teilbar/k. A.
Vitamin B6-Hevert	100 mg	oral (Tabletten)	nicht teilbar/k. A.
Vitamin B6-Hevert Injekt	25 mg/2 ml	parenteral	Lösung
Vitamin B6-ratiopharm Injekt	100 mg/2 ml	parenteral	Lösung
Vitamin B6-ratíopharm	40 mg	oral (Tabletten)	teilbar, mörserbar

Besondere Hinweise	
Cave	Neurotoxizität bei langfristiger (tgl. > 50 mg) u./o. hochdosierter Einnahme (Grammbereich) (sensorische Neuropathie).
Reaktionsverm.	Keine Daten verfügbar.
Abhängigkeit	Vitamin-B_6-Abhängigkeit.
Rechtl. Hinweis	OTC-Ausnahmeliste: bei nachgewiesenem, schwerwiegenden Vitaminmangel.

Zusatzempfehlungen
Größere Mengen an Vitamin B_6 in Hefen, Getreide (bes. Getreidekeimlinge), Sojabohnen, Leber, Nieren, Gehirn, Muskelfleisch, Milch, Milchprodukten, grünem Gemüse, Kartoffeln, Karotten, Bananen

TOCOPHEROL (VITAMIN E)

A11HA03 [Apf.] < 12 J.: erstattungsfähig
> 12 J.: nicht erstattungsfähig

Dosierung

Erwachsene	Kinder	Säuglinge
• Therapie eines Vitamin-E-Mangels: 150–1200 I. E./d (individuell je nach Schwere der Erkrankung u. Präparat 1–2 ED) • Prävention von Vitamin-E-Mangelzuständen: 100 I. E./d	• Jugendliche: s. Erw.	

Anwendungshinweis

Weichkps. unzerkaut mit ausreichend Flüssigkeit einnehmen (z. T. zu oder nach einer Mahlzeit)

Schwangerschaft	Stillzeit
Empfohlene tägliche Aufnahme: 13 mg, plazentagängig, bisher keine nachteiligen Effekte durch höhere Dosen bekannt	Empfohlene tägliche Aufnahme: 17 mg, geht in die Muttermilch über

Präparate

Name	Wirkstärke	Anwendung	Details
Antioxidans E-Hevert (RRR-α-Tocopherolacetat)	200 I. E.	oral (Kapseln)	
Eusovit® 300 (RRR-α-Tocopherolacetat)	300 I. E.	oral (Kapseln)	
Eusovit® 600 (RRR-α-Tocopherolacetat)	600 I. E.	oral (Kapseln)	
Eusovit® 600 nat. (RRR-α-Tocopherol)	600 I. E.	oral (Kapseln)	
Evion® 100 (RRR-α-Tocopherolacetat)	67 mg RRR-alpha-Tocopherol-Äquivalent	oral (Tabletten)	nicht teilbar/k. A.
Optovit® forte (RRR-α-Tocopherol)	200 I. E.	oral (Kapseln)	
Optovit® fortissimum (RRR-α-Tocopherol)	500 I. E.	oral (Kapseln)	
Optovit® select (RRR-α-Tocopherol)	1000 I. E.	oral (Kapseln)	
Tocorell® (RRR-α-Tocopherol)	200 I. E.	oral (Kapseln)	
Vitamin-E Dragees (RRR-α-Tocopherolhydrogensuccinat)	150 I. E.	oral (Tabletten)	nicht teilbar/k. A.

Besondere Hinweise	
Cave	• Vitamin E: Sammelbegriff, Standardisierung der Tocopherole durch „RRR-α-Tocopherol-Äquivalent" • durch Malabsorption bedingter, kombinierter Vitamin-E- u. Vitamin-K-Mangel → Blutgerinnungskontrolle wg. starkem Vit.-K-Abfall
Reaktionsverm.	Keine Daten verfügbar.
Abhängigkeit	Keine Angaben.
Rechtl. Hinweis	Keine Angaben.

Zusatzempfehlungen

Tägliche Zufuhrmenge an Vit. E: 12 mg RRR-α-Tocopherol-Äquivalent

Vitamin-E-Quellen: Getreidekeime u. die meisten pflanzl. Öle, Blattgemüse, tierische Organe, Milch u. Butter
Vitamin C und Coenzym Q10 verbessern die Wirksamkeit
(phenolisches Antioxidans, Regeneration aus seiner Radikalform (Chromanoxyl))

RIBOFLAVIN (VITAMIN B2)

A11HA04 [Apf.] < 12 J.: erstattungsfähig, > 12 J.: OTC-Ausnahmeliste

Dosierung

Erwachsene	Kinder	Säuglinge
• 1–2 ED à 100 mg/d	• 1–2 ED à 50 mg/d	

Anwendungshinweis

Unzerkaut mit etwas Flüssigkeit zu o. nach den Mahlzeiten einnehmen,
empf. Tagesbedarf Erw.: 1,5–1,8 mg,
Schwangerschaft: + 0,3 mg/d, Stillzeit + 0,8 mg/d

Schwangerschaft	Stillzeit
Anw. mögl.	Anw. mögl.

Präparate

Name	Wirkstärke	Anwendung	Details
B2-ASmedic	10 mg	oral (Tabletten)	teilbar
Vitamin B2 Jenapharm	10 mg	oral (Tabletten)	teilbar

Besondere Hinweise

Cave	• Intensivere Gelbfärbung des Harns möglich (harmlos) • Blister im Umkarton aufbewahren, um Inhalt vor Licht u. Feuchtigkeit zu schützen
Reaktionsverm.	Keine Daten verfügbar.
Abhängigkeit	Keine Angaben.
Rechtl. Hinweis	Keine Angaben.

Zusatzempfehlungen

Lebensmittel mit einem hohen Riboflavingehalt:
rasch wachsende Vegetabilien, Hefe, Milch, Eier u. Fleisch (v. a. Leber)

BIOTIN

A11HA05 [Ap./FV] erstattungsfähig, OTC-Ausnahmeliste

Dosierung

Erwachsene	Kinder	Säuglinge
• Therapie von Mangelzuständen: 2,5–5 mg/d • Therapie des multiplen Carboxylasenmangels: max. 10 mg/d in mehreren ED		

Anwendungshinweis

Zur Prophylaxe < 0,2 mg Biotin pro Tag ausreichend
vor den Mahlzeiten mit Flüssigkeit (Hartkapseln n. d. Essen)
je nach Schwere des Krankheitsbildes über mehrere Wochen

Schwangerschaft	Stillzeit
Anw. mögl.	Anw. mögl.

Präparate

Name	Wirkstärke	Anwendung	Details
BIO-H-TIN	5 mg, 10 mg	oral (Tabletten)	teilbar
Biotin-ASmedic	2,5 mg	oral (Tabletten)	nicht teilbar/k. A.
Biotin-ratiopharm	5 mg	oral (Tabletten)	teilbar
Deacura	2,5 mg, 5 mg	oral (Tabletten)	teilbar
Gabunat	5 mg	oral (Kapseln)	
Gabunat forte	10 mg	oral (Tabletten)	teilbar
Natubiotin	5 mg	oral (Tabletten)	nicht teilbar/k. A.

Besondere Hinweise

Cave	Keine Angaben.
Reaktionsverm.	Kein Einfluss.
Abhängigkeit	Keine Angaben.
Rechtl. Hinweis	Keine Angaben.

Zusatzempfehlungen

Weit verbreitet in der Nahrung (in Produkten tierischer Herkunft gebunden an Protein als Biocytin, in Pflanzen frei)
→ Prophylaxe eines Biotinmangels durch ausgewogene Ernährung möglich

A12	MINERALSTOFFE
A12C	ANDERE MINERALSTOFFE
A12CB	Zink

Wirkmechanismus

Strukturelle, katalyt. u. regulatorische Komponente von Enzymen
Komplexbildner für Insulin u. Glucagon
Reifung d. Gonaden, testikuläre Steroidgenese u. Fertilität
Mitogene Stimulation von Abwehrzellen

Indikation	Zinkmangelzustände, sofern nicht über Ernährung behebbar
abs. Kontraind.	Keine Angaben.
rel. Kontraind.	Keine Angaben.

Wechselwirkungen

Arzneimittel	Chelatbildner Phosphate, Fe, Cu, Ca Tetracycline, Chinolone
Nahrungsmittel	Nahrungsmittel mit hohem Gehalt an Phytinen

ZINKOROTAT

A12CB06 [Apf.] erstattungsfähig, OTC-Ausnahmeliste

Dosierung		
Erwachsene	Kinder	Säuglinge
• 12,5–25 mg/d in 1–3 ED	• ≥ 12 J.: 12,5–25 mg/d in 1–2 ED • 4–11 J.: 12,5 mg in 1–2 ED	

Anwendungshinweis
Einnahme 30 min. vor den Mahlzeiten

Schwangerschaft	Stillzeit
Anw. mögl.	Anw. mögl.

Präparate			
Name	Wirkstärke	Anwendung	Details
Zinkorotat 20	3,2 mg	oral (Tabletten)	nicht teilbar/k. A.
Zinkorotat-POS®	6,3 mg	oral (Tabletten)	teilbar
Zinkorot® 25	25 mg	oral (Tabletten)	teilbar

Besondere Hinweise	
Cave	Bei langfristiger Anw. labordiagnostische Überwachung von Cu.
Reaktionsverm.	Keine Daten verfügbar.
Abhängigkeit	Keine Angaben.
Rechtl. Hinweis	Keine Angaben.

Zusatzempfehlungen
Keine Angaben.

A12	MINERALSTOFFE
A12C	ANDERE MINERALSTOFFE
A12CC	Magnesium

Wirkmechanismus

Regulation der neuromuskulären Erregbarkeit: Herabsetzung der Freisetzung von ACh an cholinergen Nervenendigungen → Lyse an neuromuskulärer Endplatte → Muskelrelaxation (Curare-ähnlich)
Beteiligung an 300 Enzymsystemen
Regulation der Zellpermeabilität

Indikation	Mg-Mangelzustände
abs. Kontraind.	AV-Block Myasthenia gravis
rel. Kontraind.	Eingeschränkte Nierenfunktion, wenn keine regelmäßige Kontrolle des Serum-Mg mögl. Hypophosphatämie Ca-Mg-Ammoniumphosphat-Steindiathese

UAW

Ohne Häufigkeit	Müdigkeitserscheinungen Weiche Stühle

Wechselwirkungen

Arzneimittel	Fe, Tetracycline, NaF, Isoniazid, Chlorpromazin, Digoxin
Nahrungsmittel	Keine Angaben.

MAGNESIUMCITRAT

A12CC04 [Apf.] erstattungsfähig, OTC-Ausnahmeliste

Dosierung		
Erwachsene	Kinder	Säuglinge
• 300 mg/d in 1–3 ED		

Schwangerschaft	Stillzeit
Anw. mögl.	Anw. mögl.

Präparate

Name	Wirkstärke	Anwendung	Details
Magnesium-Diasporal	150 mg	oral (Kapseln)	
Magnesium-Diasporal Granulat	300 mg	oral (Säfte)	
Magnesium-Diasporal Lutschtabletten	100 mg	oral (Tabletten)	
Magnesium-Diasporal Orange Lutschtabletten	100 mg	oral (Tabletten)	nicht teilbar/k. A., mörserbar

Besondere Hinweise

Cave	Keine Angaben.
Reaktionsverm.	Keine Daten verfügbar.
Abhängigkeit	Keine Angaben.
Rechtl. Hinweis	Keine Angaben.

Zusatzempfehlungen

Keine Angaben.

A12	MINERALSTOFFE
A12C	ANDERE MINERALSTOFFE
A12CE	Selen

Wirkmechanismus

Spurenelement
U. a. an Aktivierung von T_4 beteiligt

Indikation	Selenmangel
abs. Kontraind.	Überempfindlichkeit Selenintoxikation
rel. Kontraind.	Keine Angaben.

Wechselwirkungen

Arzneimittel	Vitamin C
Nahrungsmittel	Vitamin-C-haltige Speisen und Getränke

NATRIUMSELENIT

A12CE02 [Rp./Apf] Rp.: erstattungsfähig
Apf.: < 12 J.: erstattungsfähig, ≥ 12 J.: nicht erstattungsfähig

Dosierung		
Erwachsene	Kinder	Säuglinge
• 50–300 µg/d in 1–3 ED	• S. Erw.	

Anwendungshinweis
mind. 1 h Einnahmeabstand zu Vitamin-C-haltigen Präp./Nahrungsmitteln

Schwangerschaft	Stillzeit
Bei bestimmungsgemäßer Anw. keine Einschränkungen	Bei bestimmungsgemäßer Anw. keine Einschränkungen

Präparate			
Name	Wirkstärke	Anwendung	Details
Cefasel	50 µg, 100 µg, 300 µg	oral (Tabletten)	nicht teilbar/k. A., mörserbar
Cefasel Injekt	100 µg/ml, 300 µg/ml	parenteral	Lösung
Cefasel Nutri	100 µg, 200 µg	oral (Tabletten)	nicht teilbar/k. A.
Cefasel Trinkampullen	100 µg	oral (Säfte)	
Cefasel Tropfen	30 µg/g	oral (Säfte)	
Selen loges	300 µg	oral (Tabletten)	nicht teilbar/k. A., mörserbar
Selenase AP	50 µg	oral (Tabletten)	nicht teilbar/k. A.
Selenase RP	79 µg, 300 µg	oral (Tabletten)	nicht teilbar/k. A., mörserbar
Selenase T pro injectione	100 µg, 300 µg	parenteral	Lösung
Selenase XL	100 µg	oral (Tabletten)	nicht teilbar/k. A.
Selenase XXL	200 µg	oral (Tabletten)	nicht teilbar/k. A.
Selenase peroral Trinkampullen	50 µg, 100 µg	oral (Säfte)	
Selenase pro injectione	100 µg	parenteral	Lösung

Besondere Hinweise	
Cave	Keine Angaben.
Reaktionsverm.	Keine Daten verfügbar.
Abhängigkeit	Keine Angaben.
Rechtl. Hinweis	AM bis 50 µg/ED apf. NEMs FV

Zusatzempfehlungen
Keine Angaben.

BLUT UND BLUT BILDENDE ORGANE

B01	ANTITHROMBOTISCHE MITTEL
B01A	ANTITHROMBOTISCHE MITTEL
B01AA	Vitamin-K-Antagonisten

Wirkmechanismus	
Unterbrechung des Vitamin-K-Epoxid-Zyklus in der Leber → verminderte Regeneration von biolog. wirksamem Vit. K → Hemmung der Bildung aktiver Gerinnungsfaktoren (II, VII, IX und X), Protein C und S aus inaktiven „Precursor"-Proteinen	
Indikation	Behandlung u. Prophylaxe v. Thrombose u. Embolie Langzeitbehandlung des Herzinfarktes, bei erhöhtem Risiko für thromboembolische Komplikationen
abs. Kontraind.	Erhöhte Blutungsbereitschaft (z. B. hämorrhagische Diathesen, schwere Leberparenchymerkrankungen, manifeste Niereninsuffizienz, schwere Thrombozytopenie) Verdacht auf eine Läsion des Gefäßsystems (z. B. frischer apoplektischer Insult, Perikarditis, Hirnarterienaneurysma, disseziierendes Aortenaneurysma, Ulzera im Magen-Darm-Trakt, Operation am Auge, fortgeschrittene Arteriosklerose) Fixierte u. behandlungsrefraktäre Hypertonie (> 200/105 mm Hg) Kavernöse Lungentuberkulose Nach urologischen Operationen solange Blutungsneigung besteht Ausgedehnte offene Wunden (auch nach chirurg. Eingriffen) Schwangerschaft (Ausnahme s. Phenprocoumon)
rel. Kontraind.	Anfallsleiden Chron. Alkoholismus Nephrolithiasis Hypertonie Mangelnde Compliance Stillzeit Besonders sorgfältige Überwachung bei: Herzdekompensation, Arteriosklerose u. Hypertension, leichteren Hepatopathien, Vaskulitis, schwerem Diabetes mellitus

UAW	
Sehr häufig (> 1:10)	Hämatome nach Verletzungen Epistaxis Zahnfleischbluten Hämaturie
Häufig (< 1:10)	Hepatiden (mit o. ohne Ikterus)
Gelegentlich (< 1:100)	(Ein-) Blutungen Brennende Schmerzen in den Großzehen mit gleichzeitiger Verfärbung (purple toes) Blutungen aus dem Magen-Darm-Trakt, Erbrechen, Diarrhö, Übelkeit, Appetitlosigkeit Urtikaria, Exanthem, Pruritus, Dermatitis, reversible Alopecia diffusa Entwicklung von Osteoporose
Sehr selten (< 1:10.000)	Leberversagen, Leberparenchymschäden Schwere Hautnekrosen, allergische Hautreaktion Kompressionssyndrom des Nervus femoralis
Wechselwirkungen	
Arzneimittel	Alle Wirkstoffe, die CYP2C9 u. CYP3A4 beeinflussen → vielfache Wechselwirkungen → Einnahme anderer Medikamente nur nach Rücksprache mit dem Arzt Vitamin K Sulfonylharnstoffe
Nahrungsmittel	Abrupte Umstellung der Ernährungsgewohnheiten Komplexe Interaktion mit Alkohol (akut Wirkverstärkung, dann Wirkabschwächung)

PHENPROCOUMON

B01AA04 [Rp.] erstattungsfähig

Dosierung

Erwachsene	Kinder	Säuglinge
• Initialdos. an Tag 1: 6–9 mg/d in 2–3 ED, Tag 2: 6 mg/d • Erhaltungsdos. je nach INR-Wert: 1,5–4,5 mg/d in 1 ED	• Keine ausreichenden Erkenntnisse < 14 J.	

Anwendungshinweis

Anwendung genau nach Vorschrift; Dosierung überwachen (Thromboplastinzeit), individuelles Anpassen (INR 2,0–3,5); abends einnehmen

Schwangerschaft	Stillzeit
KI (Ausnahme: absolute Indikation zur Antikoagulation bei lebensbedrohlicher Heparinunverträglichkeit), während der Therapie und 3 Monate nach Beendigung muss sicher verhütet werden	Strenge Indikationsstellung, evtl. Vit. K als Prophylaxe bei gestillten Kindern

Präparate

Name	Wirkstärke	Anwendung	Details
Falithrom	3 mg	oral (Tabletten)	teilbar
Falithrom 1,5 mite	1,5 mg	oral (Tabletten)	teilbar
Marcumar	3 mg	oral (Tabletten)	teilbar, mörserbar
Marcuphen-CT	3 mg	oral (Tabletten)	teilbar, mörserbar
Phenprogamma	3 mg	oral (Tabletten)	teilbar

Besondere Hinweise

Cave	• Verstoffwechselung über CYP2C9 u. -3A4 • Eintritt der gerinnungshemmenden Wirkung nach 36–72 h, für schnellere Antikoagulation Therapie mit Heparin • Normalisierung der Gerinnungswerte frühestens 7–10 d nach Abbruch der Therapie
Reaktionsverm.	Keine Daten verfügbar.
Abhängigkeit	Keine Angaben.
Rechtl. Hinweis	Keine Angaben.

Zusatzempfehlungen

Einhalten von Ernährungsgewohnheiten

B01	ANTITHROMBOTISCHE MITTEL
B01A	ANTITHROMBOTISCHE MITTEL
B01AC	Thrombozytenaggregationshemmer, exkl. Heparin

Wirkmechanismus	
Irreversible Inh. der Thrombozytenaktivierung → Hemmung der Aggregation (Salicylate: über COX- bzw. TXA-Hemmung, Clopidogrel + Derivate: über Blockade der Bindung von ADP an den $P2Y_{12}$-Rezeptor)	
Indikation	Thrombozytenaggregationshemmung: bei instabiler Angina pectoris, bei akutem Myokardinfarkt, zur Reinfarktprophylaxe, nach arteriellen gefäßchirurg. o. interventionellen Eingriffen, nachgewiesener PAVK
abs. Kontraind.	Schwere Leberfunktionsstörungen; akute patholog. Blutungen wie bei Magen-Darm-Geschwüren o. intrakranielle Blutungen ASS: s. Analgetika
rel. Kontraind.	Erhöhtes Blutungsrisiko Gleichz. Anw. mit oralen Antikoagulantien Nierenfunktionsstörungen o. mäßige Leberfunktionsstörungen ASS: s. Analgetika Clopidogrel: akuter Schlaganfall (< 7 Tage), 7 Tage vor elektivem OP-Eingriff absetzen, wenn keine Thrombozytenfunktionshemmung gewünscht ist
UAW	
Häufig (< 1:10)	Hämatome; Gastrointestinale Blutungen, Durchfall, Bauchschmerzen, Dyspepsie
Gelegentlich (< 1:100)	Intrakranielle Blutungen, Kopfschmerzen, Parästhesien, Schwindel/Benommenheit Ulcus ventriculi, Ulcus duodeni, Gastritis, Erbrechen, Übelkeit, Verstopfung, Flatulenz Ausschlag, Juckreiz, Blutungen der Haut (Purpura) Blutungszeit verlängert
Selten (< 1:1.000)	Überempfindlichkeitsreaktionen
Sehr selten (< 1:10.000)	Schwere Blutungen, Blutungen operativer Wunden, Vaskulitis, Hypotonie Glomerulonephritis, Anstieg des Serumkreatinins Halluzinationen, Verwirrtheit
Wechselwirkungen	
Arzneimittel	Antikoagulantien; andere TAH; NSAR; ASS: s. Analgetika; Clopidogrel: Omeprazol u. Esomeprazol, CYP2C19-Inhibitor
Nahrungsmittel	Keine Angaben.

CLOPIDOGREL

B01AC04 [Rp.] erstattungsfähig

Dosierung		
Erwachsene	Kinder	Säuglinge
• 75 mg/d in 1 ED • nach Myokardinfarkt: einmalig 300 mg (Aufsättigungsdos.), dann 75 mg/d		

Anwendungshinweis
Bei Pat. > 75 J. ohne Aufsättigungsdos.

Schwangerschaft	Stillzeit
Keine Anw., Mittel der Wahl zur TAH: ASS	Keine Anw.

Präparate			
Name	Wirkstärke	Anwendung	Details
Clopidogrel AL	75 mg	oral (Tabletten)	nicht teilbar/k. A., mörserbar
Clopidogrel Hexal	75 mg	oral (Tabletten)	nicht teilbar/k. A., mörserbar
Clopidogrel STADA	75 mg	oral (Tabletten)	nicht teilbar/k. A., mörserbar
Iscover	75 mg, 300 mg	oral (Tabletten)	nicht teilbar/k. A., mörserbar
Plavix	75 mg, 300 mg	oral (Tabletten)	nicht teilbar/k. A., mörserbar
Zopya	75 mg	oral (Tabletten)	nicht teilbar/k. A., mörserbar

Besondere Hinweise	
Cave	Langsame CYP2C19-Metabolisierer → Wirkung ↓
Reaktionsverm.	Keine Daten verfügbar.
Abhängigkeit	Keine Angaben.
Rechtl. Hinweis	Keine Angaben.

Zusatzempfehlungen
Keine Angaben.

ACETYLSALICYLSÄURE

B01AC06 [Apf.] erstattungsfähig, OTC-Ausnahmeliste

Dosierung

Erwachsene	Kinder	Säuglinge
• 100–300 mg/d		

Anwendungshinweis

TMR 30–60 min. vor dem Essen auf nüchternen Magen einnehmen

Schwangerschaft	Stillzeit
1. und 2. Trimenon: Einnahme möglich, Dosierung niedrig halten 3. Trimenon: bei zwingender Indikation, >150 mg kontraindiziert	Geht in geringen Mengen in Muttermilch über; gelegentliche Anwendung möglich, bei längerer Anwendung und hoher Dosierung abstillen

Präparate

Name	Wirkstärke	Anwendung	Details
ASS ratiopharm 100 TAH	100 mg	oral (Tabletten)	teilbar, mörserbar
ASS ratiopharm 300	300 mg	oral (Tabletten)	teilbar, mörserbar
ASS ratiopharm protect (TMR)	100 mg	oral (Tabletten)	nicht teilbar/k. A.
Aspirin 100 protect (TMR)	100 mg	oral (Tabletten)	nicht teilbar/k. A.
Aspirin N 100	100 mg	oral (Tabletten)	mörserbar
Aspirin N 300	300 mg	oral (Tabletten)	mörserbar
Herz ASS ratiopharm	50 mg	oral (Tabletten)	nicht teilbar/k. A.
Herz ASS ratiopharm	100 mg	oral (Tabletten)	teilbar, mörserbar

Besondere Hinweise

Cave	• bei gleichzeitiger Ibuprofeneinnahme: Wirkung ↓ • bei Allergien/Asthma • vor Operationen (auch kleineren wie Zahnextraktionen) • bei Magen-Darm-Ulcera oder Blutungen in der Vergangenheit • bei verminderter Harnsäureausscheidung
Reaktionsverm.	Keine Daten verfügbar.
Abhängigkeit	Keine Angaben.
Rechtl. Hinweis	Keine Angaben.

Zusatzempfehlungen

Keine Angaben.

BLUT UND BLUT BILDENDE ORGANE

B03	ANTIANÄMIKA
B03A	EISEN-HALTIGE ZUBEREITUNGEN
B03AE	Eisen in anderen Kombinationen

Wirkmechanismus	
Antianämika Fe ist Zentralatom des Hämoglobins. Verantwortl. für O_2-Transport und -speicherung Bestandteil vieler Enzyme	
Indikation	Eisenmangelzustände Eisenmangelanämien + gleichzeitige Verhütung eines Mangels an Vitamin B12 und Folsäure
abs. Kontraind.	Ösophagusstriktur Hereditäre Hämochromatose (Typ 1–4) Sekundäre Hämosiderose (bei chron. Hämolysen mit Zeichen der Fe-Überladung, bei Thalassämie u. auch Hämoglobinopathien) Fe-Verwertungsstörungen (z. B. sideroachrestische Anämien, Bleianämien) Megaloblastäre Anämie infolge eines isolierten Vitamin-B12-Mangels (z. B. infolge Mangels an Intrinsic-Faktor) Wiederholte o. chron. Bluttransfusionen Ferro sanol: Kinder < 6 J.
rel. Kontraind.	Bestehende GI-Erkrankungen (chron. entzündliche Darmerkrankungen, Darmstenosen, Divertikel, Gastritis, Magen- u. Darmgeschwüre)

UAW	
Häufig (< 1:10)	GI-Beschwerden, Diarrhöen, Obstipationen, Sodbrennen, Erbrechen, Nausea (Häufigkeit nimmt mit steigender Dosierung zu)
Selten (< 1:1.000)	Reversible Verfärbung des Zahnbereiches Überempfindlichkeitsreaktionen (z. B. Hauterscheinungen, Exanthem, Hautausschlag u. Urtikaria) Bei hohen Dosen zentralnervöse Störungen
Sehr selten (< 1:10.000)	Ferro-Folgamma® Weichkapseln: allerg. Reaktion (Sojalecithin)

Wechselwirkungen	
Arzneimittel	Fe: intravenöse Eisenpräparate NSAIDs Tetracycline (z. B. Doxycyclin) o. Bisphosphonate Colestyramin o. Ca/Mg/Al-haltige AM (z. B. Antazida, Ca- und Mg-Salze zur Substitution) Penicillamin, orale Goldverbindungen, L-Methyldopa, Levodopa und L-Thyroxin bei gleichzeitiger Gabe mit Fe Fluorchinolone (z. B. Ciprofloxacin, Levofloxacin, Norfloxacin, Gatifloxacin und Ofloxacin) Antikonvulsiva Folsäure: Zytostatika, Sulfonamide, Antiepileptika u. Barbiturate
Nahrungsmittel	Substanzen (z. B. Phytate, Oxalate und Phosphate) aus pflanzlichen Nahrungsmitteln wie z. B. Getreideprodukten und Gemüse Kaffee, Tee, Milch und Colagetränke

EISEN, VITAMIN B12 UND FOLSÄURE

B03AE01 [Apf.] nicht erstattungsfähig

Dosierung		
Erwachsene	Kinder	Säuglinge
• Eryfer® comp.: 1–2 × tgl. 1 Kapsel • Ferro-Folgamma®: 3 × tgl. 1–2 Weichkapseln (Schwangerschaft/Stillzeit: 1x1 Weichkapsel) • Ferro Sanol® comp: 3 × tgl. 1 Kapsel	> 12 J.: Ferro-Folgamma®: 3 × tgl. 1 Weichkapsel	

Anwendungshinweis

Kps. unzerkaut mit ausreichend Wasser einnehmen; Einnahme nüchtern o. ca. 1 h vor o. ca. 2 h vor o. nach einer Mahlzeit (Weichkapsel: n. d. Essen); Therapie i. d. R. 3–6 Monate

Schwangerschaft	Stillzeit
Anw. mögl.	Anw. mögl.

Präparate

Name	Wirkstärke	Anwendung
Eryfer® comp. (Eisen, Cyanocobalamin, Folsäure)	50 mg, 0,3 mg, 0,2 mg	oral (Kapseln)
Ferro-Folgamma (Eisen, Cyanocobalamin, Folsäure)	37 mg, 10 µg, 5 mg,	oral (Kapseln)
ferro sanol® comp (Eisen, Cyanocobalamin, Folsäure)	30 mg, 2 µg, 0,5 mg	oral (Kapseln)

Besondere Hinweise

Cave	• Mind. 2 h Abstand zur Einnahme von AM, die wechselwirken • Dunkelfärbung des Stuhles möglich • Ferro-Folgamma® Weichkapseln: ent. Sojalecithin (Allergien!)
Reaktionsverm.	Keine Daten verfügbar.
Abhängigkeit	Keine Angaben.
Rechtl. Hinweis	Keine Angaben.

Zusatzempfehlungen

Einnahme mit Orangensaft

B03 ANTIANÄMIKA
B03B VITAMIN B_{12} UND FOLSÄURE
B03BA Vitamin B_{12} (Cyanocobalamin und Analoga)

Wirkmechanismus

Neben Folsäure Beteiligung a. d. Nukleinsäuresynthese (insbes. Hämatopoese u. andere Zellreifungsvorgänge)
Bestandteil der prosthetischen Gruppen der Methylmalonyl-CoA-Isomerase

Indikation	Vit.-B_{12}-Mangel, der ernährungsmäßig nicht behoben werden kann (Krankheitsbilder: hyperchrome, makrozytäre Megaloblastenanämie (Perniciosa, Biermer-Anämie, Addison-Anämie); funikuläre Spinalerkrankung) Prävention eines Vit.-B_{12}-Mangels
abs. Kontraind.	Keine Angaben.
rel. Kontraind.	Keine Angaben.

UAW

Sehr selten (< 1:10.000)	Akne, ekzematöse und urtikarielle Arzneimittelreaktionen anaphylaktische/anaphylaktoide Reaktionen

Wechselwirkungen

Arzneimittel	Lösungen: Wirkverlust durch Zumischen anderer Arzneistoffe aufgrund chemischer Instabilität des Vitamins möglich Colchicin, Aminoglykoside, Aminosalicylsäure, Antiepileptika, Biguanide, Chloramphenicol, Colestyramin, Kaliumsalze, Methyldopa, magensäurehemmende Mittel (z. B. Omeprazol, Cimetidin) u. Neomycin
Nahrungsmittel	Alkohol

CYANOCOBALAMIN

B03BA01 [Apf.] erstattungsfähig, OTC-Ausnahmeliste

Dosierung

Erwachsene	Kinder	Säuglinge
• Vit. B_{12}-Mangel: initial: 100 µg/d o. 1000–2000 µg/W für mehrere Wochen bis zur Normalisierung der Blutwerte, dann Dauerbehandlung: 300–1000 µg 1 × tgl. • Prävention eines Vit. B_{12}-Mangels: 5–10 µg/d (entspr. 2–4 Gtt.)	Prävention eines Vit. B_{12}-Mangels: 1–2 Gtt./d (2,5–5 µg)	• Keine Angaben.

Anwendungshinweis

Bei Vit. B_{12}-Aufnahmestörung im Darm lebenslange i. m.-Substitution; i. d. R. i. m.-Gabe, Lsg. kann aber auch langsam i. v. o. s. c. verabreicht werden

Schwangerschaft	Stillzeit
Empf. Vit. B_{12}-Zufuhr: 4 µg/d, n. bish. Erfahrungen haben höhere Dosierungen keine nachteiligen Auswirkungen auf den Fetus	Empf. Vit. B_{12}-Zufuhr: 4 µg/d

Präparate

Name	Wirkstärke	Anwendung	Details
Ambe 12 Injekt	2,5 mg/ml	parenteral	Lösung
B12 Ankermann	1000 µg	oral (Tabletten)	nicht teilbar/k. A.
B12-Asmedic Tropfen	50 µg/ml	oral (Säfte)	
B12-Tropfen Ankermann	50 µg/ml	oral (Säfte)	
Cytobion Dragees	300 µg	oral (Tabletten)	nicht teilbar/k. A.
Cytobion Injekt	1000 µg	parenteral	Lösung
Vitamin B12 inject Jenapharm	1000 µg/ml	parenteral	Lösung
Vitamin B12-Injektopas	100 µg, 1000 µg	parenteral	Lösung
Vitamin B12-loges Injekt	1000 µg/2 ml	parenteral	Lösung

Besondere Hinweise	
Cave	• Wg. unzuverlässiger Resorption von Vit. B_{12} erfordert jeder nachgewiesene Vit. B_{12}-Mangel eine parenterale Therapie • Regelm. Blutbildkontrolle
Reaktionsverm.	Nicht beeinflusst.
Abhängigkeit	Keine Angaben.
Rechtl. Hinweis	OTC-Ausnahmeliste.

Zusatzempfehlungen

Cyanocobalaminreiche Ernährung (Leber, Niere, Herz, Fisch, Austern, Milch, Eigelb, Muskelfleisch)

BLUT UND BLUT BILDENDE ORGANE

B03	ANTIANÄMIKA
B03B	VITAMIN B_{12} UND FOLSÄURE
B03BB	Folsäure und Derivate

Wirkmechanismus	
Carrier von C1-Gruppen in reduzierter Form (Wirkform: Tetrahydrofolsäure) → zentrale Stellung im Intermediärstoffwechsel aller lebenden Zellen	
Indikation	Prophylaxe von Folsäuremangelzuständen, wenn eine ausreichende Folsäurezufuhr mit der Nahrung nicht möglich ist Perikonzeptionelle Folsäuresupplementierung zur Primärprävention von Neuralrohrdefekten auch bei vollwertiger Ernährung Therapie von Folsäuremangelzuständen, die diätetisch nicht behoben werden können
abs. Kontraind.	Megaloblastäre Anämie infolge eines isolierten Vitamin-B_{12}-Mangels ohne gleichzeitige Vitamin-B_{12}-Therapie Megaloblastäre Anämie unklarer Genese, solange ein Vitamin-B_{12}-Mangel nicht ausgeschlossen ist
rel. Kontraind.	Bestehendes Risiko einer megaloblastären Anämie infolge eines Vitamin-B_{12}-Mangels Tagesdosis > 5 mg: Schwangerschaft

UAW	
Selten (< 1:1.000)	Nach sehr hohen Dosen: GI-Störungen, Schlafstörungen, Erregung o. Depression
Sehr selten (< 1:10.000)	Allergische Reaktionen, z. B. als Erythem, Pruritus, Bronchospasmus, Übelkeit o. anaphylaktischer Schock

Wechselwirkungen	
Arzneimittel	Antikonvulsiva Folsäureantagonisten wie z. B. Chemotherapeutika (Trimethoprim, Proguanil, Pyrimethamin), Zytostatika (Methotrexat) Fluorouracil Chloramphenicol
Nahrungsmittel	Keine Angaben.

FOLSÄURE

B03BB01 [Apf.] erstattungsfähig, OTC-Ausnahmeliste

Dosierung

Erwachsene	Kinder	Säuglinge
• Prophylaxe: 0,4–0,8 mg/d • Therapie: 5–15 mg/d	• Halbe Erwachsenendosierung	

Anwendungshinweis

Tbl. unzerkaut zu den Mahlzeiten mit etwas Flüssigkeit einnehmen
Primärprävention von Neuralrohrdefekten: Beginn der Einnahme bestenfalls mind. 4 Wo. vor der Konzeption u. folgend in den ersten 12 SSW

Schwangerschaft	Stillzeit
< 5 mg/d keine Risiken bekannt	Keine Angaben.

Präparate

Name	Wirkstärke	Anwendung	Details
DreisaFol	5 mg	oral (Tabletten)	nicht teilbar/k. A.
Folsan	0,4 mg, 5 mg	oral (Tabletten)	nicht teilbar/k. A.
Folsäure Hevert Injekt	5 mg	parenteral	Lösung
Folsäure Hevert forte Injekt	20 mg/2 ml	parenteral	Lösung
Folsäure-Hevert	5 mg	oral (Tabletten)	nicht teilbar/k. A.
Folsäure-Injektopas	5 mg	parenteral	Lösung
Folsäure-ratiopharm	5 mg	oral (Tabletten)	nicht teilbar/k. A., mörserbar
Folverlan	5 mg, 0,4 mg	oral (Tabletten)	teilbar, mörserbar

Besondere Hinweise

Cave	Keine Angaben.
Reaktionsverm.	Keine Daten verfügbar.
Abhängigkeit	Keine Angaben.
Rechtl. Hinweis	Keine Angaben.

Zusatzempfehlungen

Keine Angaben.

BLUT UND BLUT BILDENDE ORGANE

B06	ANDERE HÄMATOLOGIKA
B06A	ANDERE HÄMATOLOGIKA
B06AA	Enzyme

Wirkmechanismus	
Ödemhemmende Wirkung (Tierexperiment)	
Indikation	Begleittherapie bei akuten Schwellungszuständen nach Operationen und Verletzungen, insbesondere der Nase und der Nebenhöhlen
abs. Kontraind.	Überempfindlichkeit gegenüber Ananas Blutgerinnungsstörungen Gleichzeitige Einnahme von Arzneimitteln zur Senkung der Blutgerinnung u./o. Anti-Thrombose-Mittel Schwere Leber- u. Nierenschäden Kinder < 12 J.
rel. Kontraind.	Einnahme von AM mit enger therapeutischer Breite (Kontrolle!) Operation
UAW	
Häufig (< 1:10)	Asthmaähnliche Beschwerden Hautausschläge Allerg. Reaktionen
Gelegentlich (< 1:100)	Magenbeschwerden u./o. Durchfall
Wechselwirkungen	
Arzneimittel	Antibiotika Antikoagulantien Thrombozytenaggregationshemmer
Nahrungsmittel	Keine Angaben.

BROMELAINE

B06AA11 [Apf.] nicht erstattungsfähig

Dosierung

Erwachsene	Kinder	Säuglinge
• Je nach Schwere der Erkrankung ca. 0,2 g in 1–3 ED (56,25–95 mg entsprechen 500 FIP-Einheiten)	• > 12 J.: s. Erw.	

Anwendungshinweis

Ca. ½ Std. vor den Mahlzeiten unzerkaut mit etwas Flüssigkeit einnehmen

Schwangerschaft	Stillzeit
Keine Anw.	Keine Anw.

Präparate

Name	Wirkstärke	Anwendung	Details
Bromelain-POS	500 F. I. P. Einheiten	oral (Tabletten)	nicht teilbar/k. A.
Phlogenzym mono	800 F. I. P. Einheiten	oral (Tabletten)	nicht teilbar/k. A.
Proteozym	225 F. I. P. Einheiten	oral (Tabletten)	nicht teilbar/k. A.
dontisanin	50 F. I. P. Einheiten	oral (Tabletten)	nicht teilbar/k. A.

Besondere Hinweise

Cave	Wenn Schwellung ↑, Schmerzen ↑, Bewegungseinschränkung ↑, blutige o. eitrige Absonderung, lokale Übererwärmung/Rötung, Fieber → Arztbesuch
Reaktionsverm.	Keine Daten verfügbar.
Abhängigkeit	Keine Angaben.
Rechtl. Hinweis	Ohne ärztlichen Rat sollte Bromelain nicht länger als 4–5 Tage eingenommen werden.

Zusatzempfehlungen

Keine Angaben.

KARDIOVASKULÄRES SYSTEM

C01	HERZTHERAPIE
C01A	HERZGLYKOSIDE
C01AA	Digitalisglykoside

Wirkmechanismus

Hemmung des aktiven Transports von Na/K → veränderte Ionenverteilung an Membran → vermehrter Ca-Einstrom → gesteigerte Kontraktionskraft (pos. inotrope Wirkung);
zusätzlich: neg. chronotrop (Abnahme d. Schlagfrequenz), neg. dromotrop (verzögerte Erregungsleitung) und pos. bathmotrop (gesteigerte Erregbarkeit)

Indikation	Manifeste chron. Herzinsuffizienz Tachyarrhythmia absoluta bei Vorhofflimmern/-flattern Paroxysmales Vorhofflimmern/-flattern
abs. Kontraind.	Verdacht auf Digitalisintoxikation Hypertrophe Kardiomyopathie Kammertachykardie/-flimmern AV-Block II./III. Grades Akzessorische artioventrikuläre Leitungsbahnen Hypercalcämie Hypokaliämie/-magnesiämie Thorakales Aortenaneurysma Gleichzeitige i. v.-Gabe von Ca-Salzen
rel. Kontraind.	Bradykardie Hyperkaliämie Ältere Patienten/verminderte renale Clearance Schilddrüsenerkrankungen Malabsorption Geplante elektrische Kardioversion Akuter Myokardinfarkt, akute Myokarditis Patienten, die in vorangegangenen 2 Wochen Herzglykoside erhalten haben (verringerte Aufsättigungsdosierung nötig)

UAW	
Sehr häufig (> 1:10)	Appetitlosigkeit, Übelkeit
Häufig (< 1:10)	Kopfschmerzen, Schlaflosigkeit, Müdigkeit
Gelegentlich (< 1:100)	Allergische Reaktionen Psychische Veränderungen Durchfälle, abdominelle Beschwerden Muskelschwäche Gynäkomastie
Ohne Häufigkeit	Veränderungen des Farbensehens Herzrhythmusstörungen Schwäche, Apathie, Unwohlsein
Wechselwirkungen	
Arzneimittel	Digoxin und Betaacetyldigoxin: Ca-Salze i. v., AM, die zu K- oder Mg-Verlusten führen (z. B. Diuretika), Chinidin, Captopril, Reserpin, TCA, Sympathomimetika, PDE-Hemmer, Aktivkohle, Colestyramin, Colestipol, Kaolin-Pektin, Flecainid, Propafenon, Rifampicin, K-Spiegel-erhöhende AM (z. B. Spironolacton), Ca-Antagonisten, Antibiotika (z. B. Erythromycin), Amiodaron, Antazida, Phenytoin, Neomycin, Sulfasalazin, Zytostatika, MCP
Nahrungsmittel	Keine Angaben.

C

ACETYLDIGOXIN

C01AA02 [Rp.] erstattungsfähig

Dosierung

Erwachsene	Kinder	Säuglinge
• Schnelle Aufsättigung: 3 × tgl. 0,2 mg • Mittelschnelle Aufsättigung über 3 Tage: 1 × tgl. 0,3–0,4 mg • Langsame Aufsättigung über 10 Tage: 1 × tgl. 0,2–0,3 mg • Erhaltungsdosis: 1 × tgl. 0,2–0,3 mg	• < 13 J.: Dosierung nach Gewicht und Körperoberfläche • ≥ 13 J.: s. Erw.	

Anwendungshinweis

Einnahme nach den Mahlzeiten

Schwangerschaft	Stillzeit
Anw. mögl., sorgfältige Überwachung nötig	Stillen mögl.

Präparate

Name	Wirkstärke	Anwendung	Details
Digostada®	0,2 mg	oral (Tabletten)	teilbar
Digostada® mite	0,1 mg	oral (Tabletten)	teilbar
Digox-ct	0,2 mg	oral (Tabletten)	teilbar
Lanitop® liquidum	0,6 mg/ml	oral (Säfte)	
Novodigal	0,1 mg	oral (Tabletten)	teilbar
β-Acetyldigoxin-ratiopharm®	0,1 mg, 0,2 mg	oral (Tabletten)	teilbar

Besondere Hinweise

Cave	• DANI • Geringe therapeutische Breite! Zeichen einer Intoxikation: Erbrechen, Sehstörungen, Mydriasis, Halluzinationen, Delirien, Tremor, Konvulsionen, kardiale Rhythmusstörungen
Reaktionsverm.	Keine Daten verfügbar.
Abhängigkeit	Keine Angaben.
Rechtl. Hinweis	Keine Angaben.

Zusatzempfehlungen

Keine Angaben.

DIGITOXIN

C01AA04 [Rp.] erstattungsfähig

Dosierung

Erwachsene	Kinder	Säuglinge
• Sättigungsbehandlung: • ≥ 60 J.: 1.- 3. Tag 3 ED à 0,05 mg o. 0,07 mg, ab 4. Tag Erhaltungsdos.: 1 ED à 0,05 mg o. 0,07 mg • < 60 J.: 1.- 3. Tag 3 ED à 0,1 mg, ab 4. Tag Erhaltungsdos.: 1 ED à 0,1 mg	Sättigungsbeh.: 0,03 mg/kg KG/d für 2–3 d, dann Erhaltungsdos.: 0,003 mg/kg KG/d	• Sättigungsbehandlung: • Früh- u. Neugeborene: 0,02 mg/kg KG/d für 2–3 d, dann Erhaltungsdos.: 0,002 mg/kg KG/d • Säuglinge: 0,04 mg/kg KG/d für 2–3 d, dann Erhaltungsdos.: 0,004 mg/kg KG/d

Anwendungshinweis

Einnahme nach den Mahlzeiten

Schwangerschaft	Stillzeit
Anw. mögl.	Besser erprobt: Acetyl-, Metildigoxin

Präparate

Name	Wirkstärke	Anwendung	Details
Digimed®	0,07 mg/1 mg	oral (Tabletten)	nicht teilbar/k. A.
Digimerck®	0,1 mg	oral (Tabletten)	teilbar
Digimerck® minor	0,07 mg	oral (Tabletten)	teilbar
Digimerck® pico	0,05 mg	oral (Tabletten)	teilbar
Digitoxin AWD	0,07 mg	oral (Tabletten)	nicht teilbar/k. A.

Besondere Hinweise

Cave	• Engmaschige Überwachung bei bereits mit anderen Herzglykosiden vorbehandelten Patienten! • Geringe therapeutische Breite: Auf Zeichen einer Überdosierung achten (v. a. Erbrechen, Sehstörungen, Mydriasis, Halluzinationen, Delirien, Konvulsionen, kardiale Rhythmusstörungen)!
Reaktionsverm.	Keine Daten verfügbar.
Abhängigkeit	Keine Angaben.
Rechtl. Hinweis	Keine Angaben.

Zusatzempfehlungen

Keine Angaben.

KARDIOVASKULÄRES SYSTEM

C01	HERZTHERAPIE
C01D	BEI HERZERKRANKUNGEN EINGESETZTE VASODILATATOREN
C01DA	Organische Nitrate

Wirkmechanismus	
Bildung von NO u. cGMP → Relaxation d. glatten Gefäßmuskulatur u. Vasodilatation → Senkung d. myokardialen Energie- u. O_2-Bedarfs → Zunahme der venösen Kapazität, Verminderung des Rückstroms zum Herzen, Senkung von Ventrikelvolumina u. Füllungsdrücken	
Indikation	Akuter Angina-pectoris-Anfall Prophylaxe der Angina pectoris Akuter Myokardinfarkt Akute Linksherzinsuffizienz Katheterinduzierte Koronarspasmen bei Koronarangiographie
abs. Kontraind.	Akutes Kreislaufversagen Kardiogener Schock Ausgeprägte Hypotonie Einnahme von PDE-Hemmern Glyceroltrinitrat u. ISDN: akute pectanginöse Beschwerden bei Pat., die Sildenafil eingenommen haben
rel. Kontraind.	Hypertrophe obstruktive Kardiomyopathie, konstriktive Perikarditis und Perikardtamponade Niedrige Füllungsdrücke, z. B. bei akutem Herzinfarkt Aorten- u./o. Mitralstenose Orthostat. Kreislaufregulationsstörungen Erkrankungen mit erhöhtem intrakraniellem Druck
UAW	
Sehr häufig (> 1:10)	Zu Behandlungsbeginn: Nitratkopfschmerz
Häufig (< 1:10)	Blutdruckabfall u./o. orthostat. Hypotension, reflektor. Erhöhung d. Pulsfrequenz Benommenheit, Schwindel- u. Schwächegefühl
Ohne Häufigkeit	Toleranzentwicklung
Wechselwirkungen	
Arzneimittel	RR-senkende Pharmaka, Alkohol, Neuroleptika, TCA, Dihydroergotamin, PDE, Heparin
Nahrungsmittel	Keine Angaben.

GLYCEROLTRINITRAT

C01DA02 [Rp.] erstattungsfähig

Dosierung

Erwachsene	Kinder	Säuglinge
• Angina-pectoris-Anfall bzw. vor Belastungen, die zur Auslösung führen können: 0,4–1,2 mg • akute Linksherzinsuffizienz, akuter Myokardinfarkt: 0,4–1,2 mg, bei Nichtansprechen nach 10 Min. wiederholen • vor Koronarangiographie: 0,4–0,8 mg		

Anwendungshinweis

Spray: Sprühstöße in Abstand von ca. 30 sek. bei angehaltenem Atem in Mundhöhle sprühen. Nicht inhalieren!
Zerbeißkapseln: Kapseln zerbeißen u. Inhalt möglichst lang im Mund belassen.

Schwangerschaft	Stillzeit
Strenge Indikationsstellung	Kurzzeitanw. mögl.

Präparate

Name	Wirkstärke	Anwendung	Details
Nitrolingual® mite	0,2 mg	oral (Tabletten)	nicht teilbar/k. A.
Nitro Carino Infusion	1 mg/ml	parenteral	Lösung
Nitrolingual Infusion	5 mg/5 ml, 25 mg/25 ml, 50 mg/50 ml	parenteral	Lösung
Nitrolingual akut® Spray	0,4 mg/Sprühstoß	oral (Säfte)	
Nitrolingual® Pumpspray	0,4 mg/Sprühstoß	oral (Säfte)	
Nitrolingual® forte	1,2 mg	oral (Tabletten)	nicht teilbar/k. A.

Besondere Hinweise

Cave	Nitratfreie Intervalle einhalten wegen Toleranzentwicklung.
Reaktionsverm.	Beeinträchtigung, v. a. zu Behandlungsbeginn.
Abhängigkeit	Keine Angaben.
Rechtl. Hinweis	Keine Angaben.

Zusatzempfehlungen

Keine Angaben.

KARDIOVASKULÄRES SYSTEM

C03	DIURETIKA
C03A	LOW-CEILING-DIURETIKA, THIAZIDE
C03AA	Thiazide, rein

Wirkmechanismus	
Hemmung der Na^+-Resorption im distalen Tubulus, vermehrte Sekretion von K^+	
Indikation	Arterielle Hypertonie Kardiale, hepatische und renale Ödeme
abs. Kontraind.	Überempfindlichkeit gegenüber Thiaziden o. Sulfonamiden Schwere Nierenfunktionsstörungen (Kreatinin-Clearance < 30 ml/min u./o. Serum-Kreatinin > 1,8 mg/100 ml) Akute Glomerulonephritis Schwere Leberfunktionsstörungen wie z. B. Coma und Praecoma hepaticum Hypokaliämie Hyponatriämie Hypovolämie Hypercalcämie Symptomatische Hyperurikämie (Gicht in der Vorgeschichte oder Harnsäuresteine), Gicht Zustände mit verstärktem Kaliumverlust Schwangerschaft und Stillzeit
rel. Kontraind.	Hypotonie Zerebrovaskuläre Durchblutungsstörungen Koronare Herzkrankheit Manifester oder latenter Diabetes mellitus (regelmäßige Kontrolle des Blutzuckers) Niereninsuffizienz (Serum-Kreatinin von 1,1–1,8 mg/100 ml, Kreatinin-Clearance 30–60 ml/min) Eingeschränkte Leberfunktion

UAW	
Sehr häufig (> 1:10)	Hypermagnesiurien Glucosurie Störungen im Flüssigkeits- und Elektrolythaushalt, insbes. Hypokaliämie (hauptsächlich bei höheren Dosierungen), Hyponatriämie, ferner Hypomagnesiämie, Hypochlorämie und Hypercalcämie, Hyperglykämie, Erhöhung der Serumlipide (Cholesterin, Triglyzeride), Hyperurikämie (bei prädisponierten Patienten evtl. Gichtanfälle)
Häufig (< 1:10)	Appetitlosigkeit, Magen-Darm-Beschwerden
Gelegentlich (< 1:100)	Orthostatische Hypotonie Leukopenie Interstitielle Nephritis Hautreaktionen Vaskulitis (in Einzelfällen nekrotisierend) Potenzstörungen
Selten (< 1:1.000)	Herzrhythmusstörungen Thrombozytopenie Kopfschmerzen, Schwindel, Schlafstörungen, Depression und Parästhesien Verstopfung Intrahepatische Cholestase, Ikterus
Sehr selten (< 1:10.000)	Knochenmarkdepression, Agranulozytose, hämolytische Anämie, aplastische Anämie, immunhämolytische Anämie Plötzlich auftretendes Lungenödem mit Schocksymptomatik Toxisch epidermale Nekrolyse, kutaner Lupus erythematodes, lupusartige Reaktionen, Reaktivierung eines kutanen Lupus erythematodes Hypochlorämische Alkalose
Ohne Häufigkeit	Bei manifestem Diabetes mellitus evtl. Verschlechterung der Stoffwechsellage Latenter Diabetes mellitus kann in Erscheinung treten

Wechselwirkungen	
Arzneimittel	Andere Diuretika, blutdrucksenkende AM, Guanethidin, Methyldopa, Ca-Antagonisten, ACE-Hemmer, β-Rezeptorenblocker, Nitrate, Barbiturate, Phenothiazine, trizyklische Antidepressiva, Vasodilatatoren Salicylate und andere NSAR (z. B. Indometacin) Allopurinol Amantadin Insulin o. orale Antidiabetika, Noradrenalin u. Adrenalin Herzwirksame Glykoside Glucocorticoide, ACTH, Carbenoxolon, Penicillin G, Amphotericin B, Laxanzien Zytostatika (z. B. Cyclophosphamid, Fluorouracil, Methotrexat) Anticholinergika (z. B. Atropin, Biperiden) Lithium Curare-artige Muskelrelaxanzien Colestyramin oder Colestipol Vitamin D Ca-Salze Ciclosporin Diazoxid Carbamazepin
Nahrungsmittel	Alkohol

HYDROCHLOROTHIAZID

C03AA03 [Rp.] erstattungsfähig

C

Dosierung

Erwachsene	Kinder	Säuglinge
• Hypertonie: 1 ED à 12,5–25 mg • Kardiale, hepatische und renale Ödeme: 1 ED à 25–50 mg, max. 100 mg		

Anwendungshinweis

Tbl. unzerkaut zum Frühstück mit etwas Flüssigkeit einnehmen, ausschleichendes Absetzen nach Langzeitbehandlung

Schwangerschaft	Stillzeit
Strenge Indikationsstellung, besser erprobte Alternativen: Alpha-Methyldopa, Metoprolol, Dihydralazin	Bis zu Dosierung von 50 mg/d in der Stillzeit akzeptabel

Präparate

Name	Wirkstärke	Anwendung	Details
Disalunil	25 mg	oral (Tabletten)	teilbar
Esidrix	25 mg	oral (Tabletten)	teilbar, mörserbar
HCT-ratiopharm	12,5 mg	oral (Tabletten)	nicht teilbar/k. A.
HCT-ratiopharm	25 mg	oral (Tabletten)	teilbar, mörserbar

Besondere Hinweise

Cave	• DANI, DALI • Dopingliste • ausreichende Flüssigkeitsaufnahme
Reaktionsverm.	Beeinträchtigungen möglich, v. a. bei Behandlungsbeginn, bei Dosiserhöhung und Präparatewechsel sowie im Zusammenwirken mit Alkohol.
Abhängigkeit	Keine Angaben.
Rechtl. Hinweis	Keine Angaben.

Zusatzempfehlungen

K-reiche Nahrungsmittel empfohlen (z. B. Bananen, Gemüse, Nüsse).

KARDIOVASKULÄRES SYSTEM

C03	DIURETIKA
C03C	HIGH-CEILING-DIURETIKA
C03CA	Sulfonamide, rein

Wirkmechanismus	
Blockade des Na/2Cl-Carriers → Hemmung der Na-, K- u. Cl-Resorption	
Indikation	Ödeme, Hypertonie, Oligurie, Herzinsuffizienz, forcierte Diurese
abs. Kontraind.	Nierenversagen, schwere Hypokali- u. Hyponatriämie, Dehydratation, Stillzeit
rel. Kontraind.	Diabetes mellitus, Gicht, Harnabflussbehinderung, nephrot. Syndrom, Leberzirrhose u. gleichz. Nierenfunktionseinschränkung, zerebrovaskuläre Durchblutungsstörung, KHK
UAW	
Häufig (< 1:10)	Störungen im Elektrolythaushalt (regelmäßige Kontrolle der Serumelektrolyte) Hyperurikämie
Gelegentlich (< 1:100)	Juckreiz, Haut- u. Schleimhautreaktionen
Selten (< 1:1.000)	Parästhesien Fieberhafte Zustände Schwere anaphylaktische Reaktionen Vaskulitis Interstitielle Nephritis
Ohne Häufigkeit	Abnahme der Glucosetoleranz Kreislaufbeschwerden (Kopfschmerz, Schwindel, Sehstörungen, Hypotonie)
Wechselwirkungen	
Arzneimittel	ACE-Hemmer, Aminoglykosid-Antibiotika, Lithium, Herzglykoside, NSAR
Nahrungsmittel	Keine Angaben.

FUROSEMID

C03CA01 [Rp.] erstattungsfähig

Dosierung

Erwachsene	Kinder	Säuglinge
• Ödeme infolge Erkrank. d. Herzens, d. Niere o. d. Leber: 40–280 mg/d bzw. 60–120 mg/d ret. in 2–3 ED • Arterielle Hypertonie: 40 mg/d bzw. 30–120 mg/d ret. • Oligurie bei fortgeschrittener und terminaler Niereninsuffizienz: 120–1000 mg/d	• 1(-2) mg/kg KG/d, max. TD 40 mg	

Anwendungshinweis

Einnahme nüchtern

Schwangerschaft	Stillzeit
Strenge Indikationsstellung	KI

Präparate

Name	Wirkstärke	Anwendung	Details
Furanthril® Tabletten	40 mg, 500 mg	oral (Tabletten)	nicht teilbar/k. A.
Furo-CT	40 mg, 125 mg, 500 mg	oral (Tabletten)	teilbar
Furorese®	40 mg, 80 mg, 125 mg, 250 mg, 500 mg	oral (Tabletten)	teilbar
Furorese® long	30 mg, 60 mg, 120 mg	oral (Kapseln)	
Furosemid AbZ	40 mg, 500 mg	oral (Tabletten)	teilbar
Furosemid AbZ 30 mg Retardkapseln	30 mg	oral (Kapseln)	
Furosemid-ratiopharm®	40 mg, 125 mg, 250 mg	oral (Tabletten)	teilbar
Furosemid-ratiopharm® Infusion	250 mg/25 ml	parenteral	Lösung
Furosemid-ratiopharm® Injekt	20 mg/2 ml, 40 mg/4 ml	parenteral	Lösung
Lasix 20 Injekt	20 mg	parenteral	Lösung

Name	Wirkstärke	Anwendung	Details
Lasix 40 Injekt	40 mg	parenteral	Lösung
Lasix Infusion	250 mg	parenteral	Lösung
Lasix® 40 mg	40 mg	oral (Tabletten)	nicht teilbar/k. A.
Lasix® 500 mg	500 mg	oral (Tabletten)	teilbar
Lasix® liquidum 10 mg	10 mg/ml	oral (Säfte)	
Lasix® long 30 mg Retardkapseln	30 mg	oral (Kapseln)	

Besondere Hinweise	
Cave	Kann zu pos. Dopingkontrolle führen.
Reaktionsverm.	Keine Daten verfügbar.
Abhängigkeit	Keine Angaben.
Rechtl. Hinweis	Keine Angaben.

Zusatzempfehlungen
Keine Angaben.

TORASEMID

C03CA04 [Rp.] erstattungsfähig

Dosierung

Erwachsene	Kinder	Säuglinge
• Behandlung und Vorbeugung des Wiederauftretens kardialer Ödeme u./o. Ergüsse aufgrund einer Herzinsuffizienz: Initialdos.: 5 mg in 1 ED; Erhaltungsdos.: 5–20 mg in 1 ED • bei stark verminderter Nierenfunktion zur Aufrechterhaltung einer Rest-Diurese, wenn Ödeme, Ergüsse u./o. Bluthochdruck bestehen: Initialdos.: 50 mg in 1 ED; Erhaltungsdos.: 50–200 mg in 1 ED	• ≥ 12 J.: s. Erw.	

Anwendungshinweis

Einnahme morgens, unabhängig v. Mahlzeiten

Schwangerschaft	Stillzeit
Strenge Indikationsstellung	KI

Präparate

Name	Wirkstärke	Anwendung	Details
Torasemid 1A	5 mg, 10 mg, 20 mg, 200 mg	oral (Tabletten)	teilbar
Torasemid 1A	2,5 mg	oral (Tabletten)	nicht teilbar/k. A.
Torasemid Hexal	5 mg, 10 mg, 20 mg, 200 mg	oral (Tabletten)	teilbar, mörserbar
Torasemid Hexal	2,5 mg	oral (Tabletten)	nicht teilbar/k. A., mörserbar
Torasemid-ratiopharm	5 mg, 10 mg, 20 mg, 200 mg	oral (Tabletten)	teilbar, mörserbar
Torem	10 mg, 200 mg	oral (Tabletten)	teilbar
Torem 10 Injekt	10 mg	parenteral	Lösung
Torem 20 Injekt	20 mg	parenteral	Lösung

Name	Wirkstärke	Anwendung	Details
Torem 200 Infusion	200 mg	parenteral	Lösung
Torem Cor	5 mg	oral (Tabletten)	teilbar
Torem RR	2,5 mg	oral (Tabletten)	nicht teilbar/k. A.

Besondere Hinweise	
Cave	DALI: Plasmakonzentrationen von Torasemid können erhöht sein.
Reaktionsverm.	Beeinträchtigung mögl.
Abhängigkeit	Keine Angaben.
Rechtl. Hinweis	Keine Angaben.

Zusatzempfehlungen
Keine Angaben.

C03	DIURETIKA
C03D	KALIUM SPARENDE MITTEL
C03DA	Aldosteron-Antagonisten

Wirkmechanismus	
Kompetitive Blockade von Aldosteron an dessen zytoplasmatischem Rezeptor im spätdistalen Tubulus und im Sammelrohr → Synthese der aldosteroninduzierten Proteine unterbleibt → Entgegenwirken der wesentlichen Aldosteronwirkung, der Na-Rückresorption u. K-Sekretion (Entwicklung eigener Aktivität nur in Gegenwart von endogenem o. exogenem Aldosteron)	
Indikation	Primärer Hyperaldosteronismus, wenn keine Operation angezeigt ist Ödeme u./o. Aszites durch sekundären Hyperaldosteronismus
abs. Kontraind.	Überempfindlichkeit Anurie Akutes Nierenversagen Schwere Niereninsuffizienz (Kreatinin-Clearance unter 30 ml/min pro 1,73 m^2 Körperoberfläche u./o. Serum-Kreatinin über 1,8 mg/dl) Hyperkaliämie Hyponatriämie Schwangerschaft Stillzeit
rel. Kontraind.	Leichte Nierenfunktionseinschränkung (Kreatinin-Clearance zwischen 30 u. 60 ml/min bzw. Serumkreatinin zwischen 1,2 u. 1,8 mg/dl). Neigung zu Azidose u./o. Hyperkaliämie (z. B. Patienten mit Diabetes mellitus) Hypotonie Hypovolämie u. Dehydratation
UAW	
Häufig (< 1:10)	Hyperkaliämie (mit Muskellähmungserscheinungen u. Herzrhythmusstörungen) Hyperurikämie Bei Männern: meist reversible Gynäkomastie, bei Frauen u. Männern: Berührungsempfindlichkeit der Brustwarzen ↑ und Brustspannung

Gelegentlich (< 1:100)	Thrombozytopenie durch Antikörper Allergische Reaktionen Stickstoffhaltige harnpflichtige Substanzen ↑ (Harnstoff, Kreatinin), reversibel Kopfschmerzen, Schläfrigkeit, Verwirrtheitszustände, Ataxie, Schwäche, Schwindel Mundtrockenheit, Magen-Darm-Beschwerden (z. B. Oberbauchbeschwerden, Übelkeit, Erbrechen, Durchfall, GI-Krämpfe), Blutungen der Magenschleimhaut u. gastrointestinale Ulcera Hautrötung, Juckreiz, Hautausschlag, Urtikaria Muskelkrämpfe Potenzstörungen
Selten (< 1:1.000)	Eosinophilie bei Patienten mit Leberzirrhose, Agranulozytose Z. T. irreversible Stimmveränderungen, bei Frauen: Vertiefung der Stimmlage, bei Männern: Erhöhung der Stimmlage; Bei Frauen: Mastodynie, Zwischenblutungen u. Amenorrhö
Sehr selten (< 1:10.000)	Hepatotoxizität: Leberenzyme ↑, Hepatitis Erythema anulare sowie Lichenruber-planus-ähnliche Hautveränderungen Haarausfall bis zur Alopezie Osteomalazie
Ohne Häufigkeit	Störungen im Flüssigkeits- u. Elektrolythaushalt Hypovolämie, Hyponatriämie Störungen im Säure-Basen-Haushalt Orthostatische Regulationsstörungen, Blutdruckabfall, Kreislaufkollaps Hämokonzentration (Thrombose- und Embolieneigung ↑) Lupus erythematodes-artiges Syndrom Bei Frauen: Menstruationsstörungen, Hirsutismus Anstieg der Serumkonzentrationen von Kreatinin u. Harnstoff
Wechselwirkungen	
Arzneimittel	K-sparende Diuretika, K-haltige Präparate, ACE-Hemmer, NSAR → Hyperkaliämien Carbenoxolon Andere Diuretika Digoxin Neomycin
Nahrungsmittel	Lakritze

SPIRONOLACTON

C03DA01 [Rp.] erstattungsfähig

Dosierung

Erwachsene	Kinder	Säuglinge
• Initial: 1–2 ED à 100–200 mg, max. 400 mg/d, nach 3–6 d 50–100 mg, max. 200 mg/d • (Erhaltungsdosis nach Bedarf täglich, jeden 2. oder jeden 3. Tag)	• Initial 3 mg/kg KG/d, nach 3–5 d 2–3 mg/kg KG/d, • bei Bedarf bis zu 9 mg/kg KG	• Kapselherstellung möglich, Dosierung s. Kind

Anwendungshinweis

Unzerkaut mit den Mahlzeiten mit ausreichend Flüssigkeit (z. B. ein Glas Wasser) einzunehmen; Kindern nicht > 30 Tage verabreichen

Schwangerschaft	Stillzeit
Diuretika nur bei speziellen Indikationen; wenn zwingend erforderlich, eher Hydrochlorothiazid; wenn Aldosteronantagonist notwendig, Spironolacton akzeptabel	Wenn Aldosteronantagonist tatsächlich erforderlich Stillen akzeptabel. Kinderarzt sollte informiert sein.

Präparate

Name	Wirkstärke	Anwendung	Details
Aldactone	25 mg, 50 mg	oral (Tabletten)	nicht teilbar/k. A., mörserbar
Aldactone	100 mg	oral (Kapseln)	
Osyrol	100 mg, 50 mg	oral (Tabletten)	teilbar, mörserbar
Spirogamma	50 mg, 100 mg	oral (Tabletten)	teilbar

Besondere Hinweise

Cave	• Dopingliste • regelmäßige Kontrolle von Serumelektrolyten, Säure-Basen-Status, Harnstoffkonzentration, Kreatinin und Harnsäure im Serum • ausreichende Flüssigkeitsaufnahme
Reaktionsverm.	Beeinträchtigung möglich, Verstärkung durch Alkohol.
Abhängigkeit	Keine Angaben.
Rechtl. Hinweis	Keine Angaben.

Zusatzempfehlungen

Keine Angaben.

KARDIOVASKULÄRES SYSTEM

C04	PERIPHERE VASODILATATOREN
C04A	PERIPHERE VASODILATATOREN
C04AD	Purin-Derivate

Wirkmechanismus	
Erhöhung der gestörten Erythrozytenverformbarkeit durch Hemmung der Phosphodiesterase → Anstieg von cAMP und ATP Hemmung der Erythrozyten- u. Thromobzytenaggregation Senkung des pathologisch erhöhten Plasma-Fibrinogenspiegels Hemmung der Leukozytenaktivierung → Senkung der erhöhten Blutviskosität → Verbesserung der Fließeigenschaften	
Indikation	Einleitung und Unterstützung einer oralen Behandlung von peripheren arteriellen Durchblutungsstörungen im Stadium II nach Fontaine Claudicatio intermittens Durchblutungsbedingte Innenohr-Funktionsstörungen (Schwerhörigkeit, Hörsturz)
abs. Kontraind.	Akuter Herzinfarkt Intrazerebrale Blutungen/andere klinisch relevante Blutungen Ulcera im Magen-/Darmbereich Hämorrhagische Diathese Netzhautblutungen
rel. Kontraind.	Keine Angaben.
UAW	
Häufig (< 1:10)	Flush; GI-Störungen
Gelegentlich (< 1:100)	Überempfindlichkeitsreaktionen der Haut, Pruritus, Erythem, Urtikaria Agitiertheit, Schlafstörungen Schwindel, Tremor, Kopfschmerzen Sehstörungen, Konjunktivits Herzrhythmusstörungen Fieber
Selten (< 1:1.000)	Angina pectoris, Dyspnoe Magen-/Darm-/Schleimhautblutungen Periphere Ödeme
Sehr selten (< 1:10.000)	Anaphylaktische Reaktionen; Netzhautblutung/-ablösung
Wechselwirkungen	
Arzneimittel	Antihypertensiva, orale Antidiabetika, Antikoagulanzien
Nahrungsmittel	Keine Angaben.

PENTOXIFYLLIN

C04AD03 [Rp.] erstattungsfähig

Dosierung		
Erwachsene	Kinder	Säuglinge
• 1200 mg/d in 2–3 ED		

Anwendungshinweis

Einnahme nach dem Essen
bei Einnahme von Gerüsttabletten (z. B. von CT oder ratiopharm) weitgehend formstabile Ausscheidung

Schwangerschaft	Stillzeit
Anw. bei zwingender Indikation akzeptabel	Anw. bei zwingender Indikation akzeptabel

Präparate

Name	Wirkstärke	Anwendung	Details
Pentohexal	400 mg, 600 mg	oral (Tabletten)	teilbar
Pentohexal Infusionskonzentrat	300 mg/15 ml	parenteral	Lösung
Pentohexal Injekt	100 mg/5 ml	parenteral	Lösung
Pentox CT	600 mg	oral (Tabletten)	nicht teilbar/k. A.
Pentoxifyllin AbZ retard	600 mg	oral (Tabletten)	teilbar
Pentoxifyllin STADA Infusionskonzentrat	30 mg/15 ml	parenteral	Lösung
Pentoxifyllin STADA Injekt	100 mg/5 ml	parenteral	Lösung
Pentoxifyllin STADA retard	600 mg	oral (Tabletten)	teilbar
Pentoxifyllin-ratiopharm Infusionskonzentrat	30 mg/15 ml	parenteral	Lösung
Pentoxifyllin-ratiopharm Injekt	100 mg/5 ml	parenteral	Lösung
Pentoxifyllin-ratiopharm retard	400 mg, 600 mg	oral (Tabletten)	teilbar
Trental	400 mg	oral (Tabletten)	nicht teilbar/k. A.
Trental	600 mg	oral (Tabletten)	teilbar
Trental Infusionskonzentrat	300 mg/15 ml, 100 mg/5 ml	parenteral	Lösung

Besondere Hinweise	
Cave	DANI/DALI
Reaktionsverm.	Keine Daten verfügbar.
Abhängigkeit	Keine Angaben.
Rechtl. Hinweis	Keine Angaben.

Zusatzempfehlungen
Keine Angaben.

C05 VASOPROTEKTOREN

C05A MITTEL ZUR BEHANDLUNG VON HÄMORRHOIDEN UND ANALFISSUREN ZUR TOPISCHEN ANWENDUNG

C05AD Lokalanästhetika

Wirkmechanismus	
Reversible Reduktion der bei Reizübertragung erhöhten Membranpermeabilität peripherer Nervenzellen für Na → Blockade d. Bildung u. Weiterleitung von Nervenimpulsen	
Indikation	Symptomatische Linderung von akuten Schmerzen bei anorektalem Symptomkomplex Linderung von Schmerzen im Analbereich vor proktologischen Untersuchungen
abs. Kontraind.	Überempfindlichkeit
rel. Kontraind.	Keine Angaben.
UAW	
Sehr häufig (> 1:10)	Lokale Überempfindlichkeitsreaktionen
Sehr selten (< 1:10.000)	Kontaktekzeme
Wechselwirkungen	
Arzneimittel	Keine Angaben.
Nahrungsmittel	Keine Angaben.

LIDOCAIN

C05AD01 [Apf.] < 12 J.: erstattungsfähig, ≥ 12 J.: nicht erstattungsfähig

Dosierung

Erwachsene	Kinder	Säuglinge
• Salbe: 2–3 × tgl. über max. 3 Tage auftragen/einführen • Supp.: 2 × tgl. 1 Supp. einführen	• ≥ 12 J.: s. Erw.	

Anwendungshinweis

Zum Gebrauch der Salbe im Analkanal liegt Applikator bei. Um verkrampften Analkanal zu dehnen, Analdehner verwenden.

Schwangerschaft	Stillzeit
Anw. mögl.	Anw. mögl.

Präparate

Name	Wirkstärke	Anwendung	Details
Posterisan® akut	50 mg/g	rektal	Creme/Gel/Salbe
Posterisan® akut	60 mg	rektal	Suppositorien
Posterisan® akut Haemotamp	60 mg	rektal	
Posterisan® akut Rektalsalbe in Einmaltuben	125 mg	rektal	Creme/Gel/Salbe

Besondere Hinweise

Cave	Lagerung unter 30 °C.
Reaktionsverm.	Keine Daten verfügbar.
Abhängigkeit	Keine Angaben.
Rechtl. Hinweis	Keine Angaben.

Zusatzempfehlungen

Ballaststoffreiche Ernährung, Sitzbäder (z. B. mit Eichenrinde).

QUINISOCAIN

C05AD11 [Apt.] < 12 J.: erstattungsfähig, ≥ 12 J.: nicht erstattungsfähig

Dosierung

Erwachsene	Kinder	Säuglinge
• 1–2 × tgl. einen ca. 1 cm langen Cremestrang auftragen		

Anwendungshinweis

Nicht großflächig auftragen

Schwangerschaft	Stillzeit
Strenge Indikationsstellung	Während Anw. abstillen

Präparate

Name	Wirkstärke	Anwendung	Details
Haenal akut	5 mg/g	rektal	Creme/Gel/Salbe

Besondere Hinweise

Cave	Keine Angaben.
Reaktionsverm.	Keine Daten verfügbar.
Abhängigkeit	Keine Angaben.
Rechtl. Hinweis	Keine Angaben.

Zusatzempfehlungen

Keine Angaben.

C05	VASOPROTEKTOREN
C05B	ANTIVARIKOSA
C05BA	Heparine oder Heparinoide zur topischen Anwendung

Wirkmechanismus	
Bindung an Antithrombin III → Steigerung der Inhibitoreigenschaft von AT III gegenüber aktivierten Gerinnungsfaktoren wie Thrombin u. a. Im Bereich der Haut v. a. Beeinflussung des Gewebestoffwechsels: Inaktivierung von Entzündungsmediatoren, Verbesserung der Kapillarzirkulation, Unterstützung der Neubildung von Gewebe, Hydratation der Haut	
Indikation	Unterstützende Behandlung bei akuten Schwellungszuständen nach stumpfen Traumen Oberflächliche Venenentzündungen, sofern nicht durch Kompression behandelbar
abs. Kontraind.	Allerg. bedingte Thrombozytopenie Typ II durch Heparin
rel. Kontraind.	Keine Angaben.
UAW	
Sehr selten (< 1:10.000)	Allerg. Reaktionen, Überempfindlichkeitsreaktionen
Wechselwirkungen	
Arzneimittel	Keine Angaben.
Nahrungsmittel	Keine Angaben.

HEPARIN

C05BA03 [Apf.] < 12 J.: erstattungsfähig, ≥ 12 J.: nicht erstattungsfähig

Dosierung

Erwachsene	Kinder	Säuglinge
• 2–3 × tgl. auftragen	• S. Erw.	• S. Erw.

Anwendungshinweis

Bei Anwendung unter einem Verband:
Salbe dick auftragen u. Salbenverband, evtl. zusätzl. elastische Binde, anlegen.

Schwangerschaft	Stillzeit
Anw. mögl.	Anw. mögl.

Präparate

Name	Wirkstärke	Anwendung	Details
Exhirud® Heparin Gel	60 000	dermal	Gele
Exhirud® Heparin Salbe	60 000	dermal	Salben
Heparin-ratiopharm®	180 000	dermal	Gele
Heparin-ratiopharm®	30 000, 60 000	dermal	Salben
Hepathrombin-Gel®	60 000, 30 000	dermal	Gele
Hepathromb®	60 000, 30 000	dermal	Cremes
Thrombareduct® Sandoz	30 000, 40 000, 60 000, 100 000, 180 000	dermal	Salben
Thrombophob®	60 000	dermal	Gele, Cremes
Vetren® Gel	30 000, 60 000	dermal	Gele
Vetren® forte Gel	150 000	dermal	Gele

Besondere Hinweise

Cave	Ab Dosierung von 180 000 I. E. erhöhte Blutungsneigung.
Reaktionsverm.	Keine Daten verfügbar.
Abhängigkeit	Keine Angaben.
Rechtl. Hinweis	Keine Angaben.

Zusatzempfehlungen

Keine Angaben.

C05 VASOPROTEKTOREN
C05C KAPILLARSTABILISIERENDE MITTEL
C05CA Bioflavonoide

Wirkmechanismus	
Permeabilität der Gefäßwände ↓ → antiexsudative und ödemprotektive Wirkung	
Indikation	Chron. Veneninsuffizienz b. Erw. Lokalisierte Schwellung nach Verletzung
abs. Kontraind.	Schwangerschaft, Stillzeit
rel. Kontraind.	Keine Angaben.
UAW	
Gelegentlich (< 1:100)	Übelkeit, Erbrechen, Durchfall, Magen- u. Darmbeschwerden Schwindel u. Kopfschmerzen
Selten (< 1:1.000)	Überempfindlichkeitsreaktionen d. Haut (Juckreiz, Hautausschlag)
Sehr selten (< 1:10.000)	Schwerwiegende allerg. Reaktion
Wechselwirkungen	
Arzneimittel	Gerinnungshemmende AM
Nahrungsmittel	Keine Angaben.

AESCIN

C05CA07 [Apf.] nicht erstattungsfähig

Dosierung

Erwachsene	Kinder	Säuglinge
• Veneninsuffizienz: retardiert: 100 mg/d in 2 ED; unretardiert: 80–150 mg/d in 2–3 ED • Schwellung nach Verletzungen: Anfangsdos.: 120 mg/d in 3 ED; Erhaltungsdos.: 60 mg/d in 3 ED	• Veneninsuffizinz: nicht ind. • Schwellung nach Verletzungen: > 14 J.: s. Erw.; 7–14 J.: 40–60 mg/d in 2–3 ED; < 7 J.: nicht ind.	

Anwendungshinweis

VI: Einnahme zu den Mahlzeiten, regelmäßige Einnahme über längeren Zeitraum empfohlen
Schwellung: Einnahme zu den Mahlzeiten

Schwangerschaft	Stillzeit
KI	KI

Präparate

Name	Wirkstärke	Anwendung	Details
Aescorin forte	50 mg	oral (Tabletten)	nicht teilbar/k. A.
Aescusan 20 mg N	20 mg	oral (Tabletten)	
Aescusan retard 50	50 mg retardiert	oral (Tabletten)	nicht teilbar/k. A.
Aescuven forte	30 mg/g	oral (Tabletten)	nicht teilbar/k. A.
Hoevenol	40 mg	oral (Tabletten)	nicht teilbar/k. A.
Plissamur	50 mg	oral (Tabletten)	nicht teilbar/k. A.
Reparil (bei Schwellung)	20 mg	oral (Tabletten)	nicht teilbar/k. A.
VENENTABS-ratiopharm	50 mg retardiert	oral (Tabletten)	nicht teilbar/k. A.
Venalot	40 mg	oral (Tabletten)	nicht teilbar/k. A.
Venostasin retard	50 mg retardiert	oral (Tabletten)	nicht teilbar/k. A.

Besondere Hinweise

Cave	VI: kein Ersatz für Maßnahmen wie Kompression, Wassergüsse.
Reaktionsverm.	Keine Daten verfügbar.
Abhängigkeit	Keine Angaben.
Rechtl. Hinweis	Keine Angaben.

Zusatzempfehlungen

Reparil Gel, Venostasin Creme

KARDIOVASKULÄRES SYSTEM

C07	BETA-ADRENOZEPTOR-ANTAGONISTEN
C07A	BETA-ADRENOZEPTOR-ANTAGONISTEN
C07AB	Beta-Adrenozeptor-Antagonisten, selektiv

Wirkmechanismus	
Selektive Blockade der Beta$_1$-Adrenozeptoren	
Indikation	Hypertonie, chron. stabile Angina pectoris, stabile. chron. Herzinsuffizienz (zusätzl. zu ACE-Hemmern u. Diuretika, u. optional Herzglykosiden)
abs. Kontraind.	Schweres Asthma bronchiale od. schwere COPD Manifeste Herzinsuffizienz Bradykardie (Ruhepuls < 50 Schläge/min. vor Behandlungsbeginn) Hypotonie (systolisch < 90 mmHg) Azidose Spätstadien peripherer Durchblutungsstörungen Gleichz. Gabe von MAO-Hemmstoffen (Ausnahme MAO-B-Hemmstoffe) AV-Block II. o. III. Grades
rel. Kontraind.	Diabetiker mit stark schwankenden Blutzuckerwerten (Symptome einer Hypoglykämie verschleiert) Bestehende o. aus der Anamnese bekannte Psoriasis Schwere Leber-, Nierenfunktionsstörung Phäochromozytom (erst nach Alphablockade) Schwere Überempfindlichkeitsreaktionen in der Vorgeschichte, Pat. unter Hyposensibilisierungstherapie Prinzmetal-Angina, AV-Block I. Grades
UAW	
Häufig (< 1:10)	Müdigkeit, Erschöpfung, Schwindelgefühl, Kopfschmerzen Vorübergehend: Übelkeit, Erbrechen, Diarrhö, Obstipation
Gelegentlich (< 1:100)	Muskelschwäche, -krämpfe Arthropathie Alpträume o. verstärkte Traumaktivität, Schlafstörungen, Halluzinationen (insbes. zu Behandlungsbeginn) Konjunktivitis Orthostatische Hypotonie

Selten (< 1:1.000)	Libido- u. Potenzstörungen Allergische Hautreaktionen Sehstörungen, verminderter Tränenfluss (Kontaktlinsenträger!) Latenter Diabetes mellitus kann in Erscheinung treten; ein manifester Diabetes mellitus kann sich verschlechtern Kältegefühl an den Extremitäten Rhinitis
Sehr selten (< 1:10.000)	Haarausfall, Psoriasis, Verschlechterung der Symptome dieser Erkrankung, psoriasiforme Exantheme Verstärkung der Anfälle bei Pat. mit Angina pectoris Verstärkung allergischer Reaktionen, die nicht auf übliche Adrenalindosis ansprechen
Ohne Häufigkeit	Maskierung der Symptome einer Hyperthyreose Atemnot bei Pat. mit Neigung zu bronchospastischen Reaktionen
Wechselwirkungen	
Arzneimittel	Orale Antidiabetika, Insulin NSAR Sympathomimetika (Nasen-/Augentropfen, Erkältungsmittel) TCA, Barbiturate, Phenothiazine, Nitroglycerin, Diuretika, Vasodilatatoren, andere blutdrucksenkende Mittel Antiarrhythmika Herzglykoside MAO-Hemmer Narkotika, Anästhetika
Nahrungsmittel	Keine Angaben.

METOPROLOL

C07AB02 [Rp.] erstattungsfähig

Dosierung		
Erwachsene	Kinder	Säuglinge
• Metoprololtartrat: 50–200 mg/d in 1–2 ED • Metoprololsuccinat: 23,75–190 mg/d in 1 ED	• <6 J.: nicht empfohlen • >6 J.: Metoprololsuccinat: 0,95–1,9 mg/kg KG/d in 1 ED	

Anwendungshinweis
Einnahme bevorzugt morgens, 2. ED ggf. abends

Schwangerschaft	Stillzeit
Anw. mögl., gehört zu Antihypertensiva der Wahl in Schwangerschaft (alternativ: Alpha-Methyldopa)	Anw. mögl., gehört zu den Antihypertensiva der Wahl, geht in Muttermilch über

Präparate

Name	Wirkstärke	Anwendung	Details
Beloc Zok	95 mg	oral (Tabletten)	teilbar
Beloc Zok Herz	23,75 mg	oral (Tabletten)	teilbar
Beloc Zok forte	190 mg	oral (Tabletten)	teilbar
Beloc Zok mite	47,5 mg	oral (Tabletten)	teilbar
Jeprolol	50 mg, 100 mg	oral (Tabletten)	teilbar
Jeprolol retard	200 mg	oral (Tabletten)	teilbar
Lopresor	100 mg	oral (Tabletten)	teilbar, mörserbar
Lopresor i. v.	5 mg/5 ml	parenteral	Lösung
Lopresor mite	50 mg	oral (Tabletten)	teilbar, mörserbar
Metobeta	50 mg, 100 mg	oral (Tabletten)	teilbar
Metobeta retard	100 mg	oral (Tabletten)	nicht teilbar/k. A.
Metobeta retard	200 mg	oral (Tabletten)	teilbar
Metohexal	50 mg, 100 mg	oral (Tabletten)	teilbar, mörserbar
Metohexal Succ.	142,5 mg, 23,75 mg, 47,5 mg, 95 mg, 190 mg	oral (Tabletten)	teilbar
Metohexal retard	100 mg	oral (Tabletten)	teilbar
Metohexal retard	200 mg	oral (Tabletten)	teilbar, mörserbar
Metoprolol ratiopharm succinat	23,75 mg, 47,5 mg, 95 mg, 190 mg	oral (Tabletten)	teilbar
Metoprolol-Z AL retard	50 mg, 100 mg, 200 mg	oral (Tabletten)	teilbar

Name	Wirkstärke	Anwendung	Details
Prelis	50 mg	oral (Tabletten)	teilbar, mörserbar
Prelis retard	100 mg, 200 mg	oral (Tabletten)	teilbar, mörserbar

Besondere Hinweise	
Cave	Positive Ergebnisse bei Dopingkontrollen.
Reaktionsverm.	Evtl. beeinträchtigt, bes. bei Behandlungsbeginn.
Abhängigkeit	Keine Angaben.
Rechtl. Hinweis	Keine Angaben.

Zusatzempfehlungen

Keine Angaben.

BISOPROLOL

C07AB07 [Rp.] erstattungsfähig

Dosierung		
Erwachsene	Kinder	Säuglinge
• 1,25–10 mg/d in 1 ED		

Anwendungshinweis
Einnahme morgens, Dosis auftitrieren, nicht abrupt absetzen

Schwangerschaft	Stillzeit
Strenge Indikationsstellung, Überwachung des Neugeborenen (besser erprobt: Alpha-Methyldopa, Metoprolol)	Besser erprobte Alternative: Metoprolol; bei Therapievorteil von Biso. Einnahme möglich

Präparate			
Name	Wirkstärke	Anwendung	Details
Bisohexal	1,25 mg	oral (Tabletten)	nicht teilbar/k. A., mörserbar
Bisohexal	2,5 mg, 3,75 mg, 5 mg, 7,5 mg, 10 mg	oral (Tabletten)	teilbar, mörserbar
Bisoprolol ratiopharm	2,5 mg, 3,75 mg, 5 mg, 7,5 mg, 10 mg	oral (Tabletten)	teilbar, mörserbar
Bisoprolol ratiopharm	1,25 mg	oral (Tabletten)	nicht teilbar/k. A., mörserbar
Concor	5 mg, 10 mg	oral (Tabletten)	teilbar, mörserbar
Concor Cor	2,5 mg, 3,75 mg, 5 mg, 7,5 mg, 10 mg	oral (Tabletten)	teilbar, mörserbar
Concor Cor	1,25 mg	oral (Tabletten)	nicht teilbar/k. A., mörserbar

Besondere Hinweise	
Cave	Positive Ergebnisse bei Dopingkontrollen.
Reaktionsverm.	Beeinträchtigung mögl., bes. bei Behandlungsbeginn.
Abhängigkeit	Keine Angaben.
Rechtl. Hinweis	Keine Angaben.

Zusatzempfehlungen
Keine Angaben.

C08	CALCIUMKANALBLOCKER
C08C	SELEKTIVE CALCIUMKANALBLOCKER MIT VORWIEGENDER GEFÄSSWIRKUNG
C08CA	Dihydropyridin-Derivate

Wirkmechanismus	
Hemmung des Ca -Einstroms → neg. inotrop, kardialer O_2- Verbrauch ↓, Vasodilatation v. a. der Arteriolen → Nachlast ↓, Vorlast unbeeinflusst	
Indikation	Essenzielle Hypertonie; chron. stabile u. vasospast. Angina pectoris
abs. Kontraind.	Schock, Hypotonie, höhergradige Aortenstenose, instabile Angina pectoris, schwere Leberfunktionsstörung, Überempfindlichkeit gegen Dihydropyridine Akuter Myokardinfarkt (innerhalb der ersten 4 Wochen)
rel. Kontraind.	Dialysepflichtige Niereninsuffizienz Herzinsuffizienz (NYHA III-IV)

UAW	
Sehr häufig (> 1:10)	Periphere Ödeme (aufgrund der Vasodilatation), insbes. zu Behandlungsbeginn
Häufig (< 1:10)	Hautrötung mit Wärmegefühl, v. a. im Gesicht (Erythem, Erythromelalgie) insbes. zu Behandlungsbeginn Müdigkeit, Schwindel, Schläfrigkeit, Kopfschmerzen insbes. zu Behandlungsbeginn Übelkeit, Bauchschmerzen
Gelegentlich (< 1:100)	Hautrötung mit Wärmegefühl, v. a. im Gesicht (Erythem, Erythromelalgie) insbes. zu Behandlungsbeginn Arthralgien, Myalgien, Muskelkrämpfe, Rückenschmerzen Sehstörungen Gynäkomastie (reversibel nach Absetzen), Impotenz Störungen beim Wasserlassen, Nykturie, erhöhte Miktionsfrequenz
Selten (< 1:1.000)	Allergische Allgemeinreaktionen

Wechselwirkungen	
Arzneimittel	Phenobarbital, Phenytoin, Carbamazepin o. Rifampicin (Nimodipin, Nifedipin) Betablocker (bes. bei Herzinsuffizienz) CYP3A4-Inhibitoren: Makrolide, Fluoxetin, HIV-Protease-Inhibitoren, Antimykotika CYP3A4-Induktoren
Nahrungsmittel	Keine Angaben.

AMLODIPIN

C08CA01 [Rp.] erstattungsfähig

Dosierung

Erwachsene	Kinder	Säuglinge
• 5–10 mg/d in 1 ED	• 6–17 J.: 2,5–5 mg/d in 1 ED • < 6 J.: nicht indiziert	

Anwendungshinweis

Sollte das Blutdruckziel nach 4 Wochen nicht erreicht sein, Dosis steigern

Schwangerschaft	Stillzeit
Wenn keine Alternative zur Verfügung steht, anwendbar (alternativ: Alpha-Methyldopa, Nifedipin)	Übergang in Muttermilch nicht bekannt, nach Nutzen-Risiko-Abwägung anwendbar (besser erprobte Alternativen: Nifedipin, Nitrendipin)

Präparate

Name	Wirkstärke	Anwendung	Details
Amlodipin Hexal	7,5 mg, 10 mg	oral (Tabletten)	teilbar, mörserbar
Amlodipin Stada 5	5 mg	oral (Tabletten)	nicht teilbar/k. A., mörserbar
Amlodipin ct	5 mg, 10 mg	oral (Tabletten)	teilbar, mörserbar
Amlodipin ratiopharm N	5 mg, 10 mg	oral (Tabletten)	teilbar, mörserbar
Amlodipinbesilat dexcel	5 mg, 10 mg	oral (Tabletten)	teilbar, mörserbar
Amparao	5 mg	oral (Tabletten)	nicht teilbar/k. A., mörserbar
Amparo 10 mg	10 mg	oral (Tabletten)	teilbar, mörserbar
Norvasc	5 mg	oral (Tabletten)	nicht teilbar/k. A., mörserbar

Besondere Hinweise

Cave	• Ältere Patienten: Dosiserhöhung mit Vorsicht • bei Leberfunktionsstörung: HWZ ↑
Reaktionsverm.	Kann beeinträchtigt sein.
Abhängigkeit	Keine Angaben.
Rechtl. Hinweis	Keine Angaben.

Zusatzempfehlungen

Keine Angaben.

C08 CALCIUMKANALBLOCKER
C08D SELEKTIVE CALCIUMKANALBLOCKER MIT VORWIEGENDER HERZWIRKUNG
C08DA Phenylalkylamin-Derivate

Wirkmechanismus

Hemmung des Ca -Einstroms durch Muskelzellmembran → Vasodilatation → Abnahme des peripheren Widerstandes → Senkung des Blutdrucks
Wirkung auf AV-Knoten → Verlängerung der Überleitungszeit

Indikation	Symptomat. KHK: chron. stabile, instabile u. vasospastische Angina pectoris, Angina pectoris bei Zustand nach Myokardinfarkt Störungen der Herzschlagfolge bei paroxysmaler supraventrikulärer Tachykardie, Vorhofflimmern/-flattern mit schneller AV-Überleitung Hypertonie
abs. Kontraind.	Herz-/Kreislaufschock Akuter Myokardinfarkt mit Komplikationen Ausgeprägte Reizleitungsstörungen Sinusknotensyndrom Manifeste Herzinsuffizienz Vorhofflimmmern/-flattern mit gleichzeitigem Vorliegen eines WPW-Syndroms Gleichzeitige i. v. Applikation von Betablockern
rel. Kontraind.	AV-Block I. Grades Hypotonie Bradykardie Stark eingeschränkte Leberfunktion Erkrankungen mit beeinträchtigter neuromuskulärer Transmission (z. B. Myasthenia gravis) Gleichzeitige Gabe von Simvastatin Angina pectoris nach akutem Myokardinfarkt (erst 7 Tage nach Infarkt einsetzen)

UAW	
Sehr häufig (> 1:10)	Übelkeit, Brechreiz, Völlegefühl, Obstipation
Häufig (< 1:10)	Müdigkeit, Nervosität, Schwindel, Parästhesien, Neuropathie, Tremor Entstehung einer HI, Verschlechterung einer bestehenden HI, AV-Block I. Grades Übermäßiger Blutdruckabfall, Knöchelödeme, Flush, Hautrötung, Wärmegefühl Allergische Reaktionen, Schwitzen Kopfschmerzen
Gelegentlich (< 1:100)	Tinnitus Erbrechen Impotenz Bronchospasmus Palpitationen, Tachykardie, AV-Block II. und III. Grades
Selten (< 1:1.000)	Purpura Gelenk-, Muskelschmerzen Gynäkomastie
Sehr selten (< 1:10.000)	Krämpfe, extrapyramidale Symptome Sinusstillstand mit Asystolie Ileus, Gingivahyperplasie Angioneurotisches Ödem, Stevens-Johnson-Syndrom, Photodermatitis Verschlimmerung einer Myasthenia gravis/Lambert-Eaton-Syndrom/Duchenne-Muskeldystrophie Erhöhter Prolaktinspiegel, Galaktorrhö
Wechselwirkungen	
Arzneimittel	Antiarrhythmika, Betablocker, Inhalationsanästhetika, Antihypertensiva, Diuretika, Vasodilatatoren, Digoxin, Chinidin, Carbamazepin, Lithium, Muskelrelaxanzien, ASS, Ethanol, CYP3A4-Inhibitoren, -Induktoren u. -Substrate, Simvastatin
Nahrungsmittel	Grapefruit, Alkohol

VERAPAMIL

C08DA01 [Rp.] erstattungsfähig

Dosierung

Erwachsene	Kinder	Säuglinge
• KHK: (120)-240–480 mg/d in 3–4 ED o. in 2 ED ret. • Hypertonie: (120)-240–360 mg/d in 3 ED o. in 1–2 ED ret. • Paroxysmale, supraventrikuläre Tachykardie, Vorhofflimmern/-flattern: (120)-240–480 mg in 3–4 ED o. in 2 ED ret.	• bis 6 J.: 80–120 mg/d in 2–4 ED • 6–14 J.: 80–360 mg/d in 2–4 ED	

Anwendungshinweis

Einnahme zu o. kurz nach einer Mahlzeit

Schwangerschaft	Stillzeit
1. und 2. Trimenon: KI 3. Trimenon: strenge Indikationsstellung	Anw. zur antiarrhythmischen Therapie mögl., zur Therapie der arteriellen Hypertonie Nifedipin bevorzugen

Präparate

Name	Wirkstärke	Anwendung	Details
Falicard i. v. Injekt	5 mg	parenteral	Lösung
Isoptin	80 mg, 120 mg	oral (Tabletten)	nicht teilbar/k. A., mörserbar
Isoptin Infusion	50 mg/20 ml	parenteral	Lösung
Isoptin Injekt	5 mg/2 ml	parenteral	Lösung
Isoptin KHK retard	120 mg	oral (Tabletten)	nicht teilbar/k. A.
Isoptin RR plus retard (+12,5 mg Hydrochlorothiazid)	240 mg	oral (Kapseln)	
Isoptin RR retard	240 mg	oral (Tabletten)	teilbar
Isoptin mite	40 mg	oral (Tabletten)	nicht teilbar/k. A., mörserbar
Verapamil 1A	40 mg, 120 mg	oral (Tabletten)	nicht teilbar/k. A.
Verapamil 1A	80 mg	oral (Tabletten)	teilbar
Verapamil 1A retard	120 mg	oral (Tabletten)	nicht teilbar/k. A.
Verapamil 1A retard	240 mg	oral (Tabletten)	teilbar
Verapamil AL	40 mg, 80 mg	oral (Tabletten)	nicht teilbar/k. A., mörserbar

Name	Wirkstärke	Anwendung	Details
Verapamil AL	120 mg	oral (Tabletten)	teilbar, mörserbar
Verapamil AL retard	240 mg	oral (Tabletten)	teilbar
Verapamil AbZ	80 mg	oral (Tabletten)	teilbar, mörserbar
Verapamil AbZ retard	240 mg	oral (Tabletten)	teilbar
Verapamil-acis retard	240 mg	oral (Tabletten)	teilbar
Verapamil ratiopharm	120 mg	oral (Tabletten)	nicht teilbar/k. A., mörserbar
Verapamil ratiopharm Injekt	5 mg/2 ml	parenteral	Lösung
Verapamil ratiopharm N	80 mg	oral (Tabletten)	teilbar, mörserbar
Verapamil ratiopharm N	40 mg	oral (Tabletten)	nicht teilbar/k. A., mörserbar
Verapamil ratiopharm retard	240 mg	oral (Tabletten)	teilbar

Besondere Hinweise

Cave	Nicht mit Grapefruitsaft einnehmen!
Reaktionsverm.	Keine Daten verfügbar.
Abhängigkeit	Keine Angaben.
Rechtl. Hinweis	Keine Angaben.

Zusatzempfehlungen

Keine Angaben.

KARDIOVASKULÄRES SYSTEM

C09	MITTEL MIT WIRKUNG AUF DAS RENIN-ANGIOTENSIN-SYSTEM
C09A	ACE-HEMMER, REIN
C09AA	ACE-Hemmer, rein

Wirkmechanismus	
Hemmung des ACE → Abnahme von Angiotensin II im Plasma → Senkung des peripheren Widerstandes u. Abnahme der Aldosteronfreisetzung (schwach diuretische Wirkung)	
Indikation	Hypertonie; Symptomatische Herzinsuffizienz
abs. Kontraind.	Beidseitige Nierenarterienstenose/Nierenarterienstenose u. Einzelniere Primärer Hyperaldosteronismus Schwangerschaft (2. und 3. Trimenon) Hereditäres oder idiopathisches Angioödem
rel. Kontraind.	Schwere Autoimmun- u. Kollagenkrankheiten Obstruktive Lungenerkrankungen Schwangerschaft (1. Trimenon)
UAW	
Sehr häufig (> 1:10)	Husten; Verschwommensehen; Übelkeit
Häufig (< 1:10)	Kopfschmerzen, Depression Hypotonie, Synkope, Schmerzen im Brustraum, Herzyrhythmusstörungen, Angina pectoris, Tachykardie Dyspnoe Diarrhö, Bauchschmerzen, Geschmacksveränderungen Hautausschlag, Überempfindlichkeit/angioneurotisches Ödem
Gelegentlich (< 1:100)	Hypoglykämie Verwirrtheitszustände, Schläfrigkeit, Schlaflosigkeit, Nervosität, Vertigo Orthostatische Hypotonie, Palpitationen, Myokardinfarkt, zerebraler Insult Mundtrockenheit, Magenreizung, Erbrechen
Selten (< 1:1.000)	Gynäkomastie; Stomatitis, Glossitis; Verändertes Träumen, Schlafstörungen; Rhinitis; Stevens-Johnson-Syndrom, Erythema multiforme, exfoliative Dermatitis
Wechselwirkungen	
Arzneimittel	Kaliumsparende Diuretika, Diuretika, andere Antihypertonika, Lithium, NSAR: Abschwächung der antihypertensiven Wirkung; Sympathomimetika; Antidiabetika; Ethanol
Nahrungsmittel	Alkohol

ENALAPRIL

C09AA02 [Rp.] erstattungsfähig

Dosierung		
Erwachsene	Kinder	Säuglinge
• Hypertonie: Anfangsdos.: 5–20 mg/d in 1 ED, Erhaltungsdos.: 20–40 mg/d in 1 ED • Herzinsuffizienz/asymptom linksventrikuläre Dysfunktion: Anfangsdos.: 2,5 mg/d, Erhaltungsdosis: 20 mg/d in 1–2 ED bis max. 40 mg/d in 2 ED → Dosistitration über 2–4 Wochen	Hypertonie: KG < 50 kg: Anfangsdos. 2,5 mg/d, Erhaltungsdos. 20 mg/d, KG ≥ 50 kg: Anfangsdos. 5 mg/d, Erhaltungsdos. 20–40 mg/d	

Anwendungshinweis
Einnahme unabh. von Mahlzeiten

Schwangerschaft	Stillzeit
KI	Keine Anw. in den ersten Wochen nach Geburt, danach strenge Indikationsstellung → sorgfältige Überwachung des Säuglings

Präparate			
Name	Wirkstärke	Anwendung	Details
Benalapril®	5 mg, 10 mg, 20 mg	oral (Tabletten)	teilbar
Corvo	5 mg, 10 mg, 20 mg	oral (Tabletten)	teilbar
Corvo	2,5 mg	oral (Tabletten)	nicht teilbar/k. A.
EnaHEXAL®	2,5 mg, 5 mg, 10 mg, 20 mg	oral (Tabletten)	teilbar, mörserbar
Enalapril-AbZ	2,5 mg, 5 mg, 10 mg, 20 mg	oral (Tabletten)	teilbar, mörserbar
Enalapril-CT	5 mg, 10 mg, 20 mg	oral (Tabletten)	teilbar, mörserbar
Enalapril-STADA®	5 mg, 10 mg, 20 mg	oral (Tabletten)	teilbar, mörserbar

Name	Wirkstärke	Anwendung	Details
Enalapril-dura®	2,5 mg, 5 mg, 10 mg, 20 mg	oral (Tabletten)	teilbar
Enalapril-ratiopharm®	2,5 mg, 5 mg, 10 mg, 20 mg	oral (Tabletten)	teilbar, mörserbar
Xanef	5 mg, 10 mg, 20 mg	oral (Tabletten)	teilbar
Xanef Cor	2,5 mg	oral (Tabletten)	teilbar

Besondere Hinweise

Cave	DANI
Reaktionsverm.	Keine Daten verfügbar.
Abhängigkeit	Keine Angaben.
Rechtl. Hinweis	Keine Angaben.

Zusatzempfehlungen

Keine Angaben.

RAMIPRIL

C09AA05 [Rp.] erstattungsfähig

Dosierung

Erwachsene	Kinder	Säuglinge
• Essentielle Hypertonie: Initialdos.: 2,5 mg/d in 1 ED, Erhaltungsdos.: 2,5–10 mg/d in 1 ED • Herzinsuffizienz nach akutem Myokardinfarkt: Initialdos.: 5 mg/d in 2 ED (bei Unverträglichkeit 2,5 mg/d in 2 ED), Erhaltungsdos.: 2,5–10 mg/d in 2 ED • Prävention bei Pat. mit erhöhtem kardiovaskulären Risiko: Initialdos.: 2,5 mg/d in 1 ED, Erhaltungsdos.: 10 mg/d in 1 ED • Nicht-diabet. glomeruläre Nephropathie: Initialdos.: 1,25 mg/d in 1 ED, Erhaltungsdos.: 5 mg/d in 1 ED		

Anwendungshinweis

Einnahme unabh. von Mahlzeiten

Schwangerschaft	Stillzeit
KI	Strenge Indikationsstellung → besser erprobte Alternativen: Captopril, Enalapril

Präparate

Name	Wirkstärke	Anwendung	Details
Delix	2,5 mg, 5 mg	oral (Tabletten)	teilbar, mörserbar
Delix protect	10 mg	oral (Tabletten)	teilbar, mörserbar
Ramilich	2,5 mg, 5 mg, 10 mg	oral (Tabletten)	teilbar, mörserbar
Ramipril Hexal	1,25 mg, 2,5 mg, 5 mg, 7,5 mg, 10 mg	oral (Tabletten)	teilbar, mörserbar

Name	Wirkstärke	Anwendung	Details
Ramipril dura	2,5 mg, 5 mg, 10 mg	oral (Tabletten)	teilbar, mörserbar
Ramipril-ratiopharm	2,5 mg, 5 mg, 10 mg	oral (Tabletten)	teilbar, mörserbar

Besondere Hinweise

Cave	DANI
Reaktionsverm.	Keine Daten verfügbar.
Abhängigkeit	Keine Angaben.
Rechtl. Hinweis	Keine Angaben.

Zusatzempfehlungen

Keine Angaben.

KARDIOVASKULÄRES SYSTEM

C09	MITTEL MIT WIRKUNG AUF DAS RENIN-ANGIOTENSIN-SYSTEM
C09C	ANGIOTENSIN-II-ANTAGONISTEN, REIN
C09CA	Angiotensin-II-Antagonisten, rein

Wirkmechanismus	
Blockade des Angiotensin-II-Typ-1-Rezeptors → Blockade des Renin-Angiotensin-Aldosteron-Systems → peripherer Gefäßwiderstand ↓ u. kardiale Vor- u. Nachlast ↓	
Indikation	Essenzielle Hypertonie, Herzinsuffizienz zusätzl. zu ACE-Hemmern oder bei ACE-Hemmer-Intoleranz
abs. Kontraind.	Schwangerschaft, Stillzeit Schwere Einschränkung der Leberfunktion, Cholestase, biliäre Zirrhose
rel. Kontraind.	Nierentransplantation, Nierenarterienstenose, schwere Niereninsuffizienz, primärer Hypoaldosteronismus, leichte bis mittelschwere Leberinsuffizienz
UAW	
Häufig (< 1:10)	Hypotonie, orthostatischer Hypotonus, Schwindel, Atemwegsinfekte
Gelegentlich (< 1:100)	Husten, Erschöpfung, abdominelle Schmerzen, Kopfschmerzen, Übelkeit, Diarrhö
Sehr selten (< 1:10.000)	Leukopenie
Ohne Häufigkeit	Hautausschlag, Juckreiz, Thrombozythopenie, Anstieg des Serumkaliums, Niereninsuffizienz, Erhöhung der Leberwerte
Wechselwirkungen	
Arzneimittel	K-sparende Diuretika Lithium NSAR (Abschwächung der Wirkung) Antihypertensiva (Wirkverstärkung)
Nahrungsmittel	Keine Angaben.

VALSARTAN

C09CA03 [Rp.] erstattungsfähig

C

Dosierung

Erwachsene	Kinder	Säuglinge
• Nach AMI u. bei HI: Initialdos.: 2 ED à 20 mg, schrittweise Erhöhung auf Erhaltungsdos. (max. 2 ED à 160 mg) • Hypertonie: 1 ED à 40 mg (160 mg o. 320 mg)	• unter 6 J.: keine Anw. • < 35 kg: Startdosis 40 mg/d, max. 80 mg/d • > 35 kg: Startdosis 80 mg/d; max. 35–80 kg 160 mg/d; 80–160 kg max. 320 mg/d	

Anwendungshinweis

Unabh. von den Mahlzeiten

Schwangerschaft	Stillzeit
1. Trimenon nicht empfohlen, 2. und 3. Trimenon KI	Nicht empfohlen

Präparate

Name	Wirkstärke	Anwendung	Details
Cordinate	40 mg, 80 mg, 160 mg, 320 mg	oral (Tabletten)	teilbar, mörserbar
Diovan	80 mg, 160 mg, 320 mg, 40 mg	oral (Tabletten)	teilbar, mörserbar
Provas	40 mg, 80 mg, 160 mg, 320 mg	oral (Tabletten)	teilbar, mörserbar

Besondere Hinweise

Cave	• DANI, DALI • Kontrolle Serum-K bei HI-Patienten und Komb. mit K-erhöhenden AM
Reaktionsverm.	Schwindel, Müdigkeit.
Abhängigkeit	Keine Angaben.
Rechtl. Hinweis	Keine Angaben.

Zusatzempfehlungen

Keine Angaben.

CANDESARTAN

C09CA06 [Rp.] erstattungsfähig

Dosierung		
Erwachsene	**Kinder**	**Säuglinge**
• 4–32 mg/d in 1 ED		

Anwendungshinweis
Unabh. von den Mahlzeiten

Schwangerschaft	Stillzeit
1. Trimenon nicht empfohlen, 2. und 3. Trimenon KI	Nicht empfohlen

Präparate			
Name	**Wirkstärke**	**Anwendung**	**Details**
Atacand	4 mg, 8 mg, 16 mg, 32 mg	oral (Tabletten)	teilbar, mörserbar
Blopress	4 mg, 8 mg, 16 mg, 32 mg	oral (Tabletten)	teilbar, mörserbar

Besondere Hinweise	
Cave	• DANI, DALI • Kontrolle Serum-K bei HI-Patienten und Komb. mit K-erhöhenden AM
Reaktionsverm.	Schwindel, Müdigkeit
Abhängigkeit	Keine Angaben.
Rechtl. Hinweis	Keine Angaben.

Zusatzempfehlungen
Keine Angaben.

C09	MITTEL MIT WIRKUNG AUF DAS RENIN-ANGIOTENSIN-SYSTEM
C09X	ANDERE MITTEL MIT WIRKUNG AUF DAS RENIN-ANGIOTENSIN-SYSTEM
C09XA	Renin-Inhibitoren

Wirkmechanismus	
Blockade des RAAS am Aktivierungspunkt durch Hemmung des Enzyms Renin → peripherer Gefäßwiderstand ↓ → Vor- u. Nachlast ↓	
Indikation	Behandlung der essenziellen Hypertonie
abs. Kontraind.	Angioödem unter Aliskiren in der Vorgeschichte Angeborenes oder idiopathisches Angioödem 2. und 3. Trimenon Gleichzeitige Anw. von Aliskiren mit potenten P-gp-Inhibitoren (z. B. Ciclosporin, Itraconazol, Chinidin)
rel. Kontraind.	Therapie mit RAS-hemmenden Arzneimitteln Eingeschränkte Nierenfunktion und/oder Diabetes mellitus Schwere Herzinsuffizienz (NYHA Klasse III – IV) Schwere und anhaltende Diarrhö
UAW	
Häufig (< 1:10)	Diarrhö; Arthralgie
Gelegentlich (< 1:100)	Hyperkaliämie Periphere Ödeme Akutes Nierenversagen, eingeschränkte Nierenfunktion Hautausschlag, schwere kutane Nebenwirkungen (SCARs) einschließl. toxisch-epidermaler Nekrolyse (TEN) und Reaktionen der Mundschleimhaut
Selten (< 1:1.000)	Angioödeme Überempfindlichkeitsreaktionen Abfall des Hämoglobins, Abfall des Hämatokrits Anstieg des Blutkreatinins
Wechselwirkungen	
Arzneimittel	Substanzen, die P-gp induzieren (Johanniskraut, Rifampicin) (Verringerung der Bioverfügbarkeit von Aliskiren) P-gp-Inhibitoren: hochpotente: Ciclosporin, Itraconazol; potente: Chinidin; moderate: Ketoconazol, Verapamil, Clarithromycin, Telithromycin, Erythromycin, Amiodaron Furosemid NSAR K und K-sparende Diuretika
Nahrungsmittel	Grapefruitsaft; sehr fettreiche Nahrung

ALISKIREN

C09XA02 [Rp.] erstattungsfähig

Dosierung

Erwachsene	Kinder	Säuglinge
• Initial 1 ED à 150 mg, max. 1 ED à 300 mg		

Anwendungshinweis

Einnahme mit einer leichten Mahlzeit, vorzugsweise jeden Tag zur selben Zeit
Einnahme nicht zusammen mit Grapefruitsaft
Blutdrucksenkender Effekt i. d. R. innerhalb von zwei Wochen

Schwangerschaft	Stillzeit
Strenge Indikationsstellung im 1. Trimenon, KI im 2. und 3. Trimenon	Anw. nicht empfohlen

Präparate

Name	Wirkstärke	Anwendung	Details
Rasilez	150 mg, 300 mg	oral (Tabletten)	nicht teilbar/k. A.

Besondere Hinweise

Cave	Keine Angaben.
Reaktionsverm.	Evtl. beeinträchtigt (RR).
Abhängigkeit	Keine Angaben.
Rechtl. Hinweis	Keine Angaben.

Zusatzempfehlungen

Keine Angaben.

C10	MITTEL, DIE DEN LIPIDSTOFFWECHSEL BEEINFLUSSEN
C10A	MITTEL, DIE DEN LIPIDSTOFFWECHSEL BEEINFLUSSEN, REIN
C10AA	HMG-CoA-Reduktasehemmer

Wirkmechanismus	
kompetitive Hemmung der HMG-CoA-Reduktase (=CSE=Cholesterol-Synthese-Enzym)	
Indikation	Hypercholesterinämie
abs. Kontraind.	Lebererkrankung, Cholestase, Myopathie
rel. Kontraind.	Niereninsuffizienz Alkoholabusus Hypothyreose Kinder und Jugendliche Schwangerschaft, Stillzeit
UAW	
Häufig (< 1:10)	Verstopfung, Bauchschmerzen, Flatulenz
Gelegentlich (< 1:100)	Schlafstörungen
Selten (< 1:1.000)	Dyspepsie, Diarrhö, Übelkeit, Erbrechen, Pankreatitis Myopathie, Rhabdomyolyse, Myalgie, Muskelkrämpfe, Hepatitis, Hautreaktionen
Sehr selten (< 1:10.000)	Leberversagen
Ohne Häufigkeit	sexuelle Dysfunktion
Wechselwirkungen	
Arzneimittel	CYP3A4-Inhibitoren (Makrolide, Azole, Amlodipin, Verapamil, Ciclosporin,HIV-Protease-Inhibitoren) Fibrate, Niacin, Gemfibrozil Antikoagulantien
Nahrungsmittel	Grapefruitsaft

SIMVASTATIN

C10AA01 [Rp.] erstattungsfähig

Dosierung

Erwachsene	Kinder	Säuglinge
• 5–80 mg/d in 1ED	• 10–17 J.: 10–40 mg/d in 1 ED • bei präpubertären Kindern Anw. begrenzt	

Anwendungshinweis

Abends einnehmen; mind. 2 h vor oder 4 h nach Einnahme von Anionenaustauschern

Schwangerschaft	Stillzeit
KI	KI

Präparate

Name	Wirkstärke	Anwendung	Details
Simvastatin Hexal	5 mg, 10 mg, 20 mg, 30 mg, 40 mg, 60 mg, 80 mg	oral (Tabletten)	teilbar, mörserbar
Simvastatin Stada	80 mg	oral (Tabletten)	teilbar, mörserbar
Simvastatin Stada	5 mg, 10 mg, 20 mg, 40 mg	oral (Tabletten)	nicht teilbar/k. A., mörserbar
Simvastatin ratiopharm	80 mg	oral (Tabletten)	teilbar, mörserbar
Simvastatin ratiopharm	5 mg, 10 mg, 20 mg, 40 mg	oral (Tabletten)	nicht teilbar/k. A., mörserbar
Zocor	5 mg, 10 mg, 20 mg	oral (Tabletten)	nicht teilbar/k. A., mörserbar
Zocor forte	40 mg	oral (Tabletten)	nicht teilbar/k. A., mörserbar
Zocor forte XL	80 mg	oral (Tabletten)	nicht teilbar/k. A., mörserbar

Besondere Hinweise

Cave	• DANI • Höchstdosen bei Einnahme mit Amlodipin, Diltiazem: 40 mg; mit Verapamil, Amiodaron: 20 mg; mit Fibraten: 10 mg
Reaktionsverm.	Keine Daten verfügbar.
Abhängigkeit	Keine Angaben.
Rechtl. Hinweis	Keine Angaben.

Zusatzempfehlungen

Keine Angaben.

PRAVASTATIN

C10AA03 [Rp.] erstattungsfähig

Dosierung

Erwachsene	Kinder	Säuglinge
• 10–40 mg/d in 1 ED	• < 8 J.: KI • 8–13 J.: 10–20 mg/d in 1 ED • 14–18 J.: 10–40 mg/d in 1 ED	

Anwendungshinweis

Einnahme abends

Schwangerschaft	Stillzeit
Falls Statintherapie notwendig, besser erprobt Simvastatin	Unbedenklichkeit für Lipidsenker nicht erwiesen, falls unbedingt notw.: Colestyramin, Pravastatin oder Simvastatin möglich

Präparate

Name	Wirkstärke	Anwendung	Details
Mevalotin protect	20 mg	oral (Tabletten)	teilbar, mörserbar
Mevalotin protect	40 mg	oral (Tabletten)	nicht teilbar/k. A., mörserbar
Mevalotin protect	10 mg	oral (Tabletten)	teilbar, mörserbar
Pravalip	10 mg, 20 mg, 40 mg	oral (Tabletten)	teilbar, mörserbar
Pravasin protect	10 mg, 20 mg, 40 mg	oral (Tabletten)	teilbar, mörserbar
Pravastatin STADA	10 mg, 20 mg, 40 mg	oral (Tabletten)	teilbar, mörserbar
Pravastatin-ratiopharm	10 mg, 20 mg, 40 mg	oral (Tabletten)	teilbar, mörserbar

Besondere Hinweise

Cave	DANI
Reaktionsverm.	Keine Daten verfügbar.
Abhängigkeit	Keine Angaben.
Rechtl. Hinweis	Keine Angaben.

Zusatzempfehlungen

Keine Angaben.

ATORVASTATIN

C10AA05 [Rp.] erstattungsfähig

Dosierung

Erwachsene	Kinder	Säuglinge
• 10–80 mg/d in 1 ED	• >10 J.: 10–20 mg/d in 1 ED • < 10 J.: nicht indiziert	

Anwendungshinweis

Einnahme unabhängig von den Mahlzeiten

Schwangerschaft	Stillzeit
KI (bei zwingender Indikation besser untersucht: Simvastatin)	KI (bei zwingender Indikation besser untersucht: Colestyramin, Simvastatin, Pravastatin)

Präparate

Name	Wirkstärke	Anwendung	Details
Atorvastatin basics	10 mg, 20 mg, 40 mg, 80 mg	oral (Tabletten)	nicht teilbar/k. A., mörserbar
Atorvastatin Hexal	10 mg, 20 mg	oral (Tabletten)	teilbar, mörserbar
Atorvastatin Hexal	40 mg, 80 mg	oral (Tabletten)	nicht teilbar/k. A., mörserbar
Atorvastatin ratiopharm	10 mg, 40 mg, 20 mg, 80 mg	oral (Tabletten)	nicht teilbar/k. A., mörserbar
Sortis	10 mg, 40 mg, 20 mg, 80 mg	oral (Tabletten)	nicht teilbar/k. A., mörserbar

Besondere Hinweise

Cave	• Vor Behandlungsbeginn Leberfunktion testen • Frauen in gebärfähigem Alter: geeignete Verhütungsmaßnahmen anwenden
Reaktionsverm.	Keine Daten verfügbar.
Abhängigkeit	Keine Angaben.
Rechtl. Hinweis	Keine Angaben.

Zusatzempfehlungen

Keine Angaben.

C10	MITTEL, DIE DEN LIPIDSTOFFWECHSEL BEEINFLUSSEN
C10A	MITTEL, DIE DEN LIPIDSTOFFWECHSEL BEEINFLUSSEN, REIN
C10AB	Fibrate

Wirkmechanismus

Lipidregulierender Effekt durch Aktivierung der $PPAR_{\alpha}$ (Peroxisome Proliferator Activated Receptor Type Alpha)
→ Triglyzeride ↓, VLDL ↓, LDL ↓, HDL ↑

Indikation	Unterstützende Behandlung neben Diät oder nichtmedikamentösen Therapien: schwere Hypertriglyceridämie mit o. ohne niedrige HDL-Cholesterinwerte; gemischte Hyperlipidämie, bei Statin KI oder Unverträglichkeit; bei gemischter Hyperlipidämie bei Patienten mit hohem kardiovaskulärem Risiko zusätzl. zu einem Statin, falls Triglyzerid- und HDL-Cholesterinwerte nicht ausreichend kontrolliert
abs. Kontraind.	Leberinsuffizienz (inkl. biliäre Leberzirrhose) Niereninsuffizienz Kinder (< 18 J.) für Dos. > 100 mg Bekannte photoallergische oder phototoxische Reaktionen unter der Behandlung mit Fibraten oder Ketoprofen Gallenblasenerkrankungen Chron. o. akute Pankreatitis LIPIDIL 145 ONE®: Allergien gegen Erdnuss, Erdnussöl, Sojalecithin
rel. Kontraind.	Gleichz. Therapie mit HMG-CoA-Reduktase-Hemmern (Gefahr der Rhabdomyolyse) Niereninsuffizienz (Serumkreatinin > 1,5 mg/dl, Kreatinin-Clearance < 60 ml/min) Hypoalbuminämie, z. B. nephrotisches Syndrom (Dosisreduktion erforderlich) Anw. bei Kindern (fehlende Erfahrungen) Sorgfältige Überwachung bei: Pat. > 70 J., Muskelerkrankung in d. Vorgeschichte o. Familienanamnese, Nierenfunktionsstörungen, Hypothyreose, hohem Alkoholkonsum

UAW	
Häufig (< 1:10)	Leichte gastrointestinale Störungen (Bauchschmerzen, Übelkeit, Erbrechen, Diarrhö, Blähungen) Leichter Anstieg der Serumtransaminasen
Gelegentlich (< 1:100)	Hautrötungen, Pruritus, Urtikaria o. Photosensibilität Bildung von Gallensteinen, Pankreatitis Thromboembolie Anstieg des Serumkreatinins und des Serumharnstoffs
Selten (< 1:1.000)	Alopezie Diffuse Myalgie, Myositis, Muskelkrämpfe und -schwäche Potenzstörungen, Kopfschmerzen Abnahme von Hämoglobin und Leukozyten
Sehr selten (< 1:10.000)	Rhabdomyolyse Vorübergehende Hepatitis (Symptome: Juckreiz, Ikterus)
Wechselwirkungen	
Arzneimittel	Orale Antikoagulantien Ciclosporin HMG-CoA-Reduktase-Hemmer u. andere Fibrate Orale Antidiabetika u. Insulin Gichtmittel Schwache Inhibitoren von CYP2C19 sowie CYP2A6 u. mäßige Inhibitoren von CYP2C9
Nahrungsmittel	Keine Angaben.

FENOFIBRAT

C10AB05 [Rp.] erstattungsfähig

Dosierung

Erwachsene	Kinder	Säuglinge
• Initial 3 ED à 100 mg, dann Red. auf 2 ED à 100 mg • o. 1 ED à 145 mg/160 mg/ 200 mg/250 mg ret.	• KI für Dos. >100 mg, besonders strenge Indikationsstellung • Kinder ≥ 10 J. u. Jugendliche zw. 12–17 J.: max. 100 mg pro 20 kg KG/d	

Anwendungshinweis

Kapseln unzerkaut zu einer Mahlzeit einnehmen
Dosisanpassung bei Niereninsuffizienz
Fortsetzung der Diät während der Therapie
regelmäßige Ermittlung der Serumspiegel von Gesamt-C, LDL-C u. Triglyceriden
keine ausreichende lipidsenkende Wirkung nach ca. 3-monatiger Behandlung → ergänzende o. andere therapeutische Maßnahmen

Schwangerschaft	Stillzeit
Einnahme nur nach sorgfältiger Abschätzung des Nutzen-Risiko-Verhältnisses	Strenge Indikationsstellung

Präparate

Name	Wirkstärke	Anwendung	Details
CiL	160 mg, 200 mg	oral (Kapseln)	
Fenofibrat-ratiopharm	100 mg	oral (Kapseln)	
Fenofibrat-ratiopharm retard	250 mg	oral (Kapseln)	
Lipidil	200 mg	oral (Kapseln)	
Lipidil 145 ONE	145 mg	oral (Tabletten)	nicht teilbar/k. A.
Lipidil-Ter	160 mg	oral (Tabletten)	nicht teilbar/k. A.
durafenat	100 mg	oral (Kapseln)	
durafenat MF	200 mg	oral (Kapseln)	
durafenat retard	250 mg	oral (Kapseln)	

Besondere Hinweise

Cave	Ausschluss sekundärer Ursachen einer Hypercholesterolämie vor Beginn der Therapie.
Reaktionsverm.	Keine Auswirkung.
Abhängigkeit	Keine Angaben.
Rechtl. Hinweis	Keine Angaben.

Zusatzempfehlungen

Keine Angaben.

C10	MITTEL, DIE DEN LIPIDSTOFFWECHSEL BEEINFLUSSEN
C10B	MITTEL, DIE DEN LIPIDSTOFFWECHSEL BEEINFLUSSEN, KOMBINATIONEN
C10BA	HMG-CoA-Reduktasehemmer in Kombination mit anderen Mitteln, die den Lipidstoffwechsel beeinflussen

Wirkmechanismus	
Kompetitive Hemmung der HMG-CoA-Reduktase (=CSE=Cholesterol-Synthese-Enzym), zusätzlich Hemmung der Resorption des Cholesterins am Bürstensaum der Zottenzellen des Dünndarms	
Indikation	Hypercholsterinämie, wenn Monotherapie mit einem Statin nicht ausreichend ist
abs. Kontraind.	Schwangerschaft, Stillzeit Aktive Lebererkrankung o. unklare andauernde Erhöhung der Serumtransaminasen Gleichz. Anw. von potenten CYP3A4-Inhibitoren (z. B. Itraconazol, Ketoconazol, HIV-Protease-Inhibitoren, Erythromycin, Clarithromycin, Telithromycin, Nefazodon)
rel. Kontraind.	Erheblicher Alkoholkonsum Kdr u. Jugendl. (Wirksamkeit u. Unbedenklichkeit nicht untersucht) Nierenfunktionsstörung Unbehandelte Hypothyreose Hereditäre Muskelerkrankungen in der eigenen o. in der Familienanamnese Muskuläre Symptomatik unter Behandlung mit Statinen od. Fibraten in der Anamnese Alkoholmissbrauch Weibl. Patienten, Pat. > 65 J.: vor Behandlungbeginn und während der Therapie: CK-Werte

UAW	
Häufig (< 1:10)	Erhöhungen von ALT u./o. AST, Erhöhungen der CK im Serum
Gelegentlich (< 1:100)	Erhöhte Blutharnsäure Erhöhte INR; Protein im Urin Gewichtsabnahme Schwindel, Kopfschmerzen Schlafstörungen Abdominalschmerzen, Oberbauchschmerzen, Dyspepsie, Flatulenz, Übelkeit, Erbrechen Pruritus, Hautausschlag Arthralgie, Muskelspasmen, Muskelschwäche; muskuloskelettale Beschwerden, Nackenschmerzen, Schmerzen in den Gliedmaßen Asthenie, Abgeschlagenheit, Unwohlsein, periphere Ödeme
Ohne Häufigkeit	Periphere Neuropathie, Beeinträchtigung des Erinnerungsvermögens Husten, Dyspnoe, Obstipation Alopezie Erythema multiforme, Überempfindlichkeitsreaktionen Angioödem verminderter Appetit Hitzewallungen, Hypertonie, Schmerzen Hepatitis/Ikterus, Leberversagen, Cholelithiasis, Cholezystitis, erektile Dysfunktion Depression, Schlaflosigkeit

Wechselwirkungen	
Arzneimittel	Fibrate Potente CYP3A4-Inhibitoren (Itraconazol, Ketoconazol, Erythromycin, Clarithromycin, Telithromycin, HIV-Protease-Inhibitoren, Nefazodon) Ciclosporin Amiodaron, Verapamil Orale Antikoagulanzien Anionenaustauscher Nicotinsäure ($\geq$ 1 g/Tag) Gemfibrozil
Nahrungsmittel	Grapefruitsaft

C

SIMVASTATIN UND EZETIMIB

C10BA02 [Rp.] erstattungsfähig

Dosierung

Erwachsene	Kinder	Säuglinge
• 10/10 mg - 10/80 mg/d als ED		

Anwendungshinweis

Einnahme abends

Schwangerschaft	Stillzeit
KI	KI

Präparate

Name	Wirkstärke	Anwendung	Details
Inegy (Ezetimib, Simvastatin)	10 mg, 10 mg	oral (Tabletten)	nicht teilbar/k. A., mörserbar
Inegy (Ezetimib, Simvastatin)	10 mg, 20 mg, 40 mg, 80 mg	oral (Tabletten)	mörserbar

Besondere Hinweise

Cave	• DANI • Einnahme mit potenten CYP3A4-Inhibitoren kontraindiziert, • Höchstdosen bei Einnahme mit Amlodipin, Diltiazem: 10/40 mg, • mit Verapamil, Amiodaron: 10/20 mg
Reaktionsverm.	Evtl. Schwindel.
Abhängigkeit	Keine Angaben.
Rechtl. Hinweis	Keine Angaben.

Zusatzempfehlungen

Keine Angaben.

DERMATIKA

D01	ANTIMYKOTIKA ZUR DERMATOLOGISCHEN ANWENDUNG
D01A	ANTIMYKOTIKA ZUR TOPISCHEN ANWENDUNG
D01AA	Antibiotika

D

Wirkmechanismus	
Nystatin: Anlagerung an Ergosterol bei der Synthese der Zellmembran von Pilzen Porenbildung; keine Resorption im GI-Trakt	
Indikation	Haut- und Schleimhautmykosen (Candidosen) des Mund- u. Rachenraumes, der Speiseröhre u. des GI-Trakts Kolonisationsprophylaxe des Magen-Darm-Traktes bei Risikopatienten, Säuglingen und Kleinkindern + Zinkoxid: Windeldermatitis
abs. Kontraind.	Überempfindlichkeit gegen einen verwandten Wirkstoff (z. B. Amphotericin B, Natamycin)
rel. Kontraind.	Zubereitungen zur Anw. im Mund/GI-Trakt: sehr untergewichtige u. unreife Frühgeborene (hohe Osmolarität)
UAW	
Häufig (< 1:10)	Anw. in der Mundhöhle/GI-Trakt: GI-Beschwerden, Überempfindlichkeitsreaktionen einschl. Hautausschlag, -jucken u. anaphylakt. Reaktionen
Selten (< 1:1.000)	Anw. auf der Haut/Schleimhaut: allerg. Reaktion: Juckreiz, Rötung, Bläschen, auch Streureakt.
Wechselwirkungen	
Arzneimittel	Keine Angaben.
Nahrungsmittel	Keine Angaben.

NYSTATIN

D01AA01 [Apf.] Apf.: < 12 J.: erstattungsfähig, ≥ 12 J.: nicht erstattungsfähig
Mund- und Rachenraum: erstattungsfähig, OTC-Ausnahmeliste

Dosierung		
Erwachsene	Kinder	Säuglinge
• Mundgele (bei Mundsoor): ED: 100.000 I. E., 3–6 × tgl., in schweren Fällen alle 2 h • Suspension (Mundsoor, Befall des Rachenraumes, der Speiseröhre, zur topischen intestinalen Behandlung von Hefepilzinfektionen): ED: 50.000–150.000 I. E., 4 × tgl. • Kolonisationsprophylaxe des Magen-Darm-Traktes bei Risikopatienten: ED: 500.000 I. E., mind. 4 × tgl.	• Mundgele (bei Mundsoor) • s. Erw. • Suspension: • Schulkinder s. Erw. • Kleinkinder: • ED: 50.000–100.000 I. E., 4 × tgl. • Kolonisationsprophylaxe des Magen-Darm-Traktes • Schulkinder: • ED: 500.000 I. E., mind. 4 × tgl. • Kleinkinder: • ED: 150.000 I. E., 3–4 × tgl.	• Kolonisationsprophylaxe des Magen-Darm-Traktes • ED: 150.000 I. E. 3–4 × tgl.

Schwangerschaft	Stillzeit
Gehört zu den Mitteln der Wahl bei einer Pilzinfektion in der Schwangerschaft (neben Clotrimazol, Miconazol)	Gehört zu den Mitteln der Wahl bei einer Pilzinfektion in der Stillzeit (neben Clotrimazol, Miconazol)

Präparate			
Name	Wirkstärke	Anwendung	Details
Moronal	100.000 I. E./g	dermal	Salben
Moronal Dragees	500.000 I. E.	oral (Tabletten)	nicht teilbar/k. A., mörserbar
Moronal Suspension	100.000 I. E./ml	oral (Säfte)	
Mykundex Dragees	500.000 I. E.	oral (Tabletten)	nicht teilbar/k. A.
Mykundex Heilsalbe (+Zinkoxid)	100 000 I. E./g	dermal	Salben
Mykundex Suspension	100 000 I. E./ml	oral (Säfte)	
Mykundex mono	100 000 I. E./g	dermal	Salben

Name	Wirkstärke	Anwendung	Details
Nystaderm	500.000 I. E.	oral (Tabletten)	nicht teilbar/k. A., mörserbar
Nystaderm	100.000 I. E./g	dermal	Salben, Cremes
Nystaderm Mundgel	100.000 I. E./g	dermal	Gele
Nystaderm S Suspension	100.00 I. E./ml	oral (Säfte)	

Besondere Hinweise

Cave	• Nystatin sollte nicht angewendet werden zur sogenannten Darmsanierung bei immunkompetenten Personen (Candida gehört zur normalen Dickdarmflora). • Cremes/Vaginalsupp.: Verminderung der Reißfestigkeit u. damit Beeinträchtigung der Sicherheit von Latex-Kondomen/Diaphragmen möglich
Reaktionsverm.	Keine Daten verfügbar.
Abhängigkeit	Keine Angaben.
Rechtl. Hinweis	Keine Angaben.

Zusatzempfehlungen

Keine Angaben.

DERMATIKA

D01	ANTIMYKOTIKA ZUR DERMATOLOGISCHEN ANWENDUNG
D01A	ANTIMYKOTIKA ZUR TOPISCHEN ANWENDUNG
D01AC	Imidazol- und Triazol-Derivate

Wirkmechanismus	
Hemmung der Ergosterolsynthese → Schädigung der Zellmembran	
Indikation	Mykosen der Haut, verursacht durch Dermatophyten, Hefen, Schimmelpilze u. andere Pilze wie Malassezia furfur. Z. B. Tinea pedum, Tinea manum, Tinea corporis, Tinea inguinalis, Pityriasis versicolor, oberflächl. Candidosen sowie Erythrasma (Erkrank. durch Corynebacterium minutissimum). Clotrimazol: zus. Genitalmykosen (meist Candida albicans), Superinfekt. mit Clotrimazol-empfindl. Bakterien Bifonazol + Harnstoff: Nagelmykosen Miconazol: zus. Genitalmykosen, Mykosen im Mund-Rachenraum Miconazol + Zinkoxid: Windeldermatitis
abs. Kontraind.	Keine Angaben.
rel. Kontraind.	Überempfindlichk. gg. and. Imidazol-Antimykotika
UAW	
Gelegentlich (< 1:100)	meist vorübergehende, leichte Rötung, Brennen bzw. Reiz. o. Schuppung d. Haut. Überempfindlichkeitsreakt.
Wechselwirkungen	
Arzneimittel	Keine Angaben.
Nahrungsmittel	Keine Angaben.

CLOTRIMAZOL

D01AC01 [Rp./Apf] Rp.: erstattungsfähig,
Apf.: < 12 J.: erstattungsfähig, ≥ 12 J.: nicht erstattungsfähig

Dosierung		
Erwachsene	Kinder	Säuglinge
• Salbe: 2–3 × tgl.	• Anw. mögl.	• Anw. mögl.

Anwendungshinweis

Vaginaltbl./-supp.: Anw. abends
Anwendungsdauer:
je nach Ind. noch ca. 2 Wochen über das Verschwinden der subjektiven Symptome hinaus weiterbehandeln
Dermatomykosen: 3–4 Wochen
Erythrasma: 2–4 Wochen
Pityriasis versicolor: 1–3 Wochen
Genitalmykosen: 1–2 Wochen
SD-Hermal Minuten Creme: Pityriasis versicolor, bei seborrhoischer Dermatitis spezielles Anwendungsschema beachten
Vaginalmykosen: je nach Präparat 1–3 Tage

Schwangerschaft	Stillzeit
Anw. mögl., Mittel d. Wahl	Anw. mögl., Mittel d. Wahl

Präparate

Name	Wirkstärke	Anwendung	Details
Antifungol Heilpaste (+ Zinkoxid)	1 %	dermal	Salben
Antifungol Hexal	1 %	dermal	Cremes
Antifungol Hexal 3 (Vaginalcr.2 %/Vaginaltab.0,2 g)		vaginal	Ovula/Tabl., Creme/Gel/Salbe
Antifungol Hexal 6 (Vaginalcr.1 %/Vaginaltab.0,1 g)		vaginal	Ovula/Tabl., Creme/Gel/Salbe
Antifungol Hexal Lösung/Pumpspray	1 %	dermal	
Canesten	1 %	dermal	Cremes
Canesten Gyn Once Kombi (Vaginalcr.1 %/Vaginaltab.0,5 g)		vaginal	Ovula/Tabl., Creme/Gel/Salbe
Canesten Gyn 3 Tage Therapie (Vaginalcr.2 %/Vaginaltab.0,2 g)		vaginal	Creme/Gel/Salbe
Canesten Gyn 6 Tage Therapie (Vaginalcr.1 %/Vaginaltab.0,1 g)		vaginal	Ovula/Tabl., Creme/Gel/Salbe
Canesten Spray	1 %	dermal	
Canifug	1 %	dermal	Cremes
Canifug Lösung	1 %	dermal	

Name	Wirkstärke	Anwendung	Details
Cutistad	1 %	dermal	Cremes
Cutistad Spray	1 %	dermal	
Fungizid-ratiopharm	1 %	dermal	Cremes
Fungizid-ratiopharm Pumpspray	1 %	dermal	
Fungizid-ratiopharm (Vaginalcr.2 %/Vaginaltab.0,2 g)		vaginal	Creme/Gel/Salbe
Gilt	1 %	dermal	Cremes
Gilt Lösung/Pumpspray	1 %	dermal	
Imazol Paste	1 %	dermal	Salben
Kadefungin 3 (Vaginalcr.2 %/Vaginalsupp. 0,2 g)		vaginal	Ovula/Tabl., Creme/Gel/Salbe
Kadefungin 6 (Vaginalcr.1 %/Vaginalsupp. 0,1 g)		vaginal	Ovula/Tabl., Creme/Gel/Salbe
Mykofungin 3 (Vaginalcr.2 %/Vaginaltab.0,2 g)		vaginal	Ovula/Tabl., Creme/Gel/Salbe
Mykofungin 6 (Vaginalcr.1 %/Vaginaltab.0,1 g)		vaginal	Ovula/Tabl., Creme/Gel/Salbe
Mykohaug C	1 %	dermal	Cremes
Mykohaug C3 (Vaginalcr.2 %/Vaginaltab.0,2 g)		vaginal	Ovula/Tabl., Creme/Gel/Salbe
SD-Hermal Minuten Creme	2 %	dermal	Cremes
Uromykol	1 %	dermal	Cremes

Besondere Hinweise

Cave	• Bei Anw. in Kombination mit Latexprodukten (Kondome, Diaphragmen): Sicherheit nicht mehr gewährleistet • Anw. von Desodorantien oder Mitteln zur Intimhygiene in der Scheide während der Behandlung kann zu einer Minderung der Wirksamkeit führen
Reaktionsverm.	Keine Daten verfügbar.
Abhängigkeit	Keine Angaben.
Rechtl. Hinweis	Vaginalcreme/-supp./-tbl. für 6-tägige Anw. Rp.

Zusatzempfehlungen

Sagrotan Wäschehygienespüler, Sagrotan Spray

MICONAZOL

D01AC02 [Rp./Apf] Rp.: erstattungsfähig
Apf.: < 12 J.: erstattungsfähig, ≥ 12 J.: nicht erstattungsfähig
Mund- und Rachenraum: erstattungsfähig, OTC-Ausnahmeliste

D

Dosierung

Erwachsene	Kinder	Säuglinge
• Bei Mundsoor: 4 × tgl. 50–60 mg über 1–2 Wochen	• Bei Mundsoor: s. Erw.	• Bei Mundsoor: 6–12 kg: 4 × tgl. 25 mg-30 mg über 1–2 Wochen

Anwendungshinweis

Mundgele: nach den Mahlzeiten mit sauberem Finger auf Schleimhaut applizieren, bei Säuglingen ED auf mehrere Portionen aufteilen und möglichst weit vorne im Mund applizieren (Aspirationsgefahr)
bei Hautmykosen: 2 × tgl. auftragen, Behandlungsdauer 2–6 Wochen (mehrere Tage über das Abklingen der klinischen Symptome hinaus)
Vaginalmykosen: 1 × tgl. abends über 7 Tage
Windeldermatitis: bei jedem Windelwechsel

Schwangerschaft	Stillzeit
Anw. mögl., gehört zu den Mitteln der Wahl zur lokalen Therapie einer Pilzinfektion in der Schwangerschaft (neben Nystatin, Clotrimazol)	Anw. mögl., gehört zu den Mitteln der Wahl zur lokalen Therapie einer Pilzinfektion in der Stillzeit

Präparate

Name	Wirkstärke	Anwendung	Details
Castellani-Lösung mit Miconazol	2 %	dermal	
Gyno-Daktar	100 mg	vaginal	Ovula/Tabl.
Gyno-Daktar	20 mg/g	vaginal	Creme/Gel/Salbe
Gyno-Daktar Kombi (Vaginalcreme 2 %/Vaginaltabletten 100 mg)		vaginal	Ovula/Tabl., Creme/Gel/Salbe
Gyno-Mykotral	20 mg/g	vaginal	Creme/Gel/Salbe
Infectosoor Mundgel	2 %	dermal	Cremes
Infectosoor Zinkpaste (+ Zinkoxid)	2 %	dermal	Cremes
Loramyc® 50 mg mucoadhäsive Buccaltabletten	50 mg	oral (Tabletten)	nicht teilbar/k. A.
Micotar	2 %	dermal	Cremes
Micotar Lösung	2 %	dermal	
Micotar ZP (+ Zinkoxid)	2 %	dermal	Cremes
Mykoderm® Miconazolcreme	2 %	dermal	Cremes
Mykotin	2 %	dermal	Cremes

Name	Wirkstärke	Anwendung	Details
Vobamyk	2 %	dermal	Cremes

Besondere Hinweise	
Cave	Cremes, Vaginalsupp.: bei Anw. in Kombination mit Latexprodukten (Kondome, Diaphragmen): Sicherheit der Latexprodukte nicht mehr gewährleistet.
Reaktionsverm.	Keine Daten verfügbar.
Abhängigkeit	Keine Angaben.
Rechtl. Hinweis	Loramyc (mucoadhäsive Buccaltabl.), Präparate zur vaginalen Anw. Rp.

Zusatzempfehlungen
Sagrotan Wäschehygienespüler, Sagrotan Spray, Isopropylalkohol 70 %

BIFONAZOL

D01AC10 [Apf.] Apf.: < 12 J.: erstattungsfähig, ≥ 12 J.: nicht erstattungsfähig

Dosierung

Erwachsene	Kinder	Säuglinge
• Anw. 1 × tgl. abends • Nagelpilz: • 1 × tgl. auf die erkrankten Nägel über 7–14 T. auftragen; aufgeweichte Nagelsubstanz mit dem Spatel tgl. abkratzen; tgl. neuen Pflasterverband anlegen. Nach Nagelentfernung Weiterbehandl. mit einer Bifonazol-Creme (harnstofffrei)	• S. Erw.	• Nur unter ärztlicher Aufsicht

Anwendungshinweis

Anwendungsdauer:
Tinea pedum, Tinea pedum interdigitalis 3 Wochen
Tinea corporis, Tinea manuum, Tinea inguinalis 2–3 Wochen
Pityriasis versicolor, Erythrasma 2 Wochen
oberflächliche Candidosen der Haut 2–4 Wochen

Schwangerschaft	Stillzeit
Anw. nach sorgfältiger Nutzen-Risiko-Abwägung; besser erprobte Alternative: Clotrimazol	Keine Anw. im Brustbereich

Präparate

Name	Wirkstärke	Anwendung	Details
Bifomyk	1 %	dermal	Cremes
Bifomyk Lösung	1 %	dermal	
Bifon	1 %	dermal	Gele, Cremes
Bifon Lösung	1 %	dermal	
Canesten Extra	1 %	dermal	Cremes
Canesten Extra Lösung	1 %	dermal	
Canesten Extra Nagelset (+40 % Harnstoff)	1 %	dermal	Cremes
Mycospor	1 %	dermal	Cremes
Mycospor Lösung	1 %	dermal	

Besondere Hinweise	
Cave	Nach Überempfindlichkeitsreaktionen gegen andere Imidazol-Antimykotika (z. B. Econazol, Clotrimazol, Miconazol) Bifonazol-haltige Arzneimittel nur mit Vorsicht anwenden.
Reaktionsverm.	Keine Daten verfügbar.
Abhängigkeit	Keine Angaben.
Rechtl. Hinweis	Keine Angaben.

Zusatzempfehlungen
Sagrotan Wäschehygienespüler, Sagrotan Spray, Isopropylalkohol 70 %

DERMATIKA

D01	ANTIMYKOTIKA ZUR DERMATOLOGISCHEN ANWENDUNG
D01A	ANTIMYKOTIKA ZUR TOPISCHEN ANWENDUNG
D01AE	Andere Antimykotika zur topischen Anwendung

D

Wirkmechanismus

Ciclopirox: Anreicherung im Inneren der Zelle, irreversible Bindung an best. Strukturen und Organellen wie Zellwand, Zellmembran, Mitochondrien, Ribosomen und Mikrosomen → Hemmung der zellulären Aufnahme lebensnotwendiger Zellbausteine, gleichzeitig Induktion des Ausstroms anderer essenzieller Zellbestandteile
Amorolfin: Hemmung der Ergosterolsynthese, Erhöhung der Permeabilität der Pilzzellmembran
Terbinafin: Hemmung der Ergosterolsynthese (Inhibition der Squalenepoxidase → Umwandlung von Squalen in Lanosterol ↓ Squalenanreicherung, Ergosterolmangel der Zellmembran)

Indikation	Pilzerkrankungen der Haut verursacht durch Dermatophyten Amorolfin, Ciclopirox: Pilzerkrankungen der Nägel
abs. Kontraind.	Überempfindlichkeit
rel. Kontraind.	Neugeborene, Säuglinge, Kleinkinder
UAW	
Ohne Häufigkeit	Örtlich begrenzte Hautreizungen (z. B. Kontaktdermatitis)
Wechselwirkungen	
Arzneimittel	Keine Angaben.
Nahrungsmittel	Keine Angaben.

CICLOPIROX

D01AE14 [Rp./Apf] Rp.: erstattungsfähig
Apf.: nicht erstattungsfähig

Dosierung		
Erwachsene	Kinder	Säuglinge
• Anw. bei Hautmykosen: 2 × tgl. auf die erkrankten Stellen auftragen u. antrocknen lassen, bis zum Abklingen der Hauterschein. • bei Nagelmykosen: 1. Monat: jeden 2. Tag; 2. Monat: mind. 2 x wöchentl., ab 3. Monat. 1 x wöchentl., bis zu 6 Monate lang • Ciclopoli wird 1 × tgl. aufgetragen → da wasserlösl. keine Entfernung mittels Alkohol nötig → kein Feilen • 1 x/Woche Lackschicht mit Alkoholtupfer vollständig entfernen vor der Behandlung, • danach 1 x wöchentl. verändertes Nagelmaterial weitestgehend entfernen (mit Einmalfeilen) • bei Vaginalmykosen (Batrafen-Vaginalcreme): 1 × tgl. abends, 6–14 Tage lang	• Keine Anw. von Puder und Nagellack • andere Zubereitungen nach strenger Indikationsstellung	• Keine Anw. von Puder und Nagellack • andere Zubereitungen nach strenger Indikationsstellung

Anwendungshinweis

Empfehlung: Zur Vermeid. von Rückfällen wird empfohlen, die Behandl. darüber hinaus noch 1–2 Wo. weiterzuführen.

Schwangerschaft	Stillzeit
Cremes, Lösung: strenge Indikationsstellung, besser erprobte Alternative: Clotrimazol Nagellacke: keine Anw.	keine Anw.

Präparate

Name	Wirkstärke	Anwendung	Details
Batrafen	0,77 %	dermal	Gele
Batrafen	1 %	dermal	Cremes
Batrafen	1 %	vaginal	Creme/Gel/Salbe
Batrafen Lösung	1 %	dermal	
Ciclocutan Lösung	1 %	dermal	
Ciclopirox Winthrop Nagellack	8 %	dermal	
Ciclopirox-ratiopharm	1 %	dermal	Cremes
Ciclopirox-ratiopharm Lösung	1 %	dermal	
Ciclopoli	1 %	dermal	Cremes
Ciclopoli Lösung	1 %	dermal	
Nagel Batrafen A Nagellack	8 %	dermal	
Nagel Batrafen Nagellack	8 %	dermal	

Besondere Hinweise

Cave	• Puder nicht auf offenen Wunden anwenden • bei Anw. in Kombination mit Latexprodukten (Kondome, Diaphragmen): Sicherheit nicht mehr gewährleistet
Reaktionsverm.	Keine Daten verfügbar.
Abhängigkeit	Keine Angaben.
Rechtl. Hinweis	Ciclopirox-haltige Nagellacke Apf., alle anderen Darreichungsformen Rp.

Zusatzempfehlungen

Sagrotan Wäschehygienespüler, Sagrotan Spray, Isopropylalkohol 70 %

TERBINAFIN

D01AE15 [Apf.] < 12 J.: erstattungsfähig, ≥ 12 J.: nicht erstattungsfähig

Dosierung

Erwachsene	Kinder	Säuglinge
• Tinea pedis zwischen den Zehen,Tinea cruris u. Tinea corporis: 1 × tgl. für eine Wo. • Tinea pedis an der Fußsohle: 1 × tgl. für 4 Wo. • Candidose d. Haut: 1 × tgl. für 1–2 Wo. • Pityriasis versicolor: 1–2 × tgl. für 2 Wo.	• Creme: Anw. ≥ 5 J. • Spray, Lamisil once: keine Anw. < 18 J.	

Anwendungshinweis

Auch nach Abklingen der Symptome Behandlung immer über die volle Dauer durchführen. Lamisil once bei Fußpilz (Tinea pedis): einmalige Anw. bevorzugt nach Bad oder Dusche, nach dem Auftragen 24 h nicht waschen oder befeuchten, kein zweites Mal auftragen

Schwangerschaft	Stillzeit
Anw. nicht empfohlen, besonders im 1. Trimenon; besser erprobt: Clotrimazol, Nystatin, Miconazol	Bei zwingender Indikation für Terbinafin Anw. möglich; besser erprobt: Clotrimazol, Nystatin, Miconazol

Präparate

Name	Wirkstärke	Anwendung	Details
Fungizid ratiopharm extra	1 %	dermal	Cremes
Lamisil Creme	1 %	dermal	Cremes
Lamisil Derm	1 %	dermal	Gele
Lamisil Spray	1 %	dermal	
Lamisil once Lösung	1 %	dermal	

Besondere Hinweise

Cave	Bei Anw. in Kombination mit Latexprodukten (Kondome, Diaphragmen): Sicherheit nicht mehr gewährleistet.
Reaktionsverm.	Keine Daten verfügbar.
Abhängigkeit	Keine Angaben.
Rechtl. Hinweis	Terbinafinzubereitungen zur topischen Anw. Apf.

Zusatzempfehlungen

Sagrotan Wäschehygienespüler, Sagrotan Spray, Isopropylalkohol 70 %

AMOROLFIN

D01AE16 [Apf.] nicht erstattungsfähig

D

Dosierung		
Erwachsene	Kinder	Säuglinge
• Creme: 1 × tgl. abends • Nagellack: 1–2 x wöchentlich auftragen		

Anwendungshinweis

Creme: Anwendungsdauer: bis zum Abheilen der Symptome und einige Tage darüber hinaus, nicht kürzer als 14 Tage, nicht länger als 6 Wochen.
Nackellack: Lackreste mit Alkoholtupfer entfernen
Vor jedem Auftragen verändertes Nagelmaterial mit Einmalfeilen weitestgehend entfernen.

Schwangerschaft	Stillzeit
Mangels klinischer Erfahrung keine Anw. auf größeren, stark erodierten oder entzündeten Hautflächen oder unter Okklusion. Besser erprobt: Clotrimazol Nagellack: Aufgrund mangelnder Erfahrung nicht empfohlen.	Mangels klinischer Erfahrung keine Anw. auf größeren, stark erodierten oder entzündeten Hautflächen oder unter Okklusion. Keine Anw. auf der Brust. Nagellack: Aufgrund mangelnder Erfahrung nicht empfohlen.

Präparate

Name	Wirkstärke	Anwendung	Details
Amofin Nagellack	50 mg/ml	dermal	
Amorolfin Al Nagellack	50 mg/ml	dermal	
Amorolfin ratiopharm® wirkstoffhaltiger Nagellack	50 mg/ml	dermal	
Loceryl Creme	2,5 mg/g	dermal	Cremes
Loceryl Nagellack	50 mg/ml	dermal	

Besondere Hinweise	
Cave	• Nagellack löst sich in organischen Lösungsmitteln, bei Kontakt zum Schutz Handschuhe tragen. • Stearylalkohol kann Kontaktdermatiden auslösen.
Reaktionsverm.	Keine Daten verfügbar.
Abhängigkeit	Keine Angaben.
Rechtl. Hinweis	Keine Angaben.

Zusatzempfehlungen
Sagrotan Wäschehygienespüler, Sagrotan Spray, Isopropylalkohol 70 %

DERMATIKA

D01	ANTIMYKOTIKA ZUR DERMATOLOGISCHEN ANWENDUNG
D01B	ANTIMYKOTIKA ZUR SYSTEMISCHEN ANWENDUNG
D01BA	Antimykotika zur systemischen Anwendung

D

Wirkmechanismus	
Hemmung der Ergosterolsynthese (Inhibition der Squalenepoxidase → Umwandlung von Squalen in Lanosterol ↓ → Squalenanreicherung, Ergosterolmangel der Zellmembran)	
Indikation	Durch Dermatophyten verursachte Pilzinfekt. der Finger- u. Zehennägel; bei Mischinfekt. der Nägel mit Hefen (distal-subungualer Typ) Behandlungsversuch angezeigt Schwere therapieresistente Pilzinfekt. der Füße (Tinea pedis) u. des Körpers (T. corporis u. T. cruris), durch Dermatophyten verursacht u. durch äußerl. Ther. nicht ausreichend behandelbar Nicht wirksam bei Hefepilzerkrank. der Haut (Candidose, Pityriasis versicolor) → vor Behandlungsbeginn Labortest zur Sicherung der Diagnose
abs. Kontraind.	Nagelmykosen infolge primär bakterieller Infektionen Chron. oder akute Lebererkrankung
rel. Kontraind.	Kdr. (klin. Erfahr. begrenzt) Alkoholabhängigkeit (keine Erfahr.) Patienten mit eingeschränkter Nierenfunktion (Kreatinin-Clearance ≤ 50 ml/min bzw. Serum-Kreatinin ≥ 300 Mikromol/l bzw. 3 mg/dl).

UAW	
Sehr häufig (> 1:10)	Gastrointestinale Beschwerden (Völlegefühl, Appetitlosigkeit, Verdauungsstörungen, Übelkeit, leichte Bauchschmerzen, Durchfall) Allergische Hautreaktionen (Ausschlag, Urtikaria) Myalgien, Arthralgien
Häufig (< 1:10)	Kopfschmerzen
Gelegentlich (< 1:100)	Geschmacksstörungen oder Geschmacksverlust – i. d. R. innerhalb von 15 Wo. nach Absetzen von Terbinafin reversibel (können sehr selten auch länger, bis zu zwei J., dauern; in sehr seltenen Fällen führten die Geschmacksstörungen zu Appetitlosigkeit, die durch verminderte Nahrungsaufnahme einen ungewollten Gewichtsverlust verursacht)
Selten (< 1:1.000)	Klinisch relevante Störungen der Leberfunktion (primär cholestatischer Natur)

Sehr selten (< 1:10.000)	Neutropenie, Agranulozytose, Thrombozytopenie, Panzytopenie Anaphylaktoide Reaktionen Schwindel, Parästhesie und Hypästhesie Leberversagen, mit nachfolgender Lebertransplantation oder Todesfolge (in der Mehrzahl in Komb. mit schweren Grunderkrankungen) Psoriasisartiger Hautausschlag oder Verschlechterung einer Psoriasis Haarausfall Schwere Hautreaktionen (z. B. Erythema exsudativum multiforme [EEM], Stevens-Johnson-Syndrom, toxische epidermale Nekrolyse, akute generalisierte exanthematische Pustulosis [AGEP]) Müdigkeit
Ohne Häufigkeit	Anämie Anaphylaktische Reaktion Herabgesetztes Hörvermögen, Hörstörung, Tinnitus Lichtempfindlichkeitsreaktionen Grippeähnliche Erkrankung, Fieber
Wechselwirkungen	
Arzneimittel	Rifampicin CYP2C9- und CYP3A4-Inhibitoren (Fluconazol, Amiodaron) Substrate von CYP2D6 mit engem therapeut. Fenster (TCA, SSRI, MAO-B-Inhibitoren, Antiarrhythmika (einschließl. der Klassen 1A, 1B und 1C) und Beta-Rezeptorenblocker) Desipramin (Clearance ↓) Ciclosporin (Clearance ↑)
Nahrungsmittel	Keine Angaben.

TERBINAFIN

D01BA02 [Rp.] erstattungsfähig

D

Dosierung

Erwachsene	Kinder	Säuglinge
• 250 mg/d in 1 ED		

Anwendungshinweis

Einnahme unabhängig von den Mahlzeiten.
Anwendungsdauer: Tinea pedis, Tinea corporis und Tinea cruris: Mittlere Behandlungsdauer 4–6 Wochen
Nagelmykosen: In der Regel 3 Monate, Fußnägel evtl. > 6 Monate, Fingernägel evtl. nur 6 Wochen je nach Ansprechen (gesundes Nachwachsen der Nägel)
Bei Mischinfektionen mit Hefen: Fortsetzen der Behandlung nur bei Ansprechen der Therapie in den ersten 2–3 Wochen
Vollständiger Rückgang der Anzeichen der Infektion kann erst einige Wochen nach der Behandlung eintreten.

Schwangerschaft	Stillzeit
Strenge Nutzen-Risiko-Abwägung	Strenge Indikationsstellung Wenn therapeutisch sinnvoll: Fluconazol bevorzugen

Präparate

Name	Wirkstärke	Anwendung	Details
Amiada	250 mg	oral (Tabletten)	teilbar, mörserbar
Dermatin	250 mg	oral (Tabletten)	teilbar, mörserbar
Lamisil	250 mg	oral (Tabletten)	teilbar, mörserbar
Myconormin	250 mg	oral (Tabletten)	teilbar, mörserbar
Terbigalen	250 mg	oral (Tabletten)	teilbar, mörserbar
Terbinafin 1A pharma	125 mg, 250 mg	oral (Tabletten)	teilbar, mörserbar
Terbinafin Al	125 mg, 250 mg	oral (Tabletten)	teilbar, mörserbar
Terbinafin Hexal	125 mg, 250 mg	oral (Tabletten)	teilbar, mörserbar
Terbinafin Stada	125 mg, 250 mg	oral (Tabletten)	teilbar, mörserbar

Besondere Hinweise

Cave	Keine Angaben.
Reaktionsverm.	Keine Daten verfügbar.
Abhängigkeit	Keine Angaben.
Rechtl. Hinweis	Keine Angaben.

Zusatzempfehlungen

Keine Angaben.

DERMATIKA

D02	EMOLLIENTIA UND HAUTSCHUTZMITTEL
D02A	EMOLLIENTIA UND HAUTSCHUTZMITTEL
D02AA	Silikon-haltige Mittel

Wirkmechanismus	
Oberflächenspannung der Gasblasen im GI-Trakt ↓ → Zerfall der Gasblasen Wird nicht resorbiert	
Indikation	Bei übermäßiger Gasbildung u. Gasansammlung im Magen-Darm-Bereich (Meteorismus, Flatulenz, Aerophagie, Roemheld-Syndrom), vor diagnostischen Untersuchungen In flüssiger Form zusätzl.: Spülmittelvergiftung
abs. Kontraind.	Überempfindlichkeit
rel. Kontraind.	Keine Angaben.
Wechselwirkungen	
Arzneimittel	Keine Angaben.
Nahrungsmittel	Keine Angaben.

DIMETICON

D02AA01 [Apf.] nicht erstattungsfähig, nur Säuglinge und Kleinkinder.

Dosierung

Erwachsene	Kinder	Säuglinge
• Gasbedingte Magen-Darmbeschwerden: • ED à 105–210 mg, b. Bed. alle 4–6 h • Tensidvergiftung: Je nach Schwere, mind. 345 mg (1 TL entspr. ca. 5 ml)	• Gasbedingte Magen-Darmbeschwerden: • ED à 41–84 mg, b. Bed. alle 4–6 h	• Gasbedingte Magen-Darmbeschwerden: • ED à 42 mg zu jeder Milchmahlzeit, b. Bed. weitere ED vor dem Schlafengehen

Anwendungshinweis

Suspension vor Gebrauch gut schütteln.

Bei Bed. nachdosieren, Überdosierung nicht möglich.

Schwangerschaft	Stillzeit
Anw. mögl.	Anw. mögl.

Präparate

Name	Wirkstärke	Anwendung	Details
Dimeticon-CT	85 mg	oral (Tabletten)	teilbar, mörserbar
Elugan N Kautabletten	41,2 mg	oral (Tabletten)	nicht teilbar/k. A., mörserbar
Elugan Susp.	41,2 mg/ml	oral (Säfte)	
Espumisan Kautabletten	42,33	oral (Tabletten)	nicht teilbar/k. A.
Espumisan Perlen	40 mg	oral (Kapseln)	
Espumisan Susp.	40 mg/ml	oral (Säfte)	
Imogas	120 mg	oral (Kapseln)	
Imogas forte	240 mg	oral (Kapseln)	
Lefax Kautabletten	42 mg	oral (Tabletten)	nicht teilbar/k. A., mörserbar
Lefax Pump-Liquid	42 mg/ml	oral (Säfte)	
Lefax extra	105 mg	oral (Tabletten)	nicht teilbar/k. A., mörserbar
Sab Simplex Susp.	69,19 mg/m	oral (Säfte)	

Name	Wirkstärke	Anwendung	Details
Sab simplex Kautabletten	80 mg	oral (Tabletten)	nicht teilbar/k. A.
Simeticon-ratiopharm Kautabletten	85 mg	oral (Tabletten)	nicht teilbar/k. A.

Besondere Hinweise	
Cave	Keine Angaben.
Reaktionsverm.	Keine Daten verfügbar.
Abhängigkeit	Keine Angaben.
Rechtl. Hinweis	Verordnungsausschluss nach Anlage III AM-Richtlinie

Zusatzempfehlungen

Carum Carvi (Kdr.) Suppos, Windsalbe
Anis-Fenchel-Kümmel-Tee

DERMATIKA

D02	EMOLLIENTIA UND HAUTSCHUTZMITTEL
D02A	EMOLLIENTIA UND HAUTSCHUTZMITTEL
D02AB	Zink-haltige Mittel

Wirkmechanismus	
Zn = Cofaktor der Zn-abhängigen Matrixmetalloproteinasen → Verbesserung u. Beschleunigung der Wundheilung → Beseitigung abgestorbener Gewebeteile in Wunden u. schnelleres Heranführen neuer Zellen für Reparatur	
Indikation	Zur Unterstützung der Wundheilung, auch bei nässenden o. juckenden Wunden, Schrunden Verwendung als Decksalbe Windeldermatitis Fissuren Unterstützung einer Therapie bei subakuten o. chron. Ekzemen
abs. Kontraind.	Infektion der Wunde
rel. Kontraind.	Keine Angaben.
UAW	
Gelegentlich (< 1:100)	Unverträglichkeitsreaktionen
Ohne Häufigkeit	Brennen
Wechselwirkungen	
Arzneimittel	Keine Angaben.
Nahrungsmittel	Keine Angaben.

ZINKOXID

D02AB01 [Apf.] < 12 J.: erstattungsfähig, ≥ 12 J.: nicht erstattungsfähig

Dosierung

Erwachsene	Kinder	Säuglinge
• Ein-bis mehrmals tgl. auftragen	• S. Erw.	• S. Erw.

Anwendungshinweis

Nach dem Auftragen mit Mull abdecken

Schwangerschaft	Stillzeit
Anw. mögl.	Anw. mögl.

Präparate

Name	Wirkstärke	Anwendung	Details
GUTA-Zinksalbe	10 %	dermal	Salben
Mitosyl	27 %	dermal	Salben
Pantederm N Hexal	10 %	dermal	Salben
Retterspitz Zinksalbe	10 %	dermal	Salben
Zinksalbe Dialon	10 %	dermal	Salben
Zinksalbe Lichtenstein	10 %	dermal	Salben

Besondere Hinweise

Cave	Keine Angaben.
Reaktionsverm.	Keine Daten verfügbar.
Abhängigkeit	Keine Angaben.
Rechtl. Hinweis	Keine Angaben.

Zusatzempfehlungen

Keine Angaben.

DERMATIKA

D02	EMOLLIENTIA UND HAUTSCHUTZMITTEL
D02A	EMOLLIENTIA UND HAUTSCHUTZMITTEL
D02AE	Harnstoff-haltige Mittel

Wirkmechanismus	
Veränderung der Eigenschaften u. Struktur des Keratins in Haut u. Nägeln Ab 40 % keratolytisch Wasserbindung in Hornschicht	
Indikation	Ichthyosis, Xerosis, Hyperkeratosis u. andere Zustände von trockener, rauer Haut Nachbehandlung weitgehend abgeklungener Hauterkrankungen, v. a. für die corticoidfreie Therapie bei chron. Hauterkrankungen
abs. Kontraind.	Exkoriierte, akute Hautentzündungen Großflächige Anw. bei Patienten mit Niereninsuffizienz
rel. Kontraind.	Keine Angaben.
UAW	
Sehr selten (< 1:10.000)	Kontaktallerg. Reaktionen
Ohne Häufigkeit	Irritation d. Haut bei Behandlung akuter entzündl. Hautzustände
Wechselwirkungen	
Arzneimittel	Externa (verstärkte Liberation u. Penetration v. Wirkstoffen)
Nahrungsmittel	Keine Angaben.

HARNSTOFF

D02AE01 [Apf.] erstattungsfähig, OTC-Ausnahmeliste.

Dosierung

Erwachsene	Kinder	Säuglinge
• Ein- bis mehrmals tgl.	• S. Erw.	• S. Erw.

Anwendungshinweis

Dünn auf erkrankte Hautstellen auftragen u. leicht einmassieren.

Schwangerschaft	Stillzeit
Anw. mögl.	Anw. mögl. Nicht im Brustbereich auftragen.

Präparate

Name	Wirkstärke	Anwendung	Details
Basodexan® Fettcreme	10 %	dermal	Cremes
Basodexan® Salbe	10 %	dermal	Salben
Basodexan® Softcreme	10 %	dermal	Salben
Elacutan® Creme	10 %	dermal	Cremes
Elacutan® Fettcreme	10 %	dermal	Cremes
Linola® Urea	12 %	dermal	Cremes
Nubral® Creme	10 %	dermal	Cremes
Ureotop Creme	12 %	dermal	Cremes
Ureotop Salbe	12 %	dermal	Salben

Besondere Hinweise

Cave	Keine Angaben.
Reaktionsverm.	Keine Daten verfügbar.
Abhängigkeit	Keine Angaben.
Rechtl. Hinweis	Keine Angaben.

Zusatzempfehlungen

Keine Angaben.

D02	EMOLLIENTIA UND HAUTSCHUTZMITTEL
D02B	PROTEKTIVA GEGEN UV-STRAHLUNG
D02BB	Protektiva gegen UV-Strahlung zur systemischen Anwendung

Wirkmechanismus	
Bei Vitamin-A-Mangel partiell metabolische Umwandlung von Betacaroten in Vitamin A Photoprotektive Wirkung: Antioxidans Wirkung bei Pigmentanomalien: Ablagerung von Betacaroten in Haut → Braun/Gelbfärbung der Haut	
Indikation	Erythropoetische Protoporphyrie, polymorphe Lichtdermatosen, Pigmentstörungen
abs. Kontraind.	Leberschäden Starke Raucher (> 20 Zigaretten pro Tag)
rel. Kontraind.	Eingeschränkte Nierenfunktion Hereditäre Galactose- o. Fructoseintoleranz; Lactasemangel; Saccharase-, Isomaltasemangel; Glucose-Galactose-Malabsorption
UAW	
Gelegentlich (< 1:100)	Stuhlunregelmäßigkeiten
Wechselwirkungen	
Arzneimittel	Vitamin-A-haltige Präparate
Nahrungsmittel	Keine Angaben.

BETACAROTEN

D02BB01 [Apf.] Apf.: < 12 J.: erstattungsfähig, $\geq$ 12 J.: nicht erstattungsfähig

Dosierung		
Erwachsene	Kinder	Säuglinge
• Erythropoetische Protoporphyrie und polymorphe Lichtdermatosen: Dosierung abhängig vom Schweregrad der Erkrankung u. Stärke der Sonneneinstrahlung: • Anfangsdos.: 50–200 mg/d, später i. d. R. Dosisreduktion mögl. • Pigmentstörungen: • Anfangsdos.: 75–125 mg/d, nach 3–5 Wochen bei Erreichen der erwünschten Hauttönung Reduktion auf 25–50 mg/d	• Erythropoetische Protoporphyrie und polmorphe Lichtdermatosen: • Kinder im Vorschulalter: 50–75 mg/d • Kinder im Schulalter: 50–125 mg/d	

Anwendungshinweis

Bei stärkerer Sonneneinstrahlung u. in Sommermonaten muss erfahrungsgemäß eine höhere Dosis eingenommen werden.
Nach etwa einer Woche kommt es zu bräunlichgelber Hautfärbung an Händen und Füßen, nach längerer Einnahme auch Gelbfärbung des Stuhls.

Schwangerschaft	Stillzeit
Strenge Indikationsstellung	Strenge Indikationsstellung

Präparate

Name	Wirkstärke	Anwendung
Carotaben® Hartkapseln	25 mg	oral (Kapseln)

Besondere Hinweise

Cave	Keine Angaben.
Reaktionsverm.	Keine Daten verfügbar.
Abhängigkeit	Keine Angaben.
Rechtl. Hinweis	Keine Angaben.

Zusatzempfehlungen

Keine Angaben.

DERMATIKA

D04	ANTIPRURIGINOSA, INKL. ANTIHISTAMINIKA, ANÄSTHETIKA ETC.
D04A	ANTIPRURIGINOSA, INKL. ANTIHISTAMINIKA, ANÄSTHETIKA ETC.
D04AB	Lokalanästhetika

Wirkmechanismus	
Blockade spannungsabh. Na-Kanäle → schneller Na-Einstrom verhindert → Depolarisation u. Weiterleitung von Aktionspotentialen verhindert → Leitungsvermögen sensibler Nervenfasern reversibel u. örtl. aufgehoben	
Indikation	Linderung der Juckempfindung z. B. bei Varizellen (Windpocken, Gürtelrose)
abs. Kontraind.	Frühgeb. in den ersten Lebenswochen
rel. Kontraind.	Keine Angaben.
UAW	
Selten (< 1:1.000)	Überempfindlichkeitsreaktionen
Wechselwirkungen	
Arzneimittel	Keine Angaben.
Nahrungsmittel	Keine Angaben.

POLIDOCANOL (LAUROMACROGOL 400)

D04AB11 [Apf.] < 12 J.: erstattungsfähig, ≥ 12 J.: nicht erstattungsfähig

Dosierung

Erwachsene	Kinder	Säuglinge
• Ein- bis mehrmals tgl. dünn auftragen u. antrocknen lassen	• S. Erw.	

Anwendungshinweis

Susp: Vor Gebrauch schütteln!

Schwangerschaft	Stillzeit
Anw. möglich	Anw. möglich

Präparate

Name	Wirkstärke	Anwendung
Anaesthesulf Lotio	8 g/100 g	dermal
Pruriderm Lotio	8 g/100 g	dermal

Besondere Hinweise

Cave	Nicht in die Augen bringen.
Reaktionsverm.	Keine Daten verfügbar.
Abhängigkeit	Keine Angaben.
Rechtl. Hinweis	Keine Angaben.

Zusatzempfehlungen

Bei generalisiertem Juckreiz: Fenistil

D06	ANTIBIOTIKA UND CHEMOTHERAPEUTIKA ZUR DERMATOLOGISCHEN ANWENDUNG
D06A	ANTIBIOTIKA ZUR TOPISCHEN ANWENDUNG
D06AX	Andere Antibiotika zur topischen Anwendung

Wirkmechanismus

Gentamicin: Bindung an bakterielle Ribosomen → Produktion fehlerhafter Proteine → irreversible Schädigung des Mikroorganismus
Bakterizide Wirkung auf die meisten aeroben gramnegative u. wenige grampositive Bakterien

Indikation	Creme: Decubitalulcera, Ulcus cruris, auf nässender Haut Salbe: kleinfläch. bakt. oberflächl. Hautinfekt.; bei trockenem Hauttyp.
abs. Kontraind.	Überempfindlichkeit, gleichzeitige systemische Anwendung von Aminoglykosid-Antibiotika, fortgeschrittene Niereninsuffizienz
rel. Kontraind.	Myasthenia gravis, Parkinson, Erkrankungen mit muskulärer Schwäche, gleichzeitige Anwendung von anderen AM mit neuromuskulär blockierender Wirkung.

Wechselwirkungen

Arzneimittel	Keine Angaben.
Nahrungsmittel	Keine Angaben.

GENTAMICIN

D06AX07 [Rp.] erstattungsfähig

Dosierung

Erwachsene	Kinder	Säuglinge
• 2–3 × tgl.	• ≥ 4 J.: s. Erw.	

Anwendungshinweis

Dünn auftragen.
Wenn Verband erforderlich, 1 × tgl. wechseln.

Schwangerschaft	Stillzeit
Anw. mögl.	Anw. mögl.

Präparate

Name	Wirkstärke	Anwendung	Details
InfectoGenta®	0,1 %	dermal	Cremes
SULMYCIN®	0,1 %	dermal	Cremes
InfectoGenta®	0,1 %	dermal	Salben
Refobacin®	0,1 %	dermal	Cremes
SULMYCIN®	0,1 %	dermal	Salben

Besondere Hinweise

Cave	Großflächige Anw./Okklusionsverbände können system. Resorption fördern.
Reaktionsverm.	Keine Daten verfügbar.
Abhängigkeit	Keine Angaben.
Rechtl. Hinweis	Keine Angaben.

Zusatzempfehlungen

Keine Angaben.

DERMATIKA

D06	ANTIBIOTIKA UND CHEMOTHERAPEUTIKA ZUR DERMATOLOGISCHEN ANWENDUNG
D06B	CHEMOTHERAPEUTIKA ZUR TOPISCHEN ANWENDUNG
D06BB	Antivirale Mittel

Wirkmechanismus	
Prodrugs: Aktivierung erfolgt durch virale Enzyme bei der DNA-Synthese Einbau der Nukleosidanaloga in die virale DNA → Kettenabbruch	
Indikation	Zur lindernden Therapie von Schmerzen u. Juckreiz sowie zur Beschleunigung der Krustenbildung bei rezidivierenden Infektionen von Herpes labialis und genitalis
abs. Kontraind.	Überempfindlichkeit gegenüber Aciclovir o. Valaciclovir Anw. am Auge, im Mund u. in der Scheide
rel. Kontraind.	Bei schweren Störungen der körpereigenen Abwehr ist vor der Behandlung ein Arzt zu konsultieren
UAW	
Gelegentlich (< 1:100)	Rötungen, Juckreiz, Anschuppung, Brennen
Selten (< 1:1.000)	Kontaktdermatitis (meist durch Hilfsstoffe) Erythem
Sehr selten (< 1:10.000)	Überempfindlichkeitsreaktionen vom Soforttyp (einschließlich Angioödem)
Wechselwirkungen	
Arzneimittel	Keine Angaben.
Nahrungsmittel	Keine Angaben.

ACICLOVIR

D06BB03 [Rp./Apf] Rp.: erstattungsfähig
Apf.: < 12 J.: erstattungsfähig, ≥ 12 J.: nicht erstattungsfähig

Dosierung

Erwachsene	Kinder	Säuglinge
• 5 × tgl., alle 4 h	• S. Erw.	• S. Erw.

Anwendungshinweis

Therapiebeginn bei den ersten Anzeichen wie Jucken, Brennen, Spannungsgefühl.
Dünn auftragen, mit Wattestäbchen o. sauberem Finger.
Nicht nur bereits sichtbare Herpesanzeichen, sondern auch angrenzende Bereiche mit Creme bedecken.
Anwendungsdauer: 5–10 d, bis die Bläschen verheilt oder verkrustet sind.

Schwangerschaft	Stillzeit
Lokale Anwendung unbedenklich.	Lokale Anwendung unbedenklich.

Präparate

Name	Wirkstärke	Anwendung	Details
Acic Creme bei Lippenherpes	50 mg/g	dermal	Cremes
Acic Creme	50 mg/g	dermal	Cremes
Aciclostad Creme	50 mg/g	dermal	Cremes
Acic®-Ophtal	30 mg/g	ophthal	Creme/Gel/Salbe
Zovirax Lippenherpescreme	50 mg/g	dermal	Cremes
Zovirax® Augensalbe	30 mg/g	ophthal	Creme/Gel/Salbe

Besondere Hinweise

Cave	• Nicht auf Schleimhäute (in der Mundhöhle, am Auge, in der Scheide) auftragen, Ausnahme: Augensalbe. • Bei Anw. im Anal- und Genitalbereich: Reißfähigkeit von Kondomen aus Latex kann durch Vaseline und Paraffin beeinträchtigt sein.
Reaktionsverm.	Keine Daten verfügbar.
Abhängigkeit	Keine Angaben.
Rechtl. Hinweis	Ap.: Lippenherpescreme: Indikation Herpes labialis Rp.: Creme: zusätzlich Herpes genitalis

Zusatzempfehlungen

Keine Angaben.

PENCICLOVIR

D06BB06 [Apf.] nicht erstattungsfähig

Dosierung

Erwachsene	Kinder	Säuglinge
• Anw. alle 2 h (tagsüber), mind. 6 × tgl.	• > 12 J.: s. Erw. • < 12 J.: Keine Anw.	

Anwendungshinweis

Behandlungsbeginn: Möglichst beim ersten Auftreten der Sympt.
Dünn auf die betroffenen Hautstellen auftragen.
Anw. nach den Mahlzeiten.
Anwendungsdauer: 4 d

Schwangerschaft	Stillzeit
Geringe systemische Verfügbarkeit → Risiko nicht zu erwarten.	Keine Informationen zum Übergang in die Muttermilch.

Präparate

Name	Wirkstärke	Anwendung	Details
Pencivir getönt	1 %	dermal	Cremes
Pencivir weiß	1 %	dermal	Cremes

Besondere Hinweise

Cave	Keine Angaben.
Reaktionsverm.	Keine Daten verfügbar.
Abhängigkeit	Keine Angaben.
Rechtl. Hinweis	Keine Angaben.

Zusatzempfehlungen

Keine Angaben.

DERMATIKA

D06	ANTIBIOTIKA UND CHEMOTHERAPEUTIKA ZUR DERMATOLOGISCHEN ANWENDUNG
D06B	CHEMOTHERAPEUTIKA ZUR TOPISCHEN ANWENDUNG
D06BX	Andere Chemotherapeutika

Wirkmechanismus	
In anaeroben Bakterien u. Protozoen Reduktion zu Acetamid und N-(2-Hydroxyethyl)oxamidsäure → Hemmung der Nukleinsäuresynthese der betroffenen Mikroorganismen	
Indikation	Rosacea
abs. Kontraind.	Keine Angaben.
rel. Kontraind.	Schwere Leberschäden, Störungen der Blutbildung, Erkrankungen des Zentral- oder peripheren Nervensystems
UAW	
Häufig (< 1:10)	Verschlechterung des Hautzustandes, trockene Haut, Erythem, Pruritus, brennendes Gefühl auf der Haut, Hautreizung Schmerzen am Verabreichungsort
Gelegentlich (< 1:100)	Hypästhesie, Parästhesie Geschmacksstörung, Übelkeit
Wechselwirkungen	
Arzneimittel	Keine Angaben.
Nahrungsmittel	Keine Angaben.

METRONIDAZOL

D06BX01 [Rp.] erstattungsfähig

Dosierung

Erwachsene	Kinder	Säuglinge
• 2 × tgl.		

Anwendungshinweis

Dünn auftragen.
Durchschnittliche Behandlungsdauer: 12 Wochen → Falls erfolglos, dann Behandlung einstellen!

Schwangerschaft	Stillzeit
1. Trimenon: KI 2. u. 3. Trimenon: Strenge Indikationsstellung	Strenge Indikationsstellung → Während Behandlung abstillen.

Präparate

Name	Wirkstärke	Anwendung	Details
Metrocreme®	7,5 mg/g	dermal	Cremes
Metrogel® Gel	7,5 mg/g	dermal	Gele
Metrolotion®	7,5 mg/g	dermal	
Metrosa®	7,5 mg/g	dermal	Gele
ROSICED®	7,5 mg/g	dermal	Cremes

Besondere Hinweise

Cave	• Während der Behandlung Sonnen- u. UV-Lichtbestrahlung der behandelten Hautstellen vermeiden! • Kontakt mit Augen u. Schleimhäuten vermeiden!
Reaktionsverm.	Keine Daten verfügbar.
Abhängigkeit	Keine Angaben.
Rechtl. Hinweis	Keine Angaben.

Zusatzempfehlungen

Keine Angaben.

DERMATIKA

D07	CORTICOSTEROIDE, DERMATOLOGISCHE ZUBEREITUNGEN
D07A	CORTICOSTEROIDE, REIN
D07AA	Corticosteroide, schwach wirksam (Gruppe I)

Wirkmechanismus	
immunsuppressive, entzündungshemmende, antiallergische Wirkung über Bindung an nukleäre Rezeptoren	
Indikation	Entzündl. Hauterkrank., bei denen schwach wirksame, topisch anzuwendende Glucocorticosteroide angezeigt sind.
abs. Kontraind.	Spezifische Hautprozesse (Lues, Tbc) Varizellen Vakzinationsreaktionen Mykosen Bakterielle Hautinfektionen Periorale Dermatitis Rosacea Virusinfekt. (z. B. Herpes simplex, Herpes zoster) Acne vulgaris Steroidakne Anw. auf einem größeren Areal als 1/10 d. KOF Anw. auf off. Wunden
rel. Kontraind.	Anw. im Gesicht (insbes. im Bereich d. Augen, b. Prädisposition Gefahr d. Erhöh. d. Augeninnendr.), auf intertriginöse Areale, im Umfeld v. Hautulzera, im Genital- u. Analbereich Kdr. infolge einer gr. KOF im Verhältnis zum KG u. älteren Menschen (Altershaut) infolge abgeschwächter Barriereleistung d. Hornschicht Kdr. < 6 J.(nur auf ärztl. Verord.).
UAW	
Selten (< 1:1.000)	allergische Hautreaktionen
Ohne Häufigkeit	bei Anwendung > 4 Wochen: Hautatrophien, Änderung der Hautpigmentierung, Teleangiektasien, Striae, Steroidakne, periorale Dermatitis und Hypertrichose.
Wechselwirkungen	
Arzneimittel	Keine Angaben.
Nahrungsmittel	Keine Angaben.

HYDROCORTISON

D07AA02 [Rp./Apf] Rp.: erstattungsfähig
Apf.: < 12 J.: erstattungsfähig, ≥ 12 J.: nicht erstattungsfähig

D

Dosierung		
Erwachsene	Kinder	Säuglinge
• Applikation: 1–2 × tgl., bei Besserung der Symptome nur 1 × tgl. • Anwendungsdauer: Max. 4 Wochen, Selbstmedikation 3 Wochen	• < 6 J.: Nur auf ärztliche Verordnung. • Applikation 1 × tgl. • Anwendungsdauer: Max. 3 Wochen, Selbstmedikation 3 Wochen	

Schwangerschaft	Stillzeit
Bei entsprechender Indikationsstellung Anw. mögl., wenn möglich keine großflächige Anw. (mehr als 10 % der Körperoberfläche) und nicht über längere Zeit, bes. im 1. Trimenon	Anw. mögl.

Präparate			
Name	Wirkstärke	Anwendung	Details
Baycuten HC (+ 1 % Clotrimazol)	1 %	dermal	Cremes
Ebenol	1 %, 0,25 %, 0,5 %	dermal	Cremes
Ebenol Spray	0,5 %	dermal	
Fenistil Hydrocort	0,25 %, 0,5 %	dermal	Cremes
Fenistil Hydrocort Spray	0,5 %	dermal	
Hydrocortison HEXAL	0,25 %, 0,5 %, 1 %	dermal	Cremes
Hydrocortison-ratiopharm Spray	0,5 %	dermal	
Hydrocutan	1 %	dermal	Salben, Cremes
Hydrocutan Creme	0,25 %, 0,5 %	dermal	Cremes
Hydrodexan (+ 10 % Harnstoff)	1 %	dermal	Salben, Cremes
Hydrogalen	1 %	dermal	Salben, Cremes
Hydrogalen Lotion	1 %	dermal	
Hydrogalen Lösung	1 %	dermal	
Linola Akut	0,5 %, 0,25 %	dermal	Cremes
Linolacort Hydro	0,5 %, 1 %	dermal	Cremes
Muni® HC	0,5 %	dermal	Cremes
Soventol® HydroCort	0,5 %	dermal	Cremes
Soventol® HydroCort Spray	0,5 %	dermal	
Systral Hydrocort	0,5 %, 0,25 %	dermal	Cremes

Besondere Hinweise	
Cave	Bei großflächiger Langzeitanw. systemische NW mögl. (s. Glucocorticoide zur systemischen Anw.).
Reaktionsverm.	Keine Daten verfügbar.
Abhängigkeit	Keine Angaben.
Rechtl. Hinweis	Zubereitungen bis 0,5 % Apf.

Zusatzempfehlungen
Weitere Wirkstoffe dieser Gruppe: Prednisolon, Methylprednisolon

DERMATIKA

D07	CORTICOSTEROIDE, DERMATOLOGISCHE ZUBEREITUNGEN
D07A	CORTICOSTEROIDE, REIN
D07AB	Corticosteroide, mittelstark wirksam (Gruppe II)

D

Wirkmechanismus	
Immunsuppressive, entzündungshemmende, antiallergische Wirkung über Bindung an nukleäre Rezeptoren	
Indikation	Zur Behandl. entzündl. Hautkrankh., bei denen mittelstark wirksame topisch anzuwendende Glucocorticoide angezeigt sind
abs. Kontraind.	Spezifische Hautprozesse (Lues, Tbc) Varizellen Vakzinationsreaktionen Mykosen Bakterielle Hautinfektionen Periorale Dermatitis Rosacea Acne vulgaris, Steroidakne, virale Hauterkrankungen
rel. Kontraind.	Anw. im Gesicht u. in Hautfalten (nur kurzfristig u. nach Ausschluss anderer Therapiemöglichkeiten) Langdauernde Ther. (>4 Wo.) in hoher Dos. o. auf großen Flächen (>20 % d. KOF), bes. unter Okklusion u. bei Kindern
UAW	
Selten (<1:1.000)	Allergische Hautreaktionen
Ohne Häufigkeit	Bei länger dauernder Anw.: Hautatrophien, Teleangiektasien, Striae, Steroidakne, Periorale Dermatitis, Hypertrichosis, Miliaria, Follikulitis, Pigmentverschiebung, Sekundärinfektion
Wechselwirkungen	
Arzneimittel	Cremes und Salben: Verminderung der Reißfestigkeit u. damit Beeinträchtigung der Sicherheit von Latex-Kondomen möglich
Nahrungsmittel	Keine Angaben.

TRIAMCINOLON

D07AB09 [Rp./Apf] Rp.-Präparate: erstattungsfähig

Dosierung		
Erwachsene	**Kinder**	**Säuglinge**
• 1–2 × tgl. dünn auftragen, Behandlungsdauer max. 4 Wo. • Aftab: ›16 J. bei rezidivierenden Aphten der Mundschleimhaut: 1–2 × tgl. 1 Hafttbl.	• S. Erw., Anw. unter erhöhter Vorsicht, kurzzeitig, nicht großflächig.	

Schwangerschaft	Stillzeit
Bei entsprechender Indikationsstellung lokale Behandlung möglich. Wenn möglich keine großflächige Anw. (mehr als 10 % der Körperoberfläche) und nicht über längere Zeit. Bes. Vorsicht im 1. Trimenon (8.-11. Woche).	Lokale Anw. von Glucocorticoiden wird in der Stillzeit als unbedenklich angesehen.

Präparate

Name	Wirkstärke	Anwendung	Details
Aftab Hafttabletten (Anwendung in der Mundhöhle)	0,025 %	dermal	
Delphicort	0,1 %	dermal	Salben, Cremes
Kortikoid-ratiopharm®	0,1 %	dermal	Cremes
Kortikoid-ratiopharm®-F	0,1 %	dermal	Salben
Linolacort Triam	0,1 %	dermal	Cremes
Triamgalen	0,1 %	dermal	Salben, Cremes
Triamgalen Lotion	0,1 %	dermal	
Triamgalen Lösung	0,2 %	dermal	
Volonimat	0,025 %	dermal	Salben, Cremes
Volon® A	0,1 %	dermal	Salben, Cremes
Volon® A Haftsalbe zur Anwendung in der Mundhöhle)	0,1 %	dermal	Salben

Besondere Hinweise	
Cave	Bei großflächiger Langzeitanw. systemische NW möglich (s. Glucocorticoide zur systemischen Anw.).
Reaktionsverm.	Keine Daten verfügbar.
Abhängigkeit	Keine Angaben.
Rechtl. Hinweis	Hafttbl. mit 0,025 mg Triamcinolonacetonid zur Anw. in der Mundhöhle bei Aphthen Apf.

Zusatzempfehlungen
Weitere Wirkstoffe dieser Gruppe: Dexamethason

DERMATIKA

D07	CORTICOSTEROIDE, DERMATOLOGISCHE ZUBEREITUNGEN
D07A	CORTICOSTEROIDE, REIN
D07AC	Corticosteroide, stark wirksam (Gruppe III)

Wirkmechanismus	
Immunsuppressive, entzündungshemmende, antiallergische Wirkung über Bindung an nukleäre Rezeptoren	
Indikation	Zur Behandl. entzündl. Hautkrankh., bei denen stark wirksame topisch anzuwendende Glucocorticoide angezeigt sind
abs. Kontraind.	Spezifische Hautprozesse (Lues, Tbc) Varizellen Vakzinationsreaktionen
	Mykosen Bakterielle Hautinfektionen Periorale Dermatitis Rosacea Akne vulgaris, Steroidakne, virale Hauterkrank. Sgl. unter 1 J.; Anw. am Auge
rel. Kontraind.	Anw. im Gesicht u. in Hautfalten nur kurzfristig u. nach Ausschluss anderer Therapiemöglichkeiten Langdauernde Ther. (> 4 Wo.) in hoher Dos. o. auf großen Flächen (>20 % d. KOF), bes. unter Okklusion und bei Kdr.
UAW	
Selten (< 1:1.000)	Allergische Hautreaktionen
Ohne Häufigkeit	Bei längerer Anw.: Hautatrophien, Teleangiektasien, Striae, Steroidakne, Hypertrichosis, Änderung d. Hautpigmentierung, Exazerbation d. Sympt., Stör. des Regelkreises Hypothalamus-Hypophysenvorderlappen-Nebennierenrinde
Wechselwirkungen	
Arzneimittel	Cremes und Salben: Verminderung der Reißfestigkeit u. damit Beeinträchtigung der Sicherheit von Latex-Kondomen möglich
Nahrungsmittel	Keine Angaben.

BETAMETHASON

D07AC01 [Rp.] erstattungsfähig

Dosierung

Erwachsene	Kinder	Säuglinge
• Anw. 2–3 × tgl., mit Eintritt der Besserung 1 × tgl. meist ausreichend; Behandlungsdauer max. 3–4 Wochen	• > 1 J.: 1 x tgl., Behandlungsdauer max. 2 Wochen • Anw. unter erhöhter Vorsicht, kurzzeitig, nicht großflächig.	

Anwendungshinweis

Dünn auftragen, leicht einmassieren.
Längere Behandlungszeiten nur im Ausnahmefall bei gegebener Indikation.

Schwangerschaft	Stillzeit
Bei entsprechender Indikationsstellung lokale Behandlung mögl. Wenn mögl. keine großflächige Anw. (mehr als 10 % der Körperoberfläche) u. nicht über längere Zeit. Bes. Vorsicht im 1. Trimenon (8.–11. Woche).	Lokale Anw. von Glucocorticoiden wird in der Stillzeit als unbedenklich angesehen.

Präparate

Name	Wirkstärke	Anwendung	Details
Betnesol®-V 0,1	1 mg/g	dermal	Salben, Cremes
Betnesol®-V Lotio	1 mg/g	dermal	
Betnesol®-V crinale	1 mg/g	dermal	
Bemon 0,1	1 mg/g	dermal	Salben, Cremes
BetaCreme Lichtenstein	1 mg/g	dermal	Cremes
BetaLotio Winthrop 0,1	1 mg/g	dermal	
BetaSalbe Lichtenstein	1 mg/g	dermal	Salben
Betagalen	1 mg/g	dermal	Salben, Cremes
Celestan-V	1 mg/g	dermal	Salben, Cremes
Cordes beta	1 mg/g	dermal	Salben, Cremes
DEFLATOP® 0,1 % Schaum	1 mg/g	dermal	
Diprosis	0,5 mg/g	dermal	Salben
Diprosone	0,5 mg/g	dermal	Salben, Cremes
Soderm	1 mg/g	dermal	Salben, Cremes
Soderm Lotio	1 mg/g	dermal	

Name	Wirkstärke	Anwendung	Details
Soderm crinale	1 mg/g	dermal	

Besondere Hinweise

Cave	Bei großflächiger Langzeitanw. systemische NW möglich (s. Glucocorticoide zur systemischen Anw.).
Reaktionsverm.	Keine Daten verfügbar.
Abhängigkeit	Keine Angaben.
Rechtl. Hinweis	Keine Angaben.

Zusatzempfehlungen

Weitere Wirkstoffe dieser Gruppe: Prednicarbat, Mometason, Beclomethason, Diflucortolon

D07	CORTICOSTEROIDE, DERMATOLOGISCHE ZUBEREITUNGEN
D07A	CORTICOSTEROIDE, REIN
D07AD	Corticosteroide, sehr stark wirksam (Gruppe IV)

Wirkmechanismus	
Immunsuppressive, entzündungshemmende, antiallergische Wirkung über Bindung an nukleäre Rezeptoren	
Indikation	Zur Behandl. entzündl. Hautkrankh., bei denen sehr stark wirksame topisch anzuwendende Glucocorticoide angezeigt sind Im Gesichts- u. Halsbereich u. in intertriginösen Bereichen Komb. mit Antimykotika, Antibiotika, Antiseptika u. Salicylsäure Kdr. v. 3–12 J. (in Ausnahmefällen, nur Kurzbehandl.)
abs. Kontraind.	Spezifische Hautprozesse (Lues, Tbc); Varizellen; Vakzinationsreaktionen; Mykosen; Bakterielle Hautinfektionen; Periorale Dermatitis; Rosacea; Anw. im Gesicht u. in intertriginösen Arealen; Anw. unter Okklusivverbänden; Parasitär verursachte Hautkrankh.; Akne, Anw. auf Wunden u. Ulzerationen; Erkrank. mit einer Störung der hypophysär-hypothalamischen Regulierung (z. B. Cushing-Syndrom); Anw. am Auge, Lid u. Augenumgebung
rel. Kontraind.	Großflächige Anw. b. ält. Pat. Leberfunktionsstörungen diabetische Stoffwechsellage
UAW	
Selten (< 1:1.000)	Allergische Hautreaktionen
Sehr selten (< 1:10.000)	Örtlich begrenzte Überempfindlichkeitsreaktionen (Erythem, Hautausschlag, Pruritus, Urtikaria, Brennen und allergische Kontaktdermatitis können möglicherweise bei Anwendung auftreten und den krankheitsbedingten Symptomen ähneln) Anzeichen von Hypercortisolismus, Nebennierenrindeninsuffizienz
Ohne Häufigkeit	Bei länger dauernder Anwendung: Hautatrophien, Teleangiektasien, Striae, Steroidakne, Periorale Dermatitis, Hypertrichosis
Wechselwirkungen	
Arzneimittel	Cremes und Salben: Verminderung der Reißfestigkeit u. damit Beeinträchtigung der Sicherheit von Latex-Kondomen möglich
Nahrungsmittel	Keine Angaben.

CLOBETASOL

D07AD01 [Rp.] erstattungsfähig

Dosierung

Erwachsene	Kinder	Säuglinge
• 1 × tgl., Behandlungsdauer max. 2 Wochen	• 3–12 J.: Anw. nur in Ausnahmefällen, wenige Tage, s. Erw.	

Anwendungshinweis

Nach der Anw. Hände waschen, wenn diese nicht von der Behandlung betroffen sind.
Behandelte Fläche darf 10 % der Körperoberfläche nicht überschreiten.
Verbrauch nicht mehr als 50 g 0,05 %iger Zubereitung/Woche.
Therapie so früh wie mögl. beenden u. ggf. durch weniger starkes Glucocorticoid ersetzen.
Wiederholte kurzzeitige Behandlungen mit clobetasolhaltigen Zubereitungen: Zur Behandlung von Exazerbationen möglich.
Falls kontinuierliche Steroidbehandlung erforderlich, sollte eine weniger potente Zubereitung gewählt werden.

Schwangerschaft	Stillzeit
Bei entsprechender Indikationsstellung lokale Anw. mögl. Wenn mögl. keine großflächige Anw. (mehr als 10 % der Körperoberfläche) und nicht über längere Zeit. Bes. Vorsicht im 1. Trimenon (8.-11 Woche).	Lokale Anw. mögl.

Präparate

Name	Wirkstärke	Anwendung	Details
Clarelux Schaum	0,05 %	dermal	
Clobegalen	0,05 %	dermal	Salben
Clobegalen	0,05 %	dermal	Cremes
Clobegalen Lotion	0,05 %	dermal	
Clobegalen Lösung	0,05 %	dermal	
Clobex Shampoo	500µg/g	dermal	
Dermoxin	0,05 %	dermal	Cremes
Dermoxin	0,05 %	dermal	Salben
Dermoxinale Lösung	0,05 %	dermal	
Karison	0,05 %	dermal	Cremes
Karison	0,05 %	dermal	Salben

Name	Wirkstärke	Anwendung	Details
Karison Crinale	0,05 %	dermal	
Karison Fettsalbe	0,05 %	dermal	Salben

Besondere Hinweise

Cave	Bei großflächiger Langzeitanw. systemische NW möglich (s. Glucocorticoide zur sysytemischen Anw.).
Reaktionsverm.	Keine Daten verfügbar.
Abhängigkeit	Keine Angaben.
Rechtl. Hinweis	Keine Angaben.

Zusatzempfehlungen

Keine Angaben.

DERMATIKA

D08	ANTISEPTIKA UND DESINFEKTIONSMITTEL
D08A	ANTISEPTIKA UND DESINFEKTIONSMITTEL
D08AA	Acridin-Derivate

Wirkmechanismus	
Bindung an die Bakterien-DNS bzw. -RNS → Hemmung d. Proteinsynthese der Bakterien	
Indikation	Lokales Antiseptikum Wässrige Lösung zur antiseptischen Spülung von Wunden und Körperhöhlen
abs. Kontraind.	Anw. am Auge
rel. Kontraind.	Keine Angaben.
UAW	
Gelegentlich (< 1:100)	Kontaktdermatiden
Selten (< 1:1.000)	Gesichtsödeme, Urtikaria Kopfschmerzen Konvulsionen
Wechselwirkungen	
Arzneimittel	Keine Angaben.
Nahrungsmittel	Keine Angaben.

ETHACRIDINLACTAT

D08AA01 [Apf.] erstattungsfähig, OTC-Ausnahmeliste.

Dosierung

Erwachsene	Kinder	Säuglinge
• Salbe: 3 x tgl. auftragen. • Lösung 0,1 %: 2 × tgl. für mind. 30 Min. einwirken lassen.		

Anwendungshinweis

Tbl. zur Herstellung einer Lösung in warmem Wasser lösen u. vor der Anw. auf Raumtemperatur abkühlen lassen.

Schwangerschaft	Stillzeit
KI	KI

Präparate

Name	Wirkstärke	Anwendung	Details
Rivanol® Lösung 0,1 %	0,1 %	dermal	
Rivanol® Tbl. 0,1 g	0,1 g	dermal	
Rivanol® Salbe		dermal	Salben
Rivanol® Tbl. 1,0 g	1,0 g	dermal	

Besondere Hinweise

Cave	• Wiederholtes Begießen von Umschlägen: Durch Verdunsten der Lösung Zunahme der Wirkstoffkonzentration → Lokale Reizungen möglich. • Vor Licht geschützt aufbewahren, sonst Zersetzung (Braunfärbung).
Reaktionsverm.	Keine Daten verfügbar.
Abhängigkeit	Keine Angaben.
Rechtl. Hinweis	Keine Angaben.

Zusatzempfehlungen

Keine Angaben.

DERMATIKA

D08	ANTISEPTIKA UND DESINFEKTIONSMITTEL
D08A	ANTISEPTIKA UND DESINFEKTIONSMITTEL
D08AG	Iod-haltige Mittel

Wirkmechanismus	
J = starkes Oxidationsmittel → Reaktion mit ungesättigten Fettsäuren, SH- o. OH-Gruppen der Aminosäuren in Enzymen und Strukturproteinen von Mikroorganismen Wirkung gg. breites Spektrum an humanpathogenen Mikroorganismen	
Indikation	Zur wiederholten, zeitl. begrenzten Anw. als Antiseptikum bei oberflächlich geschädigter Haut
abs. Kontraind.	Jodüberempfindlichkeit Schilddrüsenüberfunktion Dermatitis herpetiformis Duhring Vor/nach Radioiodanwendung
rel. Kontraind.	Insbesondere bei großflächiger/wiederholter Anw. auf geschädigter Haut und Schleimhaut: Neugeborene und Säuglinge bis 6 Monate Schilddrüsenerkrankungen u. ältere Patienten mit Strumen
UAW	
Selten (< 1:1.000)	Überempfindlichkeitsreaktionen Nach Resorption größerer Mengen Elektrolyt- u. Serumosmolaritätsstörungen, schwere metabolische Azidose, renale Insuffizienz
Sehr selten (< 1:10.000)	Anaphylaktische Reaktionen, Angioödeme Bei prädisponierten Patienten: iodinduzierte Hyperthyreose mit Symptomen wie Tachykardie o. Unruhe
Wechselwirkungen	
Arzneimittel	Quecksilberverbindungen, enzymatische Wundbehandlungsmittel, Taurolidin, Wasserstoffperoxid
Nahrungsmittel	Keine Angaben.

POVIDON-IOD

D08AG02 [Apf.] erstattungsfähig. OTC-Ausnahmeliste

D

Dosierung

Erwachsene	Kinder	Säuglinge
• Ein- bis mehrmals tgl. gleichmäßig auf die erkrankten Stellen auftragen.	• S. Erw.	• $\geq$ 6 Monate: s. Erw.

Anwendungshinweis

Braunfärbung zeigt Wirksamkeit des Jods an → Entfärbung zeigt eine Erschöpfung der Wirksamkeit des Jods an.

Schwangerschaft	Stillzeit
Strenge Indikationsstellung (v. a. bei großflächiger und wiederholter Anwendung) ab dem 3. Schwangerschaftsmonat	Strenge Indikationsstellung (v. a. bei großflächiger und wiederholter Anwendung)

Präparate

Name	Anwendung	Details
Betaisodona® Lösung	dermal	
Betaisodona® Salbe	dermal	Salben
Betaisodona® Wundgaze	dermal	
Braunovidon® Salbe	dermal	
Braunovidon® Salbengaze	dermal	
Mercuchrom®-Jod Lösung	dermal	
POLYDONA®	dermal	Salben
PVP-Jod-ratiopharm®	dermal	Salben
Polysept®	dermal	Salben

Besondere Hinweise

Cave	PVP-Jod-Salben sind i. d. R. mit Wasser und Seife aus Textilien auswaschbar. In hartnäckigen Fällen Ammoniak oder Natriumthiosulfat verwenden.
Reaktionsverm.	Keine Daten verfügbar.
Abhängigkeit	Keine Angaben.
Rechtl. Hinweis	Keine Angaben.

Zusatzempfehlungen

Keine Angaben.

DERMATIKA

D08	ANTISEPTIKA UND DESINFEKTIONSMITTEL
D08A	ANTISEPTIKA UND DESINFEKTIONSMITTEL
D08AJ	Quartäre Ammonium-Verbindungen

Wirkmechanismus

Octenidin-Hcl: 2 kationische Zentren → starke oberflächenaktive Eigenschaften → Reaktion mit Zellwand- u. Membranbestandteilen der Mikrobenzelle → Zerstörung der Zellfunktion
Phenoxyethanol: Erhöhung der Zellmembrandurchlässigkeit für K-Ionen
Bakterizid, fungizid

Indikation	Wiederholte, zeitl. begrenzte antiseptische Behandlung von Schleimhaut/angrenzender Haut vor diagnost. u. operativen Maßnahmen • im Ano-Genitalbereich von Vagina, Vulva, Glans penis, auch vor Katheterisierung der Harnblase • in der Mundhöhle Zeitl. begrenzte unterstützende Therapie von Interdigitalmykosen u. adjuvanter antisept. Wundbehandlung
abs. Kontraind.	Spülungen in der Bauchhöhle u. Harnblase Anw. am Trommelfell
rel. Kontraind.	Keine Angaben.

UAW

Selten (< 1:1.000)	Brennen, Rötung, Juckreiz, Wärmegefühl
Sehr selten (< 1:10.000)	Kontaktallerg. Reaktionen
Ohne Häufigkeit	Bei Spülungen in Mundhöhle bitterer Geschmack

Wechselwirkungen

Arzneimittel	Keine Angaben.
Nahrungsmittel	Keine Angaben.

OCTENIDIN, KOMBINATIONEN

D08AJ57 [Apf.] erstattungsfähig, OTC-Ausnahmeliste.

Dosierung

Erwachsene	Kinder	Säuglinge
• Zu behandelndes Areal benetzen u. Einwirkzeit von mind. 1–2 Min. einhalten!	• S. Erw.	• S. Erw.

Anwendungshinweis

Wechselwirkung mit Antiseptika auf PVP-Jod-Basis auf benachbarten Hautarealen: In Grenzbereichen kann es zu starken braunen bis violetten Verfärbungen kommen! Selbstmedikation max. 2 Wo.

Schwangerschaft	Stillzeit
Anw. mögl.	Anw. mögl.

Präparate

Name	Wirkstärke	Anwendung
Octenisept Antiseptikum vor Katheterisierung der Harnblase Lösung (Octenidin, Phenoxyethanol)	0,1 g, 2 g	dermal
Octenisept Lösung (Octenidin, Phenoxyethanol)	0,1 g, 2 g	dermal
Octenisept Wunddesinfektion Lösung (Octenidin, Phenoxyethanol)	0,1 g, 2 g	dermal

Besondere Hinweise

Cave	Keine Angaben.
Reaktionsverm.	Keine Daten verfügbar.
Abhängigkeit	Keine Angaben.
Rechtl. Hinweis	Keine Angaben.

Zusatzempfehlungen

Keine Angaben.

DERMATIKA

D10	AKNEMITTEL
D10A	AKNEMITTEL ZUR TOPISCHEN ANWENDUNG
D10AE	Peroxide

Wirkmechanismus	
Antibakterielle, antiseborrhoische u. schälende Wirkung	
Indikation	Akne
abs. Kontraind.	Anw. auf Schleimhäuten, im Bereich der Mund-, Nasen- u. Augenwinkel
rel. Kontraind.	Trockene u. sebostatische Haut des Atopikers Erodierte Haut Intensive UV-Bestrahlung der behandelten Hautflächen
UAW	
Gelegentlich (< 1:100)	Austrocknen der Haut
Selten (< 1:1.000)	Kontaktallergie
Ohne Häufigkeit	Hautreizungen (vor allem zu Beginn der Behandlung)
Wechselwirkungen	
Arzneimittel	Hautreizende Mittel
Nahrungsmittel	Keine Angaben.

BENZOYLPEROXID

D10AE01 [Apf.] < 12 J.: erstattungsfähig, ≥ 12 J.: nicht erstattungsfähig

Dosierung

Erwachsene	Kinder	Säuglinge
• 1–2 × tgl. dünn auftragen		

Anwendungshinweis

Bei besonders sensibler Haut anfangs 1 × tgl. abends auftragen.
Ausbleichende Wirkung → Nicht mit Bart, Augenbrauen, Stirnhaaransatz u. farbigen Textilien in Kontakt bringen.

Schwangerschaft	Stillzeit
Strenge Nutzen-Risiko-Abwägung. Anw. nicht im letzten Schwangerschaftsmonat.	Strenge Nutzen-Risiko-Abwägung

Präparate

Name	Wirkstärke	Anwendung	Details
PanOxyl® mild	5 %	dermal	Cremes
Aknefug® Oxid Mild	3 %, 5 %, 10 %	dermal	Gele
Aknefug® Oxid Wash		dermal	
Akneroxid® Gel	50 mg/g, 100 mg/g	dermal	Gele
Akneroxid® L Suspension	40 mg/g	dermal	
Benzaknen®	5 %, 10 %	dermal	Gele
Benzaknen® Wash	5 %	dermal	
Cordes® BPO	3 %, 5 %, 10 %	dermal	Gele
Marduk®	5 %, 10 %	dermal	Gele
PanOxyl® mild	2,5 %	dermal	Cremes

Besondere Hinweise

Cave	Keine Angaben.
Reaktionsverm.	Keine Daten verfügbar.
Abhängigkeit	Keine Angaben.
Rechtl. Hinweis	Keine Angaben.

Zusatzempfehlungen

Reinigungsgel u. Pflege, z. B. Roche Posay Effaclar, Vichy Normaderm

DERMATIKA

D10	AKNEMITTEL
D10A	AKNEMITTEL ZUR TOPISCHEN ANWENDUNG
D10AF	Antiinfektiva zur Behandlung der Akne

Wirkmechanismus	
Reversible Bindung an bakterielles Ribosom → Abbruch der Proteinbiosynthese Bakteriostatisch bei aeroben gramneg. Kokken, einige aeroben grampos. Kokken u. atyp. Bakterien	
Indikation	Alle Akneformen leichter bis mittelschwerer Ausprägung, insb. bei entzündl. Formen mit Papeln u. Pusteln Kombinationstherapie mit anderen Akne-Präparaten
abs. Kontraind.	Keine Angaben.
rel. Kontraind.	Keine Angaben.
UAW	
Gelegentlich (< 1:100)	Entz. Rötungen, Schuppenbildung, Schmerzempfinden, Austrocknen d. Haut, Juckreiz
Ohne Häufigkeit	Nach längerer Behandlung Befundverschlechterung durch Selektion resistenter Stämme einer grampos. Hautflora
Wechselwirkungen	
Arzneimittel	Keine Angaben.
Nahrungsmittel	Keine Angaben.

ERYTHROMYCIN

D10AF02 [Rp.] erstattungsfähig

Dosierung

Erwachsene	Kinder	Säuglinge
• 2 × tgl.		

Anwendungshinweis

Vor jedem neuen Auftragen Präparatereste mit viel lauwarmem Wasser abwaschen und Haut gut abtrocknen.
Max. Anwendungsdauer: 4–6 Wochen

Schwangerschaft	Stillzeit
Anw. mögl.	Anw. mögl.

Präparate

Name	Wirkstärke	Anwendung	Details
Aknemycin® Lösung	2 %	dermal	
Eryaknen® 4 %	4 %	dermal	Gele
Inderm® Gel 4 %	4 %	dermal	Gele
Inderm® Lösung		dermal	
Stiemycine® Lösung	2 %	dermal	

Besondere Hinweise

Cave	Keine Angaben.
Reaktionsverm.	Keine Daten verfügbar.
Abhängigkeit	Keine Angaben.
Rechtl. Hinweis	Keine Angaben.

Zusatzempfehlungen

Keine Angaben.

DERMATIKA

D10	AKNEMITTEL
D10B	AKNEMITTEL ZUR SYSTEMISCHEN ANWENDUNG
D10BA	Retinoide zur Behandlung der Akne

Wirkmechanismus	
Ungeklärt Talgdrüsenproduktion und Talgdrüsengröße ↓ → Substrat für Propionibacterium acnes ↓ → Verbesserung des klin. Bildes schwerer Akne, außerdem sebozytenproliferationshemmender Effekt	
Indikation	Schwere Formen von Akne, wenn lokale Therapie u. Behandlung mit syst. Antibiotika erfolglos
abs. Kontraind.	Schwangerschaft, Stillzeit Leberinsuffizienz, übermäßig erhöhte Blutfettwerte, Hypervitaminose A, gleichz. Tetracyclinbehandlung Überempfindlichkeit gegen Isotretinoin, Sojaöl, Soja und Erdnuss (präparatespez.) Frauen im gebärfähigen Alter (wenn nicht alle Bedingungen des Schwangerschaftsverhütungsprogramms erfüllt sind)
rel. Kontraind.	Depression in der Anamnese, Diabetes, Übergewicht, Alkoholismus, Fettstoffwechselstörungen Aggressive chem. Dermabrasion u. kutane Laserbehandlung, Wachsepilation (6 Mo. nach Behandlung vermeiden) Gleichz. Anw. topischer keratolytisch wirksamer o. schälender Aknetherapeutika Kdr. < 12 J.

UAW	
Sehr häufig (> 1:10)	Dermatitis, Cheilitis, trockene Haut u. Schleimhaut, lokalisierte Exfoliation, Hautverletzlichkeit (Risiko von Schürfwunden), erythematöser Hautausschlag, Pruritus Myalgie, Arthralgie, Rückenschmerzen (v. a. bei jugendlichen Pat.) Trockenes Auge, Augenirritation, Blepharitis, Konjunktivitis Leber: Transaminasen ↑ Triglyceride ↑, HDL ↓ Blutbildveränderungen
Häufig (< 1:10)	Kopfschmerzen Cholesterin ↑, Blutglucose ↑ Nasentrockenheit, Nasopharyngitis, Nasenbluten Hämaturie, Proteinurie
Selten (< 1:1.000)	Allergische Hautreaktionen Alopezie Depression

Sehr selten (< 1:10.000)	Photosensibilitätsreaktion Hyperpigmentierung der Haut, vermehrtes Schwitzen Veränderungen der Haare, Hirsutismus Benigne Erhöhung des Schädelinnendrucks, Konvulsionen, Schläfrigkeit Verhaltensauffälligkeiten, psychotische Störungen, Suizidversuch, Suizid Verschwommenes Sehen, Katarakt, Farbenblindheit (vermindertes Farbsehen), Kontaktlinsenintoleranz, Hornhauttrübung, vermindertes Nachtsehen
Wechselwirkungen	
Arzneimittel	Vitamin-A-Präparate Tetracycline
Nahrungsmittel	Keine Angaben.

ISOTRETINOIN

D10BA01 [Rp.] erstattungsfähig

Dosierung

Erwachsene	Kinder	Säuglinge
• Muss individuell bestimmt werden. • Initial: 0,5 mg/kg KG/d in 1–2 ED • Später: 0,5–1 mg/kg KG/d in 1–2 ED • Gesamtdos. pro Behandlung: 120–150 mg/kg KG/d	• > 12 J.: s. Erw. • < 12 J.: Nicht indiziert.	

Anwendungshinweis

Einnahme während der Mahlzeiten.
Behandlungsdauer: Individuell verschieden, i. d. R. 16–24 Wo.
Bei Rezidiv mind. 8 Wo. Abstand bis zum nächsten Zyklus.
Intensive Sonnen- o. UV-Strahlenexposition vermeiden, LSF >15 verwenden.

Schwangerschaft	Stillzeit
KI	KI

Präparate

Name	Wirkstärke	Anwendung	Details
Aknefug Iso	10 mg, 20 mg	oral (Kapseln)	
Aknenormin	10 mg, 20 mg	oral (Tabletten)	nicht teilbar/k. A.
IsoGalen	10 mg, 20 mg	oral (Kapseln)	
Isoderm	10 mg, 20 mg	oral (Kapseln)	
Isotret-HEXAL	10 mg, 20 mg, 40 mg	oral (Kapseln)	
Isotretinoin-ratiopharm	10 mg, 20 mg	oral (Kapseln)	

Besondere Hinweise

Cave	• Schwangerschaftsverhütungsprogramm bei Frauen im gebärfähigen Alter (Verhütung, Schwangerschaftstest vor jeder Verschreibung → s. Fachinfo). • Während der Behandlung u. 1 Monat danach kein Blut spenden.
Reaktionsverm.	Bei Auftreten von Nachtblindheit eingeschränkt.
Abhängigkeit	Keine Angaben.
Rechtl. Hinweis	Rezept für Frauen im gebärfähigen Alter: Menge für max. 30 d, Gültigkeit 7 d.

Zusatzempfehlungen

Lippenbalsam, Augensalbe/Tränenersatzflüssigkeit, Feuchtigkeitspflege für Gesicht, Körper, Vaginalbereich

DERMATIKA

D11	ANDERE DERMATIKA
D11A	ANDERE DERMATIKA
D11AA	Antihidrotika

Wirkmechanismus	
In Anwesenheit von saurem Schweiß Freisetzung von Formaldehyd → Reaktion mit den Proteinen im Schweiß	
Indikation	Antihidrotikum zur top. Anw.
abs. Kontraind.	Nässende o. blasig veränderte Hautstellen Anw. im Gesicht
rel. Kontraind.	Keine Angaben.
UAW	
Ohne Häufigkeit	Lokale Reizung/Sensibilisierung Bei Personen mit Formaldehyd-Kontaktallergie: Ekzeme/Exantheme
Wechselwirkungen	
Arzneimittel	Keine Angaben.
Nahrungsmittel	Keine Angaben.

METHENAMIN

D11AA03 [Apf.] nicht erstattungsfähig

Dosierung		
Erwachsene	**Kinder**	**Säuglinge**
• 1–2 × tgl. dünn auftragen.		

Schwangerschaft	Stillzeit
Anw. mögl.	Keine Anw. an der stillenden Brust.

Präparate

Name	Wirkstärke	Anwendung	Details
Antihydral®	13 g/100 g	dermal	Salben

Besondere Hinweise

Cave	Keine Angaben.
Reaktionsverm.	Keine Daten verfügbar.
Abhängigkeit	Keine Angaben.
Rechtl. Hinweis	Keine Angaben.

Zusatzempfehlungen

Keine Angaben.

D11	ANDERE DERMATIKA
D11A	ANDERE DERMATIKA
D11AF	Warzenmittel und Keratolytika

Wirkmechanismus	
Milchsäure, Salicylsäure: keratoplastische Wirkung → Lockerung des Zusammenhaltes der Hornschichtzellen und Ablösung von Korneozyten	
Indikation	Warzen
abs. Kontraind.	Anw. im Gesicht u. Genitalbereich Überempfindlichkeit gegen Salicylsäure, Salicylate, Milchsäure Säuglinge Niereninsuffizienz Regelmäßige Behandlung großer Hautflächen bei Patientinnen, die stillen
rel. Kontraind.	Keine Angaben.
UAW	
Gelegentlich (< 1:100)	Leichtes, bei mehr als zweimaligem Auftragen auch stärkeres Brennen
Wechselwirkungen	
Arzneimittel	An gleicher Stelle lokal applizierte AM
Nahrungsmittel	Keine Angaben.

SALICYLSÄURE, KOMBINATIONEN

D11AF51 [Ap./FV] Apf. < 12 J.: erstattungsfähig, ≥ 12 J.: nicht erstattungsfähig
FV: nicht erstattungsfähig

Dosierung		
Erwachsene	Kinder	Säuglinge
• Max. 2 g Lsg./d (Höchstdosis max. 7 d)	• Max. 0,2 g Lsg/d	

Anwendungshinweis

2–4 × tgl. auftragen; Anw.dauer: 4–12 Wo. bis die Warze abfällt. Vor jedem Auftragen Film entfernen. Erweichte Haut entfernen (ggf. nach Seifenbad). Umgebende Haut evtl. mit Fettcreme schützen.

Schwangerschaft	Stillzeit
Kleinfläch. Anw. möglich (< 5 cm²).	Anw. möglich, direkten Kontakt des Säuglings mit der Substanz vermeiden. Bei großflächiger Anw. abstillen.

Präparate

Name	Wirkstärke	Anwendung
Clabin N Lösung (Salicylsäure, Milchsäure)	140 mg, 46 mg	dermal
Clabin plus Lösung (Salicylsäure, Milchsäure)	1,67 g, 1,67 g	dermal
Duofilm Lösung (Salicylsäure, Milchsäure)	1,67 g, 1,67 g	dermal
W-Tropfen Lösung gegen Hühneraugen und Hornhaut (Salicylsäure, Milchsäure)	120 mg, 49 mg	dermal

Besondere Hinweise

Cave	Infektionsgefahr durch Warzen.
Reaktionsverm.	Keine Daten verfügbar.
Abhängigkeit	Keine Angaben.
Rechtl. Hinweis	Keine Angaben.

Zusatzempfehlungen

Keine Angaben.

UROGENITALSYSTEM UND SEXUALHORMONE

G01	GYNÄKOLOGISCHE ANTIINFEKTIVA UND ANTISEPTIKA
G01A	ANTIINFEKTIVA UND ANTISEPTIKA, EXKL. KOMBINATIONEN MIT CORTICOSTEROIDEN
G01AC	Chinolin-Derivate

Wirkmechanismus	
Antiinfektivum u. Antiseptikum: Erhöhung der Durchlässigkeit bakterieller Zellen → Verlust der Enzymaktivität → Zelltod (bakterizide Wirkung)	
Indikation	Bakterielle Vaginose
abs. Kontraind.	Ulzerationen des Vaginalepithels o. der Portio vaginalis uteri Mädchen, die noch nicht ihre 1. Menstruation hatten
rel. Kontraind.	Keine Angaben.
UAW	
Häufig (< 1:10)	Ausfluss, vulvovaginaler Pruritus, vulvovaginaler brennender Schmerz Vaginale Candidose
Gelegentlich (< 1:100)	Vaginalblutung, -schmerz Bakterielle Vaginitis, Pilzinfektion der Haut, Vulvitis, Vulvovaginitis Kopfschmerzen Übelkeit
Ohne Häufigkeit	Ulzeration u. Mazeration des Vaginalepithels, Uterusblutung, Rötung, vaginale Trockenheit Zystitis Fieber, allergische Reaktionen
Wechselwirkungen	
Arzneimittel	Seifen, Spermizide, Vaginalduschen, latexfreie Kondome, Diaphragmen
Nahrungsmittel	Keine Angaben.

DEQUALINIUM

G01AC05 [Apf.] nicht erstattungsfähig

Dosierung

Erwachsene	Kinder	Säuglinge
• 1 Vaginaltablette abends über 6 Tage		

Anwendungshinweis

Behandlung während der Menstruation abbrechen, danach wieder aufnehmen. Behandlungsdauer von weniger als 6 Tagen kann zu Rezidiv führen.

Schwangerschaft	Stillzeit
Anw. mögl.; innerhalb von 12 h vor der Geburt nicht mehr anwenden.	Anw. mögl.

Präparate

Name	Wirkstärke	Anwendung	Details
Fluomizin®	10 mg	vaginal	Ovula/Tabl.

Besondere Hinweise

Cave	Keine Angaben.
Reaktionsverm.	Keine Daten verfügbar.
Abhängigkeit	Keine Angaben.
Rechtl. Hinweis	Keine Angaben.

Zusatzempfehlungen

Keine Angaben.

G01	GYNÄKOLOGISCHE ANTIINFEKTIVA UND ANTISEPTIKA
G01A	ANTIINFEKTIVA UND ANTISEPTIKA, EXKL. KOMBINATIONEN MIT CORTICOSTEROIDEN
G01AD	Organische Säuren

Wirkmechanismus

Absenkung des pH-Wertes der Scheide auf 4,0 → Hemmung des Bakterienwachstums
Bakterien, die sich unter pH 4 vermehren (Laktobazillen), werden nicht gehemmt → Aufbau der natürl. Vaginalflora

Indikation	Erhalt u. Wiederherstellung eines natürl. pH-Wertes in der Scheide Ascorbinsäure zusätzlich: chron. o. rezidivierende Aminkolpitis (bakt. Vaginose, unspez. Kolpitis)
abs. Kontraind.	Ascorbinsäure: Pilzinfektion im Genitalbereich
rel. Kontraind.	Keine Angaben.

UAW

Gelegentlich (< 1:100)	Brennen, Juckreiz, Rötung

Wechselwirkungen

Arzneimittel	Ascorbinsäure: Verfälschung klin.-chem. Bestimmungsmethoden möglich (z. B. enzymat. Glucosebestimmung im Harn)
Nahrungsmittel	Keine Angaben.

MILCHSÄURE

G01AD01 [Ap./FV] nicht erstattungsfähig

Dosierung

Erwachsene	Kinder	Säuglinge
• 1 × tgl. über 6–12 d		

Anwendungshinweis

Abends vor dem Schlafengehen einführen.
Anw. während der Menstruation nicht sinnvoll.

Schwangerschaft	Stillzeit
Anw. mögl.	Anw. mögl.

Präparate

Name	Wirkstärke	Anwendung	Details
Eubiolac Verla®	50 mg	vaginal	Ovula/Tabl.
KadeFungin® Milchsäurekur		vaginal	Creme/Gel/Salbe
Vagisan® Milchsäure	40 mg	vaginal	Ovula/Tabl.

Besondere Hinweise

Cave	Keine Angaben.
Reaktionsverm.	Keine Daten verfügbar.
Abhängigkeit	Keine Angaben.
Rechtl. Hinweis	Keine Angaben.

Zusatzempfehlungen

Intimwaschlotion (z. B. Sagella)

ASCORBINSÄURE

G01AD03 [Apf.] nicht erstattungsfähig

Dosierung		
Erwachsene	Kinder	Säuglinge
• 250 mg in 1 ED		

Anwendungshinweis
Abends vor dem Schlafengehen einführen. Bei leichten bis mittelschwerden Störungen über 6 Tage, bei schweren Störungen der Vaginalflora längere Anw. über Wochen. Wiederholung nach der Periode erhöht den Heilungserfolg.

Schwangerschaft	Stillzeit
Anw. mögl.	Anw. mögl.

Präparate			
Name	Wirkstärke	Anwendung	Details
Vagi-C®	250 mg	vaginal	Ovula/Tabl.

Besondere Hinweise	
Cave	Keine Angaben.
Reaktionsverm.	Keine Daten verfügbar.
Abhängigkeit	Keine Angaben.
Rechtl. Hinweis	Keine Angaben.

Zusatzempfehlungen
Intimwaschlotionen (z. B. Sagella)

G02	ANDERE GYNÄKOLOGIKA
G02B	KONTRAZEPTIVA ZUR LOKALEN ANWENDUNG
G02BB	Intravaginale Kontrazeptiva

Wirkmechanismus	
Nonoxinol 9: nichtionogene Flächenverbindung → Disaggregation der Spermamembran u. Immobilisation der Spermatozoen → spermizide Wirkung	
Indikation	Empfängnisverhütung z. lokalen Anw. in der Scheide
abs. Kontraind.	Vaginale Blutungen Entzündungen der Scheide o. des Gebärmutterhalses
rel. Kontraind.	Keine Angaben.
UAW	
Selten (< 1:1.000)	Missempfindungen an Scheide o. Penis des Partners (z. B. Wärmegefühl, lokale Irritationen, Wundsein, Ausfluss)
Wechselwirkungen	
Arzneimittel	Andere Vaginaltherapeutika
Nahrungsmittel	Keine Angaben.

NONOXINOL 9

G02BB02 [FV] nicht erstattungsfähig

Dosierung		
Erwachsene	Kinder	Säuglinge
• Bei Bedarf 1 Zäpfchen (0,075 g Nonoxinol 9)		

Anwendungshinweis
Mind. 10 Min. vor dem Geschlechtsverkehr einführen.

Schwangerschaft	Stillzeit
Keine Angaben.	Anw. mögl.

Präparate			
Name	Wirkstärke	Anwendung	Details
Pantentex Oval	75 mg	vaginal	Ovula/Tabl.

Besondere Hinweise	
Cave	Keine Angaben.
Reaktionsverm.	Keine Daten verfügbar.
Abhängigkeit	Keine Angaben.
Rechtl. Hinweis	Keine Angaben.

Zusatzempfehlungen
Keine Angaben.

UROGENITALSYSTEM UND SEXUALHORMONE

G03	SEXUALHORMONE UND MODULATOREN DES GENITALSYSTEMS
G03A	HORMONELLE KONTRAZEPTIVA ZUR SYSTEMISCHEN ANWENDUNG
G03AD	Notfallkontrazeptiva

Wirkmechanismus	
Levonorgestrel: Gestagen: Vemuteteter WM: Unterdrückung der Ovulation Ulipristal: synthetischer Progesteron-Rezeptor-Modulator mit hoher Affinität zum Progesteronrezeptor → Hemmung o. Verzögerung der Ovulation	
Indikation	Notfallkontrazeption innerhalb von 72 h (3 d) (Levonorgestrel); 120 h (5 d) (Ulipristal)
rel. Kontraind.	Schwere Leberfunktionsstörungen Levonorgestrel zusätzlich: thromboembolische Ereignisse in der Familie/Anamnese Ulispristal zusätzlich: gleichzeitige Anw. eines Notfallkontrazeptivums auf Basis von Levonorgestrel; schwere u. durch orale Steroide nicht ausreichend kontrolliertes Asthma

UAW	
Sehr häufig (> 1:10)	Schwindel, Kopfschmerzen Übelkeit, Schmerzen im Unterbauch Spannungsgefühl in der Brust, verspätete Menstruation, stärkere Menstruation, Blutungen Müdigkeit
Häufig (< 1:10)	Durchfall Erbrechen Ulipristal zusätzlich: Oberbauchschmerzen, Unwohlsein in der Bauchgegend, Myalgie, Rückenschmerzen
Gelegentlich (< 1:100)	Ulipristal: Blasenentzündung, Appetitstörungen, Emotionale Störungen, Angst, Schlaflosigkeit, Veränderungen der Libido, Somnolenz, Migräne, Sehstörungen, Hitzewallungen, Diarrhö, Obstipation, Mundtrockenheit, Verdauungsstörungen, Meteorismus, Akne, Dermatose, Pruritus, Vaginalausfluss, Vaginalblutungen, Schmerzen, Reizbarkeit, Schüttelfrost, Unwohlsein, Pyrexie
Selten (< 1:1.000)	Ulipristal: Dehydratation, Desorientierung, Aufmerksamkeitsstörung, Synkope; Affektion der oberen Atemwege, gastroösophagealer Reflux, Urtikaria, Genitalpruritus, Chromaturie

Wechselwirkungen	
Arzneimittel	CYP3A4-Induktoren (Rifampicin, Phenytoin, Phenobarbital, Carbamazepin, Ritonavir, Hypericum perforatum) Ulipristal zusätzlich: AM, die den pH-Wert im Magen erhöhen (Protonenpumpenhemmer, Antazida, H2-Rezeptor-Antagon.); CYP3A4-Inhibitoren (Ketoconazol, Itraconazol, Telithromycin, Clarithromycin, Nefazodon), gestagenhaltiger AM
Nahrungsmittel	Keine Angaben.

LEVONORGESTREL

G03AD01 [Apf.] < 20 J.: erstattungsfähig
≥ 20 J.: nicht erstattungsfähig

Dosierung

Erwachsene	Kinder	Säuglinge
• 1 ED à 1,5 mg		

Anwendungshinweis

Einnahme möglichst innerhalb von 12 h nach ungeschütztem Geschlechtsverkehr, max. 72 h (3 d) danach.
Bei Erbrechen innerhalb 3 h nach der Einnahme: Unverzügliche Einnahme einer weiteren Tbl.

Schwangerschaft	Stillzeit
Abbruch bestehender Schwangerschaft nicht möglich. Bei Schwangerschaft trotz Einnahme bisher keine Missbildungen am Fetus beobachtet.	Stillen für mind. 8 h unterbrechen.

Präparate

Name	Wirkstärke	Anwendung	Details
PiDaNa	1,5 mg	oral (Tabletten)	nicht teilbar/k. A.

Besondere Hinweise

Cave	Keine Angaben.
Reaktionsverm.	Nicht untersucht. Auftreten von Schwindel und Müdigkeit möglich.
Abhängigkeit	Keine Angaben.
Rechtl. Hinweis	Keine Angaben.

Zusatzempfehlungen

Anwendung eines lokalen Verhütungsmittels (Kondom, Spermizid, Portiokappe) bis zum Einsetzen der nächsten Menstruationsblutung.

ULIPRISTAL

G03AD02 [Apf.] < 20 J.: erstattungsfähig
≥ 20 J.: nicht erstattungsfähig

Dosierung

Erwachsene	Kinder	Säuglinge
• 1 ED à 30 mg	• Begrenzt untersucht < 18 J.	

Anwendungshinweis

Baldmöglichst nach ungeschütztem Geschlechtsverkehr und nicht später als 120 h (5 d) einnehmen.
Bei Auftreten von Erbrechen innerhalb 3 h nach der Einnahme: Unverzügliche Einnahme einer weiteren Tbl.

Schwangerschaft	Stillzeit
–	Stillen für mind. 8 d unterbrechen.

Präparate

Name	Wirkstärke	Anwendung	Details
EllaOne	30 mg	oral (Tabletten)	nicht teilbar/k. A.

Besondere Hinweise

Cave	Keine Altersbeschränkung
Reaktionsverm.	Auftreten von Schwindelgefühl, Somnolenz und Verschwommensehen mögl.
Abhängigkeit	Keine Angaben.
Rechtl. Hinweis	Keine Angaben.

Zusatzempfehlungen

Buscopan® plus Filmtabletten (schmerzstillend u. krampflösend)
Anwendung einer zuverlässigen Barrieremethode (Kondom, Spermizid, Portiokappe) bis zum Einsetzen der nächsten Menstruationsblutung.

G03	SEXUALHORMONE UND MODULATOREN DES GENITALSYSTEMS
G03C	ESTROGENE
G03CD	Estrogene, vaginale Zubereitungen

Wirkmechanismus	
Verminderung der durch Estrogenmangel bedingten Beschwerden im Vaginalbereich	
Indikation	**Estriol:** Atrophische Erscheinungen am Genitale Begleittherapie zur Behandlung vaginaler Infektionen Vor- u. Nachbehandlung bei vaginalen OPs bei Frauen mit Estrogenmangel Atrophische Kolpitis
abs. Kontraind.	Bestehender o. früherer Brustkrebs bzw. entspr. Verdacht Estrogenabh. maligner Tumor bzw. entspr. Verdacht Unbehandelte Endometriumhyperplasie Nicht abgeklärte Blutungen im Genitalbereich Bestehende venöse thromboembolische Erkrankung Schwere Niereninsuffizienz
rel. Kontraind.	Endometriumhyperplasie in Vorgeschichte Leiomyom Endometriose Risikofaktoren f. estrogenabh. Tumore Thrombophilie, frühere idiopathische venöse thromboembol. Erkrankungen Migräne, schwere Kopfschmerzen System. Lupus erythematodes Nierenfunktionsstörungen Akute Lebererkrankung Hypertonie Fibrozystische Mastopathie Epilepsie Asthma Otosklerose

UAW	
Häufig (< 1:10)	**Estradiol:** Genitale Candidiasis o. Vaginitis Kopfschmerzen Übelkeit, Bauchschmerzen, Blähungen o. Unwohlsein, Dyspepsie, Erbrechen, Flatulenz Vaginale Hämorrhagie, vaginaler Ausfluss o. vaginale Beschwerden, Ödeme in Brust, Brustvergrößerung, -schmerzen, -empfindlichkeit Periphere Ödeme
Gelegentlich (< 1:100)	**Estriol:** Erhöhung d. RR Übelkeit u. andere GI-Beschwerden Mastodynie, Schmierblutungen, Reizungen d. Vagina (Hitzegefühl, Juckreiz, Brennen, Rötungen), zervikale Hypersekretion
Selten (< 1:1.000)	**Estriol:** Uterusblutungen Kopfschmerzen
Sehr selten (< 1:10.000)	**Estradiol:** Brustkrebs, Endometriumkarzinom; Überempfindlichkeit; Wasserretention; Schlaflosigkeit, Depression; Verschlechterung v. Migräne; TVT; Diarrhö; Urtikaria, erythematöser u. juckender Ausschlag, genitaler Pruritus; Endometiumhyperplasie, vaginale Irritation, Schmerzen u. Ulzeration, Vaginismus; Gewichtszunahme, erhöhte Estrogenspiegel Estriol: Beinkrämpfe, schwere Beine
Wechselwirkungen	
Arzneimittel	**Estriol:** Antibiotika, Kondome aus Latex
Nahrungsmittel	Keine Angaben.

G

ESTRIOL

G03CD01 [Rp.] erstattungsfähig

Dosierung

Erwachsene	Kinder	Säuglinge
• Anfangsdosis: 0,03 mg/d bzw. 0,5 mg/d in 1 ED, max. TD 1 mg • Erhaltungsdosis: 2–3 x wöchentl. 0,03 mg bzw. 2 x wöchentl. 0,5 mg		

Anwendungshinweis

Vor dem Schlafengehen tief intravaginal einführen bzw. auf den äußeren Genitalbereich auftragen.
Vergessene Anwendung bei Anfangsdosis nicht nachholen, bei Erhaltungsdosis so bald wie möglich nachholen.

Schwangerschaft	Stillzeit
KI	Anw. in niedriger Dosierung mögl.

Präparate

Name	Wirkstärke	Anwendung	Details
OeKolp®-Creme	1 mg/g	vaginal	Creme/Gel/Salbe
Estriol-Ovulum fem JENAPHARM®	0,5 mg	vaginal	Ovula/Tabl.
OeKolp® 0,03 mg Ovula	0,03 mg	vaginal	Ovula/Tabl.
OeKolp® forte 0,5 mg Ovula	0,5 mg	vaginal	Ovula/Tabl.
OeKolp® forte Vaginalzäpfchen 0,5 mg	0,5 mg	vaginal	
Oestro-Gynaedron® M 0,5		vaginal	Creme/Gel/Salbe
Ovestin® 0,5 mg Ovula	0,5 mg	vaginal	Ovula/Tabl.
Ovestin® 1 mg Creme	1 mg/g	vaginal	Creme/Gel/Salbe
Xapro® Creme	1 mg/g	vaginal	Creme/Gel/Salbe

Besondere Hinweise

Cave	Sofortiger Therapieabbruch bei signifikanter Erhöhung des RR, Einsetzen migräneartiger Kopfschmerzen, Schwangerschaft.
Reaktionsverm.	Keine Daten verfügbar.
Abhängigkeit	Keine Angaben.
Rechtl. Hinweis	Keine Angaben.

Zusatzempfehlungen

Keine Angaben.

ESTRADIOL

G03CD03 [Rp.] erstattungsfähig

Dosierung

Erwachsene	Kinder	Säuglinge
• Vaginaltabletten/-cremes: • Initialdosis: 25µg/d in 1 ED • Erhaltungsdosis: 50µg/Wo in 2 ED im Abstand von 3–4 Tagen • Vaginalring: • Freisetzung 7,5µg/24 h über 3 Mo.		

Anwendungshinweis

Tabl./Creme zur Nacht intravaginal einführen.
Vaginalring kann nach 3 Mo. ggf. gegen einen Neuen ersetzt werden.
Max. Anwendungsdauer: 2 J.

Schwangerschaft	Stillzeit
KI	KI

Präparate

Name	Wirkstärke	Anwendung	Details
Estring®		vaginal	
Linoladiol® N		vaginal	Creme/Gel/Salbe
Vagifem®	25µg	vaginal	Ovula/Tabl.

Besondere Hinweise

Cave	Keine Angaben.
Reaktionsverm.	Keine Daten verfügbar.
Abhängigkeit	Keine Angaben.
Rechtl. Hinweis	Keine Angaben.

Zusatzempfehlungen

Keine Angaben.

G03	SEXUALHORMONE UND MODULATOREN DES GENITALSYSTEMS
G03X	ANDERE SEXUALHORMONE UND MODULATOREN DES GENITALSYSTEMS
G03XB	Antigestagene

Wirkmechanismus	
Progesteron-Rezeptor-Antagonist → Öffnung des Muttermundes, Ablösung der Gebärmutterschleimhaut	
Indikation	Medikamentöser Abbruch einer frühen intrauterinen Schwangerschaft (bei anschl. Verwendung eines Prostaglandinanalogons, bis Tag 63 der Amenorrhö) Erweich. u. Erweit. der Cervix uteri vor dem chirurg. Abbruch der Schwangerschaft während des 1. Trimenons Vorbereit. für die Wirk. v. Prostaglandinanalogon beim Abbruch der Schwangerschaft aus medizin. Gründen (nach dem 1. Trimenon) Einleit. v. Wehen bei Tod des Fetus in utero bei Patientinnen, bei denen Prostaglandin o. Oxytocin nicht verwendet werden können
abs. Kontraind.	chronisches Nierenversagen schweres, nicht therapeutisch kontrolliertes Asthma angeborene Porphyrie
rel. Kontraind.	Nierenversagen; Leberversagen; Unterernährung; Patientinnen mit Blutgerinnungsstörungen u. verminderter Gerinnbarkeit o. mit Anämie
UAW	
Sehr häufig (> 1:10)	Uteruskontraktion o. Krämpfe in den Std. nach Prostaglandinaufnahme
Häufig (< 1:10)	starke Blutungen (12 d o. länger nach der Einnahme) Krämpfe, Übelkeit, Erbrechen, Diarrhö Infektionen nach Abort
Gelegentlich (< 1:100)	Hypotonie; Exanthem, Urtikaria
Selten (< 1:1.000)	Kopfschmerzen, Unwohlsein, vagale Symptome (Hitzewallungen, Schwindel, Kältegefühl), Fieber
Sehr selten (< 1:10.000)	Uterusruptur nach Prostaglandinaufnahme, insbes. bei Mehrfachgebärenden o. Patientinnen mit Kaiserschnittnarbe tödlicher toxischer Schock
Wechselwirkungen	
Arzneimittel	Keine Angaben.
Nahrungsmittel	Keine Angaben.

MIFEPRISTON

G03XB01 [Rp.] Je nach Indikation/wirtschaftlicher Lage.

Dosierung		
Erwachsene	Kinder	Säuglinge
• Beendigung einer intakten intrauterinen Schwangerschaft: Bis Tag 49 der Amenorrhoe: 600 mg Mifepriston (3 Tbl.) als ED p. o., 36–48 h später Misoprostol 400 µg p. o. oder Gemeprost 1 mg per vaginam, Tag 50 - Tag 63 der Amenorrhoe: 600 mg Mifepriston (3 Tbl.) als ED p. o., 36–48 h später Gemeprost 1 mg per vaginam • Erweichung u. Erweiterung der Cervix uteri vor dem chirurg. Abbruch der Schwangerschaft während des 1. Trimenons: 200 mg Mifepriston (1 Tbl.), 36–48 h vor dem chirurg. Abbruch • Vorbereitung für die Wirkung von Prostaglandinanaloga beim Abbruch der Schwangerschft aus medizin. Gründen: 600 mg Mifepriston (3 Tbl.) als ED p. o., 36–48 h vor der geplanten Verabreichung des Prostaglandins • Einleitung von Wehen bei Tod des Fetus in utero: 600 mg Mifepriston (3 Tbl.) als tgl. ED p. o. an 2 aufeinanderfolgenden Tagen. Einleitung der Wehen, wenn sie nicht innerhalb von 72 h nach der 1. Verabreichung von Mifepriston eingesetzt haben.		

Anwendungshinweis

S. Einnahme

Schwangerschaft	Stillzeit
Gefahr eines Misserfolgs möglich → Kontrolltermin nach 14–21 d! Risiko für den Fetus bei erfolglosem Abbruch unbekannt → evtl. Vollzug des Schwangerschaftabbruchs durch ein anderes Verfahren.	KI; Substanz geht in die Muttermilch über.

Präparate

Name	Wirkstärke	Anwendung	Details
Mifegyne	200 mg	oral (Tabletten)	nicht teilbar/k. A.

G

Besondere Hinweise	
Cave	• Blutungen treten in fast allen Fällen auf u. sind nicht immer ein Beweis für eine vollständige Austreibung • Misserfolgsrate: 1,3 % bis 7,5 % • Um eine mögl. Wirkung von Mifepriston auf eine nachfolgende Schwangerschaft auszuschließen: Konzeption während des nächsten Menstruationszyklus vermeiden.
Reaktionsverm.	Keine Daten verfügbar.
Abhängigkeit	Keine Angaben.
Rechtl. Hinweis	Sondervertriebsweg laut § 47a AMG: Bestellung nur direkt über die Firma, kein Inverkehrbringen durch die Apotheke Kostenübernahme: Rechtmäßiger Schwangerschaftsabbruch aufgrund einer medizinischen o. kriminologischen Indikation: Übernahme durch die Krankenkasse bei einer krankenversicherten Frau. Abbruch nach der Beratungsregelung: Grundsätzlich von der Frau zu tragen. Frauen in schwieriger wirtschaftlicher Lage: Kostenübernahme nach dem Schwangerschaftskonfliktgesetz.

Zusatzempfehlungen
Je nach NW: Buscopan® plus, Vomex®, Eisenpräparate

G04	UROLOGIKA
G04B	ANDERE UROLOGIKA, INKL. SPASMOLYTIKA
G04BA	Harn ansäuernde Mittel

Wirkmechanismus	
Abbau zu Pyruvat u. H_2S → Oxidation zu SO_4^{2-} → Entstehung von H^+ → renale Ausscheidung → Harnansäuerung	
Indikation	Optimierung der Wirkung von Antibiotika mit Wirkoptimum im Sauren Vermeidung der Steinneubildung bei Phosphatsteinen Hemmung des Bakterienwachstums
abs. Kontraind.	Homocysteinurie, Harnsäure- und Cysteinleiden Niereninsuffizienz Oxalose Methionin-Adenosyltransferase-Mangel Metabolische Azidose
rel. Kontraind.	Leberinsuffizienz, hepatogene Enzephalopathie Kinder < 12 J.
UAW	
Ohne Häufigkeit	Bei Azidose-gefährdeten Patienten Verschiebung des Blut-pH-Wertes in sauren Bereich Erbrechen, Übelkeit Schläfrigkeit Reizbarkeit
Wechselwirkungen	
Arzneimittel	Wirkstoffe, die durch Ansäuerung des Harns in der Niere verstärkt rückresorbiert werden (z. B. Ampicilline, Sulfonamide, Nitrofurantoin), L-Dopa
Nahrungsmittel	Keine Angaben.

L-METHIONIN

G04BA04 [Apf.] nicht erstattungsfähig

Dosierung

Erwachsene	Kinder	Säuglinge
• 3 ED à 500–1000 mg		

Anwendungshinweis

Einnahme vor den Mahlzeiten. Angestrebter pH-Wert des Urins < pH 6.

Schwangerschaft	Stillzeit
Strenge Indikationsstellung	Strenge Indikaitonsstellung

Präparate

Name	Wirkstärke	Anwendung	Details
Acimethin®	500 mg	oral (Tabletten)	nicht teilbar/k. A.
Acimol®	500 mg	oral (Tabletten)	teilbar
Methionin AL	500 mg	oral (Tabletten)	teilbar
Methionin HEXAL®	500 mg	oral (Tabletten)	teilbar
Methionin SANDOZ®	500 mg	oral (Tabletten)	teilbar
Methionin STADA®	500 mg	oral (Tabletten)	teilbar
Methionin-ratiopharm®	500 mg	oral (Tabletten)	teilbar
Urol® methin	500 mg	oral (Tabletten)	nicht teilbar/k. A.

Besondere Hinweise

Cave	• Bei Mangel an Folsäure, Vitamin B_2, B_6 und/oder B_{12} Erhöhung des Homocysteinspiegels möglich → Auf ausreichende Versorgung mit Folsäure und B-Vitaminen achten! • Bei Hypothyreose Erhöhung des Homocysteinspiegels möglich. • Erhöhte Calciumausscheidung möglich → Regelmäßige Kontrolle bei Dauereinnahme. • Bei Azidose-gefährdeten Patienten Überwachung des Säure-Basen-Haushaltes des Blutes.
Reaktionsverm.	Keine Daten verfügbar.
Abhängigkeit	Keine Angaben.
Rechtl. Hinweis	Keine Angaben.

Zusatzempfehlungen

Keine Angaben.

G04	UROLOGIKA
G04B	ANDERE UROLOGIKA, INKL. SPASMOLYTIKA
G04BC	Harnkonkrement lösende Mittel

Wirkmechanismus	
Alkalisierung des Harns, Citratausscheidung ↑ und Calciumausscheidung ↓ → Aktivitätsprodukt von Calciumoxalat ↓ → Steinbildung und Aggregation ↓	
Indikation	Auflösung v. Harnsäuresteinen. Metaphylaxe v. Calcium- u. Harnsäuresteinen bzw. Mischsteinen
abs. Kontraind.	Eingeschr. exkretor. Nierenfunktion, metabol. Alkalose, Harnwegsinfekte mit Harnstoff spaltenden Bakterien, Na-arme Diät
rel. Kontraind.	Schwere Leberfunktionsstörungen, Kdr. < 12 J.
UAW	
Häufig (< 1:10)	Magen- bzw. Bauchschmerzen
Selten (< 1:1.000)	Durchfall, Übelkeit.
Ohne Häufigkeit	Allerg. Reaktionen
Wechselwirkungen	
Arzneimittel	Al-haltige Substanzen Herzglykoside Aldosteronantagonisten, K-sparende Diuretika, ACE-Hemmer, NSAR u. periphere Analgetika
Nahrungsmittel	Keine Angaben.

KALIUM-NATRIUM-HYDROGENCITRAT

G04BC01 [Apf.] erstattungsfähig

Dosierung

Erwachsene	Kinder	Säuglinge
• Auflösung und Metaphylaxe von Harnsäuresteinen: • Granulate: • 10 g/d in 3 ED, morgens u. mittags je 2,5 g, abends 5 g, bei Bed. Abenddosis ±1, 25 g • Brausetbl: • 3–4 Tbl. in 3 ED, morgens u. mittags je 1, abends 2, • Metaphylaxe von calciumhaltigen Nierensteinen: • Granulat: • 5–7,5 g/d in 1 ED abends, • Im Bedarfsfall 7,5–11,25 g/d in 2–3 ED • Brausetbl: • 1–2/d in 1 ED abends	• > 12 J.: s. Erw. • < 12 J.: Nicht empfohlen	

Anwendungshinweis

In Wasser auflösen.
Einnahme nach den Mahlzeiten.
Vor jeder Einnahme pH-Kontrolle des Urins.
Zielwert:
Harnsäuresteine: pH 6,2–6,8
Calciumhaltige Nierensteine: pH 6,2–7,4

Schwangerschaft	Stillzeit
Anw. mögl.	Anw. mögl.

Präparate

Name	Wirkstärke	Anwendung	Details
Apocit Granulat	2,4 g	oral (Säfte)	
Blanel Brausetabletten	3,2663 g	oral (Tabletten)	nicht teilbar/k. A.
Uralyt U Granulat	2,4 g	oral (Säfte)	

Besondere Hinweise	
Cave	• 2 h Abstand zu Al -haltigen Präparaten. • Vor Behandlungsbeginn Elektrolyte kontollieren.
Reaktionsverm.	Keine Daten verfügbar.
Abhängigkeit	Keine Angaben.
Rechtl. Hinweis	Keine Angaben.

Zusatzempfehlungen
Keine Angaben.

UROGENITALSYSTEM UND SEXUALHORMONE

G04	UROLOGIKA
G04B	ANDERE UROLOGIKA, INKL. SPASMOLYTIKA
G04BD	Urologische Spasmolytika

Wirkmechanismus	
Hemmung von mACH-Rezeptoren und L-Typ-Ca-Kanälen → spasmolyt. U. anticholinerge Wirkung auf glatte Muskulatur der Blase → Blasenkapazität ↑, Häufigkeit unwillkürlicher Detrusorkontraktionen ↓, Verzögerung des ersten Auftreten von Harndrang	
Indikation	Symptomat. Behandlung von Harninkontinenz u./o. erhöhter Miktionsfrequenz u. Harndrang bei Patienten mit idiopath. u. neurogener Detrusoraktivität durch Rückenmarksschädigungen (z. B. Querschnittslähmung)
abs. Kontraind.	Darmobstruktion; Ausgeprägte Blasenentleerungsstörungen mit vorhersehbarem Harnverhalt; Myasthenia gravis; Darmatonie; Schwere Colitis ulcerosa; Unbehandeltes Engwinkelglaukom; Moderate/ausgeprägte; Leberfunktionsstörung; Tachyarrhythmien
rel. Kontraind.	Keine Angaben.
UAW	
Sehr häufig (> 1:10)	Mundtrockenheit
Häufig (< 1:10)	Kopfschmerzen, Akkomodationsstörungen, anormaler Visus, Obstipation, Bauchschmerzen, Dyspepsie, Müdigkeit, Erschöpfung
Gelegentlich (< 1:100)	Geschmacksstörungen, Schwindel, Tremor, Übelkeit, Erbrechen, Blutdrucksenkung mit Benommenheit, Erröten Harnverhalt
Selten (< 1:1.000)	Ausschlag bei Idiosynkrasie
Sehr selten (< 1:10.000)	Palpitationen; Unruhe, Verwirrtheit; Überempfindlichkeitsreaktionen
Ohne Häufigkeit	Halluzinationen, Appetitlosigkeit, Schlaf- u. Konzentrationsstörungen, Reversible Leberenzymveränderungen
Wechselwirkungen	
Arzneimittel	TCA, Tranquillizer, Anticholinergika, Amantadin, Neuroleptika, β-Sympathomimetikka, Isoniazid, Prokinetika, AM, die über CYP3A4 verstoffwechselt werden
Nahrungsmittel	Keine Angaben.

PROPIVERIN

G04BD06 [Rp.] erstattungsfähig

Dosierung		
Erwachsene	Kinder	Säuglinge
• 2–3 ED à 15 mg/d bzw. 1 ED à 30–45 mg/d ret.	• ≥ 1 J.: 0,8 mg/kg KG/d in 2–3 ED	

Anwendungshinweis

Einnahme vor den Mahlzeiten.
Gleichzeitige Einnahme mit fettreicher Mahlzeit erhöht Bioverfügbarkeit.

Schwangerschaft	Stillzeit
KI	KI

Präparate

Name	Wirkstärke	Anwendung	Details
Mictonetten	5 mg	oral (Tabletten)	nicht teilbar/k. A.
Mictonorm	15 mg	oral (Tabletten)	nicht teilbar/k. A.
Mictonorm Uno retard	30 mg, 45 mg	oral (Kapseln)	

Besondere Hinweise

Cave	DANI, DALI
Reaktionsverm.	Beeinträchtigung mögl. durch Benommenheit und Verschwommensehen.
Abhängigkeit	Keine Angaben.
Rechtl. Hinweis	Keine Angaben.

Zusatzempfehlungen

Keine Angaben.

UROGENITALSYSTEM UND SEXUALHORMONE

G04	UROLOGIKA
G04B	ANDERE UROLOGIKA, INKL. SPASMOLYTIKA
G04BE	Mittel bei erektiler Dysfunktion

Wirkmechanismus	
PDE-5-Hemmung erhöht cGMP-Spiegel → Entspannung der glatten Muskulatur → Blut fließt in Penisgewebe → Erektion	
Indikation	Erektile Dysfunktion
abs. Kontraind.	Gleichzeitige Behandlung mit Nitraten/NO-Donatoren Schwere Herz-/Kreislauferkrankungen Instabile Angina pectoris Kürzlich erlittener Herzinfarkt/Schlaganfall Arteriitische anteriore ischämische Optikusneuropathie Schwere Nieren-/Leberfunktionsstörungen
rel. Kontraind.	Anatomische Deformation des Penis
UAW	
Sehr häufig (> 1:10)	Kopfschmerzen
Häufig (< 1:10)	Schwindel Hautrötung Verstopfte Nase Dyspepsie
Gelegentlich (< 1:100)	Überempfindlichkeitsreaktionen Verschwommenes Sehen, Augenschmerzen Tachykardie, Hypo-/Hypertonie Abdominale Schmerzen, Reflux
Wechselwirkungen	
Arzneimittel	Nitrate/NO-Donatoren Alpha$_1$-Blocker Cytochrom-P450-Inhibitoren
Nahrungsmittel	Grapefruitsaft

SILDENAFIL

G04BE03 [Rp.] nicht erstattungsfähig, Lifestyle-AM.

Dosierung

Erwachsene	Kinder	Säuglinge
• 25–100 mg in 1 ED		

Anwendungshinweis

Einnahme ca. 60 Min. vor dem Geschlechtsverkehr.
Durch Einnahme zusammen mit Nahrung verzögerter Wirkeintritt möglich.

Schwangerschaft	Stillzeit

Präparate

Name	Wirkstärke	Anwendung	Details
Sildegra	25 mg, 50 mg, 100 mg	oral (Tabletten)	
Sildehexal	25 mg, 50 mg, 100 mg	oral (Tabletten)	
Sildenafil Abz	25 mg, 50 mg, 75 mg, 100 mg	oral (Tabletten)	
Sildenafil Al	25 mg, 50 mg, 100 mg	oral (Tabletten)	
Sildenafil Basics	25 mg, 50 mg, 100 mg	oral (Tabletten)	
Sildenafil Pfizer®	25 mg, 50 mg, 100 mg	oral (Tabletten)	nicht teilbar/k. A.
Sildenafil Stada	25 mg, 50 mg, 100 mg	oral (Tabletten)	
Sildenafil ratio	25 mg, 50 mg, 75 mg, 100 mg	oral (Tabletten)	
VIAGRA®	25 mg, 50 mg, 100 mg	oral (Tabletten)	nicht teilbar/k. A.

Besondere Hinweise

Cave	Keine Angaben.
Reaktionsverm.	Keine Daten verfügbar.
Abhängigkeit	Keine Angaben.
Rechtl. Hinweis	Lifestyle-AM.

Zusatzempfehlungen

Keine Angaben.

TADALAFIL

G04BE08 [Rp.] nicht erstattungsfähig, Lifestyle-AM.

Dosierung		
Erwachsene	Kinder	Säuglinge
• 2,5–20 mg/d in 1 ED		

Anwendungshinweis
Einnahme mindestens 30 Min. vor dem Geschlechtsverkehr, unabhängig von den Mahlzeiten.

Schwangerschaft	Stillzeit

Präparate			
Name	Wirkstärke	Anwendung	Details
CIALIS®	5 mg	oral (Tabletten)	nicht teilbar/k. A.
CIALIS®	10 mg, 20 mg	oral (Tabletten)	nicht teilbar/k. A.

Besondere Hinweise	
Cave	DANI/DALI
Reaktionsverm.	Keine Daten verfügbar.
Abhängigkeit	Keine Angaben.
Rechtl. Hinweis	Lifestyle-AM, 5 mg auch zugelassen für BPH.

Zusatzempfehlungen
Keine Angaben.

VARDENAFIL

G04BE09 [Rp.] nicht erstattungsfähig, Lifestyle-AM.

Dosierung		
Erwachsene	Kinder	Säuglinge
• 5–20 mg/d in 1 ED		

Anwendungshinweis

Einnahme 25–60 Min. vor dem Geschlechtsverkehr.
Wirkeintritt kann durch fettreiche Mahlzeit verzögert sein.

Schwangerschaft	Stillzeit

Präparate

Name	Wirkstärke	Anwendung	Details
Levitra®	5 mg, 10 mg, 20 mg	oral (Tabletten)	nicht teilbar/k. A.
Levitra® Schmelztabletten	10 mg	oral (Tabletten)	nicht teilbar/k. A.

Besondere Hinweise

Cave	DANI/DALI
Reaktionsverm.	Keine Daten verfügbar.
Abhängigkeit	Keine Angaben.
Rechtl. Hinweis	Keine Angaben.

Zusatzempfehlungen

Keine Angaben.

UROGENITALSYSTEM UND SEXUALHORMONE

G04	UROLOGIKA
G04C	MITTEL BEI BENIGNER PROSTATAHYPERPLASIE
G04CA	Alpha-Adrenozeptor-Antagonisten

Wirkmechanismus	
Blockade von α_1-Adrenozeptoren (spez. prostatische $\alpha_{1A/1L}$-Adrenozeptoren) → Relaxation der glatten Muskulatur des Blasenhalses, der Harnröhre und der Prostata → Erleichterter Harnabfluss	
Indikation	Symptomatische Behandlung der benignen Prostatahyperplasie (BPH)
abs. Kontraind.	Bekannte orthostat. Dysregulation, schwere Leberinsuffizienz
rel. Kontraind.	Schwere Nierenfunktionsstörungen
UAW	
Häufig (< 1:10)	Asthenie Erkrankungen des Nervensystems
Gelegentlich (< 1:100)	GI-Erkrankungen Obstipation, Diarrhö, Übelkeit, Erbrechen Allg. Erkrankungen u. Beschwerden am Verabreichungsort Herz-Kreislauferkrankungen Schwindel Erkrankungen der Geschlechtsorgane u. der Brustdrüse Priapismus Erkrankungen der Atemwege, des Brustraumes u. des Mediastinums Rhinitis Erkrankungen der Haut u. des Unterhautzellgewebes Orthostat. Hypotonie
Selten (< 1:1.000)	Kopfschmerzen Hautausschlag, Pruritus, Urtikaria
Sehr selten (< 1:10.000)	Abnorme Ejakulation
Wechselwirkungen	
Arzneimittel	Diclofenac Warfarin
Nahrungsmittel	Keine Angaben.

TAMSULOSIN

G04CA02 [Rp.] erstattungsfähig

Dosierung		
Erwachsene	Kinder	Säuglinge
• 0,4 mg/d in 1 ED		

Anwendungshinweis
Einahme nach der ersten Mahlzeit des Tages.

Schwangerschaft	Stillzeit
Keine Angaben.	Keine Angaben.

Präparate

Name	Wirkstärke	Anwendung	Details
Prostadil	0,4 mg	oral (Tabletten)	nicht teilbar/k. A.
Alna Ocas	0,4 mg	oral (Tabletten)	nicht teilbar/k. A.
Omnic Ocas	0,4 mg	oral (Tabletten)	nicht teilbar/k. A.
Prostacure	0,4 mg	oral (Tabletten)	nicht teilbar/k. A.
Tadin	0,4 mg	oral (Tabletten)	nicht teilbar/k. A.
Tamsublock	0,4 mg	oral (Tabletten)	nicht teilbar/k. A.
Tamsulosin AL	0,4 mg	oral (Tabletten)	nicht teilbar/k. A.
Tamsunar	0,4 mg	oral (Tabletten)	nicht teilbar/k. A.

Besondere Hinweise

Cave	Keine Angaben.
Reaktionsverm.	Evtl. Beeinträchtigung durch RR ↓
Abhängigkeit	Keine Angaben.
Rechtl. Hinweis	Keine Angaben.

Zusatzempfehlungen
Keine Angaben.

UROGENITALSYSTEM UND SEXUALHORMONE

G04	UROLOGIKA
G04C	MITTEL BEI BENIGNER PROSTATAHYPERPLASIE
G04CB	Testosteron-5-alpha-Reduktasehemmer

Wirkmechanismus	
Inhibition der 5-alpha-Reduktase → Umwandlung von Testostereon in Dihydrotestosteron ↓	
Indikation	5 mg: Benigne Prostata-Hyperplasie 1 mg: Frühe Stadien der androgenetischen Alopezie bei Männern
abs. Kontraind.	Frauen, Kinder
rel. Kontraind.	5 mg: Eingeschränkte Leberfunktion
UAW	
Häufig (< 1:10)	Impotenz, verminderte Libido
Gelegentlich (< 1:100)	Depressive Verstimmung Erektile Dysfunktion, Ejakulationsstörung
Ohne Häufigkeit	Überempfindlichkeitsreaktionen Berührungsempfindlichkeit und Vergrößerung der Brust, Hodenschmerzen, Infertilität
Wechselwirkungen	
Arzneimittel	Keine Angaben.
Nahrungsmittel	Keine Angaben.

FINASTERID

G04CB01 [Rp.] 5 mg: erstattungsfähig
1 mg: nicht erstattungsfähig, Lifestyle-AM

Dosierung		
Erwachsene	Kinder	Säuglinge
• BPH: 5 mg/d in 1 ED • Alopezie: 1 mg/d in 1 ED		

Schwangerschaft	Stillzeit
KI	KI

Präparate			
Name	Wirkstärke	Anwendung	Details
Finahair	1 mg	oral (Tabletten)	nicht teilbar/k. A., mörserbar
Finamed	5 mg	oral (Tabletten)	nicht teilbar/k. A., mörserbar
Finascar	5 mg	oral (Tabletten)	nicht teilbar/k. A., mörserbar
Finasterid AL	1 mg, 5 mg	oral (Tabletten)	nicht teilbar/k. A., mörserbar
Finasterid Hexal	5 mg	oral (Tabletten)	nicht teilbar/k. A., mörserbar
Finasterid-ratiopharm	1 mg	oral (Tabletten)	nicht teilbar/k. A., mörserbar
Finural	5 mg	oral (Tabletten)	nicht teilbar/k. A., mörserbar
Propecia	1 mg	oral (Tabletten)	nicht teilbar/k. A., mörserbar
Proscar	5 mg	oral (Tabletten)	nicht teilbar/k. A., mörserbar
Prosmin	5 mg	oral (Tabletten)	nicht teilbar/k. A., mörserbar

Besondere Hinweise	
Cave	• Bei großem u./o. stark vermindertem Restharnvolumen → sorgfältige Überwachung hinsichtlich einer obstruktiven Uropathie • Bei Brustveränderungen → Arzt aufsuchen! • Schwangere o. möglicherweise schwangere Frauen: Direkten Kontakt mit Bruchstücken der Tbl. vermeiden!
Reaktionsverm.	Keine Daten verfügbar.
Abhängigkeit	Keine Angaben.
Rechtl. Hinweis	Lifestyle-AM.

Zusatzempfehlungen

Alopezie: Minoxidil-Lsg. zur Anw. auf der Kopfhaut (Regaine für Männer)

G

SYSTEMISCHE HORMONPRÄPARATE, EXKL. SEXUALHORMONE UND INSULINE

H02	CORTICOSTEROIDE ZUR SYSTEMISCHEN ANWENDUNG
H02A	CORTICOSTEROIDE ZUR SYSTEMISCHEN ANWENDUNG, REIN
H02AB	Glucocorticoide

Wirkmechanismus	
Immunsuppressive, entzündungshemmende, antiallergische Wirkung über Bindung an nukleäre Rezeptoren	
Indikation	Erkrankungen, die einer systemischen Therapie mit Glucocorticoiden bedürfen (u. a. rheumatische Erkrankungen, Prophylaxe des zytostatikainduzierten Erbrechens, Asthma bronchiale, Hauterkrankungen (wenn topische Behandlung nicht ausreichend ist), chron. entzündlichen Darmerkrankungen, Exazerbation der COPD, ...) Substitutionstherapie bei Nebennierenrinden-Insuffizienz o. Stresszuständen nach langfristiger Corticoidtherapie Dexamethason zusätzlich: Hirnödem, ausgelöst durch Hirntumor, neurochirurg. Eingriffe, Hirnabszess, bakt. Meningitis, akuter Asthmaanfall, Status asthmaticus
abs. Kontraind.	Überempfindlichkeit
rel. Kontraind.	Diabetes Schwere Herzinsuffizienz Kinder Immunsupprimierte Kinder u. Personen ohne bisherige Varizellen- o. Maserninfektion, Hypothyreose, Leberzirrhose Besondere körperliche Stresssituationen (Unfall, Operation, Geburt) Ggf. zusätzlich gezielte antiinfektiöse Therapie Akute Virusinfektionen (Herpes zoster, Herpes simplex, Varizellen), akute u. chron. bakterielle Infektionen, systemische Mykosen u. Parasitosen, ca. 8 Wochen vor bis 2 Wochen nach Schutzimpfungen mit Lebendimpfstoffen, Poliomyelitis Ggf. zusätzlich spezifische Therapie: Magen-Darm-Ulzera Osteoporose Schwereinstellbare Hypertonie Schwerer Diabetes mellitus Psychiatrische Erkrankungen (auch anamnestisch) Eng-, Weitwinkelglaukom, Hornhautulcerationen, -verletzungen

UAW	
Ohne Häufigkeit	Häufigkeit abhängig von Therapiedauer u. Dosierung: Magen-Darm-Ulzera, GI-Blutungen Striae rubrae, Haut-Atrophie, Hypertrichose, Steroidakne, verzögerte Wundheilung Osteoporose Sehnenruptur Depressionen, Gereiztheit, Euphorie, Antriebs- u. Appetitsteigerung, Psychosen, Schlafstörungen Katarakt, Glaukom Manifestation einer latenten Epilepsie, Anfallsbereitschaft ↑ bei manifester Epilepsie Adrenale Suppression u. Induktion eines Cushing-Syndroms Glucosetoleranz ↓, Diabetes mellitus, Gewicht ↑, Hypercholesterinämie, Hypertriglyceridämie Wachstumshemmung (Kinder) Störung der Sexualhormonsekretion Natriumretention → Ödembildung, K-Ausscheidung ↑ RR ↑ Immunabwehr ↓, Maskierung von Infektionen, Exazerbation latenter Infektionen Risiko opportunistischer Infektionen ↑
Wechselwirkungen	
Arzneimittel	Östrogene Inhibitoren von CYP3A4 wie Ketoconazol u. Itraconazol Induktoren von CYP3A4 wie Rifampicin, Phenytoin, Carbamazepin, Barbiturate Antazida ACE-Hemmstoffe Herzglykoside Cumarinderivate Saluretika, Laxanzien Antidiabetika NSAR Atropin, andere Anticholinergika Ciclosporin Fluorchinolone
Nahrungsmittel	Keine Angaben.

H

DEXAMETHASON

H02AB02 [Rp.] erstattungsfähig

Dosierung

Erwachsene	Kinder	Säuglinge
• Je nach Indikation: • 4–40 mg/d in 1 ED, bei hoher Dosis mehrere ED mögl. • Substitutionstherapie: • 0,25–0,75 mg/d in 1 ED, bei starker Belastung (OP, Geburt, Trauma) Dosis erhöhen • Schwerer akuter Asthmaanfall: • 8–20 mg, dann 8 mg alle 4 h	• S. Säuglinge	• Pseudo-Krupp • > 1 Monat: 0,15 mg/kg KG in 1 ED • Schwerer akuter Asthmaanfall: • 0,15–0,3 mg/kg KG

Anwendungshinweis

Einnahme wenn mögl. morgens.
Je nach Grunderkrankung, klin. Symptomatik, Ansprechen: Dosisred. unterschiedlich schnell → Behandlung beenden o. möglichst niedrige Erhaltungsdos.
Bei längerer Behandlung: Nach Initialtherapie Umstellung auf Prednison/Prednisolon empfohlen.
Substitutionstherapie: Ggf. zusätzliche Gabe eines Mineralcorticoids (Fludrocortison).

Schwangerschaft	Stillzeit
Anw. mögl. Besser erprobt: Prednison, Prednisolon → Mittel der Wahl	Keine Erfahrungen. Besser erprobt: Prednison, Prednisolon → Mittel der Wahl

Präparate

Name	Wirkstärke	Anwendung	Details
Afpred dexa Injekt	3 mg	parenteral	Lösung
Afpred dexa forte Injekt	6 mg	parenteral	Lösung
Cortidexason	0,5 mg, 1,5 mg, 4 mg, 8 mg	oral (Tabletten)	nicht teilbar/k. A., mörserbar
Dexa CT	4 mg	oral (Tabletten)	teilbar, mörserbar
Dexa CT	8 mg	oral (Tabletten)	teilbar
Dexabene Injekt	4 mg	parenteral	Lösung

Name	Wirkstärke	Anwendung	Details
Dexaclinit Injekt	4 mg	parenteral	Lösung
Dexamethason Galen	0,5 mg, 1,5 mg, 4 mg, 8 mg	oral (Tabletten)	teilbar, mörserbar
Dexamethason acis	4 mg, 8 mg	oral (Tabletten)	teilbar, mörserbar
Dexamethason ratiopharm	4 mg, 8 mg	oral (Tabletten)	teilbar, mörserbar
Fortecortin	0,5 mg, 2 mg, 8 mg	oral (Tabletten)	teilbar, mörserbar
Fortecortin	4 mg	oral (Tabletten)	teilbar
Fortecortin inject	4 mg, 8 mg, 40 mg, 100 mg	parenteral	Lösung
InfectoDexakrupp Saft	2 mg/5 ml	oral (Säfte)	
Lipotalon Injekt	2,5 mg	parenteral	Lösung

H

Besondere Hinweise

Cave	• Dopingliste • Bei Hypothyreose, Leberzirrhose: Dosis ↓
Reaktionsverm.	Keine Daten verfügbar.
Abhängigkeit	Keine Angaben.
Rechtl. Hinweis	Keine Angaben.

Zusatzempfehlungen

Keine Angaben.

PREDNISON

H02AB07 [Rp.] erstattungsfähig

Dosierung

Erwachsene	Kinder	Säuglinge
• Pharmakotherapie: • 1,5–100 mg/d i. d. R. in 1 ED morgens • Je nach Erkrankung 40–80 mg/d in 2–3 ED, > 80 mg/d in 2–4 ED mögl. • Substitutionstherapie (jenseits des Wachstumsalters): • 5–7,5 mg/d in 2 ED	• 0,25–3 mg/kg/d • Möglichst alternierend oder intermittierend	• S. Kinder

Anwendungshinweis

Nach Eintritt der klinisch erwünschten Wirkung, in Abhängigkeit der Grunderkrankung Dosis senken:
> 30 mg/d: 10 mg ↓ alle 2–5 d,
30–15 mg/d: 5 mg ↓ jede Woche,
15–10 mg/d: 2,5 mg ↓ alle 1–2 Wochen,
10–6 mg/d: 1 mg ↓ alle 2–4 Wochen,
< 6 mg/d: 0,5 mg ↓ alle 4–8 Wochen
Hohe Dosen über wenige Tage: Ohne Ausschleichen

Schwangerschaft	Stillzeit
Mittel der Wahl (neben Prednisolon)	Mittel d. Wahl (neben Methylprednisolon, Prednisolon) Nach sehr hohen Dosen wenn mögl. 3–4 h warten.

Präparate

Name	Wirkstärke	Anwendung	Details
Decortin	1 mg, 5 mg, 20 mg, 50 mg	oral (Tabletten)	teilbar, mörserbar
Lodotra (veränderte WS-Freisetzung)	1 mg, 2 mg, 5 mg	oral (Tabletten)	nicht teilbar/k. A.
Prednison Galen	5 mg, 20 mg, 50 mg	oral (Tabletten)	teilbar, mörserbar
Prednison Hexal	5 mg, 20 mg, 50 mg	oral (Tabletten)	teilbar, mörserbar

Name	Wirkstärke	Anwendung	Details
Prednison acis	5 mg, 20 mg, 50 mg	oral (Tabletten)	teilbar, mörserbar
Prednison ratiopharm	5 mg, 20 mg, 50 mg	oral (Tabletten)	teilbar, mörserbar
Rectodelt	100 mg	rektal	Suppositorien

Besondere Hinweise

Cave	• Dopingliste • Unterdrückung von Hautreaktionen auf Allergietests mögl. • Bei Therapie: K-, Ca -Kontrolle • Bei Hypothyreose, Leberzirrhose: Dosis ↓
Reaktionsverm.	Keine Daten verfügbar.
Abhängigkeit	Keine Angaben.
Rechtl. Hinweis	Keine Angaben.

Zusatzempfehlungen

Ggf. K, Ca

SYSTEMISCHE HORMONPRÄPARATE, EXKL. SEXUALHORMONE UND INSULINE

H03	SCHILDDRÜSENTHERAPIE
H03A	SCHILDDRÜSENPRÄPARATE
H03AA	Schilddrüsenhormone

Wirkmechanismus	
Regelkreis mit neg. Rückkopplung: TSH → Thyroxin (T_4) → Triiodidthyronin (T_3) T_4, T_3 essentiell für den Energiestoffwechsel sowie wichtige Partner für viele andere Hormone	
Indikation	25–200 µg: Therapie der benignen Struma mit euthyreoter Funktionslage Prophylaxe einer Rezidivstruma Schilddrüsenhormonsubstitution bei Hypothyreose Suppressionstherapie bei Schilddrüsenmalignom 25–100 µg: Begleittherapie bei thyreostatischer Behandlung einer Hyperthyreose 100/150/200 µg: Schilddrüsensuppressionstest
abs. Kontraind.	Unverträglichkeit gegenüber dem Wirkstoff Unbehandelte Nebennierenrindeninsuffizienz, unbehandelte Hypophyseninsuffizienz u. unbehandelte Hyperthyreose Kein Therapiebeginn bei akutem Myokardinfarkt, akuter Myokarditis u. akuter Pankarditis Kombinationstherapie mit L-Thyroxin u. Thyreostatika bei Hyperthyreose ist während der Schwangerschaft kontraindiziert
rel. Kontraind.	Vor Therapiebeginn auszuschließen bzw. behandeln: Koronare Insuffizienz, Angina pectoris, Arteriosklerose, Bluthochdruck, Hypophysen- bzw. Nebennierenrindeninsuffizienz, Schilddrüsenautonomie
UAW	
Ohne Häufigkeit	Im Falle einer Überempfindlichkeit sind allergische Reaktionen der Haut u. des Respirationstraktes möglich Bei zu hoher Dosierung o. zu schneller Dosissteigerung können Symptome auftreten wie bei einer Schilddrüsenüberfunktion: Herzklopfen, Herzrhythmusstörungen, Kopfschmerzen, Schlaflosigkeit, Gewichtsabnahme...

Wechselwirkungen	
Arzneimittel	Antidiabetika, Cumarinderivate, Protease-Inhibitoren, Phenytoin, Salicylate, Dicumarol, Furosemid, Clofibrat, Tyrosinkinase-Inhibitoren, Propylthiouracil, Glucocorticoide, Beta-Spasmolytika, Amiodaron, iodhaltige Kontrastmittel, Sertralin, Chloroquin/Proguanil, Arzneimittel mit enzyminduzierender Wirkung, Östrogene Al- u. Fe-haltige Präparate, Ca-Carbonat: Frühestens 2 h nach L-Thyroxin Ionenaustauscherharze: Frühestens 4–5 h nach L-Thyroxin
Nahrungsmittel	Sojaprodukte: Intestinale Aufnahme von L-Thyroxin ↓. Evtl. Dosisanpasssung zu Beginn oder bei Beendigung einer sojareichen Ernährung nötig.

LEVOTHYROXIN-NATRIUM

H03AA01 [Rp.] erstattungsfähig

Dosierung

Erwachsene	Kinder	Säuglinge
• 25–300 μg in 1 ED	• Initialdos.: 12,5–50μg • Erhaltungsdos.: 100–150 μg/m^2 Körperoberfläche/d	• Neugeborene mit angeborener Hypothyreose: Initialdos.: 10–15 μg/kg KG für die ersten 3 Mo., danach individuell einstellen.

Anwendungshinweis

Einnahme morgens nüchtern, mind. 30 Min. vor dem Frühstück.
Möglichst niedrige Initialdosis wählen, bei Bedarf alle 2–4 Wochen erhöhen.

Schwangerschaft	Stillzeit
Evtl. Dosiserhöhung erforderlich.	Behandlung konsequent durchführen.

Präparate

Name	Wirkstärke	Anwendung	Details
Euthyrox	25 μg, 50 μg, 75 μg, 88 μg, 100 μg, 112 μg, 125 μg, 137 μg, 150 μg, 175 μg, 200 μg	oral (Tabletten)	teilbar, mörserbar
L-Thyrox Hexal	25 μg, 50 μg, 75 μg, 88 μg, 100 μg, 112 μg, 125 μg, 150 μg, 175 μg, 200 μg	oral (Tabletten)	teilbar, mörserbar
L-Thyroxin Henning	25 μg, 50 μg, 75 μg, 100 μg, 125 μg, 150 μg, 175 μg, 200 μg	oral (Tabletten)	teilbar, mörserbar
L-Thyroxin Henning inject	500 μg	parenteral	Lösung
L-Thyroxin ratiopharm	25 μg, 50 μg, 75 μg, 100 μg, 125 μg, 150 μg, 175 μg, 200 μg	oral (Tabletten)	teilbar, mörserbar
L-Thyroxin-Henning Tropfen	100 μg/ml	oral (Säfte)	

Besondere Hinweise	
Cave	Bei Präparatewechsel: Laborwerte überwachen, gegebenenfalls Dosisanpasung.
Reaktionsverm.	Keine Daten verfügbar.
Abhängigkeit	Keine Angaben.
Rechtl. Hinweis	Keine Angaben.

Zusatzempfehlungen
Keine Angaben.

SYSTEMISCHE HORMONPRÄPARATE, EXKL. SEXUALHORMONE UND INSULINE

H03	SCHILDDRÜSENTHERAPIE
H03B	THYREOSTATIKA
H03BB	Schwefel-haltige Imidazol-Derivate

Wirkmechanismus

Carbimazol: Prodrug → Wirkform: Thiamazol
Inhibition der Oxidation von Iodid → Iod → Kein Einbau von Iod in die Tyrosinreste des Thyreoglobulins → Inhibition der T_3-, T_4-Synth.

Indikation	Hyperthyreose
abs. Kontraind.	Schwere vorausgegangene Überempfindlichkeitsreaktionen (z. B. Agranulozytose) Bestehende Blutbildveränderungen (Granulozytopenie), Frühere Knochenmarkschädigung nach einer Beh. mit Carbimazol oder Thiamazol Bestehende Cholestase Zusätzliche Therapie mit Schilddrüsenhormonen in der Schwangerschaft
rel. Kontraind.	Leichtere vorausgegangene Überempfindlichkeitsreaktionen (z. B. Hautreaktionen)

UAW

Sehr häufig (> 1:10)	Allergische Hauterscheinungen (meist leichter Verlauf, oft unter fortgeführter Therapie reversibel)
Gelegentlich (< 1:100)	Agranulozytose Arzneimittelfieber, Ödeme Geschmacksstörungen bzw. Geruchsstörungen (nach Absetzen reversibel, kann mehrere Wochen dauern)
Sehr selten (< 1:10.000)	Allergische Hauterscheinungen mit schwerem Verlauf Cholestatischer Ikterus o. toxische Hepatitis. Arthralgien und Myalgien Generalisierte Lymphadenopathie, Arthritiden, Nephritiden, akute Speicheldrüsenschwellung, Vaskulitiden, Neuritiden und Polyneuropathien, Insulin-Autoimmunsyndrom (mit starkem Abfall des Blutzuckerwertes)
Ohne Häufigkeit	Subklinische o. klinische Hypothyreose sowie Strumawachstum Normalisierung des Enrgieumsatzes → KG ↑

Wechselwirkungen

Arzneimittel	Jod, jodhaltige Medikamente, Röntgenkontrastmittel
Nahrungsmittel	Keine Angaben.

CARBIMAZOL

H03BB01 [Rp.] erstattungsfähig

Dosierung

Erwachsene	Kinder	Säuglinge
• Anfangsdos.: 40–60 mg/d in mehreren ED • Erhaltungsdos.: 5–20 mg/d in 1 ED + Schildrüsenhormone o. • 2,5–10 mg/d in 1 ED (Monotherapie)	• Anfangsdos.: 0,5 bis 0,7 mg/kg KG/d in mehreren ED • Erhaltungsdos.: 0,3 bis 0,5 mg/kg KG/d 1ED	

Anwendungshinweis

Initialtherapie der Hyperthyreose
Einnahme in gleichmäßigen Abständen über den Tag verteilt.
Erhaltungsdosis: Einnahme morgens nach dem Frühstück.
Therapiedauer bei konservativer Behandl. der Hyperthyreose: 1/2 bis 2 Jahre (im Mittel 1 Jahr).

Schwangerschaft	Stillzeit
Mittel der 2. Wahl (erste Wahl, bes. 1. Trimenon: Propylthiouracil)	Anw. bis 10 mg/d mögl. Bei höherer Dosis: Kontrolle der Schilddrüsenparameter beim Kind. Mittel der 1. Wahl: Propylthiouracil

Präparate

Name	Wirkstärke	Anwendung	Details
Carbimazol Aristo	5 mg, 10 mg	oral (Tabletten)	teilbar, mörserbar
Carbimazol Henning	5 mg, 10 mg	oral (Tabletten)	teilbar, mörserbar
Carbimazol Hexal	5 mg, 10 mg	oral (Tabletten)	teilbar, mörserbar

Besondere Hinweise

Cave	• Blutbild in regelmäßigen Abständen kontrollieren. • Fieber, Mundschleimhautentzündung o. Furunkulose in den ersten Behandlungswochen → Blutbild des Patienten bes. sorgfältig überwachen. • Größere Strumen mit Einengung der Trachea nur kurzfristig behandeln. • Hyperthyreose → Metabolismus u. Elimination anderer Medikamente ↑ → Bei Normalisierung der Schilddrüsenfunktion → ggf. Dosiskorrekturen
Reaktionsverm.	Keine Daten verfügbar.
Abhängigkeit	Keine Angaben.
Rechtl. Hinweis	Keine Angaben.

Zusatzempfehlungen

Keine Angaben.

SYSTEMISCHE HORMONPRÄPARATE, EXKL. SEXUALHORMONE UND INSULINE

H03	SCHILDDRÜSENTHERAPIE
H03C	IODTHERAPIE
H03CA	Iodtherapie

Wirkmechanismus	
Jodid: Bestandteil von Schilddrüsenhormonen (T_3, T_4)	
Indikation	Prophylaxe u. Rezidivprophylaxe (nach Resektion) des Iodmangelstruma (auch in der Schwangerschaft) Therapie der diff. euthyreoten Struma bei Neugeborenen, Kindern, Jugendlichen u. jüngeren Erw.
abs. Kontraind.	Manifeste Hyperthyreose Latente Hyperthyreose (> 150 µg/Tag) Fokale u. diffuse Autonomien in der Schilddrüse (> 300 µg/Tag) Autonome Adenome (> 300 µg/Tag)
rel. Kontraind.	Keine Angaben.
UAW	
Ohne Häufigkeit	Hyperthyreose (> 1 mg/Tag), in Einzelfällen bei Dos. zwischen 300 u. 1000 µg/Tag
Wechselwirkungen	
Arzneimittel	Thyreostatika
Nahrungsmittel	Keine Angaben.

IODIDE

H03CA01 [Apt.] erstattungsfähig, OTC-Ausnahmeliste

Dosierung

Erwachsene	Kinder	Säuglinge
• Strumaprophylaxe: • 100–200 µg/d • o. 1,53 mg 1 x wöchentl. • Schwangerschaft und Stillzeit: 200 µg/d	• Kinder: Strumaprophylaxe: 50–100 µg/d • Jugendliche: Strumaprophylaxe: 100–200 µg/d • o. • ≥ 6 J.: 1,53 mg 1x wöchentl. • < 6 J.: 0,77 mg (1/2 Jodette) 1 x wöchentl.	• Strumaprophylaxe: 50–100 µg/d

Anwendungshinweis

Behandlungsdauer zur Prophylaxe über Jahre, meist lebenslang.
Einnahme nach einer Mahzeit ggf. mit Getränk vermischen.

Schwangerschaft	Stillzeit
Einnahme empfohlen. Wöchentl. Anw. nicht empfohlen.	Einnahme empfohlen. Wöchentl. Anw. nicht empfohlen.

Präparate

Name	Wirkstärke	Anwendung	Details
Jod beta	200 µg		
Jod beta	100 µg	oral (Tabletten)	teilbar, mörserbar
Jodetten Henning	100 µg, 150 µg, 200 µg	oral (Tabletten)	teilbar, mörserbar
Jodetten Henning 1x wöchentlich	1,53 mg	oral (Tabletten)	teilbar, mörserbar
Jodgamma	200 µg	oral (Tabletten)	teilbar, mörserbar
Jodid	100 µg, 200 µg	oral (Tabletten)	teilbar, mörserbar
Jodid Hexal	100 µg, 200 µg	oral (Tabletten)	teilbar, mörserbar
Jodid-ratiopharm	100 µg, 200 µg	oral (Tabletten)	teilbar, mörserbar
Mono-Jod	100 µg	oral (Tabletten)	mörserbar

Name	Wirkstärke	Anwendung	Details
Mono-Jod	200 µg	oral (Tabletten)	teilbar, mörserbar

Besondere Hinweise	
Cave	Keine Angaben.
Reaktionsverm.	Keine Daten verfügbar.
Abhängigkeit	Keine Angaben.
Rechtl. Hinweis	Keine Angaben.

Zusatzempfehlungen
Keine Angaben.

ANTIINFEKTIVA ZUR SYSTEMISCHEN ANWENDUNG

J01	ANTIBIOTIKA ZUR SYSTEMISCHEN ANWENDUNG
J01A	TETRACYCLINE
J01AA	Tetracycline

Wirkmechanismus	
Hemmung der Proteinbiosynthese durch reversible Blockade der Bindungsstelle der Aminoacyl-t-RNS an der 30S-Untereinheit des Ribosoms → Unterbrechung der Elongation der Peptidkette; vorwiegend bakteriostatisch	
Indikation	Infektionen der Atemwege u. des HNO-Bereiches Infektionen des Urogenitaltraktes Infektionen des Magen-Darm-Trakts Ambulante Therapie von Gallenwegsinfektionen Hauterkrankungen, auch infizierte schwere Formen der Acne vulgaris u. Rosacea Chlamydien-Konjunktivitis und Trachom Borreliose Seltene Infektionen wie z. B. Rickettsiose oder Listeriose Malabsortpions-Syndrome
abs. Kontraind.	Schwere Leberfunktionsstörungen; Niereninsuffinzienz
rel. Kontraind.	Keine Angaben.
UAW	
Häufig (< 1:10)	GI-Störungen wie Sodbrennen, Magendruck, Erbrechen
Gelegentlich (< 1:100)	Allergische Reaktionen Phototoxische Reaktionen Heiserkeit, Schluckbescherden, Mund- u. Rachenschleimhautentzündungen Kinder < 8 J.: Irreversible Zahnverfärbung, Zahnschmelzschädigung, reversible Knochenwachstumsverzögerung
Selten (< 1:1.000)	Unruhe u. Angstzustände; Tachykardien; Parästhesien
Sehr selten (< 1:10.000)	Krampfanfälle; Pseudomembranöse Enterokolitis; Schwarze Haarzunge
Wechselwirkungen	
Arzneimittel	Al, Ca, Mg in Antazida, Fe-Präparate, Aktivkohle, Colestyramin, Betalaktamantibiotika, Sulfonylharnstoffe, Antikoagulanzien vom Dicumarol-Typ, orale Kontrazeptiva, Enzyminduktoren (z. B. Rifampicin, Barbiturate, chron. Alkoholabusus)
Nahrungsmittel	Milch, Milchprodukte, Ca-haltige Fruchtsäfte

DOXYCYCLIN

J01AA02 [Rp.] erstattungsfähig

Dosierung		
Erwachsene	Kinder	Säuglinge
• ‹ 50 kg KI • 50–70 kg KG: Am 1.Tag 200 mg/d in 1 ED, dann 100 mg/d in 1 ED • KG › 70 kg u. Patienten mit schweren Erkrankungen: 200 mg/d in 1 ED • Akute gonorrhoische Urethritis des Mannes: 200 mg/d in 1 ED über 7 Tage • Akute Gonokokken-Epididymtis: 200 mg/d in 1 ED über 10 Tage • Akute Gonokokkeninfektion der Frau: 200 mg/d in 1 ED mind. 7 Tage • Hauterkrankungen: 100 mg/d in 1 ED für 7–21 Tage, anschl. Erhaltungsdos. 50 mg/d für weitere 2–3 Wochen, bei Akne bis zu 12 Wochen • Borreliose: 200 mg/d in 1 ED für 2–3 Wochen • Red. papulopustulöser Läsionen bei Rosazea im Gesicht: 40 mg/d in 1 ED	• > 8 J. mit KG >50 kg: s. Erw,	

Anwendungshinweis

Einnahme zusammen mit einer Mahlzeit.
Keine Einnahme anderer Arznei- bzw. Nahrungsmittel (Milchprodukte), die mehrwertige Kationen enthalten (Ca, Mg etc.) im Abstand von 2 h vor- u. nachher.

Schwangerschaft	Stillzeit
Strenge Indikationsstellung, da bei Feten vom 4. Monat, bei Säuglingen und Kindern bis zum 8. Lebensjahr Gefahr der Einlagerung von Doxycyclin und dadurch bedingt Zahnverfärbungen, Schmelzdefekte und verzögertes Knochenwachstum möglich.	s. Schwangerschaft

Präparate

Name	Wirkstärke	Anwendung	Details
Doxycyclin-STADA®	200 mg	oral (Tabletten)	teilbar, mörserbar
Doxy-M ratiopharm®	100 mg/200 m	oral (Tabletten)	teilbar, mörserbar
Doxycyclin AL	100 mg, 200 mg	oral (Tabletten)	nicht teilbar/k. A.
Doxycyclin AL T	100 mg, 200 mg	oral (Tabletten)	nicht teilbar/k. A., mörserbar
Doxycyclin-1A Pharma®	100 mg	oral (Tabletten)	teilbar
Doxycyclin-1A Pharma®	200 mg	oral (Tabletten)	teilbar, mörserbar
Doxycyclin-STADA®	100 mg	oral (Tabletten)	teilbar, mörserbar
Doxycyclin-ratiopharm SF	100 mg/5 ml	parenteral	Lösung
Doxycyclin-ratiopharm® Weichkapseln	100 mg	oral (Kapseln)	
Doxyhexal SF	100 mg/5 ml	parenteral	Lösung
Doxyhexal tabs	100 mg	oral (Tabletten)	teilbar, mörserbar
Oraycea retard	40 mg	oral (Kapseln)	

Besondere Hinweise	
Cave	• Auftreten schwerer, anhaltender Durchfälle unter Doxycyclintherapie: Verdacht auf pseudomembranöse Enterokolitis. • Lichtsensibilisierung: Unter Sonnenbestrahlung Gefahr von phototoxischen Reaktionen.
Reaktionsverm.	Keine Daten verfügbar.
Abhängigkeit	Keine Angaben.
Rechtl. Hinweis	Keine Angaben.

Zusatzempfehlungen
Perenterol, Perocur Nach Abschluss der Behandlung: Omniflora, Mutaflor o.ä.

ANTIINFEKTIVA ZUR SYSTEMISCHEN ANWENDUNG

J01	ANTIBIOTIKA ZUR SYSTEMISCHEN ANWENDUNG
J01C	BETALACTAM-ANTIBIOTIKA, PENICILLINE
J01CA	Penicilline mit erweitertem Wirkungsspektrum

Wirkmechanismus	
Hemmung der bakteriellen Zellwandsynthese	
Indikation	akute u. chron. Infekte mit empfindlichen Erregern (Penumo-, Strepto-, Meningo-, Staphylokokken, C.diphteriae, Borrelien, Clostridien, Enterokokken, E.coli, Salmonellen, Shigellen, H. influenzae, P. mirabilis, Listerien, u. a.)
abs. Kontraind.	Penicillin-Überempfindlichkeit
rel. Kontraind.	Behandlung von Begleitinfekten viraler Erkrankungen, insbes. der infektiösen Mononukleose und der lymph. Leukämie
UAW	
Sehr häufig (> 1:10)	GI-Störungen (z. B. Übelkeit, Erbrechen, Meteorismus, Diarrhö)
Häufig (< 1:10)	allergische Hautreaktionen
Ohne Häufigkeit	Anaphylaxie, Vaskulitis Superinfektionen und Kolonisation mit resistenten Bakterien oder Pilzen Zahnverfärbungen (bei Kindern) Blutbildveränderungen bei anhaltenden schweren Durchfällen: pseudomembranöse Kolitis oder hämorrhagische Kolitis ausschließen
Wechselwirkungen	
Arzneimittel	Bakteriostatische Antibiotika (Tetracycline, Makrolide) Probenecid Allopurinol Digoxin Antikoagulantien hormonale Kontrazetptiva
Nahrungsmittel	Keine Angaben.

AMOXICILLIN

J01CA04 [Rp.] erstattungsfähig

Dosierung

Erwachsene	Kinder	Säuglinge
• > 40 kg: 1500–3000 mg/d in 2–3 ED, Steigerung auf 4000–6000 mg/d möglich	• < 40 kg: 50–100 mg/kg KG/d in 3–4 ED • > 40 kg: s. Erw.	• S. Kinder

Anwendungshinweis

Einnahme unabhängig von den Mahlzeiten.
ED gleichmäßig über den Tag verteilt.

Schwangerschaft	Stillzeit
Bei entsprechender Indikation Anw. mögl.	Anw. mögl. Geht in Muttermilch über. Evtl. Durchfälle, Pilzbesiedlung der Schleimhäute beim gestillten Säugling; Sensibilisierung mögl.

Präparate

Name	Wirkstärke	Anwendung	Details
Amoxibeta	750 mg, 1000 mg	oral (Tabletten)	teilbar, mörserbar
Amoxibeta	500 mg	oral (Tabletten)	mörserbar
Amoxibeta Tabs (Susp)	750 mg, 1000 mg	oral (Säfte)	
Amoxicillin AL BT	1000 mg	oral (Säfte)	
Amoxicillin STADA	500 mg, 750 mg, 1000 mg	oral (Tabletten)	nicht teilbar/k. A., mörserbar
Amoxicillin STADA BT	1000 mg	oral (Säfte)	
Amoxicillin ratiopharm	500 mg, 750 mg, 1000 mg	oral (Tabletten)	mörserbar
Amoxicillin ratiopharm BT	1000 mg	oral (Säfte)	
Amoxicillin ratiopharm Trockensaft	250 mg/5 ml, 500 mg/5 ml	oral (Säfte)	
Amoxihexal	500 mg, 750 mg, 1000 mg	oral (Tabletten)	teilbar, mörserbar
Amoxihexal Trockensaft	250 mg/5 ml, 500 mg/5 ml	oral (Säfte)	

Name	Wirkstärke	Anwendung	Details
Infectomox TS	250 mg/5 ml, 500 mg/5 ml, 750 mg/5 ml	oral (Säfte)	

Besondere Hinweise	
Cave	• DANI • Wirkstoffspezifischer Eigengeruch u. -geschmack: Teilen u. Zermörsern von Filmtabletten sollte nach Möglichkeit vermieden werden.
Reaktionsverm.	Keine Daten verfügbar.
Abhängigkeit	Keine Angaben.
Rechtl. Hinweis	Keine Angaben.

Zusatzempfehlungen
Perenterol, Perocur Nach Abschluss der Behandlung: Omniflora, Mutaflor o.ä.

ANTIINFEKTIVA ZUR SYSTEMISCHEN ANWENDUNG

J01	ANTIBIOTIKA ZUR SYSTEMISCHEN ANWENDUNG
J01C	BETALACTAM-ANTIBIOTIKA, PENICILLINE
J01CE	Beta-Lactamase-sensitive Penicilline

Wirkmechanismus	
Hemmung der bakteriellen Zellwandsynthese	
Indikation	Akute u. chron. Infekte mit empfindlichen Erregern (Pneumo-, Strepto-, Meningo-, Staphylokokken, C. diphteriae, Borrelien, Clostridien, u. a.)
abs. Kontraind.	Penicillin-Überempfindlichkeit
rel. Kontraind.	Keine Angaben.
UAW	
Sehr häufig (> 1:10)	GI-Störungen (z. B. Übelkeit, Erbrechen, Meteorismus, Diarrhö)
Häufig (< 1:10)	Allergische Hautreaktionen
Sehr selten (< 1:10.000)	Vorübergehende Zahnverfärbungen
Ohne Häufigkeit	Anaphylaxie, Vaskulitis Superinfektionen u. Kolonisation mit resistenten Bakterien oder Pilzen Blutbildveränderungen Bei anhaltenden schweren Durchfällen: Pseudomembranöse Kolitis o. hämorrhagische Kolitis ausschließen
Wechselwirkungen	
Arzneimittel	Bakteriostatische Antibiotika (Tetracycline, Makrolide) Orale Kontrazeptiva
Nahrungsmittel	Keine Angaben.

PHENOXYMETHYLPENICILLIN

J01CE02 [Rp.] erstattungsfähig

Dosierung

Erwachsene	Kinder	Säuglinge
• 3–4 ED à 0,5–1,5 Mio. I. E./d • Steigerung bei Bedarf möglich	• 10–15 kg: 600 000–900 000 I. E./d in 3 ED • 15–22 kg: 900 000–1,4 Mio. I. E./d in 3 ED • 22–30 kg: 1,2–1,8 Mio. i. E./d in 3 ED • > 30 kg: 1,2–2,4 Mio I. E./d in 3 ED • Ab 12 J.: s Erw.	• 4–5 kg: 40 000–64 000 I. E./kg in 3 ED • 5–10 kg: 400 000–600 000 I. E./d in 3 ED

Anwendungshinweis

Ca. 1 h vor den Mahlzeiten einnehmen.
ED gleichmäßig über den Tag verteilen.

Schwangerschaft	Stillzeit
Anw. mögl. bei entspr. Indikation	Anw. mögl. Geht in die Muttermich über. Evtl. Durchfälle, Pilzbesiedlung der Schleimhäute beim gestillten Säugling; Sensibilisierung mögl.

Präparate

Name	Wirkstärke	Anwendung	Details
Arcasin	1 Mio I. E.	oral (Tabletten)	nicht teilbar/k. A., mörserbar
Arcasin	1,5 Mio I. E.	oral (Tabletten)	teilbar, mörserbar
Arcasin	300.000 I.E/5 ml	oral (Säfte)	
Infectocillin	300.000 I.E/5 ml, 500.000 I.E/5 ml	oral (Säfte)	
Infectocillin	1 Mio I. E., 1,5 Mio I. E.	oral (Tabletten)	teilbar, mörserbar
Infectocillin	400.000 I.E/5 ml	oral (Säfte)	
Isocillin	1,2 Mio I. E.	oral (Tabletten)	nicht teilbar/k. A.
Isocillin	250.000 I.E/5 ml, 300.000 I.E/5 ml	oral (Säfte)	

J

Name	Wirkstärke	Anwendung	Details
Pen 0,4 mega 1a Pharma	400.000 I.E/5 ml	oral (Säfte)	
Penhexal	1 Mio I. E.	oral (Tabletten)	teilbar, mörserbar
Penhexal	1,5 Mio I. E.	oral (Tabletten)	mörserbar
Penhexal	400.000 I.E/5 ml	oral (Säfte)	
Penicillin V Stada	1,2 Mio I. E., 1,5 Mio I. E.	oral (Tabletten)	teilbar, mörserbar
Penicillin V ratiopharm	1 Mio I. E., 1,5 Mio I. E.	oral (Tabletten)	teilbar, mörserbar

Besondere Hinweise

Cave	• DANI • K-Gehalt beachten
Reaktionsverm.	Keine Daten verfügbar.
Abhängigkeit	Keine Angaben.
Rechtl. Hinweis	Keine Angaben.

Zusatzempfehlungen

Perenterol, Perocur
Nach Abschluss der Behandlung: Omniflora, Mutaflor o.ä.

ANTIINFEKTIVA ZUR SYSTEMISCHEN ANWENDUNG

J01	ANTIBIOTIKA ZUR SYSTEMISCHEN ANWENDUNG
J01C	BETALACTAM-ANTIBIOTIKA, PENICILLINE
J01CR	Kombinationen von Penicillinen, inkl. Beta-Lactamase-Inhibitoren

Wirkmechanismus	
Hemmung der bakteriellen Zellwandsynthese auch bei Penicillin-resistenten Stämmung durch Inhibition der Beta-Lactamase	
Indikation	Infektionen durch Erreger, die aufgrund einer Beta-Lactamase resistent gegenüber Amoxicillin und anderen Beta-Lactam-Antibiotika sind
abs. Kontraind.	Penicillin-Überempfindlichkeit
rel. Kontraind.	Behandlung von Begleitinfekten viraler Erkrankungen, insbes. der infektiösen Mononukleose und der lymph. Leukämie Leberfunktionsstörungen
Wechselwirkungen	
Arzneimittel	Bakteriostatische Antibiotika (Tetracycline, Makrolide) Probenecid Allopurinol Digoxin Antikoagulantien hormonale Kontrazeptiva
Nahrungsmittel	Keine Angaben.

AMOXICILLIN UND ENZYM-INHIBITOREN

J01CR02 [Rp.] erstattungsfähig

Dosierung

Erwachsene	Kinder	Säuglinge
• > 40 kg: 1500 mg + 375 mg bis 2625 mg + 375 mg/d (Amoxicillin+Clavulansäure) in 2–3 ED	• 12–20 kg: 375 mg + 93,75 mg bis 750 mg + 187,5 mg/d (Amoxicillin+Clavulansäure) in 3 ED • 20–40 kg: 750 mg + 187,5 mg bis 1500 mg + 375 mg/d (Amoxicillin+Clavulansäure) in 3 ED • > 40 kg: s. Erw.	• 6–12 kg: 187,5 mg + 46,08 mg bis 375 mg + 93,75 mg/d (Amoxicillin+Clavulansäure) in 3 ED

Anwendungshinweis

Einnahme zu den Mahlzeiten.
ED gleichmäßig über den Tag verteilen.

Schwangerschaft	Stillzeit
Anw. möglich	Anw. mögl. Geht in die Muttermilch über. Evtl. Durchfälle, Pilzbesiedlung der Schleimhäute beim gestillten Säugling; Sensibilisierung möglich

Präparate

Name	Wirkstärke	Anwendung	Details
Amoxclav HEXAL® i. v. (Amoxicillin, Clavulansäure)	2000 mg + 200 mg, 500 mg + 100 mg, 1000 mg + 200 mg	parenteral	Lösung
Amoxi Clavulan Stada (Amoxicillin, Clavulansäure)	875 mg + 125 mg, 500 mg + 125 mg	oral (Tabletten)	mörserbar
Amoxi Clavulan Stada TS (Amoxicillin, Clavulansäure)	250 mg + 62,5 mg/5 ml, 125 mg + 31,25 mg/5 ml	oral (Säfte)	
Amoxicillin comp AbZ (Amoxicillin, Clavulansäure)	500 mg + 125 mg, 875 mg + 125 mg	oral (Tabletten)	mörserbar
Amoxicillin ratiopharm comp (Amoxicillin, Clavulansäure)	500 mg + 125 mg, 875 mg +125 mg	oral (Tabletten)	mörserbar

Name	Wirkstärke	Anwendung	Details
Amoxicillin ratiopharm comp TS (Amoxicillin, Clavulansäure)	125 mg + 31,25 mg/5 ml, 250 mg + 62,5 mg/5 ml	oral (Säfte)	
Amoxiclav ct (Amoxicillin, Clavulansäure)	875 mg + 125 mg, 500 mg + 125 mg	oral (Tabletten)	mörserbar
Augmentan (Amoxicillin, Clavulansäure)	875 mg + 125 mg, 500 mg + 125 mg	oral (Tabletten)	mörserbar
amoxi Clavulan AL TS (Amoxicillin, Clavulansäure)	125 mg + 31,25 mg/5 ml, 250 mg + 62,5 mg/5 ml	oral (Säfte)	

Besondere Hinweise	
Cave	• DANI • K-Gehalt beachten
Reaktionsverm.	Keine Daten verfügbar.
Abhängigkeit	Keine Angaben.
Rechtl. Hinweis	Keine Angaben.

Zusatzempfehlungen

Perenterol, Perocur
Nach Abschluss der Behandlung: Omniflora, Mutaflor o.ä.

ANTIINFEKTIVA ZUR SYSTEMISCHEN ANWENDUNG

J01	ANTIBIOTIKA ZUR SYSTEMISCHEN ANWENDUNG
J01D	ANDERE BETA-LACTAM-ANTIBIOTIKA
J01DC	Cephalosporine der 2. Generation

Wirkmechanismus	
Hemmung der bakteriellen Zellwandsynthese	
Indikation	Infektionen mit empfindlichen Erregern (Staphylokokken, Streptokokken, Meningokokken, Pneumokokken, E.coli, H. influenzae, beta-Lactamasebildner)
abs. Kontraind.	Überempfindlichkeit gegen Cephalosporine
rel. Kontraind.	Überempfindlichkeit auf andere Betalactam-Antibiotika (mögl. Kreuzallergien beachten) Ausgeprägte Allergien o. Asthma in der Anamnese Pat. mit Magen- u. Darmstörungen mit Erbrechen u. Diarrhöen (ausreichende Resorption nicht gewährleistet) Kreatinin-Clearance < 40 ml/min, Hämodialysepatienten (Dosisanpassung erforderlich)
UAW	
Häufig (< 1:10)	Magendrücken, Übelkeit, Erbrechen, Appetitlosigkeit, Blähungen, weiche Stühle o. Diarrhö
Gelegentlich (< 1:100)	Überempfindlichkeitsreaktionen aller Schweregrade (z. B. Angioödem, Bronchospasmus bis zum lebensbedrohlichen Schock) Kopfschmerzen, Parästhesien, Schwindel, Schwächezustände wie Asthenie, Ermüdung, Unwohlsein
Selten (< 1:1.000)	Pseudomembranöse Kolitis
Sehr selten (< 1:10.000)	Ikterus, Hepatitis Unruhe, Nervosität, Verwirrtheit, Halluzinationen (v. a. bei älteren Pat. o. bei Pat. mit hohem Fieber o. schweren Infekten)
Ohne Häufigkeit	Candida-Superinfektion Hautveränderungen mit u. ohne Juckreiz Erythema multiforme, Stevens-Johnson-Syndrom, Lyell-Syndrom
Wechselwirkungen	
Arzneimittel	Bakteriostatisch wirkende Mittel (z. B. Tetracycline, Erythromycin, Chloramphenicol oder Sulfonamide) Orale Kontrazeptiva Probenecid Antikoagulantien vom Cumarin-Typ Potentiell nephrotoxische Arzneimittel
Nahrungsmittel	Keine Angaben.

CEFUROXIM

J01DC02 [Rp.] erstattungsfähig

Dosierung

Erwachsene	Kinder	Säuglinge
• Oral: 500–1000 mg/d in 2 ED • Unkomplizierte Harnwegsinfektionen der Frau: 250 mg/d in 2 ED • Parenteral: 1,5–6 g/d in 2–4 ED	• Oral: < 2 J.: s. Säuglinge • 2–12 J.: max. 500 mg/d • > 12 J.: s. Erw. • Parenteral: < 12 J.: s. Säuglinge • > 12 J.: s. Erw.	• Oral: Ab 3 Monate: 20–30 mg/kg in 2 ED • Bis 2 J.: Max. 250 mg/d • Parenteral: • ab 1 Monat: 30–400 mg/kg in 3 ED (max. 6g/d)

Anwendungshinweis

Einnahme kurz nach den Mahlzeiten.
ED gleichmäßig über den Tag verteilen.

Schwangerschaft	Stillzeit
Wenn erforderlich Anw. mögl. Besser erprobt: Cephalosporine der 1. Generation, Penicillin	Wenn erforderlich Anw. mögl. Besser erprobt: Cephalosporine der 1. Generation, Penicillin Geht in die Muttermich über. Evtl. Durchfälle, Pilzbesiedlung der Schleimhäute beim gestillten Säugling; Sensibilisierung möglich

Präparate

Name	Wirkstärke	Anwendung	Details
Cefuhexal	250 mg, 500 mg	oral (Tabletten)	nicht teilbar/k. A., mörserbar
Cefuhexal Trockensaft	125 mg/5 ml	oral (Säfte)	
Cefuroxim 1A Trockensaft	125 mg/5 ml	oral (Säfte)	
Cefuroxim CT Trockensaft	125 mg/5 ml	oral (Säfte)	
Cefuroxim Fresenius Plv. zur Herst. einer Inj.Lsg.	250 mg, 750 mg, 1500 mg	parenteral	
Cefuroxim Hexal Plv. zur Herst. einer Inj.Lsg.	750 mg, 1500 mg	parenteral	
Cefuroxim STADA Trockensaft	125 mg/5 ml	oral (Säfte)	
Cefuroxim ratiopharm Plv. zur Herst. einer Inj.Lsg.	250 mg, 500 mg, 1500 mg	parenteral	
Cefuroxim-ratiopharm	125 mg/5 ml	oral (Säfte)	

Name	Wirkstärke	Anwendung	Details
Elobact	125 mg, 250 mg, 500 mg	oral (Tabletten)	nicht teilbar/k. A., mörserbar
Elobact Trockensaft	125 mg/5 ml	oral (Säfte)	

Besondere Hinweise	
Cave	DANI
Reaktionsverm.	Nicht beinträchtigt.
Abhängigkeit	Keine Angaben.
Rechtl. Hinweis	Keine Angaben.

Zusatzempfehlungen

Perenterol, Perocur
Nach Abschluss der Behandlung: Omniflora, Mutaflor o.ä.

CEFACLOR

J01DC04 [Rp.] erstattungsfähig

Dosierung

Erwachsene	Kinder	Säuglinge
• 1500 mg/d in 3 ED • Unkomplizierte Infektion der ableitenden Harnwege: 750 mg/d in 3 ED	• < 6 J.: 20–50 mg/kg KG/d in 3 ED (Bei leichten Infektionen o. Otitis media 2 ED möglich), max. 1g/d • 6–10 J.: 750–1000 mg/d in 3–4 ED (Otitis media 2 ED möglich) • Unkomplizierte Infektion der ableitenden Harnwege: 500 mg/d in 2 ED • > 10 J.: s. Erw.	• S. Kinder

Anwendungshinweis

ED gleichmäßig über den Tag verteilen.
Behandlungsdauer i. d. R. 7– 10 d, mind. 2–3 d nach Abklingen der Krankheitserscheinungen.

Schwangerschaft	Stillzeit
Gehört zu den Antibiotika der Wahl.	Gehört zu den Antibiotika der Wahl.

Präparate

Name	Wirkstärke	Anwendung	Details
Cefaclor AL	250 mg, 500 mg	oral (Tabletten)	nicht teilbar/k. A., mörserbar
Cefaclor AL Trockensaft	125 mg/5 ml, 250 mg/5 ml	oral (Säfte)	
Cefaclor CT	500 mg	oral (Kapseln)	
Cefaclor CT Trockensaft	125 mg/5 ml, 250 mg/5 ml	oral (Säfte)	
Cefaclor STADA	500 mg	oral (Kapseln)	
Cefaclor STADA Trockensaft	125 mg/5 ml, 250 mg/5 ml	oral (Säfte)	
Cefaclor-ratiopharm Brausetabletten	500 mg	oral (Tabletten)	nicht teilbar/k. A.
Infectocef	500 mg	oral (Kapseln)	
Infectocef Trockensaft	125 mg/5 ml, 250 mg/5 ml, 500 mg/5 ml	oral (Säfte)	

J

Name	Wirkstärke	Anwendung	Details
Panoral	500 mg	oral (Kapseln)	
Panoral	125 mg/5 ml	oral (Säfte)	
Panoral forte	250 mg/5 ml	oral (Säfte)	

Besondere Hinweise	
Cave	Sicherheit oraler Kontrazeptiva kann beeinträchtigt sein.
Reaktionsverm.	Keine Daten verfügbar.
Abhängigkeit	Keine Angaben.
Rechtl. Hinweis	Keine Angaben.

Zusatzempfehlungen

Perocur, Perenterol
Nach Abschlus der Behandlung: Omniflora, Mutaflor o.ä.

J01	ANTIBIOTIKA ZUR SYSTEMISCHEN ANWENDUNG
J01D	ANDERE BETA-LACTAM-ANTIBIOTIKA
J01DD	Cephalosporine der 3. Generation

Wirkmechanismus	
Hemmung der bakteriellen Zellwandsynthese	
Indikation	Infektionen mit empfindlichen Erregern (Staphylococcus aureus (Methicillin-empfindlich), Streptococcus pneumoniae, B-Streptokokken (Streptococcus agalactiae), Streptococcus pyogenes, Haemophilus influenzae, Moraxella catarrhalis, Escherichia coli, Klebsiella pneumoniae, Proteus mirabilis, andere Enterobakterien)
abs. Kontraind.	Keine Angaben.
rel. Kontraind.	Überempfindlichkeit auf andere Betalactam-Antibiotika (mögl. Kreuzallergien beachten) Ausgeprägte Allergien o. Asthma in der Anamnese Pat. mit Magen- u. Darmstörungen mit Erbrechen u. Diarrhöen (ausreichende Resorption nicht gewährleistet) Kreatinin-Clearance < 40 ml/min, Hämodialysepatienten (Dosisanpassung erforderlich)
UAW	
Häufig (< 1:10)	Magendrücken, Übelkeit, Erbrechen, Blähungen, Diarrhö, Appetitlosigkeit Allergische Reaktionen in Form von Hautveränderungen mit u. ohne Juckreiz
Gelegentlich (< 1:100)	Kopfschmerzen, Parästhesien, Schwindel, Schwächezustände wie Asthenie, Ermüdung, Unwohlsein Tinnitus
Selten (< 1:1.000)	Pseudomembranöse Kolitis (bei anhaltenden schweren Durchfällen: pseudomembranöse Kolitis oder hämorrhagische Kolitis ausschließen) Anstieg von ASAT, ALAT, alkalischer Phosphatase u./o. Bilirubin als Zeichen einer Leberschädigung
Sehr selten (< 1:10.000)	Hautreaktionen mit Blasenbildung Blutbildveränderungen Akute Pankreatitis Akute Niereninsuffizienz

Ohne Häufigkeit	Überempfindlichkeitsreaktionen aller Schweregrade Symptome von Vitamin-K-Defizit (Hämorrhagien) o. Vitamin-B-Defizit (Stomatitis, Glossitis, Neuritis, Anorexie etc.) Anstieg von Blutharnstoff u. Kreatinin Superinfektionen u. Kolonisation mit resistenten Bakterien o. Pilzen
Wechselwirkungen	
Arzneimittel	Antazida, H_2-Blocker Potentiell nierenschädigende Arzneimittel (z. B. Aminoglykoside) u./o. stark wirksame Saluretika Bakteriostatika (z. B. Chloramphenicol, Erythromycin, Sulfonamide, Tetracycline)
Nahrungsmittel	Keine Angaben.

CEFPODOXIM

J01DD13 [Rp.] erstattungsfähig

Dosierung		
Erwachsene	**Kinder**	**Säuglinge**
• 200–400 mg/d in 2ED • Akute gonorrhoische Urethritis des Mannes, akute Gonokokkeninfektion der Frau: Einmalgabe von 200 mg (Überprüfung des Behandlungserfolgs 3–4 d nach Therapieende)	• 5–12 mg/kg KG/d in 2 ED • Empfehlung: • Ab 3 Monate-2 J.: 80 mg/d in 2 ED • > 2 J.–6 J.: 120 mg/d in 2 ED • > 6 J.–12 J.: 160 mg/d in 2 ED • > 12 J.: s. Erw.	• 5–12 mg/kg KG/d in 2 ED • Empfehlung: • 4 Wochen-3 Monate: 40 mg/d in 2 ED • > 3 Monate: s. Kinder

Anwendungshinweis

Einnahmeabstand 12 h
Einnahme zu einer Mahlzeit
Behandlungsdauer: I. d. R. 5–10 d, Infektion durch Strept. pyogenes mind. 10 Tage
Einnahmeabstand von 2 bis 3 h zu Antazida, H_2-Blocker

Schwangerschaft	Stillzeit
Bedingt anwendbar, Vorsicht besonders im 1. Trimenon Besser erprobt: Cephalosporine 1. Generation, Penicilline	Bedingt anwendbar, evtl. abstillen. Besser erprobt: Cephalosporine 1. Generation, Penicilline

Präparate

Name	Wirkstärke	Anwendung	Details
Cefpodoxim 1A Pharma Trockensaft	40 mg/5 ml	oral (Säfte)	
Cefpodoxim Hexal	100 mg, 200 mg	oral (Tabletten)	mörserbar
Cefpodoxim Hexal Trockensaft	40 mg/5 ml	oral (Säfte)	
Cefpodoxim Stada	100 mg, 200 mg	oral (Tabletten)	nicht teilbar/k. A., mörserbar
Cefpodoxim dura Trockensaft	40 mg/5 ml	oral (Säfte)	
Cefpodoxim ratiopharm	100 mg, 200 mg	oral (Tabletten)	nicht teilbar/k. A., mörserbar
Orelox	100 mg, 200 mg	oral (Tabletten)	nicht teilbar/k. A., mörserbar
Orelox junior Trockensaft	40 mg/5 ml	oral (Säfte)	

Name	Wirkstärke	Anwendung	Details
Podomexef	100 mg, 200 mg	oral (Tabletten)	nicht teilbar/k. A., mörserbar
Podomexef Trockensaft	40 mg/5 ml	oral (Säfte)	

Besondere Hinweise	
Cave	• DANI • Nichtenzymatische Harnzuckerbestimmung: evtl. falsch positives Resultat
Reaktionsverm.	Nicht beeinträchtigt.
Abhängigkeit	Keine Angaben.
Rechtl. Hinweis	Keine Angaben.

Zusatzempfehlungen

Perocur, Perenterol
Nach Abschluss der Behandlung: Omniflora, Mutaflor o.ä.

ANTIINFEKTIVA ZUR SYSTEMISCHEN ANWENDUNG

J01	ANTIBIOTIKA ZUR SYSTEMISCHEN ANWENDUNG
J01E	SULFONAMIDE UND TRIMETHOPRIM
J01EE	Kombinationen von Sulfonamiden und Trimethoprim, inkl. Derivate

Wirkmechanismus

Sulfonamide:
Hemmung der Dihydropteroinsäuresynthetase
Trimethoprim:
Hemmung der Dihydrofolsäurereduktase
Kombination:
Hemmung der Synthese von Tetrahydrofolsäure → Hemmung d. Synthese von C1-Verbindungen, die für Aufbau von Thymin u. Purinen nötig sind. Beide Verbindungen sind baketriostatisch, die Kombination synergistisch u. bakterizid.

Indikation	Infektionen der oberen u. unteren Atemwege Pneumocystis-carinii-Pneumonie Infektionen des HNO-Traktes Infektionen der Nieren u. ableitenden Harnwege Infektionen des weibl. u. männl. Genitaltraktes Infektionen des Magen-Darm-Traktes Nocardiose Nicht echt mykotisches Myzetom Südamerikanische Blastomykose
abs. Kontraind.	Erythema exsudativum multiforme Pathologische Blutbildveränderungen Angeborener Glucose-6-Phosphat-Dehydrogenase-Mangel Nierenschäden u. hochgradige Niereninsuffizienz Schwere Leberschäden o. Leberfunktionsstörungen Akute Porphyrie Frühgeborene Osteomyelitis
rel. Kontraind.	Leichte Nieren- u. Leberfunktionsstörungen Schilddrüsenfunktionsstörungen Möglicher Folsäuremangel Neugeborene bis 5 Wochen

UAW

Häufig (< 1:10)	Allergische Reaktionen der Haut u. Schleimhaut Glossitis, Gingivitis, Stomatitis, abnormer Geschmack
Gelegentlich (< 1:100)	Tinnitus

Selten (< 1:1.000)	Pseudomembranöse Enterokolitis Schwerwiegende Überempfindlichkeitsreaktionen der Haut, z. B. Stevens-Johnson- oder Lyell-Syndrom
Sehr selten (< 1:10.000)	Aseptische Meningitis, Kopfschmerzen Akute Psychosen, Halluzinationen, Vertigo Kristallurie, interstitielle Nephritis, Nierenversagen Allergische pulmonale Reaktionen Candida-albicans-Infektionen
Wechselwirkungen	
Arzneimittel	Orale Antikoagulanzien, orale Antidiabetika, Phenytoin, Methotrexat, Thiopental, Probenecid, Indometacin, Phenylbutazon, Salicylate, Antazida, Paraldehyd, Lokalanästhetika (z. B. Benzocain), Barbiturate, Mercaptopurin, Cyclosporin, Diuretika, Digoxin, Rifampicin
Nahrungsmittel	Keine Angaben.

SULFAMETHOXAZOL UND TRIMETHOPRIM

J01EE01 [Rp.] erstattungsfähig

Dosierung

Erwachsene	Kinder	Säuglinge
• Standarddos.: 2 ED à 800 mg Sulfamethoxazol + 160 mg Trimethoprim • Einmaltherapie der unkomplizierten Zystitis der Frau: 1 ED à 2400/480 mg • Eintagestherapie der Gonorrhoe: 2 ED à 2000/400 mg im Abstand von 12 h • Mehrtägige Therapie der Gonorrhoe: 2 ED à 1600/320 mg für 2 d o. 1 ED à 4000/640 mg für 3 d • Pneumocystis-carinii-Pneumonie: 100 mg Sulfamethoxazol/kg KG/d + 20 mg Trimethoprim/kg KG/d	• ≥ 13 J.: s. Erw.	

Anwendungshinweis

Einnahme nach den Mahlzeiten. Auf ausreichende Flüssigkeitszufuhr achten!

Schwangerschaft	Stillzeit
Reserveantibiotikum in der Schwangerschaft; Ausreichende Folsäureversorgung muss gewährleistet sein.	Reserveantibiotikum in der Stillzeit

Präparate

Name	Wirkstärke	Anwendung	Details
Cotrim CT (Trimethoprim, Sulfamethoxazol)	160 mg, 800 mg	oral (Tabletten)	teilbar
Cotrim-ratiopharm 480 (Trimethoprim, Sulfamethoxazol)	80 mg, 400 mg	oral (Tabletten)	teilbar
Cotrim-ratiopharm Ampullen SF (Trimethoprim, Sulfamethoxazol)	80 mg, 400 mg/5 ml	parenteral	Lösung
Cotrim-ratiopharm E (Trimethoprim, Sulfamethoxazol)	80 mg, 400 mg/5 ml	oral (Säfte)	

Name	Wirkstärke	Anwendung	Details
Cotrim-ratiopharm K (Trimethoprim, Sulfamethoxazol)	40 mg, 200 mg/5 ml	oral (Säfte)	
Cotrim-ratiopharm forte 960 (Trimethoprim, Sulfamethoxazol)	160 mg, 800 mg	oral (Tabletten)	teilbar
Cotrimhexal forte (Trimethoprim, Sulfamethoxazol)	160 mg, 800 mg	oral (Tabletten)	teilbar
Cotrimoxazol AL (Trimethoprim, Sulfamethoxazol)	80 mg, 400 mg	oral (Tabletten)	teilbar
Cotrimoxazol AL forte (Trimethoprim, Sulfamethoxazol)	160 mg, 800 mg	oral (Tabletten)	teilbar
Cotrimstada (Trimethoprim, Sulfamethoxazol)	80 mg, 400 mg	oral (Tabletten)	teilbar
Kepinol forte (Trimethoprim, Sulfamethoxazol)	160 mg, 800 mg	oral (Tabletten)	teilbar
Kepinol für Erwachsene (Trimethoprim, Sulfamethoxazol)	100 mg, 400 mg	oral (Tabletten)	teilbar
Kepinol für Kinder (Trimethoprim, Sulfamethoxazol)	20 mg, 80 mg	oral (Tabletten)	teilbar

Besondere Hinweise

Cave	• Photosensibilisierung mögl. • Bei Auftreten von Hautausschlägen: Therapie sofort beenden!
Reaktionsverm.	Keine Daten verfügbar.
Abhängigkeit	Keine Angaben.
Rechtl. Hinweis	Keine Angaben.

Zusatzempfehlungen

Perocur, Perenterol; Nach Abschluss der Behandlung: Omniflora, Mutaflor o.ä.

ANTIINFEKTIVA ZUR SYSTEMISCHEN ANWENDUNG

J01	ANTIBIOTIKA ZUR SYSTEMISCHEN ANWENDUNG
J01F	MAKROLIDE, LINCOSAMIDE UND STREPTOGRAMINE
J01FA	Makrolide

Wirkmechanismus	
Blockade der bakteriellen Protein-Synthese durch Bindung an 50 S-Untereinheit der bakteriellen Ribosomen	
Indikation	Infektionen mit empfindlichen Erregern (Streptokokken, Pneumokokken, Chlamydien, Legionellen, Helicobacter P., Listerien u. a.) AB der Wahl bei Penicillin-Überempfindlichkeit
abs. Kontraind.	Überempfindlichkeit gegen Makrolidantibiotika Störungen des Elektrolythaushaltes, bes. Hypokaliämie u. Hypomagnesiämie Gleichzeitige Anw. mit Arzneimitteln, die zu einer Verlängerung des QT-Intervalls führen können
rel. Kontraind.	Leberfunktionsstörungen Mäßig bis stark eingeschränkte Nierenfunktion
UAW	
Häufig (< 1:10)	Übelkeit, Diarrhö, Erbrechen, Abdominalschmerzen, Dyspepsie (bei langanhaltenden schweren Durchfällen: pseudomembranöse Enterokolitis ausschließen) Superinfektionen mit nichtsensitiven Organismen bei längerfristiger Anwendung
Gelegentlich (< 1:100)	Allergische Reaktionen von Urtikaria u. milden Hautausschlägen bis hin zur Anaphylaxie erhöhte Transaminasespiegel
Selten (< 1:1.000)	QT-Verlängerung, ventrikuläre Tachykardie u. Torsade de pointes
Wechselwirkungen	
Arzneimittel	Arzneimittel, die über CYP3A4-Enzyme abgebaut werden CYP3A4-Induktoren (z. B. Rifampicin, Phenytoin, Carbamazepin, Phenobarbital, Johanniskraut, Efavirenz) Arzneimittel mit potenziell QT-verlängernder Wirkung
Nahrungsmittel	Keine Angaben.

CLARITHROMYCIN

J01FA09 [Rp.] erstattungsfähig

Dosierung

Erwachsene	Kinder	Säuglinge
• 500–1000 mg/d in 2 ED	• Bis 12 J.: s. Säuglinge • Ab 12 J.: s. Erw.	• Ab. 1. Tag: 15 mg/kg KG/d in 2 ED

Anwendungshinweis

Einnahme unabhängig von den Mahlzeiten.
ED gleichmäßig über den Tag verteilen.

Schwangerschaft	Stillzeit
Anw. mögl. Besser erprobt: Penicilline, Cefalosporine	Anw. mögl. Strenge Indikationsstellung. Geht in Muttermilch über. Evtl. Durchfälle, Pilzbesiedlung der Schleimhäute beim gestillten Säugling; Sensibilisierung mögl.

Präparate

Name	Wirkstärke	Anwendung	Details
Clarithromycin AL	125 mg/5 ml, 250 mg/5 ml	oral (Säfte)	
Clarithromycin AbZ	250 mg, 500 mg	oral (Tabletten)	nicht teilbar/k. A., mörserbar
Clarithromycin Hexal	125 mg/5 ml, 250 mg/5 ml	oral (Säfte)	
Clarithromycin Hexal	250 mg	oral (Tabletten)	teilbar, mörserbar
Clarithromycin Hexal	500 mg	oral (Tabletten)	teilbar, mörserbar
Clarithromycin STADA	500 mg	oral (Tabletten)	teilbar, mörserbar
Clarithromycin STADA	250 mg	oral (Tabletten)	nicht teilbar/k. A., mörserbar
Clarithromycin-ratiopharm	125 mg/5 ml, 250 mg/5 ml	oral (Säfte)	
Clarithromycin-ratiopharm	250 mg, 500 mg	oral (Tabletten)	nicht teilbar/k. A., mörserbar
Klacid	500 mg	oral (Tabletten)	nicht teilbar/k. A., mörserbar
Klacid	125 mg/5 ml, 250 mg/5 ml	oral (Säfte)	
Klacid	250 mg	oral (Tabletten)	nicht teilbar/k. A., mörserbar

Name	Wirkstärke	Anwendung	Details
Klacid Pulver zur Herst. einer Inf.Lsg.	500 mg	parenteral	

Besondere Hinweise	
Cave	• DANI • Keine Einnahme mit Dihydroergotamin, Ergotamin, Lovastatin oder Simvastatin.
Reaktionsverm.	Keine Daten verfügbar.
Abhängigkeit	Keine Angaben.
Rechtl. Hinweis	Keine Angaben.

Zusatzempfehlungen

Perenterol, Perocur
Nach Abschluss der Behandlung: Omniflora, Mutaflor o.ä.

AZITHROMYCIN

J01FA10 [Rp.] erstattungsfähig

Dosierung		
Erwachsene	Kinder	Säuglinge
• Oral: • > 45 kg: 500 mg/d in 1 ED; evtl. ab 2. Tag 250 mg in 1 ED • Parenteral: • 500 mg/d in 1 ED	• > 45 kg: 500 mg/d in 1–2 ED • 15–45 kg: 10 mg/kg KG/d in 1–2 ED evtl. ab 2. Tag 5 mg/kg KG/d • < 15 kg: Nicht indiziert • Parenteral: Nicht indiziert	• S. Kinder

Anwendungshinweis
Einnahme unabhängig von den Mahlzeiten

Schwangerschaft	Stillzeit
Anw. mögl. Strenge Indikationsstellung Besser erprobte Alternativen: Penicilline, Cefalosporine.	Strenge Indikationsstellung. Geht in die Muttermilch über. Während der Behandlung u. bis 2 Tage nach Abschluss Stillen unterbrechen.

Präparate

Name	Wirkstärke	Anwendung	Details
Azithromycin 1A Pharma TS	200 mg/5 ml	oral (Säfte)	
Azithromycin AbZ 250	250 mg	oral (Tabletten)	nicht teilbar/k. A., mörserbar
Azithromycin AbZ 500	500 mg	oral (Tabletten)	teilbar, mörserbar
Azithromycin Hexal	250 mg/500 mg	oral (Tabletten)	teilbar, mörserbar
Azithromycin Hexal TS	200 mg/5 ml	oral (Säfte)	
Azithromycin STADA 250	250 mg	oral (Tabletten)	nicht teilbar/k. A., mörserbar
Azithromycin STADA 500	500 mg	oral (Tabletten)	teilbar, mörserbar
Azithromycin ratiopharm 250	250 mg	oral (Tabletten)	nicht teilbar/k. A., mörserbar
Azithromycin ratiopharm 500	500 mg	oral (Tabletten)	teilbar, mörserbar
Azithromycin ratiopharm TS	200 mg/5 ml	oral (Säfte)	

Name	Wirkstärke	Anwendung	Details
Zithromax	500 mg/5 ml	parenteral	
Zithromax	250 mg	oral (Tabletten)	mörserbar
Zithromax TS	200 mg/5 ml	oral (Säfte)	

Besondere Hinweise

Cave	DANI
Reaktionsverm.	Keine Daten verfügbar.
Abhängigkeit	Keine Angaben.
Rechtl. Hinweis	Keine Angaben.

Zusatzempfehlungen

Perenterol, Perocur
Nach Abschluss der Behandlung: Omniflora, Mutaflor o.ä.

ANTIINFEKTIVA ZUR SYSTEMISCHEN ANWENDUNG

J01	ANTIBIOTIKA ZUR SYSTEMISCHEN ANWENDUNG
J01M	CHINOLONE
J01MA	Fluorchinolone

Wirkmechanismus	
Hemmung der bakteriellen Gyrase	
Indikation	Infektionen mit empfindlichen Erregern
abs. Kontraind.	Überempfindlichkeit gegen Chinolone Sehnenerkrankungen nach Gabe von Fluorchinolonen in der Vorgeschichte Kinder und Jugendliche in der Wachstumsphase (Ausnahme: Ciprofloxacin und lokale Anw.)
rel. Kontraind.	Prädisposition für epileptische Anfälle UV-Bestrahlung, übermäßiges u./o. starkes Sonnenlicht Prädisposition zu Arrhythmien Ältere Pat. u. mit Corticosteroiden behandelte Pat. Glucose-6-Phosphat-Dehydrogenasemangel
UAW	
Häufig (< 1:10)	Magenbeschwerden, Bauchschmerzen, Appetitlosigkeit, Übelkeit, Erbrechen, Diarrhö (bei schweren anhaltenden Durchfällen pseudomembranöse Enterokolitis ausschließen) Erhöhte Leberenzymwerte (z. B. ALT, AST) Kopfschmerzen, Benommenheit
Gelegentlich (< 1:100)	Hautausschlag, Juckreiz, Urtikaria Geschmacks- u. Geruchsstörungen
Selten (< 1:1.000)	Photosensibilisierung Arthralgie, Myalgie, Sehnenbeschwerden einschl. Tendinitis Psychotische Reaktionen Tinnitus Allergische Reaktionen
Sehr selten (< 1:10.000)	Anaphylaxie
Wechselwirkungen	
Arzneimittel	Präparate die zwei- und dreiwertige Kationen (Fe, Mg, Ca, Al) enthalten Orale Antikoagulantien Renal tubulär sezernierte Arzneimittel (z. B. Probenecid, Cimetidin, Furosemid, Methotrexat) Krampfschwellensenkende Arzneimittel (z. B. Theophyllin)
Nahrungsmittel	Milchprodukte, Kaffee, Tee

OFLOXACIN

J01MA01 [Rp.] erstattungsfähig

Dosierung		
Erwachsene	Kinder	Säuglinge
• 200–800 mg/d in 2 ED ($\leq$ 400 mg/d auch als 1 ED möglich) über 5–10 d (unkompl. Harnwegsinfekte 3 d)	• Keine Anw.	• Keine Anw.

Anwendungshinweis
2 h Abstand zu Antacida, mineralstoffhaltigen Präparaten

Schwangerschaft	Stillzeit
Reservemittel Zu bevorzugen: Penicilline, Cefalosporine, Makrolide Falls Gyrasehemmer notwendig: Ciprofloxacin, Norfloxacin (besser erprobt)	Zu bevorzugen: Penicilline, Cefalosporine, Makrolide Falls Gyrasehemmer notwendig: Ciprofloxacin

Präparate			
Name	Wirkstärke	Anwendung	Details
Ofloxacin AL	200 mg, 400 mg	oral (Tabletten)	teilbar, mörserbar
Ofloxacin AL	100 mg	oral (Tabletten)	nicht teilbar/k. A., mörserbar
Ofloxacin STADA	200 mg, 400 mg	oral (Tabletten)	teilbar, mörserbar
Ofloxacin STADA uro	100 mg	oral (Tabletten)	nicht teilbar/k. A., mörserbar
Ofloxacin-ratiopharm	100 mg	oral (Tabletten)	nicht teilbar/k. A., mörserbar
Ofloxacin-ratiopharm	200 mg, 400 mg	oral (Tabletten)	teilbar, mörserbar
Tarivid i. v.	200 mg/100 ml	parenteral	Lösung
Uro-Tarivid	100 mg	oral (Tabletten)	teilbar, mörserbar

Besondere Hinweise	
Cave	Photosensibilisierung.
Reaktionsverm.	Kann beeinträchtigt sein, bes. im Zusammenhang mit Alkohol.
Abhängigkeit	Keine Angaben.
Rechtl. Hinweis	Keine Angaben.

Zusatzempfehlungen
Perenterol, Perocur Nach Abschluss der Behandlung: Omniflora, Mutaflor o.ä.

CIPROFLOXACIN

J01MA02 [Rp.] erstattungsfähig

Dosierung

Erwachsene	Kinder	Säuglinge
• 500–1500 mg/d in 2 ED • Unkomplizierte Zystitis: 500 mg ED oder 200 mg/d in 2 ED	• 10–20 mg/kg/d in 2 ED, max. ED 750 mg	• S. Kinder

Anwendungshinweis

Unabhängig von den Mahlzeiten, auf nüchternen Magen beschleunigte Aufnahme. Zeitversetzte Einnahme mit Milchprodukten o. mineralstoffhaltigen (Mg, Ca, Al, Fe) Getränken o. Medikamenten.

Schwangerschaft	Stillzeit
Reservemittel, nur nach Prüfung besser geeigneter Alternativen (Penicilline, Cefalosporine, Makrolide)	Falls wegen Keimspektrum erforderlich, Stillen unter Ciprofloxacin möglich Bevorzugt anzuwenden: Penicilline, Cefalosporine, Makrolide

Präparate

Name	Wirkstärke	Anwendung	Details
Ciprobay	100 mg, 500 mg, 750 mg	oral (Tabletten)	teilbar, mörserbar
Ciprobay	250 mg/5 ml, 500 mg/5 ml	oral (Säfte)	
Ciprobay	250 mg	oral (Tabletten)	teilbar, mörserbar
Ciprobay Infusion	100 mg/50 ml, 200 mg/100 ml, 400 mg/200 ml	parenteral	Lösung
Ciprofloxacin Kabi Infusion	100 mg/50 ml, 200 mg/100 ml, 400 mg/200 ml	parenteral	Lösung
Ciprofloxacin Redibag Infusion	200 mg, 400 mg	parenteral	Lösung
Ciprofloxacin Stada	100 mg	oral (Tabletten)	nicht teilbar/k. A., mörserbar
Ciprofloxacin Stada	250 mg, 500 mg, 750 mg	oral (Tabletten)	teilbar, mörserbar
Ciprofloxacin ratiopharm	100 mg	oral (Tabletten)	nicht teilbar/k. A., mörserbar
Ciprofloxacin ratiopharm	250 mg, 500 mg, 750 mg	oral (Tabletten)	teilbar, mörserbar

Name	Wirkstärke	Anwendung	Details
Ciprohexal	100 mg, 250 mg, 500 mg, 750 mg	oral (Tabletten)	mörserbar
Ciprohexal Infusion	100 mg/50 ml, 200 mg/100 ml, 400 mg/200 ml	parenteral	Lösung

Besondere Hinweise

Cave	• DANI • Gleichzeitige Gabe von Tizanidin kontraindiziert.
Reaktionsverm.	Beeinträchtigung mögl.
Abhängigkeit	Keine Angaben.
Rechtl. Hinweis	Keine Angaben.

Zusatzempfehlungen

Perenterol, Perocur
Nach Abschluss der Behandlung: Omniflora, Mutaflor o.ä.

MOXIFLOXACIN

J01MA14 [Rp.] erstattungsfähig

Dosierung

Erwachsene	Kinder	Säuglinge
• 400 m/d in 1 ED; Behandlungsdauer: 5–10 d		

Anwendungshinweis

Keine Interaktion mit Milchprodukten.

Schwangerschaft	Stillzeit
Reservemittel Nur nach Prüfung besser erprobter Alternativen (Penicilline, Cefalosporine und Makrolide), falls Gyrasehemmer erforderlich z. B. Norfloxacin, Ciprofloxacin	Zu bevorzugen: Penicilline, Cefalosporine, Makrolide, falls Gyrasehemmer erforderlich: Ciprofloxacin

Präparate

Name	Wirkstärke	Anwendung	Details
Avalox	400 mg	oral (Tabletten)	nicht teilbar/k. A.
Avalox Infusion	400 mg/250 ml	parenteral	Lösung
Vigamox AT	5 mg/ml	ophthal	Tropfen

Besondere Hinweise

Cave	• Anw. wenn andere, üblicherweise für die initiale Behandlung empfohlene Antibiotika ungeeignet sind od. versagt haben. • Gleichzeitige Anw. mit QT-Intervall verlängernden AM. • Leberfunktion bei Anzeichen von Funktionsstörungen überprüfen.
Reaktionsverm.	Keine Daten verfügbar.
Abhängigkeit	Keine Angaben.
Rechtl. Hinweis	Keine Angaben.

Zusatzempfehlungen

Perenterol, Perocur
Nach Abschluss der Behandlung: Omniflora, Mutaflor o.ä.

J

ANTIINFEKTIVA ZUR SYSTEMISCHEN ANWENDUNG

J01	ANTIBIOTIKA ZUR SYSTEMISCHEN ANWENDUNG
J01X	ANDERE ANTIBIOTIKA
J01XE	Nitrofuran-Derivate

Wirkmechanismus	
Durch bakterielle Nitroreduktasen Metabolisierung zu aktiver Verbindung → Adduktbildung mit DNS → Strangbrüche bzw. Hemmung zahlreicher Stoffwechselaktivitäten	
Indikation	Bakterielle Erkrankungen der Harnwege Rezidivprophylaxe bei häufig rezidivierenden Cystitiden
abs. Kontraind.	Neuritiden Polyneuritis Anwendung bei Neugeborenen bis zum 3. Lebensmonat Glucose-6-Dehydrogenase-Mangel Niereninsuffizienz
rel. Kontraind.	Beim Auftreten von Parästhesien, allergischen Hautreaktionen, Cholestase u. pulmonalen Reaktionen sofort absetzen

UAW	
Sehr häufig (> 1:10)	Schwindel, Ataxie, Nystagmus Allergische Reaktionen
Häufig (< 1:10)	GI-Beschwerden, Nausea Kopfschmerzen Lungenreaktionen (allergisches Lungenödem, interstitielle Pneumonie)
Gelegentlich (< 1:100)	Leberreaktionen
Selten (< 1:1.000)	Diarrhö
Sehr selten (< 1:10.000)	Pankreatitis Periphere Polyneuropathien Kristallurie Transistorische Alopezie Stevens-Johnson-/Lyell-Syndrom Autoimmunreaktionen, anaphylaktischer Schock Lungenfibrose, Asthmaanfälle Reversible Hemmung der Spermatogenese

Wechselwirkungen	
Arzneimittel	Mg-/Al-haltige Antazida MCP Atropin Harnalkalisierende/-ansäuernde Mittel Probenecid, Sulfinpyrazon Nalidixinsäure Penicilline
Nahrungsmittel	Keine Angaben.

NITROFURANTOIN

J01XE01 [Rp.] erstattungsfähig

Dosierung

Erwachsene	Kinder	Säuglinge
• Akute Harnwegsinfekte: 300–400 mg/d in 3–4 ED über 7–10 Tage • Intermittierende Langzeitbehandlung: 100–200 mg/d in 1–2 ED, 2–3 x über je 14 Tage mit 14-tägigen Pausen • Rezidivprophylaxe: 100 mg abends nach dem letzten Wasserlassen, bis zu 6 Monate	• Akute Harnwegsinfekte: 5 mg/kg KG/d in 3–4 ED • Intermittierende Langzeittherapie: 2–3 mg/kg KG/d in 1–2 ED, 2–3 x über je 14 Tage mit 14-tägigen Pausen • Rezidivprophylaxe: › 20 kg KG 50 mg/d, abends nach dem letzten Wasserlassen	• Keine Anw. in den ersten 3 Lebensmonaten, danach s. Kinderdosierung

Anwendungshinweis

Einnahme während/nach den Mahlzeiten

Schwangerschaft	Stillzeit
1. und. 2. Trimenon: Strenge Indikationsstellung 3. Trimenon: KI	Strenge Indikationsstellung

Präparate

Name	Wirkstärke	Anwendung	Details
Furadantin RP	50 mg	oral (Kapseln)	
Furadantin Retard 100 mg	100 mg	oral (Kapseln)	
Nifurantin®	50 mg, 100 mg	oral (Tabletten)	nicht teilbar/k. A.
Nifuretten®	20 mg	oral (Tabletten)	nicht teilbar/k. A.
Nitrofurantoin-ratiopharm® 100 mg	100 mg	oral (Kapseln)	
Uro-Tablinen®	50 mg	oral (Tabletten)	teilbar

Besondere Hinweise	
Cave	• Bei Auftreten potentiell lebensbedrohlicher Reaktionen ist die Therapie sofort abzubrechen. • DANI, DALI
Reaktionsverm.	Keine Daten verfügbar.
Abhängigkeit	Keine Angaben.
Rechtl. Hinweis	Keine Angaben.

Zusatzempfehlungen
Perenterol, Perocur Nach Abschluss der Behandlung: Omniflora, Mutaflor o.ä.

J01	ANTIBIOTIKA ZUR SYSTEMISCHEN ANWENDUNG
J01X	ANDERE ANTIBIOTIKA
J01XX	Andere Antibiotika

Wirkmechanismus	
Hemmung der Phosphoenolpyruvat-Transferase → Hemmung der Bildung von N-Acetylmuraminsäure → Kein Aufbau von Peptidoglykan = wesentlicher Bestandteil der bakteriellen Zellwand → Bakterizide Wirkung	
Indikation	Akute unkomplizierte Harnwegsinfektionen
abs. Kontraind.	Kinder < 12 J. Stark eingeschränkte Nierenfunktion
rel. Kontraind.	Keine Angaben.
UAW	
Gelegentlich (< 1:100)	GI-Störungen Parästhesie Vulvovaginitis, Thrombozytose, Leukopenie
Selten (< 1:1.000)	Rash, Pruritus
Wechselwirkungen	
Arzneimittel	MCP
Nahrungsmittel	Keine Angaben.

FOSFOMYCIN

J01XX01 [Rp.] erstattungsfähig

Dosierung		
Erwachsene	Kinder	Säuglinge
• 1 ED à 3 g	• >12 J.: 1 ED à 3 g	

Anwendungshinweis
2 h vor o. nach dem Essen in 150–200 ml Flüssigkeit auflösen.

Schwangerschaft	Stillzeit
Strenge Indikationsstellung	Strenge Indikationsstellung

Präparate		
Name	Wirkstärke	Anwendung
Monuril Granulat	3000 mg	oral (Säfte)

Besondere Hinweise	
Cave	Keine Angaben.
Reaktionsverm.	Keine Daten verfügbar.
Abhängigkeit	Keine Angaben.
Rechtl. Hinweis	Keine Angaben.

Zusatzempfehlungen
Blasen- u. Nierentee, Intimwaschlotion, Analgetika (z. B. Ibuprofen) Perenterol, Perocur Nach Abschluss der Behandlung: Omniflora, Mutaflor o.ä.

ANTIINFEKTIVA ZUR SYSTEMISCHEN ANWENDUNG

J02	ANTIMYKOTIKA ZUR SYSTEMISCHEN ANWENDUNG
J02A	ANTIMYKOTIKA ZUR SYSTEMISCHEN ANWENDUNG
J02AC	Triazol-Derivate

Wirkmechanismus	
Hemmung der Ergosterolsynthese → Schädigung der Zellmembran	
Indikation	Mykosen, die durch Hefepilze (Candida u. Kryptokokken) hervorgerufen werden Auf Haut, Nägeln und Schleimhäuten, wenn lokale Therapien nicht ausreichen o. nicht anwendbar sind Systemcandidosen (auch bei Risikopatienten) **Itraconazol:** Zusätzlich Aspergillosen, Mykosen durch Dermatophyten u. Histoplasmose (i. v.)
abs. Kontraind.	Gabe von AM, die das QT-Intervall verlängern u. über CYP3A4 metabol. werden (u. a. Chinidin, Terfenadin) **Zusätzlich Itraconazol**: Anw. von üblichen CYP3A4 metabol. HMG-CoA-Reduktase-Inhibitoren (Atorvastatin, Lovastatin, Simvastatin) Orales Midazolam, Triazolam, Ergotalkaloiden
rel. Kontraind.	Überempfindlichkeit gegen Azole **Fluconazol:** Potenziell proarrhythm. Krankheiten Komedikation mit AM, die QT-Intervall verlängern Elektrolytstörungen wie Hypokaliämie, Hypomagnesiämie u. Hypokalzämie **Itraconazol:** Kinder u. Jugendliche Dekompensierte Herzinsuffizienz (auch i. d. Anamnese) Anw. von Ca-Kanalblockern Beeinträchtigung der Nieren- o. Leberfunkt: Erhöhte Leberenzyme, bestehende Lebererkrankungen o. Zustand nach AM-induzierten hepatotox. Lebererkrankheiten (Überwachung der Leberenzyme notwendig) Unmittelbar lebensbedrohl., system. Pilzinfektionen

UAW	
Häufig (< 1:10)	Kopfschmerzen Bauchschmerzen, Erbrechen, Übelkeit, Diarrhö, Störung des Geschmacksempfindens Hautausschlag Erhöhte Leberenzyme Fieber
Gelegentlich (< 1:100)	Leukopenie, Neutropenie, Thrombozytopenie Hypokaliämie Periphere Neuropathie, Schwindel Sehstörungen einschließlich Verschwommensehen und Diplopie Dyspepsie, Obstipation, Flatulenz Hepatitis, Hyperbilirubinämie Pruritus, Anaphylaktische Reaktionen, Ödem Hepatozelluläre Schäden, Ikterus Nur Fluconazol: Ermüdung, Unwohlsein, Anämie Schlaflosigkeit, Somnolenz Krämpfe, Epilepsie, Tremor
Ohne Häufigkeit	Myalgie, Arthralgie Parästhesie, Hypästhesie Nur Itraconazol: Tinnitus, vorübergehender oder dauerhafter Hörverlust Menstruationsstörungen, erektile Dysfunktion Harninkontinenz

Wechselwirkungen	
Arzneimittel	Siehe auch KI **Fluconazol:** Starker CYP2C19 Inhibitor, schwacher CYP3A4 Inhibitor **Itraconazol:** CYP3A4 Inhibitor Rifampicin, Phenytoin, Johanniskraut, Carbamazepin → Antimykotikaspiegel ↓ Gleichzeitige Anw. kontraindiziert: Chinidin, Terfenadin, Atorvastatin, Lovastatin, Simvastatin, Triazolam, orales Midazolam, Mutterkorn-Alkaloide Anwendung unter besonderer Vorsicht (gegebenenfalls Dosisreduktion) Orale Antikoagulanzien, Ritonavir, Saquinavir, Indinavir, Docetaxel, Vinca-Alkaloide Über CYP3A4 metabol. Ca-Kanalblocker (Dihydropyridine, Verapamil) Ciclosporin, Sirolimus, Tracrolimus Bestimmte Glucocorticoide wie Budesonid, Dexamethason, Methylprednisolon Digoxin Alprazolam, Brotizolam, Alfentanil, Halofantrin (bei Fluconazol-Gabe nicht empfohlen), Buspiron, Carbamazepin, Ebastin, Fentanyl, Midazolam i. v., Reboxetin, Repaglinid, Clarithromycin, Erythromycin (bei Fluconazol-Gabe nicht empfohlen)
Nahrungsmittel	Keine Angaben.

FLUCONAZOL

J02AC01 [Rp.] erstattungsfähig

Dosierung		
Erwachsene	**Kinder**	**Säuglinge**
• Mykosen der Haut: 50 mg/d in 1 ED, Behandlungsdauer: Bei Fußpilz nicht unter 6 Wo. Tinea corporis, Tinea cruris, Pityriasis versicolor: 2 bis 7 Wo. • Nagelmykosen: 150–300 mg/Wo. in 1 ED, Behandlungsdauer: Fingernägel 6–9 Monate, Fußnägel 9–12 Mo. • Vaginale Candidosen: 150 mg als Einmalgabe • Candidosen oberflächlicher Schleimhäute: 50–100 mg/d in 1 ED, Behandlungsdauer: 14–30 d nach klinischem u. mykologischem Ansprechen. • Systemcandidosen: Therapiebeginn mit 400 mg/d in 1 ED, danach 200–800 mg/d, Behandlungsdauer: Nach klinischem u. mykologischem Ansprechen über mind. 10 d bis ca. 3 Mo.	• Schleimhautmykosen: 3 m[illegible] KG/d in 1 ED; evtl. Initialdosis von 6 mg/kg KG zum schnelleren Erreichen eines Steady States • Systemmykosen: 6 bis 12 mg/kg KG/d, Tageshöchstdosis bei Kindern: 400 mg/d, Behandlungsdauer: s. Erw.	• < 3 Wochen: Max. 12 mg/kg KG alle 72 h • 3 u. 4 Wochen: Max. 12 mg/kg KG alle 48 h • > 4 Wochen: s. Kinder

Anwendungshinweis

Einnahme vor o. mit einer Mahlzeit

Schwangerschaft	Stillzeit
> 150 mg/Tag: Keine Erfahrungen. Systemische antimykotische Therapie mit Fluconazol sollte nur bei zwingender Indikation u. möglichst nicht im 1. Trimenon erfolgen. Lokale Therapie mit Nystatin, Clotrimazol oder Miconazol ist bei einer Vaginalmykose zu bevorzugen. Über eine systemische Behandlung mit Antimykotika muss individuell entschieden werden.	Falls eine systemische Therapie zwingend erforderlich ist, kann auch unter Fluconazol gestillt werden.

Präparate

Name	Wirkstärke	Anwendung	Details
Canifug Fluco	150 mg	oral (Kapseln)	
Diflucan	50 mg, 100 mg, 200 mg	oral (Kapseln)	
Diflucan Derm	50 mg	oral (Kapseln)	
Diflucan Derm Saft	5 mg/ml	oral (Säfte)	
Diflucan Saft	5 mg/ml	oral (Säfte)	
Diflucan® Trockensaft	50 mg/5 ml	oral (Säfte)	
Diflucan® i. v.	100 mg, 200 mg, 400 mg	parenteral	Lösung
Fluconazol B. Braun Infusion	2 mg/ml	parenteral	Lösung
Fluconazol Kabi Infusion	2 mg/ml	parenteral	Lösung
Fluconazol i. v. DeltaSelect	2 mg/ml	parenteral	Lösung
Fluconazol-ratiopharm	50 mg, 100 mg, 150 mg, 200 mg	oral (Kapseln)	
Flunazul®	50 mg, 100 mg, 200 mg	oral (Kapseln)	
Flunazul® derm	50 mg	oral (Kapseln)	
Flunazul® gyn	150 mg	oral (Kapseln)	
Fungata	150 mg	oral (Kapseln)	

Besondere Hinweise

Cave	• DANI • Elektrolytstörungen wie Hypokaliämie, Hypomagnesiämie u. Hypokalzämie vor Therapiebeginn mit Fluconazol korrigieren. • Kurz wirksamme Benzodiazepine: Serumkonz. ↑ → psychomotor. Wirkung ↑ • Orale Antidiabetika vom Sulfonylharnstoff-Typ (Glibenclamid, Glipizid, Tolbutamid) → verlängerte Serumhalbwertszeit → Hypoglykämie mögl. • Patienten mit schweren Grunderkrankungen u. Multimedikation: Engmasch. Kontrolle von Leber- u. Nierenwerten, Blutbild. Bei schweren Hautreaktionen (bes. bei AIDS-Pat.) u. sobald klin. Symptome auftreten, die auf eine Leberschädigung hinweisen → Absetzen.
Reaktionsverm.	Kann zu Benommenheit und Krampfanfällen führen (gelegentlich > 1/1000; < 1:100).
Abhängigkeit	Keine Angaben.
Rechtl. Hinweis	Keine Angaben.

Zusatzempfehlungen

Keine Angaben.

ITRACONAZOL

J02AC02 [Rp.] erstattungsfähig

Dosierung

Erwachsene	Kinder	Säuglinge
• Dermatomykosen: 100 mg/d in 1 ED für 2 Wo oder 200 mg/d für 1 Wo • Dermatomykosen der Handinnenflächen u. Fußsohlen: 100 mg/d in 1 ED für 4 Wo, o. 400 mg/d in 2 ED für 1 Wo • Nagelmykosen: • Kontinuierliche Therapie: 200 mg/d i. d. R. 3 Mo (Fingernägel evtl. kürzen) • Intervalltherapie: 400 mg/d in 2 ED, 1 Wo anschl. 3 Wo Pause, insgesamt 3 Zyklen (Dauer 3 Mo.) • Orale u./o. ösophageale Candidosen (Sempera liquid): 200 mg/d in 1 o. 2 ED, mind. 1 ggf. 2 Wo lang		

Anwendungshinweis

Kps.: Einnahme direkt nach einer Mahlzeit.
Liquid (orale u./o. ösophageale Candidosen): Ohne gleichzeitige Nahrungsaufnahme, mind. 1 h Abstand zur nächsten Mahlzeit.
Nagelmykosen: Erkrankten Nagelbereich vor Behandlungsbeginn möglichst wenig traumatisierend (z. B. mit Harnstoffsalben) entfernen; aus toxikologischen Gründen nicht > 3 Mo behandeln.
Itraconazol verbleibt wesentl. länger in Haut u. Nägeln als im Blut: Optimale Heilung bei Pilzerkrank. der Haut 2–4 Wo., bei Pilzerkrank. der Nägel 6–9 Mon. nach Absetzen.

Schwangerschaft	Stillzeit
Nur bei zwingender Indikation u. möglichst nicht im 1. Trimenon. Lokale Therapie mit Nystatin, Clotrimazol o. Miconazol ist bei einer Vaginalmykose zu bevorzugen.	Keine dokumentierten Erfahrungen: Falls eine systemische Therapie zwingend erforderlich ist → Besser erprobt Fluconazol

Präparate

Name	Wirkstärke	Anwendung	Details
Itracol Hexal	100 mg	oral (Kapseln)	
Itraconazol AL	100 mg	oral (Kapseln)	
Itraconazol CT	100 mg	oral (Kapseln)	
Itraconazol STADA	100 mg	oral (Kapseln)	
Itraconazol ratiopharm	100 mg	oral (Kapseln)	
Itraconbeta	100 mg	oral (Kapseln)	
Itraderm	100 mg	oral (Kapseln)	
Sempera	100 mg	oral (Kapseln)	
Sempera® Konz. u. Lösung zur Herst. einer Infusion	10 mg/ml	parenteral	Lösung
Sempera® Liquid	10 mg/ml	oral (Säfte)	
Siros	100 mg	oral (Kapseln)	

Besondere Hinweise	
Cave	• Bei Anzeichen einer vermuteten Hepatitis (Appetitlosigk., Nausea, Erbrechen, Erschöpf., Bauchschm. o. dunkler Urin), Behandl. sofort stoppen u. die Leberfunkt. überprüfen. • Bei Auftreten einer Neuropathie: Behandl. abbrechen. • Risiko einer Herzinsuffizienz steigt mit Höhe der Tagesdosis • Itraconazol sollte nicht früher als 2 Wo nach Absetzen einer Behandlung mit CYP3A4-induzierenden Wirkstoffen (Rifampicin, Rifabutin, Phenobarbital, Phenytoin, Carbamazepin, Hypericum perforatum) begonnen werden. • Frauen im gebärfähigen Alter sollten während u. bis zu 4 Wo nach der Behandlung eine zuverlässige Verhütungsmethode anwenden. • Wirkung der Pille ist nicht beeinträchtigt. • Keine WW mit Fluvastatin, Zidovudin.
Reaktionsverm.	Keine Daten verfügbar.
Abhängigkeit	Keine Angaben.
Rechtl. Hinweis	Keine Angaben.

Zusatzempfehlungen
Keine Angaben.

J05	ANTIVIRALE MITTEL ZUR SYSTEMISCHEN ANWENDUNG
J05A	DIREKT WIRKENDE ANTIVIRALE MITTEL
J05AB	Nukleoside und Nukleotide, exkl. Inhibitoren der Reversen Transkriptase

Wirkmechanismus	
Aktivierung erfolgt durch virale Enzyme bei der DNA Synthese Einbau der Nukleosidanaloga in die virale DNA → Kettenabbruch	
Indikation	**Oral:** Herpes simplex, Herpes genitalis Herpes zoster Versuch einer Rezidivprophylaxe bei erwachsenen Patienten **Parenteral:** Zusätzlich Herpes neonatorum, Herpes-simplex-Enzephalitis, Varizellen bei immungeschwächten Patienten
abs. Kontraind.	Überempfindlichkeit gegenüber Aciclovir u. Valaciclovir prophylaktische Anwendung bei eingeschränkter Nierenfunktion o. Anurie
rel. Kontraind.	Eingeschränkte Nierenfunktion: Dosisanpassung
UAW	
Häufig (< 1:10)	GI-Beschwerden wie Übelkeit, Erbrechen, Diarrhö Diffuser Haarausfall Schwindel, Verwirrtheitszustände
Gelegentlich (< 1:100)	Schlaflosigkeit, Kopfschmerzen, Abgeschlagenheit, Bewusstseinstörungen, Müdigkeit Insbesondere parenteral: Vorübergehende Krampfanfälle
Sehr selten (< 1:10.000)	Anämie, Leukopenie, Thrombozytopenie, Hepatitis, akutes Nierenversagen Insbesondere parenteral: Vorübergehende Psychosen
Ohne Häufigkeit	Überempfindlichkeitsreaktionen wie Hautausschlag, Atembeschwerden, anaphylaktische Reaktionen
Wechselwirkungen	
Arzneimittel	Cimetidin, Probenecid, inaktiver Metabolit von Mycophenolatmofetil, Zidovudin
Nahrungsmittel	Keine Angaben.

ACICLOVIR

J05AB01 [Rp.] erstattungsfähig

Dosierung

Erwachsene	Kinder	Säuglinge
• Herpes simplex: • 1000 mg Aciclovir/d in 5 ED (alle 4 h), i. d. R. für 5 d • Rezidivprophylaxe bei häufig wiederkehrenden schweren Verlaufsformen von genitalem Herpes simplex: • 800 mg/d in 2 o. 4 ED, nicht länger als 6–12 Mo • Herpes zoster (Gürtelrose): • 4000 mg/d in 5 ED (alle 4h), i. d. R. für 5–7 d	• < 2 J.: Hälfte der Erwachsenendosis • > 2 J.: Erwachsenendosis	

Anwendungshinweis

Einnahme möglichst nach den Mahlzeiten.
Therapiebeginn möglichst bei ersten Anzeichen.
Auf ausreichende Flüssigkeitszufuhr achten.

Schwangerschaft	Stillzeit
Strenge Nutzen-Risiko-Abwägung. Bisher keine Anzeichen auf teratogene o. fetotoxische Effekte.	Geht in die Muttermilch über. Abstillen nicht zwingend erforderlich da Anw. auch bei Neugb. mögl.

Präparate

Name	Wirkstärke	Anwendung	Details
Acic	200 mg, 400 mg, 800 mg	oral (Tabletten)	teilbar, mörserbar
Acic	250 mg, 500 mg	parenteral	
Aciclostad	200 mg, 400 mg	oral (Tabletten)	nicht teilbar/k. A., mörserbar
Aciclostad	800 mg	oral (Tabletten)	teilbar, mörserbar
Zovirax Suspension	200 mg/5 ml	oral (Säfte)	

Besondere Hinweise	
Cave	DANI
Reaktionsverm.	Keine Daten verfügbar.
Abhängigkeit	Keine Angaben.
Rechtl. Hinweis	Cremes gg Lippenherpes: Apf.

Zusatzempfehlungen

Keine Angaben.

VALACICLOVIR

J05AB11 [Rp.] erstattungsfähig

Dosierung

Erwachsene	Kinder	Säuglinge
• Varicella-zoster-Virus (VZV): 3000 mg/d in 3 ED über 7 d • Herpes-simplex-Virus (HSV)-Inf.: 1000 mg/d in 2 ED, bei Erstauftreten über 3–10 d, Rezidive über 3–5 d • HSV-Rezidivprophylaxe: 500 mg/d in 1–2 ED über 6–12 Mo (bei ≥ 10/J. Rez. ohne Therapie) • Herpes labialis: 2000 mg in 2 ED im Abstand von 6–12 h	• > 12 J.: HSV u. Herpes labialis s. Erw.	

Anwendungshinweis

Therapiebeginn möglichst bei ersten Anzeichen.
Auf ausreichende Flüssigkeitszufuhr achten.

Schwangerschaft	Stillzeit
Anw. mögl. nach Nutzen-Risiko-Abwägung	Anw. mögl, wenn indiziert.

Präparate

Name	Wirkstärke	Anwendung	Details
Valaciclovir 1 A Pharma	1000 mg	oral (Tabletten)	nicht teilbar/k. A., mörserbar
Valaciclovir 1 A Pharma	500 mg	oral (Tabletten)	nicht teilbar/k. A.
Valaciclovir Al	500 mg	oral (Tabletten)	nicht teilbar/k. A.
Valaciclovir Hexal	1000 mg	oral (Tabletten)	nicht teilbar/k. A., mörserbar
Valaciclovir Hexal	500 mg	oral (Tabletten)	nicht teilbar/k. A.
Valtrex	500 mg	oral (Tabletten)	nicht teilbar/k. A.

Besondere Hinweise	
Cave	• Valaciclovir: Prodrug von Aciclovir mit besserer GI-Verfügbarkeit. • DANI, DALI
Reaktionsverm.	Keine Daten verfügbar.
Abhängigkeit	Keine Angaben.
Rechtl. Hinweis	Keine Angaben.

Zusatzempfehlungen
Bei Herpes labialis: Fenistil Pencivir, Aciclovir Cremes

ANTINEOPLASTISCHE UND IMMUNMODULIERENDE MITTEL

L01	ANTINEOPLASTISCHE MITTEL
L01B	ANTIMETABOLITE
L01BA	Folsäure-Analoga

Wirkmechanismus

Antimetabolit
Kompetitive Hemmung der Dihydrofolat-Reduktase, inhibiert DNS- und RNS-Synthese

Indikation	Schwere Formen aktiver rheumatoider Arthritis (chron. Polyarthritis) Wenn Therapie mit anderen Basistherapeutika o. NSAR nicht ausreichend wirksam ist o. nicht vertragen wird Bei primär besonders aggressiv verlaufenden („malignen") Formen Schwerste Formen der Psoriasis vulgaris, insb. vom Plaque-Typ, die mit einer konventionellen Therapie nicht ausreichend behandelbar sind u. der Psoriasis arthropathica Onkologische Erkrankungen (Inf./Inj.-Lsg)
abs. Kontraind.	Bekannte Überempfindlichkeit Nierenfunktionsstörungen (Kreatinin-Clearance < 60 ml/min) (Metex [außer 2,5 mg Tbl]: < 20 ml/min) Leberschäden Erkrankungen des blutbildenden Systems Erhöhter Alkoholkonsum schwere, akute o. chron. Infektionen wie Tuberkulose u. HIV Ulzera des Magen-Darm-Trakts Schwangerschaft, Stillzeit

rel. Kontraind.	Einschränkung der Lungenfunktion Insulinpflichtiger Diabetes mellitus Inaktive, chron. Infektion (z. B. Herpes zoster, Tuberkulose, Hepatitis B o. C) (Gefahr einer möglichen Aktivierung dieser Infektion) Zustände, die zu Dehydratation führen (Erbrechen, Diarrhö, Stomatitis) Einnahme anderer leberschädigender Arzneimittel o. Alkohol Gabe von NSAR bei vorliegenden Riskofaktoren, z. B. einer – auch grenzwertig – eingeschränkten Nierenfunktion (Verstärkung der Toxizität möglich) Höheres Lebensalter Kinder u. Jugendliche Folsäuremangel bzw. gleichzeitige Gabe von Arzneimitteln, die einen Folatmangel verursachen (z. B. Sulfonamide, Trimethoprim-Sulfamethoxazol) Impfungen mit Lebendimpfstoffen Eingeschränkte Nierenfunktion (Kreatinin-Clearance 60–80 ml/min) (ggf. Dosisreduktion) Pathologische Flüssigkeitsansammlungen in Körperhöhlen („third space") wie Aszites oder Pleuraergüssen
UAW	
sehr häufig (> 1:10)	Stomatitis, Bauchschmerzen, Anorexie, Übelkeit, Erbrechen (v. a. innerhalb 24–48 h nach MTX-Gabe) Anstieg der Leberenzyme Erniedrigte Kreatinin-Clearance
Häufig (< 1:10)	Leukozytopenie, Thrombozytopenie Herpes zoster Kopfschmerzen, Müdigkeit, Benommenheit, Parästhesie Lungenkomplikationen Diarrhö Exantheme, Erytheme, Juckreiz

Gelegentlich (< 1:100)	Opportunistische Infektionen, maligne Lymphome Allergische Reaktionen, anaphylaktischer Schock, Fieber, Immunsuppression Diabetes mellitus Depressionen Verwirrtheit, Hemiparese, Schwindel GI-Ulzerationen und Blutungen Alopezie, SJS, TEN (Lyell-Syndrom), Photosensibilität, Urtikaria, verstärkte Pigmentierung der Haut, Wundheilungsstörungen Arthralgie/Myalgie,Osteoporose Schwere Nephropathie, Nierenversagen, Zystitis mit Ulzerationen, Blasenentleerungsstörungen, Dysurie, Oligurie, Anurie Fetale Missbildungen in der Schwangerschaft Vaginale Ulzerationen u. Entzündungen
Selten (< 1:1.000)	Megaloblastäre Anämien Parese, Sprachstörungen Sehstörungen Hepatotoxizität, akute Hepatitis Akne, verstärkte Pigmentierung der Nägel, Onycholyse Menstruationsstörungen
Sehr selten (< 1:10.000)	Agranulozytose, schwere Verläufe von Knochenmarksdepression, aplastische Anämie Gestörte Oogenese/Spermatogenese, Impotenz, Unfruchtbarkeit, Libidoverlust, Scheidenausfluss, Gynäkomastie Hämaturie
Ohne Häufigkeit	Akute Enzephalitis, akute Enzephalopathie Lokale Nebenwirkungen bei i. m.-Gabe

Wechselwirkungen	
Arzneimittel	Alkohol u. leberschädigende Arzneimittel (z. B. Leflunomid, Azathioprin, Sulfasalazin, Retinoide) Salicylate, Phenylbutazon, Phenytoin, Barbiturate, Tranquilizer, orale Kontrazeptiva, Tetracycline, Amidopyrin-Derivate, Sulfonamide, p-Aminobenzoesäure, Probenecid, NSARs Penicilline, Sulfonamide Orale Antibiotika wie Tetracycline, Chloramphenicol u. nicht resorbierbare Breitbandantibiotika (Vor-)Behandlung mit Arzneimitteln mit möglichen Nebenwirkungen auf das Knochenmark (z. B. Sulfonamide, Trimethoprim-Sulfamethoxazol, Chloramphenicol, Pyrimethamin) Arzneimittel, die einen Folatmangel verursachen (z. B. Sulfonamide, Trimethoprim-Sulfamethoxazol) Folinsäurehaltige Arzneimittel u. Vitaminzubereitungen Theophyllin Mercaptopurine Anästhetika auf Stickoxidbasis L-Asparaginase Colestyramin Protonenpumpenhemmer Strahlentherapie
Nahrungsmittel	Koffein- o. theophyllinhaltige Getränke

METHOTREXAT

L01BA01 [Rp.] erstattungsfähig

Dosierung

Erwachsene	Kinder	Säuglinge
• Psoriasis, Polyarthritis: • Initialdos.: 7,5 mg 1 x wöchentlich, bei guter Verträglichkeit schrittweise Steigerung um 2,5 mg. Wochendosis max. 20 mg. • (Tagesdosis auch aufteilbar in 3 ED à 2,5 mg) • Onkologie: • Niedrig-, mittel- u. hochdosierte Methotrexattherapie je nach Erkrankung, ED nach Körperoberfläche berechnet.	• Nur von Fachärzten mit ausreichender Erfahrung!	

Anwendungshinweis

Einnahme unzerkaut mit reichlich Flüssigkeit (Wasser, keine Milchprodukte) vorzugsweise abends, möglichst nicht zu den Mahlzeiten.
Höheres Lebensalter: Niedrigere Dosierungen
Längerfristige Behandlung (mind. 4–8 Wochen)

Schwangerschaft	Stillzeit
KI	KI

Präparate

Name	Wirkstärke	Anwendung	Details
Lantarel	2,5 mg, 7,5 mg, 10 mg	oral (Tabletten)	nicht teilbar/k. A.
Lantarel FS Injekt (i. m., i. v., s. c.)	7,5 mg, 10 mg, 15 mg, 20 mg, 25 mg	parenteral	Lösung
Metex	2,5 mg, 7,5 mg, 10 mg	oral (Tabletten)	nicht teilbar/k. A.
Metex Injekt	7,5 mg/ml	parenteral	Lösung
Metex Injekt Fertigspritze	50 mg/ml	parenteral	Lösung
Methotrexat medac Infusion	250 mg, 500 mg, 1000 mg, 5000 mg	parenteral	Lösung
Methotrexat medac Injekt	5 mg, 15 mg, 50 mg	parenteral	Lösung

Besondere Hinweise

Cave	• DANI • Bei rheumatologischen oder dermatologischen Erkrankungen: Einnahme/Anw. 1 x wöchentl. • Onkologische Erkrankungen: Dos. abhängig von der Körperoberfläche • Fehlerhafte Dos. → Schwerwiegende Nebenwirkungen, inkl. tödlich verlaufender
Reaktionsverm.	Evtl. auch bei bestimmungsgemäßem Gebrauch herabgesetzt, v. a. im Zusammenwirken mit Alkohol.
Abhängigkeit	Keine Angaben.
Rechtl. Hinweis	Keine Angaben.

Zusatzempfehlungen

Wirksame Empfängnisverhütung (auch mind. 6 Monate n. Ende d. Therapie).
Spermakonservierung.

ANTINEOPLASTISCHE UND IMMUNMODULIERENDE MITTEL

L02	ENDOKRINE THERAPIE
L02B	HORMONANTAGONISTEN UND VERWANDTE MITTEL
L02BA	Antiestrogene

Wirkmechanismus	
Kompetitive Hemmung der Bindung von Östrogenen an zytoplasmatische Hormonrezeptoren → Zellteilung in östrogenabhängigen Geweben ↓ Verstoffwechselung durch CYP2D6 zum aktiven Metaboliten	
Indikation	Adjuvante Therapie nach Primärbehandlung des Mammakarzinoms; metastasierendes Mammakarzinom
abs. Kontraind.	Behandlung von Kindern Schwangerschaft Stillzeit
rel. Kontraind.	Schwere Thrombozytopenie Leukozytopenie Hyperkalzämie
UAW	
Sehr häufig (> 1:10)	Übelkeit, Hautausschlag, Flüssigkeitsretention, Hitzewallungen, vaginale Blutungen, Zyklusstörungen
Häufig (< 1:10)	Alopezie, Erbrechen, Diarrhö, Verstopfung, Sehstörungen, proliferative Veränderungen am Endometrium
Gelegentlich (< 1:100)	Hyperkalzämie bei Patientinnen mit Knochenmetastasen, Leukopenie, vorübergehende Thrombozytopenie
Selten (< 1:1.000)	Knochenschmerzen u. Schmerzen im Bereich des erkrankten Gewebes
Sehr selten (< 1:10.000)	Schwere Neutropenien
Ohne Häufigkeit	Erblindung
Wechselwirkungen	
Arzneimittel	Hormonpräparate (insb. östrogenhaltige) Aromataseinhibitor Letrozol Thrombozytenaggregationshemmer Antikoagulanzien Inhibitoren des CYP2D6 (z. B. Paroxetin, Fluoxetin, Chinidin, Cinacalcet oder Bupropion)
Nahrungsmittel	Keine Angaben.

TAMOXIFEN

L02BA01 [Rp.] erstattungsfähig

Dosierung

Erwachsene	Kinder	Säuglinge
• 20–40 mg/d in 1 ED		

Anwendungshinweis

Unzerkaut mit ausreichend Flüssigkeit zu den Mahlzeiten einnehmen.
Behandlungsdauer frühes Mammakarzinom: Mind. 5 J.

Schwangerschaft	Stillzeit
KI	KI

Präparate

Name	Wirkstärke	Anwendung	Details
Nolvadex	20 mg	oral (Tabletten)	nicht teilbar/k. A.
Tamoxifen-ratiopharm	10 mg, 20 mg, 30 mg, 40 mg	oral (Tabletten)	teilbar

Besondere Hinweise

Cave	• Dopingliste • Sichere, nichthormonelle Kontrazeption während u. bis zu 2 Monate nach Beendigung der Behandlung. • CYP2D6-poor Metabolizer: Etwa 75 % niedrigere Konzentration des aktiven Metaboliten im Vergleich zu Patienten mit normaler CYP2D6-Aktivität.
Reaktionsverm.	Keine Daten verfügbar.
Abhängigkeit	Keine Angaben.
Rechtl. Hinweis	Keine Angaben.

Zusatzempfehlungen

Keine Angaben.

MUSKEL- UND SKELETTSYSTEM

M01	ANTIPHLOGISTIKA UND ANTIRHEUMATIKA
M01A	NICHTSTEROIDALE ANTIPHLOGISTIKA UND ANTIRHEUMATIKA
M01AB	Essigsäure-Derivate und verwandte Substanzen

Wirkmechanismus	
Inhibition von COX1 u. COX2 → Prostaglandin- und Thromboxan-Synthese ↓ → Analgetische, antipyretische, antiinflammatorische Wirkung	
Indikation	Symptomat. Behandlung von Schmerzen u. Entzündungen
abs. Kontraind.	Frühere Reaktionen von Bronchospasmus, Asthma, Rhinitis o. Urtikaria auf NSAR Bestehende o. in der Vergangenheit wiederholt aufgetretene peptische Ulzera o. Hämorrhagien GI-Blutungen o. Perforation in der Anamnese im Zusammenhang mit einer vorherigen Therapie mit NSAR Cerebrovaskuläre o. andere aktive Blutungen Schwere Leber- o. Nierenfunktionsstörungen Schwere Herzinsuffizienz
rel. Kontraind.	Gleichzeitige Anw. mit: NSAR, einschl. selektiver COX-2-Hemmer, Arzneimitteln, die das Risiko von Ulzera o. Blutungen ↑ (z. B. orale Corticosteroide, Antikoagulanzien, SSRI o. TAH) Ältere Pat. Bestehende ischämische Herzerkrankung, PAVK, cerebrovaskuläre Erkrankungen Risikofaktoren für kardiovaskuläre Ereignisse (z. B. Bluthochdruck, Hyperlipidämie, Diabetes mellitus, Rauchen) nur bei Langzeitbeh. Angeborene Störung des Porphyrinstoffwechsels (z. B. akute intermittierende Porphyrie) Systemischer Lupus erythematodes, Mischkollagenose Magen-Darm-Störungen o. chron. entzündliche Darmerkrankungen (Colitis ulcerosa, Morbus Crohn) in der Anamnese Herzinsuffizienz Eingeschränkte Nierenfunktion Leberfunktionsstörungen Direkt nach größeren chirurgischen Eingriffen Heuschnupfen, Nasenpolypen o. chron. obstruktive Atemwegserkrankungen Allergien Gerinnungsstörungen Frauen mit Kinderwunsch

UAW	
Sehr häufig (> 1:10)	GI-Beschwerden wie Übelkeit, Erbrechen, Diarrhö; geringfügige Magen-Darm-Blutverluste (→ in Ausnahmefällen Anämie)

Häufig (< 1:10)	Zentralnervöse Störungen wie Kopfschmerzen, Schwindel, Benommenheit, Erregung, Reizbarkeit, Müdigkeit Dyspepsie, Flatulenz, Bauchkrämpfe, Inappetenz, GI-Ulzera Erhöhung der Serumtransaminasen Überempfindlichkeitsreaktionen wie Hautausschlag u. Hautjucken
Gelegentlich (< 1:100)	Ausbildung von Ödemen, insb. bei Pat. mit arterieller Hypertonie o. Niereninsuffizienz
Sehr selten (< 1:10.000)	Nierengewebsschädigungen
Ohne Häufigkeit	Verdauungsbeschwerden, abdominale Schmerzen, Teerstuhl, Gastritis Beeinträchtigung der weiblichen Fertilität Erhöhtes Risiko von arteriellen Ereignissen bei Langzeitbeh. in hohen Dosen
Wechselwirkungen	
Arzneimittel	NSAR Diuretika, ACE-Hemmer, AT-II-Antagonisten K-sparende Diuretika Glucocorticoide TAH wie ASS, SSRI Antikoagulanzien Sulfonylharnstoffe
Nahrungsmittel	Alkohol (GI-NW ↑)

DICLOFENAC

M01AB05 [Rp./Apf] Rp: erstattungsfähig
Apf.: nicht erstattungsfähig

Dosierung		
Erwachsene	Kinder	Säuglinge
• ED à 12,5–50 mg (unret.) o. 75–150 mg (ret.), max. TD 150 mg in 1–3 ED	• > 15 J.: s. Erw.	

Schwangerschaft	Stillzeit
Anw. im 1. u. 2. Trimenon mögl. 3. Trimenon: KI Besser erprobt: Ibuprofen	Bei gelegentlicher Einnahme akzeptabel. Besser erprobt: Ibuprofen

Präparate			
Name	Wirkstärke	Anwendung	Details
Diclac	75 mg/Amp.	parenteral	Lösung
Diclac	50 mg, 100 mg	rektal	Suppositorien
Diclac Dispers (z. Herstellen einer Susp.)	50 mg	oral (Tabletten)	nicht teilbar/k. A.
Diclac ID	75 mg, 150 mg	oral (Tabletten)	nicht teilbar/k. A.
Diclac dolo	12,5 mg, 25 mg	oral (Tabletten)	nicht teilbar/k. A., mörserbar
Diclo KD akut	75 mg	oral (Kapseln)	
Diclo dispers (z. Herstellen einer Susp.)	50 mg	oral (Tabletten)	nicht teilbar/k. A.
Diclo-CT Trinktabletten	50 mg	oral (Tabletten)	nicht teilbar/k. A.
Diclo-CT akut	12,5 mg	oral (Tabletten)	nicht teilbar/k. A., mörserbar
Diclofenac SF-Rotexmedica	75 mg/Amp.	parenteral	Lösung
Diclofenac STADA	25 mg, 50 mg	oral (Tabletten)	nicht teilbar/k. A.
Diclofenac-ratiopharm	100 mg	oral (Tabletten)	nicht teilbar/k. A.
Diclofenac-ratiopharm	50 mg, 100 mg	rektal	Suppositorien
Diclofenac-ratiopharm	25 mg	oral (Tabletten)	nicht teilbar/k. A.
Diclofenac-ratiopharm	75 mg/Amp.	parenteral	Lösung

Name	Wirkstärke	Anwendung	Details
Diclofenac-ratiopharm	50 mg	oral (Tabletten)	nicht teilbar/k. A.
Diclofenac-ratiopharm Disperstabletten	50 mg	oral (Tabletten)	nicht teilbar/k. A.
Diclofenac-ratiopharm Lösung bei Migräne	50 mg/20 Tr.	oral (Säfte)	
Diclofenac-ratiopharm SL	75 mg	oral (Tabletten)	nicht teilbar/k. A.
Diclofenac-ratiopharm Schmerzpflaster	140 mg/Pflaster	TTS	
Diclofenac-ratiopharm Schmerztabletten	12,5 mg	oral (Tabletten)	nicht teilbar/k. A., mörserbar
Diclofenbeta®	100 mg	rektal	Suppositorien
Diclofenbeta® retard	100 mg	oral (Tabletten)	nicht teilbar/k. A.
Effekton	50 mg	oral (Tabletten)	nicht teilbar/k. A.
Effekton	75 mg/Amp.	parenteral	Lösung
Monoflam	50 mg, 100 mg	rektal	Suppositorien
Monoflam retard N	100 mg	oral (Tabletten)	nicht teilbar/k. A.
Rewodina	50 mg	oral (Tabletten)	nicht teilbar/k. A.
Rewodina dual	75 mg	oral (Tabletten)	nicht teilbar/k. A.
Rewodina uno	100 mg	oral (Tabletten)	nicht teilbar/k. A.
Voltaren	25 mg, 50 mg	oral (Tabletten)	nicht teilbar/k. A.
Voltaren	25 mg, 50 mg, 100 mg	rektal	Suppositorien
Voltaren Dolo	25 mg	oral (Tabletten)	nicht teilbar/k. A., mörserbar
Voltaren Emulgel	1 %	dermal	Gele
Voltaren Schmerzgel	1 %	dermal	Gele
Voltaren inject	75 mg/Amp.	parenteral	Lösung
Voltaren retard	100 mg	oral (Tabletten)	nicht teilbar/k. A.

Besondere Hinweise	
Cave	• Bei längerem Gebrauch → Kopfschmerzen mögl. • Insb. bei Kombination mehrerer schmerzstillender Wirkstoffe → Dauerhafte Nierenschädigung möglich (Analgetika-Nephropathie).
Reaktionsverm.	Keine Daten verfügbar.
Abhängigkeit	Keine Angaben.
Rechtl. Hinweis	Bis 25 mg/ED bis 20 Stück/Pack. Apf. Zur topischen Anw.: Je nach Indikation Rp. oder Apf.

Zusatzempfehlungen
Bei GI-Beschwerden, Empfindlichkeit: Omeprazol, Pantoprazol

MUSKEL- UND SKELETTSYSTEM

M01	ANTIPHLOGISTIKA UND ANTIRHEUMATIKA
M01A	NICHTSTEROIDALE ANTIPHLOGISTIKA UND ANTIRHEUMATIKA
M01AE	Propionsäure-Derivate

Wirkmechanismus	
Inhibition von COX1 und COX2 → Prostaglandin und Thromboxan-Synthese ↓ → Analgetische, antipyretische, antiinflammatorische Wirkung	
Indikation	Symptomatische Behandlung von Schmerz u. Entzündung Fieber
abs. Kontraind.	Reaktionen von Bronchospasmus, Asthma, Rhinitis o. Urtikaria auf NSAR in der Vergangenheit Ungeklärte Blutbildungsstörungen Bestehende o. in der Vergangenheit wiederholt aufgetretene peptische Ulzera o. Hämorrhagien GI-Blutungen o. Perforation in der Anamnese im Zusammenhang mit einer vorherigen Therapie mit NSAR Cerebrovaskuläre o. andere aktive Blutungen Schwere Leber- o. Nierenfunktionsstörungen Schwere Herzinsuffizienz
rel. Kontraind.	Gleichzeitige Anw. mit: NSAR, einschl. selektiver COX-2-Hemmer, Arzneimitteln, die das Risiko von Ulzera o. Blutungen ↑ (z. B. orale Corticosteroide, Antikoagulanzien, SSRI o. TAH) Ältere Patienten Bestehende ischämische Herzerkrankung, PAVK, cerebrovaskuläre Erkrankungen, Risikofaktoren für kardiovaskuläre Ereignisse (z. B. Bluthochdruck, Hyperlipidämie, Diabetes mellitus, Rauchen) nur bei Langzeittherapie Angeborene Störung des Porphyrinstoffwechsels (z. B. akute intermittierende Porphyrie) Systemischer Lupus erythematodes, Mischkollagenose Magen-Darm-Störungen o. chron. entzündliche Darmerkrankungen (Colitis ulcerosa, Morbus Crohn) in der Anamnese Herzinsuffizienz Eingeschränkte Nierenfunktion Leberfunktionsstörungen Direkt nach größeren chirurgischen Eingriffen Heuschnupfen, Nasenpolypen o. chron. obstruktive Atemwegserkrankungen Allergien Gerinnungsstörungen Frauen mit Kinderwunsch

UAW	
Sehr häufig (> 1:10)	GI Beschwerden (Sodbrennen, Bauchschmerzen, Übelkeit, Erbrechen, Blähungen, Diarrhö, Obstipation)
Häufig (< 1:10)	Zentralnervöse Störungen (Kopfschmerzen, Schwindel, Schlaflosigkeit, Erregung, Reizbarkeit, Müdigkeit) Geringfügige Magen-Darm-Blutverluste (→ in Ausnahmefällen Anämie) GI-Ulzera
Gelegentlich (< 1:100)	Verstärkung einer Colitis u. eines Morbus Crohn Gastritis Überempfindlichkeitsreaktionen (Hautreaktionen, Asthmaanfälle)
Sehr selten (< 1:10.000)	Psychotische Reaktionen, Depression Ösophagitis, Pankreatitis Leberfunktionsstörungen, Leberschäden Nierengewebsschädigungen (Langzeittherapie) Schwere allgemeine Überempfindlichkeitsreaktionen
Ohne Häufigkeit	Beeinträchtigung der weiblichen Fertilität Geringfügig erhöhtes Risiko von arteriellen Ereignissen (Langzeitbehandlung mit hohen Dosen)
Wechselwirkungen	
Arzneimittel	β-Rezeptorenblocker: Bei Pat. mit eingeschränkter Nierenfunktion NSAR Diuretika, ACE-Hemmer, AT-II-Antagonisten K-sparende Diuretika Glucocorticoide TAH wie ASS, SSRI Antikoagulanzien Sulfonylharnstoffe
Nahrungsmittel	Alkohol (GI-NW↑)

IBUPROFEN

M01AE01 [Rp./Apf] Rp. erstattungsfähig
Apf. < 12 J.: erstattungsfähig, ≥ 12 J.: nicht erstattungsfähig

Dosierung		
Erwachsene	Kinder	Säuglinge
• ED à 200–800 mg/d; max. TD 2400 mg in 3–4 ED	• < 40 kg: s. Sgl. • > 15 J. (> 40 kg): s. Erw.	• Oral: • ≥ 5 kg: 20–30 mg/kg KG/d in 3–4 ED • Rektal: • ≥ 6 kg: 20–30 mg/kg KG/d in 3–4 ED

Anwendungshinweis
Bei empfindlichem Magen zu den Mahlzeiten einnehmen.

Schwangerschaft	Stillzeit
1. und 2. Trimenon.: Anw. mögl., gehört zu den Mitteln der Wahl 3. Trimenon: KI	Anw. mögl., neben Paracetamol Mittel der Wahl.

Präparate			
Name	Wirkstärke	Anwendung	Details
Aktren	200 mg	oral (Tabletten)	nicht teilbar/k. A.
Aktren forte	400 mg	oral (Tabletten)	nicht teilbar/k. A.
Aktren spezial	400 mg	oral (Tabletten)	nicht teilbar/k. A.
Dolobene Ibu	5 g/100 g	dermal	Gele
Dolormin	200 mg	oral (Tabletten)	nicht teilbar/k. A.
Dolormin	2 %	oral (Säfte)	
Dolormin Migräne	542,2 mg	rektal	Suppositorien
Dolormin Migräne (684 mg Lysinat)	400 mg	oral (Tabletten)	teilbar
Dolormin Mobil	50 mg/g	dermal	Gele
Dolormin extra (684 mg Lysinat)	400 mg	oral (Tabletten)	teilbar
Gyno-Neuralgin	400 mg	oral (Tabletten)	nicht teilbar/k. A.
IBU-Lysin-ratiopharm 684 mg	400 mg	oral (Tabletten)	teilbar

Name	Wirkstärke	Anwendung	Details
IBU-ratiopharm Fiebersaft	2 %, 4 %	oral (Säfte)	
Ibu KD akut	400 mg	oral (Tabletten)	nicht teilbar/k. A.
Ibu-LysinHEXAL (684 mg)	400 mg	oral (Tabletten)	teilbar
Ibu-ratiopharm retard	800 mg	oral (Tabletten)	nicht teilbar/k. A.
Ibubeta akut	400 mg	oral (Tabletten)	teilbar
Ibuflam	2 %, 4 %	oral (Säfte)	
Ibuflam	400 mg, 600 mg, 800 mg	oral (Tabletten)	teilbar, mörserbar
Ibuhexal	400 mg, 600 mg, 800 mg	oral (Tabletten)	teilbar, mörserbar
Ibuhexal	600 mg	rektal	Suppositorien
Ibuhexal akut	400 mg	oral (Tabletten)	teilbar
Ibuprofen AL	400 mg, 600 mg, 800 mg	oral (Tabletten)	teilbar, mörserbar
Ibuprofen AL	600 mg	rektal	Suppositorien
Ibuprofen AL Saft für Kinder	2 %	oral (Säfte)	
Ibuprofen-CT Kindersaft	2 %, 4 %	oral (Säfte)	
Ibuprofen-CT retard	400 mg	oral (Kapseln)	
Ibuprofen-CT retard	800 mg	oral (Tabletten)	nicht teilbar/k. A.
Ibutad	400 mg, 600 mg, 800 mg	oral (Tabletten)	teilbar, mörserbar
Imbun (500 mg Lysinat)	292,6 mg	rektal	Suppositorien
Imbun retard	800 mg	oral (Tabletten)	nicht teilbar/k. A.
Mensoton	200 mg	oral (Tabletten)	nicht teilbar/k. A.
Nurofen	400 mg	oral (Tabletten)	nicht teilbar/k. A.
Nurofen	2 %, 4 %	oral (Säfte)	
Nurofen	60 mg, 125 mg	rektal	Suppositorien
Nurofen Immedia (684 mg Lysinat)	400 mg	oral (Tabletten)	nicht teilbar/k. A.

Name	Wirkstärke	Anwendung	Details
Nurofen SMT	200 mg	oral (Tabletten)	nicht teilbar/k. A.
Pfeil Zahnschmerz-Tabletten forte	400 mg	oral (Tabletten)	nicht teilbar/k. A.
Spalt Migräne	400 mg	oral (Tabletten)	nicht teilbar/k. A.
Spidifen	400 mg	oral (Tabletten)	nicht teilbar/k. A.
Tispol Ibu DD (684 mg Lysinat)	400 mg	oral (Tabletten)	teilbar
Urem forte	400 mg	oral (Tabletten)	nicht teilbar/k. A.
doc Ibuprofen Schmerzgel	50 mg/g	dermal	Gele
ibu-bene	75 mg, 150 mg	rektal	Suppositorien
ibudolor Kindersaft	100 mg/5 ml	oral (Säfte)	

Besondere Hinweise	
Cave	• Bei längerem Gebrauch → Kopfschmerzen mögl. • Insb. bei Kombination mehrerer schmerzstillender Wirkstoffe → Dauerhafte Nierenschädigung möglich (Analgetika-Nephropathie).
Reaktionsverm.	Keine Daten verfügbar.
Abhängigkeit	Keine Angaben.
Rechtl. Hinweis	Zur topischen Anw., 2 % u. 4 % Lsg. u. bis 400 mg/ED (bei 400 mg indikationsabhängig) Apf.

Zusatzempfehlungen

Bei GI-Beschwerden, Empfindlichkeit: Omeprazol, Pantoprazol

NAPROXEN

M01AE02 [Rp./Apf] Rp.: erstattungsfähig
Apf.: nicht erstattungsfähig

Dosierung		
Erwachsene	Kinder	Säuglinge
• ED 200–1000 mg; max. 1250 mg/d in 1–3 ED	• > 12 J.: 10–15 mg/kg KG/d in 2 ED • < 12 J.: Keine Anw.	

Anwendungshinweis
Bei empfindlichem Magen nach den Mahlzeiten, ansonsten vorher einnehmen. Ausnahme Proxen S (TMR): Einnahme vor den Mahlzeiten.

Schwangerschaft	Stillzeit
Besser untersuchte NSAR (Ibuprofen und Diclofenac) sind zu bevorzugen. 3. Trimenon: NSAR KI	Aufgrund mangelnder Erfahrungen und der relativ langen HWZ nicht zu empfehlen. Alternativ: Ibuprofen

Präparate			
Name	Wirkstärke	Anwendung	Details
Aleve	200 mg	oral (Tabletten)	nicht teilbar/k. A., mörserbar
Dolormin GS für Frauen	250 mg	oral (Tabletten)	nicht teilbar/k. A.
Dysmenalgit	250 mg	oral (Tabletten)	nicht teilbar/k. A., mörserbar
Naproxen 1 A Pharma	250 mg, 500 mg	oral (Tabletten)	teilbar
Naproxen CT	250 mg, 200 mg, 500 mg	oral (Tabletten)	nicht teilbar/k. A., mörserbar
Naproxen Hexal	250 mg, 500 mg	oral (Tabletten)	teilbar, mörserbar
Naproxen Schwörer	200 mg	oral (Tabletten)	nicht teilbar/k. A., mörserbar
Naproxen Stada	250 mg, 500 mg, 750 mg	oral (Tabletten)	teilbar, mörserbar
Naproxen-ratiopharm	200 mg	oral (Tabletten)	nicht teilbar/k. A., mörserbar
Proxen S	250 mg, 500 mg	oral (Tabletten)	nicht teilbar/k. A.

Name	Wirkstärke	Anwendung	Details
Togal Naproxen	200 mg	oral (Tabletten)	nicht teilbar/k. A., mörserbar

Besondere Hinweise

Cave	• DANI, DALI • Bei längerem Gebrauch → Kopfschmerzen mögl. • Insb. bei Kombination mehrerer schmerzstillender Wirkstoffe → dauerhafte Nierenschädigung möglich (Analgetika-Nephropathie).
Reaktionsverm.	Keine Daten verfügbar.
Abhängigkeit	Keine Angaben.
Rechtl. Hinweis	ED $\leq$ 250 mg indikationsabhängig Apf.

Zusatzempfehlungen

Keine Angaben.

MUSKEL- UND SKELETTSYSTEM

M01 ANTIPHLOGISTIKA UND ANTIRHEUMATIKA
M01A NICHTSTEROIDALE ANTIPHLOGISTIKA UND ANTIRHEUMATIKA
M01AH Coxibe

Wirkmechanismus	
Selektiver Inhibitor der COX 2 → Antiphlogistische u. analgetische Wirkung	
Indikation	Behandlung von Symptomen bei Reizzuständen von Arthrose u. rheumatoider Arthritis, Spondylitis ankylosans (Morbus Bechterew) sowie von Schmerzen u. Entzündungszeichen bei akuter Gichtarthritis Kurzzeitbehandlung mäßig starker Schmerzen nach Zahnoperationen
abs. Kontraind.	Aktives peptisches Ulkus o. aktive gastrointest. Blutung Allergieartige Reaktionen aller Art nach der Anw. von NSAR einschl. COX-2-Hemmern Schwere Leberfunktionsstörungen (Serum-Albumin < 25 g/l o. Child-Pugh-Score ≥ 10) Geschätzte Kreatinin-Clearance < 30 ml/min Kinder u. Jugendliche < 16 J. Entzündliche Darmerkrankungen Herzinsuffizienz (NYHA II-IV) Pat. mit Hypertonie, deren Blutdruck anhaltend > 140/90 mmHg u. nicht ausreichend eingestellt ist Klin. gesicherte KHK, periphere arterielle Verschlusskrankheit u./o. cerebrovaskuläre Erkrankungen
rel. Kontraind.	Risikofaktoren für das Auftreten kardiovaskulärer Ereignisse Ältere Patienten Frauen mit Kinderwunsch
UAW	
Häufig (< 1:10)	Alveoläre Osteitis Ö¨deme/Flüssigkeitsretention Schwindel, Kopfschmerzen Palpitationen Hypertonie GI-Beschwerden Leberwerte↑ Ekchymose Asthenie/Müdigkeit, grippeartige Erkrankung

Gelegentlich (< 1:100)	Gastroenteritis, Infektionen der oberen Atemwege, Harnwegsinfektionen Blutbildveränderungen Appetitveränderungen, Gewicht ↑ Angstgefühl, Depressionen, Konzentrationsstörungen Kardiale NW Proteinurie, Anstieg des Serum-Kreatinins Muskelkrämpfe/-spasmen
Sehr selten (< 1:10.000)	Überempfindlichkeitsreaktionen
Wechselwirkungen	
Arzneimittel	Orale Antikoagulanzien Diuretika ACE-Hemmer u. AT-II-Blocker ASS Ciclosporin u. Tacrolimus Lithium MTX Hormone (Hormonspiegel ↑)
Nahrungsmittel	Keine Angaben.

ETORICOXIB

M01AH05 [Rp.] erstattungsfähig

Dosierung

Erwachsene	Kinder	Säuglinge
• 30–120 mg in 1 ED • Bei Zahnschmerzen: 90 mg/d, über max. 3 d	• > 16 J.: s. Erw. • < 16 J.: KI	

Anwendungshinweis

Ohne gleichzeitige Nahrungsaufnahme: Schnellerer Wirkeintritt.

Schwangerschaft	Stillzeit
KI Alternativ: Paracetamol, antiphlogistisch: Ibuprofen (bis 30. Wo.)	KI Einzelne Dosen erfordern jedoch keine Einschränkung des Stillens.

Präparate

Name	Wirkstärke	Anwendung	Details
Arcoxia	30 mg, 60 mg, 90 mg, 120 mg	oral (Tabletten)	nicht teilbar/k. A., mörserbar

Besondere Hinweise

Cave	• DALI • Bei Hormoneinnahme: Thromboembolierisiko ↑
Reaktionsverm.	Keine Daten verfügbar.
Abhängigkeit	Keine Angaben.
Rechtl. Hinweis	Keine Angaben.

Zusatzempfehlungen

Keine Angaben.

MUSKEL- UND SKELETTSYSTEM

M02	TOPISCHE MITTEL GEGEN GELENK- UND MUSKELSCHMERZEN
M02A	TOPISCHE MITTEL GEGEN GELENK- UND MUSKELSCHMERZEN
M02AA	Nichtsteroidale Antiphlogistika zur topischen Anwendung

Wirkmechanismus	
Inhibition von COX1 und COX2 → Prostaglandin und Thromboxan-Synthese ↓ → Analgetische, antiinflammatorische Wirkung	
Indikation	Symptomatische Behandl. von Schwellungen bzw. Entzündungen der gelenknahen Weichteile, Sport- u. Unfallverletzungen Flurbiprofen: Zusätzlich schmerzhafte Entzündungen d Rachenschleimhaut
abs. Kontraind.	Flurbiprofen: s. Ibuprofen
rel. Kontraind.	s. Ibuprofen Flurbiprofen: Zusätzlich Asthma
UAW	
Häufig (< 1:10)	Hautausschläge u. Hautjucken
Gelegentlich (< 1:100)	Überempfindlichkeitsreaktionen
Sehr selten (< 1:10.000)	Bronchospasmen
Ohne Häufigkeit	Flurbiprofen: Kopfschmerzen, Schwindel, Müdigkeit, Übelkeit, Erbrechen, Obstipation, Diarrhö, Blähungen, Sodbrennen, Magenschmerzen, Völlegefühl, Verstärkung einer Colitis ulcerosa o. eines Morbus Crohn, Verdauungsbeschwerden, abdominale Schmerzen, Teerstuhl, Gastritis, Beeinträchtigung der weiblichen Fertilität, akutes Nierenversagen, nephrotisches Syndrom, interstitielle Nephritis
Wechselwirkungen	
Arzneimittel	Flurbiprofen: s. Ibuprofen
Nahrungsmittel	Keine Angaben.

FLURBIPROFEN

M02AA19 [Apf.] nicht erstattungsfähig

Dosierung		
Erwachsene	Kinder	Säuglinge
• ED: 1 Lutschtbl. alle 3–6 h, max. TD 5 Lutschtbl.	• > 12 J: s. Erw. • < 12 J: Keine Anw.	

Anwendungshinweis
Anwendungsdauer ≤ 3 d

Schwangerschaft	Stillzeit
Strenge Indikationsstellung im 1. u. 2. Trimenon. 3. Trimenon: KI	Strenge Indikationsstellung

Präparate			
Name	Wirkstärke	Anwendung	Details
Dobendan Direkt Flurbiprofen 8,75 mg	8,75 mg	oral (Tabletten)	nicht teilbar/k. A.

Besondere Hinweise	
Cave	Kann Asthmaanfälle auslösen.
Reaktionsverm.	Keine Daten verfügbar.
Abhängigkeit	Keine Angaben.
Rechtl. Hinweis	AT Rp.

Zusatzempfehlungen
Keine Angaben.

M02	TOPISCHE MITTEL GEGEN GELENK- UND MUSKELSCHMERZEN
M02A	TOPISCHE MITTEL GEGEN GELENK- UND MUSKELSCHMERZEN
M02AB	Capsaicin und ähnliche Mittel

Wirkmechanismus	
Wärmereiz durch Aktivierung spezifischer Rezeptoren	
Indikation	Lokale Behandlung zur Linderung von Muskelschmerzen
abs. Kontraind.	Überempfindlichkeit Offene Verletzungen, Entzündungen oder Infektionen der Haut sowie Anwendung auf Ekzemen
rel. Kontraind.	Keine Angaben.
UAW	
Häufig (< 1:10)	Überempfindlichkeitsreaktionen auf der Haut
Ohne Häufigkeit	Brennen, Stechen oder Juckreiz (insb. bei Behandlungsbeginn)
Wechselwirkungen	
Arzneimittel	Topisch angewendete AM (keine gleichzeitige Anw. an gleicher Stelle)
Nahrungsmittel	Keine Angaben.

CAPSAICIN

M02AB01 [Apf.] nicht erstattungsfähig

Dosierung

Erwachsene	Kinder	Säuglinge
• Creme: ED à 1–2 g (1 g entspr. Strang von ca. 4,2 cm), bis 3 ED/d • Pflaster: 1 Pflaster/d, Tragedauer 4–12 h	• Creme: < 18 J.: Keine Anw. • Pflaster: < 12 J.: Keine Anw; > 12 J.: s. Erw.	

Anwendungshinweis

Behandlungsdauer bis zu 3 Wochen.
Creme: Nach dem Auftragen Hände gründlich waschen.
Bei zu stark empfundener Wärme mit fetthaltiger Creme entfernen.
Pflaster: Mind. 12 h Pause zw. den Pflastern

Schwangerschaft	Stillzeit
Nur nach ärztl. Rücksprache.	Nur nach ärztl. Rücksprache. Nicht im Brustbereich.

Präparate

Name	Wirkstärke	Anwendung	Details
Hansaplast med ABC Wärme-Creme	750 µg/g	dermal	Cremes
Hansaplast med ABC Wärme-Pflaster	11,0 mg	TTS	

Besondere Hinweise

Cave	• Zusätzliche Wärmezufuhr vermeiden. • Bei heftigen, in die Beine ausstrahlenden Rückenschmerzen u./o. mit neurologischen Ausfallerscheinungen (z. B. Taubheitsgefühl, Kribbeln) → Arzt aufsuchen. • WW mit anderen AM bis zu 12 h nach der Behandlung möglich.
Reaktionsverm.	Keine Daten verfügbar.
Abhängigkeit	Keine Angaben.
Rechtl. Hinweis	Keine Angaben.

Zusatzempfehlungen

Alternativ bei empfindlicher Haut: Thermacare, ABC Wärme-Pflaster Sensitive (WS: Nonivamid)

M03 MUSKELRELAXANZIEN
M03B MUSKELRELAXANZIEN, ZENTRAL WIRKENDE MITTEL
M03BX Andere zentral wirkende Mittel

Wirkmechanismus

Peripher: Stabilisierung der Zellmembran von Neuronen → Unterdrückung von Amplitude und Frequenz von Aktionspotenzialen → Unterdrückung pathologischer peripherer Schmerzimpulse
Zentral-spinal: Reduktion mono- u. polysynaptischer Reflexe auf physiologisches Niveau
Zentral-reticular: Reduktion der reticulo-spinalen Bahnung im Hirnstamm → Verminderte Reflexaktivität u. verminderter Muskeltonus

Indikation	Zentrale u. periphere Muskelspasmen und Erkrankungen des rheumatischen Formenkreises Nächtliche Beinkrämpfe Muskelspasmen Tendomuskuläre hypertone Kontraktur bei arthrotischen Gelenken
abs. Kontraind.	Myasthenia gravis Stillzeit
rel. Kontraind.	Kinder < 15 J.

UAW

Gelegentlich (< 1:100)	Überempfindlichkeitsreaktionen Schwindelgefühl, Kopfschmerzen Mundtrockenheit, Oberbauchschmerzen, Übelkeit, Durchfall
Selten (< 1:1.000)	Ausgeprägte allergische Allgemeinreaktionen Tachykardie Muskelschmerzen Vermehrtes Schwitzen, Blutdruckabfall
Sehr selten (< 1:10.000)	Schwere allergische Allgemeinreaktionen bis zu anaphylaktischem Schock Psychische Veränderungen

Wechselwirkungen

Arzneimittel	Bisher keine WW beobachtet, allerdings wegen Metabolisierung über CYP2D6 nicht auszuschließen
Nahrungsmittel	Keine Angaben.

TOLPERISON

M03BX04 [Rp.] erstattungsfähig

Dosierung		
Erwachsene	Kinder	Säuglinge
• 3 ED à 50–150 mg/d	• ≥ 15 J.: s. Erw.	

Anwendungshinweis
Einnahme nach den Mahlzeiten.

Schwangerschaft	Stillzeit
Strenge Indikationsstellung. Zur kurzzeitigen Spannunglösung besser untersuchtes Diazepam verwenden.	KI

Präparate			
Name	Wirkstärke	Anwendung	Details
Mydocalm	50 mg	oral (Tabletten)	nicht teilbar/k. A., mörserbar
Tolperison AL	50 mg, 150 mg	oral (Tabletten)	nicht teilbar/k. A., mörserbar
Tolperison Hexal	50 mg	oral (Tabletten)	nicht teilbar/k. A., mörserbar
Tolperison-HCL Stada	50 mg, 150 mg	oral (Tabletten)	mörserbar
Viveo	150 mg	oral (Tabletten)	nicht teilbar/k. A.

Besondere Hinweise	
Cave	Keine Angaben.
Reaktionsverm.	Keine Daten verfügbar.
Abhängigkeit	Keine Angaben.
Rechtl. Hinweis	Keine Angaben.

Zusatzempfehlungen
Keine Angaben.

M04	GICHTMITTEL
M04A	GICHTMITTEL
M04AA	Urikostatika

Wirkmechanismus	
Allopurinol u. Hauptmetabolit Oxipurinol: Inhibition der Xanthinoxidase → Harnsäurebildung ↓	
Indikation	Hyperurikämie mit Serumharnsäure-Werten > 8,5 mg/100 ml, Harnsäurewerte ↑ im Urin, manifeste Gicht, Urat-Nephropathie, Auflösung u. Verhütung von Harnsäuresteinen, zur Verhinderung der Bildung von Calciumoxalatsteinen bei gleichzeitiger Hyperurikämie, sekundäre Hyperurikämie 100 mg zusätzlich: Kinder: Sekundäre Hyperurikämie Harnsäurenephropathie bei Leukämien unter Behandlung, partielle oder totale Defekte der Hypoxanthin-Guanin-Phosphoribosyl-Transferase (Lesch-Nyhan-Syndrom), Adenin-Phosphoribosyl-Transferasemangel
abs. Kontraind.	Überempfindlichkeit gegenüber Allopurinol; zusätzlich für 300 mg: schwere Nierenfunktionsstörungen mit Kreatinin-Clearance < 20 ml/min; Kinder
rel. Kontraind.	Eingeschränkte Nieren-/Leberfunktion (Dosisanpassung); Vorbestehende Blutbildungsstörungen; Bluthochdruck o. Herzinsuffizienz; Therapie mit ACE-Hemmern o. Diuretika (Nierenfunktion evtl. beeinträchtigt); akute Gichtanfälle (Therapie erst nach vollständigem Abklingen beginnen); Schwangerschaft; Stillzeit
UAW	
Häufig (< 1:10)	Hautreaktionen
Selten (< 1:1.000)	Leberfunktionsstörungen
Ohne Häufigkeit	Generalisierte Überempfindlichkeitsreaktionen; Übelkeit, Brechreiz, Durchfall; Blutbildveränderungen
Wechselwirkungen	
Arzneimittel	Probenecid, Sulfinpyrazon, Benzbromaron, Salicylate (hohe Dosen), Mercaptopurin, Azathioprin, Ampicillin, Amoxicillin, Captopril, Antikoagulantien vom Cumarin-Typ, Chlorpropamid, Theophyllin, Zytostatika (bspw. Doxorubicin), Vidarabin, Cyclosporin, Phenytoin
Nahrungsmittel	Keine Angaben.

ALLOPURINOL

M04AA01 [Rp.] erstattungsfähig

Dosierung

Erwachsene	Kinder	Säuglinge
• 100–300 mg/d in 1–3 ED • Falls erforderlich: • 600–800 mg/d, pro ED nicht mehr als 300 mg (Serum-Oxipurinolspiegel < 15µg/ml)	• 10 mg/kg KG/d, bis max. 400 mg/d in 3 ED	

Anwendungshinweis

Einnahme nach einer Mahlzeit.
Auf Flüssigkeitszufuhr achten.
TD > 300 mg u. Auftreten von GI-Unverträglichkeiten: Aufteilung in mehrere ED

Schwangerschaft	Stillzeit
Strengste Nutzen-Risiko-Abwägung (nicht empfohlen, Datenlage unzureichend)	Stillen vermeiden

Präparate

Name	Wirkstärke	Anwendung	Details
Allopurinol ratiopharm	100 mg, 300 mg	oral (Tabletten)	teilbar, mörserbar
Cellidrin	100 mg, 100 mg/300 mg, 300 mg	oral (Tabletten)	teilbar, mörserbar
Foligan	100 mg, 300 mg	oral (Tabletten)	nicht teilbar/k. A.
Remid	300 mg	oral (Tabletten)	nicht teilbar/k. A., mörserbar
Remid	100 mg	oral (Tabletten)	nicht teilbar/k. A.
Zyloric	300 mg, 100 mg	oral (Tabletten)	teilbar, mörserbar

Besondere Hinweise	
Cave	• DANI, DALI • Behandlung erst nach vollständigem Abklingen akuter Gichtanfälle beginnen. • Zu Behandlungsbeginn: Akute Gichtanfälle durch Mobilisierung größerer Harnsäuredepots möglich (evtl. gleichzeitige Gabe von Colchicin o. Analgetika). • Nieren- u./o. Leberinsuffizienz, gleichzeitige Ampicillin- o. Amoxicillin-Medikation: Auftreten von NW erhöht.
Reaktionsverm.	Beeinträchtigung mögl.
Abhängigkeit	Keine Angaben.
Rechtl. Hinweis	Keine Angaben.

Zusatzempfehlungen

Keine Angaben.

MUSKEL- UND SKELETTSYSTEM

M04	GICHTMITTEL
M04A	GICHTMITTEL
M04AC	Gichtmittel ohne Effekt auf den Harnsäuremetabolismus

Wirkmechanismus	
Inhibition der Motilität u. Aktivität neutrophiler Granulozyten → Antiinflammtorischer Effekt Ablagerung von Harnsäurekristallen ↓	
Indikation	Akuter Gichtanfall
abs. Kontraind.	Eingeschränkte Nierenfunktion Blutbildveränderungen (z. B. Anämie) Bekannte Magen-Darm-Erkrankungen Eingeschränkte Herz-Kreislauf-Funktion Polymorbidität Lebererkrankungen Kinder, Jugendliche
rel. Kontraind.	alte u. geschwächte Patienten, bes. m. Nieren-, Herz- u. Kreislaufkrankh.
UAW	
Häufig (< 1:10)	Durchfälle, Übelkeit, Bauchschmerzen, Bauchkrämpfe, Erbrechen, Benommenheit, Nerven- u. Muskelschwäche
Gelegentlich (< 1:100)	Störungen der Blutbildung, Myoneuropathie Störungen des Nagelwachstums
Selten (< 1:1.000)	Agranulozytose, aplast. Anämie, Alopezie Nierenschäden, Hautbeschwerden wie Juckreiz, Hautbrennen, Hautblutungen
Ohne Häufigkeit	Allerg. Reaktionen
Wechselwirkungen	
Arzneimittel	Ciclosporin A, ähnlich wirkende Stoffe
Nahrungsmittel	Keine Angaben.

COLCHICIN

M04AC01 [Rp.] erstattungsfähig

Dosierung

Erwachsene	Kinder	Säuglinge
• Akuter Gichtanfall: Initial 1 mg, danach 0,5–1,5 mg alle 1–2 h bis zum Abklingen der Schmerzen • Max. TD 8 mg • Anfallspropylaxe: 0,5–1,5 mg/d		

Schwangerschaft	Stillzeit
Keine teratogene Wirkung erkennbar. Besser erprobte Alternativen: Familiäres Mittelmeerfieber: Keine Akuter Gichtanfall: Ibuprofen Mittel der Wahl	Individuelle Entscheidung bei Langzeittherapie. Scheint unter Beobachtung des Säuglings (hämatologische u. GI-Symptome) vertretbar zu sein.

Präparate

Name	Wirkstärke	Anwendung	Details
Colchicum dispert	0,5 mg	oral (Tabletten)	nicht teilbar/k. A., mörserbar
Colchysat Bürger Tropfen	50 mg/100 g	oral (Säfte)	

Besondere Hinweise

Cave	• Sichere Empfängnisverhütung bis 3 Mo nach Absetzen empfohlen. • Männer sollten bis zu 6 Mo nach Absetzen der Therapie keine Kinder zeugen (Herst.Empf.).
Reaktionsverm.	Keine Daten verfügbar.
Abhängigkeit	Keine Angaben.
Rechtl. Hinweis	Keine Angaben.

Zusatzempfehlungen

Diätetische Maßnahmen.

MUSKEL- UND SKELETTSYSTEM

M05	MITTEL ZUR BEHANDLUNG VON KNOCHENERKRANKUNGEN
M05B	MITTEL MIT EINFLUSS AUF DIE KNOCHENSTRUKTUR UND DIE MINERALISATION
M05BA	Bisphosphonate

Wirkmechanismus	
Inh. der osteoklastären Knochenresorption → Knochendichte u. Skelettfestigkeit ↑	
Indikation	Postmenopausale Osteoporose zur Verringerung des Risikos für Wirbelkörper- u. Hüftfrakturen Osteoporose bei Männern mit hohem Frakturrisiko Morbus Paget
abs. Kontraind.	Hypocalcämie Schwangerschaft u. Stillzeit Schwere Nierenfunktionsstörung
rel. Kontraind.	Ösophagus-Erkrankungen in Anamnese
UAW	
Häufig (< 1:10)	Kopfschmerzen Obstipation, Dypepsie, Übelkeit, Bauchschmerzen, Diarrhö Schmerzen des Muskel- u. Skelettsystems
Gelegentlich (< 1:100)	Iritis Gastritis, Ösophagitis, Dysphagie, Duodenitis, Ösophagus-Ulkus
Selten (< 1:1.000)	Femurfrakturen
Ohne Häufigkeit	Anaphylakt. Reaktion Schwere Lebererkrankungen Hypersensitivität u. Hautreaktionen Osteonekrose des Kiefers
Wechselwirkungen	
Arzneimittel	Mehrwertige Kationen (Ca, Mg, Fe, Al)
Nahrungsmittel	Nahrungsmittel u. Getränke, die mehrwertige Kationen enthalten

ALENDRONSÄURE

M05BA04 [Rp.] erstattungsfähig

Dosierung

Erwachsene	Kinder	Säuglinge
• Oral: 1 × tgl. 10 mg o. 1 x wöchentl. 70 mg		

Anwendungshinweis

Auf nüchternen Magen, vor der ersten Mahlzeit bzw. Getränk o. vor Einnahme von Arzneimitteln für den Tag.
Einnahme nur mit Leitungswasser (200 ml).
Mindestens 30 Min. nach der Einnahme nicht hinlegen!
Bei gleichzeitiger Therapie mit Ca zeitl. Abstand einhalten!

Schwangerschaft	Stillzeit
KI	KI

Präparate

Name	Wirkstärke	Anwendung	Details
Alendron Hexal	70 mg	oral (Säfte)	
Alendron Hexal	10 mg/70 mg	oral (Tabletten)	nicht teilbar/k. A., mörserbar
Alendron beta einmal wöchentlich	70 mg	oral (Tabletten)	mörserbar
Alendronsäure AL	70 mg	oral (Tabletten)	nicht teilbar/k. A., mörserbar
Alendronsäure STADA	10 mg/70 mg	oral (Tabletten)	nicht teilbar/k. A., mörserbar
Fosamax	10 mg/70 mg	oral (Tabletten)	nicht teilbar/k. A., mörserbar
Fosavance	70 mg+ 5600 I.E. Vitamin D3	oral (Tabletten)	mörserbar
Tevanate	70 mg	oral (Tabletten)	nicht teilbar/k. A., mörserbar

Besondere Hinweise

Cave	Mundhygiene.
Reaktionsverm.	Keine Daten verfügbar.
Abhängigkeit	Keine Angaben.
Rechtl. Hinweis	Keine Angaben.

Zusatzempfehlungen

Calcium/Vit.D_3

RISEDRONSÄURE

M05BA07 [Rp.] erstattungsfähig

Dosierung

Erwachsene	Kinder	Säuglinge
• Osteoporose: 1 ED à 5 mg/d o. 1 ED à 35 mg/Wo. o. 1 ED à 75 mg/d an 2 aufeinanderfolgenden d 1 x monatl. • Morbus Paget: 30 mg/d über 2 Monate		

Anwendungshinweis

Einnahme 30 Min. vor dem Frühstück in aufrechter Haltung mit einem Glas Trinkwasser (Leitungswasser).
Nach Einnahme mind. 30 Min. nicht hinlegen!
Bei gleichzeitiger Therapie mit Ca zeitl. Abstand einhalten!

Schwangerschaft	Stillzeit
KI	KI

Präparate

Name	Wirkstärke	Anwendung	Details
Actonel	5 mg, 30 mg, 75 mg	oral (Tabletten)	nicht teilbar/k. A.
Actonel einmal wöchentlich	35 mg	oral (Tabletten)	nicht teilbar/k. A.
Actonel plus Calcium (500 mg)	35 mg	oral (Tabletten)	nicht teilbar/k. A.
Risedron-HEXAL® 35 mg einmal wöchentlich Filmtabletten	35 mg	oral (Tabletten)	nicht teilbar/k. A.
Risedron-HEXAL® 75 mg Filmtabletten	75 mg	oral (Tabletten)	nicht teilbar/k. A.
Risedronat AL	35 mg	oral (Tabletten)	nicht teilbar/k. A., mörserbar
Risedronat STADA	35 mg	oral (Tabletten)	nicht teilbar/k. A.
Risedronat Sandoz 1x wöchentlich 35 mg Filmtbl	35 mg	oral (Tabletten)	nicht teilbar/k. A.
Risedronat Teva® 35 mg Filmtabletten 1 x wöchentlich	35 mg	oral (Tabletten)	nicht teilbar/k. A.

Name	Wirkstärke	Anwendung	Details
Risedronsäure - 1 A Pharma® 35 mg Filmtabletten	35 mg	oral (Tabletten)	nicht teilbar/k. A.
Risedronsäure-Actavis 35 mg Filmtabletten	35 mg	oral (Tabletten)	nicht teilbar/k. A.
Risedronsäure-CT 35 mg Filmtabletten	35 mg	oral (Tabletten)	nicht teilbar/k. A.
Risedronsäure-CT 75 mg Filmtabletten	75 mg	oral (Tabletten)	nicht teilbar/k. A.
Risedronsäure-ratiopharm	35 mg, 75 mg	oral (Tabletten)	nicht teilbar/k. A.

Besondere Hinweise

Cave	• Störungen des Knochen- u. Mineralstoffwechsels bei Beginn der Therapie behandeln. • DANI
Reaktionsverm.	Keine Daten verfügbar.
Abhängigkeit	Keine Angaben.
Rechtl. Hinweis	Keine Angaben.

Zusatzempfehlungen

Keine Angaben.

NERVENSYSTEM

N02	ANALGETIKA
N02A	OPIOIDE
N02AA	Natürliche Opium-Alkaloide

Wirkmechanismus	
Über periphere u. zentrale Opiodrezeptoren wirken Stoffe dieser Gruppe in unterschiedlichem Ausmaß: Analgetisch, antitussiv, sedierend, tranquillisierend, atemdepressiv, miotisch, antidiuretisch, emetisch u. antiemetisch (Späteffekt) u. geringgradig Blutdruck u. Herzfrequenz senkend.	
Indikation	Schmerzen
abs. Kontraind.	Schwere Atemdepression Akutes schweres Bronchialasthma paralytischer Ileus Akutes Abdomen
rel. Kontraind.	Abhängigkeit von Opioiden Alkoholismus Bewusstseinsstörungen Störungen des Atemzentrums u. der Atemfunktion Zustände mit erhöhtem Hirndruck Hypotension bei Hypovolämie Prostatahypertrophie mit Restharnbildung Gallenwegserkrankungen Obstruktive u. entzündliche Darmerkrankungen Phäochromozytom Erhöhte zerebrale Krampfbereitschaft Pankreatitis NNR-Insuffzinz Einnahme von MAO-Hemmern
UAW	
Sehr häufig (> 1:10)	Miosis Verstopfung (typischer Begleiteffekt bei Dauerbehandlung) Stimmungsveränderungen, meist Euphorie aber auch Dysphorie Übelkeit; Mundtrockenheit (dosisabhängig)

Häufig (< 1:10)	Erbrechen (besonders zu Beginn), Appetitlosigkeit, Dyspepsie und Geschmacksveränderung Veränderungen der Aktiviertheit (meist Dämpfung, aber auch Steigerung oder Erregungszustände) Schlaflosigkeit u. Veränderungen der kognitiven u. sensorischen Leistungsfähigkeit (z. B. Denkstörungen, Wahrnehmungsstörungen/Halluzinationen, Verwirrtheit) Blasenentleerungsstörungen Schwitzen, Überempfindlichkeitsreaktionen wie Urtikaria, Pruritus
Gelegentlich (< 1:100)	Abfall o. Anstieg von Blutdruck u. Herzfrequenz
Selten (< 1:1.000)	Verschwommenes Sehen, Doppeltsehen u. Augenzittern Abhängigkeit Verminderung der Libido o. Potenzschwäche Erhöhung der Pankreasenzyme bzw. Pankreatitis Gallenkoliken Nierenkoliken Bronchospasmen Entzugserscheinungen
Sehr selten (< 1:10.000)	Tremor, unwillkürliches Muskelzucken, epileptische Krampfanfälle Insbesondere in hoher Dosierung Hyperalgesie o. Allodynie Darmverschluss, Bauchschmerzen Muskelkrämpfe, Muskelstarre Dyspnoe Andere Hautausschläge wie Exantheme u. periphere Ödeme (bilden sich nach Absetzen zurück) Asthenie, Unwohlsein, Schüttelfrost, Amenorrhoe Syndrom der inadäquaten ADH-Sekretion
Ohne Häufigkeit	Anaphylaktische o. anaphylaktoide Reaktionen Gesichtsrötungen, Herzklopfen, allgemeine Schwäche bis hin zum Ohnmachtsanfall u. Herzversagen Wirkstoffe dieser Gruppe verursachen Übelkeit u. wirken in unterschiedlichem Ausmaß sedierend, obstipierend, atemdepressiv u. suchtauslösend

Wechselwirkungen	
Arzneimittel	MAO-Hemmer Zentral dämpfende Wirkstoffe (Tranquilizer, Anästhetika, Hypnotika und Sedativa, Neuroleptika, Barbiturate, Antidepressiva, Antihistaminika/Antiemetika und andere Opioide) Anticholinerg wirkende Wirkstoffe Cimetidin Muskelrelaxantien
Nahrungsmittel	Alkohol

MORPHIN

N02AA01 [Rp.] erstattungsfähig

Dosierung

Erwachsene	Kinder	Säuglinge
• Individuelle Dosierung! • 1–6 × tgl. 10–60 mg (nicht-ret.) p. o. • 1–2 × tgl. 30–200 mg (ret.) p. o. • 1–6 × tgl. 10–60 mg rect.	• > 16 J.: s. Erw. • 13–16 J.: 4–6 × tgl. 10–20 mg p. o., 1–6 × tgl. 10–60 mg rect. • 6–12 J.: 4–6 × tgl. 5–10 mg p. o. • 2–5 J.: 4–6 × tgl. 2,5–5 mg p. o.	• 0–1 J.: 4–6 × tgl. 0,2 mg/kg KG p. o.

Anwendungshinweis

Behandlungsbeginn mit nicht retardiertem Morphin, um Dosis für angemessene Schmerzkontrolle zu ermitteln

Retardiertes Morphin i. d. R. alle 12 h, Durchbruchschmerzen mit nicht-retardiertem Morphin behandeln

Retardtbl. unzerkaut, unzerkleinert u. ungeteilt mit ausreichend Flüssigkeit, unabhängig von den Mahlzeiten, bevorzugt aber morgens u. abends einnehmen

Schwangerschaft	Stillzeit
Mittlerer Erfahrungsumfang Bei strenger Indikationsstellung möglich. Besser erprobte Alternativen: Schmerzmittel der 1. Wahl: Paracetamol (ggf. in Kombination mit Codein) o. bis 30. Wo. Ibuprofen Falls zentral wirksames Analgetikum indiziert: Tramadol o. Buprenorphin	Nur kurzzeitig Wegen atemdepressiver Wirkung besondere Vorsicht bei Kindern mit Apnoeneigung. Neben Codein (in Kombination mit Paracetamol oder ASS) und Fentanyl je nach Ind. Opioidanalgetikum der Wahl für die Stillzeit.

Präparate

Name	Wirkstärke	Anwendung	Details
Capros Retardkapseln	10 mg, 30 mg, 60 mg, 100 mg	oral (Kapseln)	
Capros akut	5 mg, 10 mg, 20 mg, 30 mg	oral (Kapseln)	
M-long Retardkapseln	10 mg, 30 mg, 60 mg, 100 mg	oral (Kapseln)	
MSI Injekt	10 mg, 20 mg, 100 mg, 200 mg	parenteral	Lösung
MSR Suppositorien	10 mg, 20 mg, 30 mg	rektal	Suppositorien
MST Continus Retardkaps.	30 mg, 60 mg, 100 mg, 200 mg	oral (Kapseln)	

Name	Wirkstärke	Anwendung	Details
MST Retardgranulat	20 mg, 30 mg, 60 mg, 100 mg, 200 mg	oral (Tabletten)	nicht teilbar/k. A.
MST Retardtabletten	10 mg, 30 mg, 60 mg, 100 mg, 200 mg	oral (Tabletten)	nicht teilbar/k. A.
Morphin Merck 0,5 % Tropfen	5 mg/ml	oral (Säfte)	
Morphin Merck 2 % Tropfen	20 mg/ml	oral (Säfte)	
Morphinsulfat-GRY Infusion	500 mg/50 ml, 1000 mg/50 ml	parenteral	Lösung
Morphinsulfat-GRY Injekt	10 mg/ml, 20 mg/ml, 50 mg/5 ml, 100 mg/5 ml, 200 mg/10 ml	parenteral	Lösung
Oramorph EDB Lösung	10 mg/5 ml, 30 mg/5 ml, 100 mg/5 ml	oral (Säfte)	
Oramorph Tropfen	20 mg/ml	oral (Säfte)	
Painbreak Brausetabletten	20 mg	oral (Tabletten)	teilbar
Sevredol	10 mg, 20 mg	oral (Tabletten)	teilbar

Besondere Hinweise

Cave	• Leere Tablettenmatrix der Retardtabletten wird u. U. sichtbar ausgeschieden. • Dopingliste.
Reaktionsverm.	Beeinträchtigt, v. a. bei Behandlungsbeginn, Dosiserhöhung u. Präparatewechsel, im Zusammenwirken mit Alkohol o. Beruhigungsmitteln.
Abhängigkeit	Abhängigkeitspotential, deutlich reduziert bei bestimmungsgemäßer Anw. Toleranzentwicklung bei chron. Anw. von Oxygesic mit der Erfordernis höherer Dosen zum Erreichen einer Analgesie möglich. Bei Absetzen der Therapie allmähliche Reduktion der Tagesdosis, um das Auftreten von Entzugssymptomen zu vermeiden.
Rechtl. Hinweis	BtM, Stoff der Anlage III.

Zusatzempfehlungen

Keine Angaben.

OXYCODON

N02AA05 [Rp.] erstattungsfähig

Dosierung

Erwachsene	Kinder	Säuglinge
• Individuelle Dosierung! • (Sehr) starke Schmerzen: • Initial: 5 mg/6 h o. 10 mg/12 h (nicht opioid-gewöhnte Pat.), nach Bedarf steigern; • Bolus: 1–10 mg über 1–2 min. i. v. bzw. 5 mg s. c., max. 6 ×/d; • Infusion: 2 mg/h i. v. bzw. 7,5 mg/d s. c. • Non-maligne Schmerzen: Bis 40 mg/d p. o. • Tumorschmerz: 80–120 mg/d, max. 400 mg/d p. o.	• > 12 J.: s. Erw. • < 12 J.: Nicht empfohlen (unzureichende Datenlage)	

Anwendungshinweis

Einnahme i. d. R. nach festem Zeitschema.

Schwangerschaft	Stillzeit
Mittlerer Erfahrungsumfang Bei strenger Indikationsstellung akzeptabel, sollte jedoch nur kurzzeitig angewandt werden. Besser erprobte Alternativen: Schmerzmittel der 1. Wahl: Paracetamol (ggf. in Kombination mit Codein) o. bis 30. Wo. Ibuprofen Falls zentral wirksames Analgetikum indiziert: Tramadol o. Buprenorphin	Nur kurzzeitig. Fentanyl u. Morphin je nach Indikation Opioidanalgetika der Wahl. Wegen atemdepressiver Wirkung besondere Vorsicht bei Kindern mit Apnoeneigung.

Präparate

Name	Wirkstärke	Anwendung	Details
Oxygesic Dispersa Schmelztbl.	5 mg, 10 mg, 20 mg	oral (Tabletten)	nicht teilbar/k. A.
Oxygesic injekt	10 mg/ml, 20 mg/2 ml	parenteral	Lösung
Oycodon-HCL-ratiopharm Retardtbl.	5 mg	oral (Tabletten)	nicht teilbar/k. A.

Name	Wirkstärke	Anwendung	Details
Oycodon-HCL-ratiopharm Retardtbl.	10 mg, 20 mg, 40 mg, 80 mg	oral (Tabletten)	teilbar
Oygesic Retardtbl.	5 mg, 10 mg, 20 mg, 40 mg, 80 mg	oral (Tabletten)	nicht teilbar/k. A.
Oygesic akut	5 mg, 10 mg, 20 mg	oral (Kapseln)	

Besondere Hinweise	
Cave	• Bei retardiertem Oxycodon nach festen Zeitschema, zusätzlich nicht-retardierte Analgetika als Bedarfsmedikation einnehmen bei Durchbruchschmerzen. • Leere Tablettenmatrix der Retardtabletten wird u. U. sichtbar ausgeschieden. • Dopingliste.
Reaktionsverm.	Beeinträchtigt, v. a. zu Therapiebeginn u. in Komb. mit anderen zentraldämpfenden Substanzen.
Abhängigkeit	Primäres Abhängigkeitspotential, bei bestimmungsgemäßer Anw. deutlich reduziert. Toleranzentwcklung bei chron. Anw. von Oxygesic mit der Erfordernis höherer Dosen zum Erreichen einer Analgesie möglich. Bei Absetzen der Therapie allmähliche Reduktion.
Rechtl. Hinweis	BtM , Stoff der Anlage III

Zusatzempfehlungen
Keine Angaben.

CODEIN IN KOMBINATION MIT PARACETAMOL

N02AA69 [Rp.] erstattungsfähig

Dosierung

Erwachsene	Kinder	Säuglinge
• Oral, rektal: • ED: 500–1000 mg Paracetamol + 12,5–60 mg Codein, bis 4 ED/d	• > 40 kg: s Erw. • 22–40 kg: • Oral: ED 200–400 mg Paracetamol + 5–10 mg Codein, max. 1200 mg Paracetamol + 30 mg Codein in 24 h • Rektal: • ED: 500 mg Paracetamol + 10 mg Codein, bis 3 ED/d • 10–22 kg: • Oral: ED: 100–200 mg Paracetamol + 2,5–5 mg Codein, max. 600 mg Paracetamol + 15 mg Codein in 24 h • Rektal: ED 250 mg Paracetamol, 5 mg Codein, bis 3 ED/d • < 22 kg: Keine Anw.	

Anwendungshinweis

Abstand zwischen ED > 6h
Supp. nach dem Stuhlgang anwenden, kurz in der Hand erwärmen o. kurz in heißes Wasser tauchen.

Schwangerschaft	Stillzeit
Kann bei zwingender Indikation kurzzeitig in allen Phasen der Schwangerschaft verwendet werden, wenn Ibuprofen nicht ausreichen wirkt (bis 30. SSW). Bei regelmäßiger Anwendung bis zur Geburt und Substanz-Abusus ist beim Neugeborenen mit Atemdepression und teilweise schweren Entzugssymptomen zu rechnen. Alternativ: Zentral wirksame Analgetika: Tramadol, (Buprenorphin)	Anwendung kurzzeitig möglich. Zu bevorzugen: Ibuprofen, wenn Opiode notwendig: Fentanyl o. Morphin Opioidanlgetika in der Stillzeit nur für kurze Zeit anwenden. Besondere Vorsicht bei Kindern mit Apnoeneigung!

Präparate			
Name	Wirkstärke	Anwendung	Details
Contraneural (Paracetamol, Codein)	500 mg, 30 mg	oral (Tabletten)	nicht teilbar/k. A.
Dolomo N(blau) (ASS, Paracetamol, Codein)	250 mg, 250 mg, 50 mg	oral (Tabletten)	nicht teilbar/k. A.
Dolviran (ASS, Codein)	500 mg, 30 mg	oral (Tabletten)	nicht teilbar/k. A.
Gelonida (Paracetamol, Codein)	500 mg, 30 mg	oral (Tabletten)	nicht teilbar/k. A.
Nedolon P (Paracetamol, Codein)	500 mg, 30 mg	oral (Tabletten)	teilbar
Optyrin (Paracetamol, Codein)	1000 mg, 60 mg	rektal	Suppositorien
Paracetamol Al comp (Paracetamol, Codein)	500 mg, 30 mg	oral (Tabletten)	teilbar
Paracetamol comp STADA (Paracetamol, Codein)	500 mg, 30 mg	oral (Tabletten)	teilbar
Talvosilen (Paracetamol, Codein)	500 mg, 20 mg, 500 mg, 30 mg	oral (Tabletten)	nicht teilbar/k. A.
Talvosilen (Paracetamol, Codein)	200 mg, 5 mg/5 ml	oral (Säfte)	
Talvosilen f. Erwachsene (Paracetamol, Codein)	1000 mg, 20 mg	rektal	Suppositorien
Talvosilen f. Kleinkinder (Paracetamol, Codein)	250 mg, 5 mg	rektal	Suppositorien
Talvosilen f. Schulkinder (Paracetamol, Codein)	500 mg, 10 mg	rektal	Suppositorien
Talvosilen forte (Paracetamol, Codein)	500 mg, 30 mg	oral (Kapseln)	
Talvosilen forte (Paracetamol, Codein)	1000 mg, 30 mg	rektal	Suppositorien
Tiretta (Paracetamol, Codein)	500 mg, 30 mg	oral (Tabletten)	nicht teilbar/k. A.
Tiretta (Paracetamol, Codein)	1000 mg, 60 mg	rektal	Suppositorien

Besondere Hinweise	
Cave	• Keine Anwendung bei: Pneumonie, tiefer Bewusstlosigkeit, Kinder < 2 J., Ateminsuffizienz • Bei Kombination mit anderen paracetamolhaltigen AM: Höchstdosen beachten.
Reaktionsverm.	Beeinträchtigt. Durch die gleichzeitige Einnahme von Alkohol oder zentral dämpfenden Arzneimitteln verstärkt.
Abhängigkeit	Bei längerer Anwendung von höheren Dosen möglich.
Rechtl. Hinweis	Keine Angaben.

Zusatzempfehlungen
Keine Angaben.

NERVENSYSTEM

N02	ANALGETIKA
N02A	OPIOIDE
N02AB	Phenylpiperidin-Derivate

Wirkmechanismus	
Reine Agonisten vorwiegend am µ-Opioid-Rezeptor, niedrigere Affinität zu d- und k-Opioid-Rezeptoren	
Indikation	**TTS:** Chron. Schmerzen, die nur mit Opioidanalgetika ausreichend behandelt werden können u. einer längeren, kontinuierlichen Behandlung bedürfen (Erwachsene und opioidtolerante Kinder ab 2 J.) **Tabletten/Nasenspray:** Behandlung von Durchbruchschmerzen bei erwachsenen Patienten, deren chron. Tumorschmerzen bereits mit Opioiden behandelt werden **Injektionslösung:** Narkoseprämedikation, Neuroleptanalgesie u. -anästhesie, als analgetische Komponente bei Anästhesien mit endotrachealer Intubation u. Beatmung, als Monoanästhetikum bei Allgemeinanästhesie, zur Schmerzbehandlung in der Intensivmedizin
abs. Kontraind.	Schwere Atemdepression Schwere obstruktive Lungenerkrankungen **TTS:** Kurzfristige Schmerzzustände, z. B. nach operativen Eingriffen Bradykarde Rhythmusstörungen Schwer beeinträchtigte ZNS-Funktion Kinder < 2 J. (keine Untersuchungen) **Zusätzlich Nasenspray + Tabletten:** Anw. bei opioidnaiven Patienten **Zusätzlich Nasenspray:** Vorausgegangene Strahlentherapie im Gesichtsbereich Wiederholte Episoden von Epistaxis

rel. Kontraind.	Bestehende Atemwegsdepression Chron. obstruktive o. andere Lungenerkrankungen Arzneimittel- o. Alkoholsucht Erhöhter intrakranialer Druck Hirntumore Bradyarrhythmien Hypotonie u./o. Hypovolämie Leberfunktionsstörungen Nierenfunktionsstörungen Fieber/äußere Wärmeanwendung (TTS) Opioidnaive pädiatrische Patienten Ältere Patienten Myasthenia gravis Fehlgebrauch zu Dopingzwecken
UAW	
Sehr häufig (> 1:10)	Somnolenz, Schwindel, Kopfschmerzen Übelkeit, Erbrechen, Obstipation Schwitzen
Häufig (< 1:10)	Überempfindlichkeit, Pruritus, Hautausschlag, Erythem Appetitlosigkeit Schlaflosigkeit, Depression, Angstgefühl, Verwirrtheitszustand, Halluzinationen Tremor, Parästhesie Drehschwindel Palpitationen, Tachykardie, Hypertonie Atemdepression, Dyspnoe Diarrhö, Mundtrockenheit, abdominale Schmerzen, Oberbauchschmerzen, Dyspepsie Muskelkrämpfe Harnverhalt Fatigue, periphere Ödeme, Asthenie, Unpässlichkeit (Malaise), Kältegefühl Nasenspray zusätzlich: Rachenreizung

Gelegentlich (< 1:100)	Agitiertheit, Desorientiertheit, Euphorie Hypästhesie, Krampfanfälle (inkl. klonischer u. Grand-mal-Anfälle), Amnesie Bradykardie, Zyanose, Hypotonie Atemnot Ekzem, allergische Dermatitis, Hauterkrankung, Dermatitis, Kontaktdermatitis Muskelzucken Erektile Dysfunktion, sexuelle Dysfunktion Reaktion an der Applikationsstelle, grippeähnliche Erkrankung, Gefühl von Körpertemperaturschwankungen, Überempfindlichkeit an der Applikationsstelle, Entzugserscheinungen Nasenspray zusätzlich: Epistaxis, nasales Ulkus, Rhinorrhö Reisekrankheit
Selten (< 1:1.000)	Miosis Apnoe, Hypoventilation Dermatitis/Ekzem an der Applikationsstelle
Ohne Häufigkeit	Anaphylaktischer Schock, anaphylaktische Reaktion, anaphylaktoide Reaktion Bradypnoe
Wechselwirkungen	
Arzneimittel	Andere zentral dämpfende AM (Opioide, Sedativa, Hypnotika, Allgemeinanästhetika, Muskelrelaxanzien, Phenothiazine, Tranquilizer, sedierende Antihistaminika) CYP3A4-Inhibitoren (z. B. Ritonavir, Ketoconazol, Itraconazol, Fluconazol, Voriconazol, Troleandomycin, Clarithromycin, Nelfinavir, Nefazodon, Verapamil, Diltiazem u. Amiodaron) MAO-Hemmer (z. B. Tranylcypromin) Partielle Opioid-Agonisten/Antagonisten (Buprenorphin, Nalbuphin oder Pentazocin)
Nahrungsmittel	Alkohol Grapefruitsaft

FENTANYL

N02AB03 [Rp.] erstattungsfähig

Dosierung		
Erwachsene	Kinder	Säuglinge
• Individuelle Dosierung! • Chron. Schmerzen: • Lutschtbl.: Initial 200 µg, ggf. Steigerung bis 1600 µg/d • TTS: Alle 3 d 1 Pflaster, Dosis je nach Vortherapie • Durchbruchschmerzen bei chron. Tumorschmerzen: • Nasenspray: 1–2 Sprühstöße, max. 4 x tgl.	• >16 J.: s. Erw. • 2–16 J.: TTS (12 µg/h) nur wenn zuvor mit mind. 30 mg oralen Morphinäquivalenten pro Tag behandelt wurde. • Nasenspray: Keine Daten < 18 J.	

Anwendungshinweis

TTS:
Auf unbehaartes (nicht rasiertes), mit Wasser gereinigtes u. gut getrocknetes Hautareal am Oberkörper (Brust, Rücken, Oberarm) aufkleben (bei kleinen Kindern am Rücken)
30 s lang andrücken
Kann auch beim Duschen getragen werden
Wechsel alle 72 h, Auswahl einer neuen Hautstelle
Entfernen klebender Pflasterteile mit Wasser, nicht mit Alkohol
Nasenspray:
Anwendung in aufrechter Haltung (im Stehen o. Sitzen)
Reinigung des Nasensprayaufsatzes nach jeder Anwendung
Lutschtabletten:
In die Mundhöhle legen u. mit integriertem Applikator hin- u. herbewegen
Nicht kauen
Sublingualtabletten:
Direkt unter die Zunge legen bis zum vollständigen Auflösen
Nicht kauen o. schlucken

Schwangerschaft	Stillzeit
Anw. mögl. Kurz vor der Entbindung muss mit Atemdepression beim Neugeborenen gerechnet werden.	Anw. mögl., Mittel der Wahl Besondere Vorsicht wg. atemdepressiver Wirkung bei Kindern mit Apnoeneigung.

Präparate

Name	Wirkstärke	Anwendung	Details
Abstral sublingual	100 µg, 200 µg, 300 µg, 400 µg, 600 µg, 800 µg	oral (Tabletten)	nicht teilbar/k. A.
Actiq Lutschtabletten	200 µg, 400 µg, 600 µg, 800 µg, 1200 µg, 1600 µg	oral (Tabletten)	nicht teilbar/k. A.
Durogesic SMAT	12 µg/h, 25 µg/h, 50 µg/h, 75 µg/h, 100 µg/h	TTS	
Effentora Buccaltabletten	100 µg, 200 µg, 400 µg, 600 µg, 800 µg	oral (Tabletten)	nicht teilbar/k. A.
Fentadolon	25 µg/h, 50 µg/h, 75 µg/h, 100 µg/h	TTS	
Fentanyl Janssen 0,1 Injekt	0,1 mg	parenteral	Lösung
Fentanyl Janssen 0,5 Injekt	0,5 mg	parenteral	Lösung
Fentanyl-Actavis Injekt	0,05 mg/ml, 0,1 mg/2 ml, 0,5 mg/10 ml, 2,5 mg/50 ml	parenteral	Lösung
Instanyl Nasenspray	50 µg/Dosis, 100 µg/Dosis, 200 µg/Dosis	nasal	Spray
Matrifen	12 µg/h, 25 µg/h, 50 µg/h, 75 µg/h, 100 µg/h	TTS	
PecFent Nasenspray	100 µg/Sprühstoß, 400 µg/Sprühstoß	nasal	Spray

Besondere Hinweise

Cave	• Dopingliste • Atemdepression!
Reaktionsverm.	Beeinträchtigung möglich, v. a. in Verbindung mit Alkohol.
Abhängigkeit	Entwicklung von Toleranz, physischer und psychischer Abhängigkeit bei wiederholter Gabe von Opioiden möglich.
Rechtl. Hinweis	BtM, Stoff Anlage III.

Zusatzempfehlungen

Keine Angaben.

N02	ANALGETIKA
N02A	OPIOIDE
N02AE	Oripavin-Derivate

Wirkmechanismus	
Starker, zentral wirksamer partieller Opioid-Agonist/Antagonist	
Indikation	Starke und sehr starke Schmerzzustände, z. B. nach Operationen u. Verletzungen, bei Herzinfarkt u. Tumoren (TTS nicht zur Behandlung von akuten Schmerzen) [Subutex: Substitutionstherapie bei Opioidabhängigkeit im Rahmen medizinischer, sozialer u. psychotherapeutischer Maßnahmen (N07 BC01)]
abs. Kontraind.	Überempfindlichkeit gegen zentralwirksame Analgetika Abhängigkeit von Opioiden Schwere Ateminsuffizienz Schwere Leberinsuffizienz Einnahme von MAO-Hemmern, gleichzeitig o. in den vorausgegangenen 2 Wochen Myasthenia gravis (TTS) Delirium tremens (TTS) Alle außer Subutex: Entzugsbehandlung von Opioidabhängigen
rel. Kontraind.	Kopfverletzungen Sonstige Schädigungen des Gehirns Ältere u. geschwächte Patienten Eingeschränkte Nierenfunktion o. Nebenniereninsuffizienz (z. B. Addison-Krankheit) Hypothyreose toxische Psychose Akuter Alkoholismus o. Delirium tremens Kyphoskoliose mit restriktiven Atemwegsstörungen Kürzlich mit Narkoanalgetika behandelte Patienten Anamnetisch bekannter/vermuteter Drogenmissbrauch **TTS:** Fieber/äußere Wärmeeinwirkung
UAW	
Sehr häufig (> 1:10)	Müdigkeit, Schlafstörungen, Benommenheit **TTS:** Pruritus/Reaktion an der Applikationsstelle

Häufig (< 1:10)	Hitzegefühl Schwindel, Kopfschmerzen Atemdepression Orthostatischer Blutdruckabfall Übelkeit, Erbrechen Schwitzen Parästhesien Periphere Ödeme Miosis
Gelegentlich (< 1:100)	Verwirrtheit, Desorientierung, Nervosität, Depression, Psychose, Halluzinationen, Depersonalisation, Euphorie, Dysphorie, Agitation (Unruhe) Erschöpfung, Mundtrockenheit, verwaschene Sprache, Koma, Tremor, Krämpfe, fehlende Muskelkoordination Dyspnoe, Apnoe Obstipation, Dyspepsie, Appetitlosigkeit, Diarrhoe, Dehydratation Miktionsbeschwerden, Harnretention Tachykardie, Bradykardie, Zyanose, AV-Block Hypertonie Doppeltsehen, Sehstörungen, Konjunktivitis Tinnitus Allgemeine (systemische) Überempfindlichkeitsreaktionen Pruritus, Hautausschlag, Blässe, Urtikaria
Selten (< 1:1.000)	Libidoverminderung, Erektionsschwäche
Sehr selten (< 1:10.000)	Abhängigkeit, Stimmungsschwankungen Bronchospasmus Anaphylaktischer Schock Angioneurotisches Ödem (Quincke-Ödem)
Wechselwirkungen	
Arzneimittel	Andere zentral dämpfenden AM, andere Opioidderivate (Analgetika u. Antitussiva), best. Antidepressiva, Neuroleptika, sedierende H_1-Rezeptorantagonisten, Barbiturate, Anxiolytika außer Benzodiazepine, Clonidin u. verwandte Substanzen Lebensbedrohliche Atemdepression v. a. bei gleichzeitiger Anw. von Benzodiazepinen MAO-Hemmer Substanzen, die die Leberdurchblutung verringern CYP3A4-Inhibitoren Mögl. WW mit Phenprocoumon (Purpura)
Nahrungsmittel	Alkohol

BUPRENORPHIN

N02AE01 [Rp.] erstattungsfähig

Dosierung

Erwachsene	Kinder	Säuglinge
• Sehr starke Schmerzen: • 3–4 × tgl. 0,2–0,4 mg s. l. • TTS: • Transtec: 35–70 µg/h, Wechsel alle 4 d • Norspan: 5–20 µg/h, Wechsel alle 7d • Substitutionstherapie bei Opiatabhängigkeit: • 1 × tgl. 2–4 mg, langsame Dosisreduktion	• > 35 kg: 3–4 × tgl. 0,2 mg s. l. • > 45 kg: 3–4 × tgl. 0,4 mg s. l.	

Anwendungshinweis

Sublingualtabletten:
Unter die Zunge legen, Auflösung innerhalb von 5–10 Min. Nicht lutschen, kauen o. schlucken.
Bei sehr trockener Mundschleimhaut Beschleunigung durch einige Tropfen Flüssigkeit.
TTS:
Langsamer Anstieg der Buprenorphin-Serum-Konzentrationen
→ Weitergabe der Vormedikation 12 h in unveränderter u. weitere 12 h in reduzierter Dosis.
Applikation bevorzugt am Oberkörper: Obere Rückenpartie bzw. unterhalb des Schlüsselbeins auf der Brust.
Pflaster wird durch Baden, Duschen o. Schwimmen nicht beschädigt, darf aber keiner starken Hitze ausgesetzt werden (z. B. Sauna, Infrarotbestrahlung).

Schwangerschaft	Stillzeit
Anw. mögl. Besser erprobt: Schmerzmittel: Paracetamol, ggf. mit Codein oder bis Wo. 30 Ibuprofen Substitution: Vergleichbar mit Methadon	Kinder können bei fortgesetzter Therapie unter vollem Stillen geringere Entzugssymptome nach der Geburt entwickeln. → Unter Substitutionstherapie mit Buprenorphin sollte gestillt werden, wenn nichts anderes dagegen spricht.

N

Präparate

Name	Wirkstärke	Anwendung	Details
Buprenorphin AWD® Matrix	35 µg/h, 52,5 µg/h, 70 µg/h	TTS	
Buprenorphin-ratiopharm® Matrix	35 µg/h, 52,5 µg/h, 70 µg/h	TTS	
Norspan	5 µg/h, 10 µg/h, 20 µg/h	TTS	
Subutex Sublingualtablette	0,4 mg, 2 mg, 8 mg	oral (Tabletten)	nicht teilbar/k. A.
Temgesic Injekt	0,3 mg/ml	parenteral	Lösung
Temgesic forte sublingual	0,4 mg	oral (Tabletten)	nicht teilbar/k. A.
Temgesic sublingual	0,2 mg	oral (Tabletten)	nicht teilbar/k. A.
Transtec PRO®	35 µg/h, 52,5 µg/h, 70 µg/h	TTS	

Besondere Hinweise

Cave	• Dopingkontrollen: Evtl. positive Ergebnisse • Morphinantagonisten wie Naloxon sind als Antidot nur z. T. geeignet.
Reaktionsverm.	Beeinträchtigung, v. a. im Zusammenwirken mit zentralwirksamen Mitteln, einschließl. Alkohol, Beruhigungsmitteln, Sedativa u. Hypnotika.
Abhängigkeit	Geringeres Abhängigkeitspotential als reine Opioidagonisten, physische Abhängigkeit bei chron. Anwendung allerdings möglich. (Geringe) euphorisierende Wirkungen → Missbrauchspotential
Rechtl. Hinweis	BtM, Stoff der Anlage III.

Zusatzempfehlungen

Keine Angaben.

NERVENSYSTEM

N02	ANALGETIKA
N02A	OPIOIDE
N02AX	Andere Opioide

Wirkmechanismus

Tilidin + Naloxon:
Tilidin: Prodrug mit schwacher Opioidwirkung, eigentliche Wirksubstanz: Nortilidin
Naloxon: Reiner Opioid-Antagonist ohne agonistische Wirkung
→ Unter Beibehalten der analgetischen Wirkung Verminderung des Missbrauchspotenzials
Tramadol:
Zentral wirksam
Nicht selektiver reiner Agonismus an μ-, δ- und ω-Opioid-Rezeptoren mit größerer Affinität an μ-Rezeptoren
Hemmung der neuronalen Wiederaufnahme von Noradrenalin
Verstärkung der Serotonin-Freisetzung

Indikation	**Tilidin + Naloxon:** Starke u. sehr starke Schmerzen **Tramadol:** Mäßig starke bis starke Schmerzen
abs. Kontraind.	**Tilidin + Naloxon:** Abhängigkeit von Opiaten (Heroin, Morphin) o. Opioiden → Gefahr einer akuten Entzugssymptomatik Kinder < 2 J. **Tramadol:** Akute Vergiftungen mit Alkohol, Schlafmitteln, Analgetika, Opioiden u./o. Psychopharmaka Therapie mit MAO-Hemmern innerhalb der letzten 14 d Therapeutisch nicht ausreichend kontrollierbare Epilepsie Drogensubstitution (kann Morphinentzugssymptome nicht unterdrücken) Kinder < 1 J.

rel. Kontraind.	**Tilidin + Naloxon:** Andere Abhängigkeitserkrankungen Porphyrie **Tramadol:** Abhängigkeit von Opioiden Bewusstseinsstörung unklarer Genese, Schock Störungen des Atemzentrums u. der Atemfunktion Zustände mit erhöhtem Hirndruck bei Kopfverletzungen o. Gehirnerkrankungen Eingeschränkte Leber- o. Nierenfunktion Empfindlichkeit auf Opiate Epilepsie, erhöhte Krampfbereitschaft, Kombination mit Arzneimitteln, die die Krampfschwelle erniedrigen u. Tagesdosen > 400 mg (Krampfanfälle mögl.) Neigung zu Medikamentenabhängigkeit o. Arzneimittelmissbrauch (Therapie kurzfristig u. unter strengster ärztlicher Kontrolle) Pat. > 75 J. (Dosierungsintervall ggf. verlängern) Kinder < 12 J.: Arzneiformen, die keine individuelle Dosierung ermöglichen
UAW	
Sehr häufig (> 1:10)	Schwindel Übelkeit, Erbrechen
Häufig (< 1:10)	Kopfschmerzen, Benommenheit, Somnolenz Erschöpfung Obstipation (Tramadol), Mundtrockenheit, GI-Irritationen (z. B. Magendruck, Völlegefühl) Schwitzen
Gelegentlich (< 1:100)	**Tramadol:** Beeinflussung der Kreislaufregulation Hautreaktionen (z. B. Juckreiz, Hautausschlag, Urtikaria)

Selten (< 1:1.000)	**Tramadol:** Dyspnoe Miktionsstörungen Halluzinationen, Verwirrtheit, Schlafstörungen, Ängstlichkeit, Albträume Opiat-Entzugssymptome Bradykardie, erhöhter Blutdruck Appetitveränderungen, Parästhesien, Tremor, Atemdepression, epileptiforme Krämpfe, unwillkürliche Muskelzuckungen, Koordinationsstörung, Synkope Verschwommene Sicht Motorische Schwäche Allergische Reaktionen
Ohne Häufigkeit	**Tilidin + Naloxon:** Halluzinationen, Verwirrtheitszustand, euphorische Stimmung, Tremor, Hyperreflexie, Klonus Tramadol: Sprachstörungen
Wechselwirkungen	
Arzneimittel	Zentralwirksame Pharmaka ZNS-dämfende Stoffe Cumarin-Derivate (z. B. Warfarin, Phenprocoumon) CYP3A4-hemmende Arzneimittel Tramadol zusätzlich: MAO-Hemmer Carbamazepin Gemischte Agonisten/Antagonisten (z. B. Buprenorphin, Nalbuphin, Pentazocin) SSRI, TCA, Neuroleptika, andere AM, die die Krampfschwelle herabsetzen Serotonerge Substanzen (z. B. SSRI)
Nahrungsmittel	Alkohol → Gegenseitige Verstärkung zentraler Effekte

TRAMADOL

N02AX02 [Rp.] erstattungsfähig

Dosierung

Erwachsene	Kinder	Säuglinge
• Individuelle Dosierung • Initialdos.: 2 ED à 50–100 mg/d • Max. 4 ED à 50–100 mg/d • Max. 2 ED à 50–200 mg/d ret. • Max. TD 400 mg, höhere Dosen bei starken postoperativen Schmerzen u. Tumorschmerzen	• 1–11 J.: 1–2 mg/kg KG/ED • ≥ 12 J.: s. Erw.	

Anwendungshinweis

Tbl/Kps/Tr. unabhängig von den Mahlzeiten mit ausreichend Flüssigkeit einnehmen.

Schwangerschaft	Stillzeit
Strenge Indikationsstellung Wenn Paracetamol (ggf. mit Codein) o. bis 30. Wo. Ibuprofen nicht ausreichen.	Keine Einschränkung des Stillens bei Gabe von ED. Vorsicht bei Kindern mit Apnoeneigung trotz geringen Übergangs in die Muttermilch. Opioidanalgetika der Wahl: Je nach Indikation Fentanyl u. Morphin

Präparate

Name	Wirkstärke	Anwendung	Details
Tramadol-ratiopharm	50 mg	oral (Kapseln)	
Tramadol-ratiopharm Bta	50 mg	oral (Tabletten)	teilbar
Tramadol-ratiopharm Injekt	50 mg/ml, 100 mg/2 ml	parenteral	Lösung
Tramadol-ratiopharm Tropfen	100 mg/ml (= 40 Tr. bzw. 8 Hub)	oral (Säfte)	
Tramadol-ratiopharm retard	100 mg	oral (Tabletten)	teilbar
Tramadol-ratiopharm retard	50 mg, 150 mg, 200 mg	oral (Kapseln)	
Tramal	50 mg	oral (Kapseln)	

Name	Wirkstärke	Anwendung	Details
Tramal 100 mg Injekt	100 mg/2 ml	parenteral	Lösung
Tramal 50 mg Injekt	50 mg/ml	parenteral	Lösung
Tramal Tropfen	50 mg/0,5 ml (= 20 Tr. bzw. 4 Hub)	oral (Säfte)	
Tramal Zäpfchen	100 mg	rektal	Suppositorien
Tramal long Retardtbl.	50 mg, 100 mg, 150 mg, 200 mg	oral (Tabletten)	nicht teilbar/k. A.
Tramundin Filmtabl.	50 mg	oral (Tabletten)	teilbar
Tramundin Tropfen	100 mg/ml (= 8 Hub)	oral (Säfte)	
Tramundin retard	100 mg, 150 mg, 200 mg	oral (Tabletten)	teilbar
Travex One Retardtbl.	150 mg, 200 mg, 300 mg, 400 mg	oral (Tabletten)	nicht teilbar/k. A.

Besondere Hinweise

Cave	NW treten insb. dann auf, wenn der Patient körperlich belastet wird.
Reaktionsverm.	Beeinträchtigung möglich, s. NW.
Abhängigkeit	Möglich. → Einnahme nur so lange wie unbedingt nötig.
Rechtl. Hinweis	Keine Angaben.

Zusatzempfehlungen

Keine Angaben.

TILIDIN, KOMBINATIONEN

N02AX51 [Rp.] erstattungsfähig

Dosierung

Erwachsene	Kinder	Säuglinge
• Individuelle Dosierung! • Bis 4 ED à 50–100 + 4–8 mg, max. 600 + 48 mg/d • Ret.: 2 ED à 50–200 + 4–16 mg	• 2–13 J.: < 20 kg KG: bis 4 ED à 0,5 mg/kg KG; > 20 kg KG: bis 4 ED à 0,7 mg/kg KG • Min. 3 Tr./ED	

Anwendungshinweis

Einnahme mit etwas Flüssigkeit.

Schwangerschaft	Stillzeit
Wenig untersucht, Erfahrungsumfang für Opioid-Gruppe hoch. Besser erprobte Alternativen: Paracetamol (ggf. mit Codein) o. bis 30. Wo. Ibuprofen, Zentral wirksamen Analgetika: Tramadol o. Buprenorphin	Möglichst nur kurzzeitig (max. 2–3 Tage) verwenden. ED keine Einschränkung des Stillens. Vorsicht bei Kindern mit Apnoeneigung. Opioidanalgetika der Wahl: Je nach Indikation Morphin, Fentanyl u. Codein (in Kombination mit Paracetamol o. ASS)

Präparate

Name	Wirkstärke	Anwendung	Details
Andolor DP Tropfen (Dosierpumpe) (Tilidin/Naloxon)	50/4 mg = 4 Hub	oral (Säfte)	
Andolor Tropfen (Tilidin/Naloxon)	50/4 mg = 20 Tr.	oral (Säfte)	
Tilidin Hexal comp (Tilidin/Naloxon)	50/4 mg/0,72 ml = 20 Tr.	oral (Säfte)	
Tilidin Hexal comp Weichkps. (Tilidin/Naloxon)	50/4 mg	oral (Kapseln)	
Tilidin Hexal comp retard (Tilidin/Naloxon)	50/4 mg, 100/8 mg	oral (Tabletten)	nicht teilbar/k. A.
Tilidin Hexal comp retard (Tilidin/Naloxon)	150/12 mg, 200/16 mg	oral (Tabletten)	teilbar
Valoron N Tropfen (Tilidin/Naloxon)	50/4 mg = 20 Tr.	oral (Säfte)	
Valoron N retard (Tilidin/Naloxon)	50/4 mg, 100/8 mg, 150/12 mg, 200/16 mg	oral (Tabletten)	nicht teilbar/k. A.

esondere Hinweise	
ave	• Lösung ist zur oralen Anwendung bestimmt! Nicht zur Injektion geeignet! • Hochdosierte Einnahme löst bei Opiatabhängigen ein akutes Entzugssyndrom aus o. verstärkt bereits bestehende Entzugserscheinungen. • NW treten verstärkt unter körperlicher Belastung auf.
eaktionsverm.	Beeinträchtigung möglich, s. NW.
bhängigkeit	Möglich.
echtl. Hinweis	BtM, Stoff der Anlage III. Ausgenommen: Feste Zubereitungen mit verzögerter Wirkstofffreigabe, mit bis zu 300 mg Tilidin (Base) und mind. 7,5 % Naloxon je abgeteilte Form ohne einen weiteren Stoff der Anlagen I bis III

usatzempfehlungen
eine Angaben.

NERVENSYSTEM

N02	ANALGETIKA
N02B	ANDERE ANALGETIKA UND ANTIPYRETIKA
N02BA	Salicylsäure und Derivate

Wirkmechanismus	
Inhibition von COX1 und COX2 → Prostaglandin und Thromboxan-Synthese ↓ → Analgetische, antipyretische, antiinflammatorische Wirkung, außerdem (irreversible) Hemmung der Thrombozytenaggregation	
Indikation	Leichte bis mäßig starke Schmerzen, Fieber
abs. Kontraind.	Asthmaanfälle o. andere allergische Reaktionen durch Salicylate o andere NSAR/Antiphlogistika in der Vergangenheit Akute Magen-Darm-Geschwüre Hämorrhagische Diathese Leber- u. Nierenversagen Schwere Herzinsuffizienz Gleichzeitige Behandlung mit MTX in einer Dosierung von 15 mg o. mehr pro Woche
rel. Kontraind.	Überempfindlichkeit gegen andere Analgetika/Antiphlogistika/Antirheumatika Bestehen von anderen Allergien Asthma bronchiale, Heuschnupfen, Nasenpolypen, chron. Atemwegserkrankungen Gleichzeitige Therapie mit gerinnungshemmenden Arzneimitteln (z. B. Cumarinderivate, Heparin mit Ausnahme niedrig dosierter Heparin-Therapie) Magen- o. Darmgeschwüre o. Magen-Darm-Blutungen in der Anamnese Eingeschränkte Leber- u./o. Nierenfunktion Vor Operationen (auch bei kleineren Eingriffen wie Zahnextraktionen) Kindern u. Jugendlichen mit fieberhaften Erkrankungen
UAW	
Häufig (< 1:10)	Sodbrennen, Übelkeit, Erbrechen, Bauchschmerzen Diarrhöen, Mikroblutungen
Gelegentlich (< 1:100)	Überempfindlichkeitsreaktionen
Selten (< 1:1.000)	Magen- o. Darmblutungen (nach längerer Anw. Eisenmangelanämie durch verborgene Blutverluste mögl.), Magen- o. Darmgeschwüre Schwerwiegende Blutungen

Sehr selten (< 1:10.000)	Nierenfunktionsstörungen
Ohne Häufigkeit	Blutungen wie Nasenbluten, Zahnfleischbluten o. Hautblutungen mit Verlängerung der Blutungszeit (Wirkung kann über 4–8 Tage nach der Einnahme anhalten)
Wechselwirkungen	
Arzneimittel	Antikoagulanzien Andere TAH Systemische Glucocorticoide Schleifendiuretika, Aldosteronantagonisten, Antihypertonika Andere nichtsteroidale Analgetika/Antiphlogistika, Antirheumatika, Methotrexat, Valproinsäure
Nahrungsmittel	Alkohol

ACETYLSALICYLSÄURE

N02BA01 [Rp./Apf] < 12 J.: erstattungsfähig, ≥ 12 J.: nicht erstattungsfähig

Dosierung

Erwachsene	Kinder	Säuglinge
• Oral: ED à 500–1000 mg, max. 3000 mg/d	• < 6 J.: Nicht empfohlen (Reye-Syndrom) • 6–14 J.: ED 250–500 mg, max. 1500 mg nur auf ärztliche Anweisung (Reye-Syndrom)	• Nicht empfohlen (Reye-Syndrom)

Anwendungshinweis

Nicht auf nüchternen Magen einnehmen.

Schwangerschaft	Stillzeit
1. und 2. Trimenon: Einnahme möglich, Dosierung niedrig halten (bevorzugt Ibuprofen) 3. Trimenon: KI (Alternative: Paracetamol)	Geht in geringen Mengen in die Muttermilch über. Gelegentliche Anw. möglich, bei längerer Anw. und hoher Dosierung abstillen.

Präparate

Name	Wirkstärke	Anwendung	Details
Godamed	500 mg	oral (Tabletten)	teilbar, mörserbar
ASS 500 Hexal	500 mg	oral (Tabletten)	teilbar, mörserbar
ASS 500 ratiopharm	500 mg	oral (Tabletten)	teilbar, mörserbar
ASS plus C ratiopharm (BT)	600 mg	oral (Säfte)	
Aspirin	500 mg	oral (Tabletten)	teilbar, mörserbar
Aspirin Direkt Ktbl	500 mg	oral (Tabletten)	nicht teilbar/k. A.
Aspirin Effekt Granulat	500 mg	oral (Tabletten)	nicht teilbar/k. A.
Aspirin i v	500 mg	parenteral	
Aspirin plus C (BT)	400 mg	oral (Säfte)	
Godamed	500 mg	oral (Tabletten)	teilbar, mörserbar

Besondere Hinweise

Cave	• Bei dauerhafter Einnahme von Analgetika Kopfschmerzen mögl. • Verminderung der Harnsäureausscheidung (u. U. Auslösung eines Gichtanfalls bei hierfür gefährdeten Pat. mögl.)
Reaktionsverm.	Kein Einfluss.
Abhängigkeit	Keine Angaben.
Rechtl. Hinweis	Rp. nur zur parenteralen Anwendung (Aspirin i. v.).

Zusatzempfehlungen

Keine Angaben.

ACETYLSALICYLSÄURE, KOMBINATIONEN EXKL. PSYCHOLEPTIKA

N02BA51 [Apf.] nicht erstattungsfähig

Dosierung		
Erwachsene	Kinder	Säuglinge
• ED à 250–500 mg ASS + 200–500 mg Paracetamol + 50–100 mg Coffein (1–2 Tabletten) • max. 6 Tbl./d	• < 12 J.: Keine Anw. • > 12 J.: s. Erw.	

Anwendungshinweis

Nicht auf nüchteren Magen einnehmen.

Schwangerschaft	Stillzeit
1. und 2. Trimenon: Anw. möglich 3. Trimenon: Kontraindiziert Monopräparate sind zu bevorzugen (Ibuprofen (außer 3. Trimenon), Paracetamol).	Anw. möglich Monopräparate sind zu bevorzugen (Ibuprofen, Paracetamol)

Präparate

Name	Wirkstärke	Anwendung	Details
Mipyrin (ASS, Paracetamol, Coffein)	250 mg, 200 mg, 50 mg	oral (Tabletten)	nicht teilbar/k. A., mörserbar
Aspirin Coffein (ASS, Coffein)	500 mg, 50 mg	oral (Tabletten)	nicht teilbar/k. A., mörserbar
Dolomo t-weiß (ASS, Paracetamol, Coffein)	250 mg, 250 mg, 50 mg	oral (Tabletten)	nicht teilbar/k. A., mörserbar
Dolopyrin (ASS, Paracetamol, Coffein)	250 mg, 200 mg, 50 mg	oral (Tabletten)	nicht teilbar/k. A., mörserbar
Grippal plus C (ASS, Paracetamol)	300 mg, 200 mg	oral (Tabletten)	nicht teilbar/k. A., mörserbar
Melabon K (ASS, Paracetamol, Coffein)	250 mg, 250 mg, 50 mg	oral (Tabletten)	nicht teilbar/k. A., mörserbar
Neuralgin (ASS, Paracetamol, Coffein)	250 mg, 200 mg, 50 mg	oral (Tabletten)	nicht teilbar/k. A., mörserbar
Neuranidal (ASS, Paracetamol, Coffein)	250 mg, 200 mg, 50 mg	oral (Tabletten)	nicht teilbar/k. A., mörserbar
Novo Petrin® Novum (ASS, Paracetamol, Coffein)	250 mg, 200 mg, 50 mg	oral (Tabletten)	nicht teilbar/k. A., mörserbar

Name	Wirkstärke	Anwendung	Details
Thomapyrin Brause (ASS, Paracetamol)	300 mg, 200 mg	oral (Säfte)	
Thomapyrin INTENSIV (ASS, Paracetamol, Coffein)	250 mg, 250 mg, 50 mg	oral (Tabletten)	nicht teilbar/k. A., mörserbar
Thomapyrin classic (ASS, Paracetamol, Coffein)	250 mg, 200 mg, 50 mg	oral (Tabletten)	teilbar, mörserbar
Togal® Classic Duo (ASS, Paracetamol)	250 mg, 200 mg	oral (Tabletten)	nicht teilbar/k. A., mörserbar
eudorlin (ASS, Coffein)	400 mg, 50 mg	oral (Tabletten)	nicht teilbar/k. A., mörserbar
ratiopyrin (ASS, Paracetamol, Coffein)	250 mg, 200 mg, 50 mg	oral (Tabletten)	nicht teilbar/k. A., mörserbar

Besondere Hinweise

Cave	• Einahme nicht > 10 Tage/Monat. Bei dauerhafter Einnahme von Analgetika Kopfschmerzen mögl. • Verminderung der Harnsäureausscheidung (u. U. Auslösung eines Gichtanfalls bei hierfür gefährdeten Pat. mögl.) • Paracetamolhaltige Kombinationen nicht in Verbindung mit Alkohol einnehmen.
Reaktionsverm.	Keine Daten verfügbar.
Abhängigkeit	Nach längerem hochdosiertem, nicht bestimmungsgemäßem Gebrauch: Kopfschmerzen mögl.; bei abruptem Absetzen Muskelschmerzen, Kopfschmerzen, Müdigkeit, Nervosität u. vegetative Symptome mögl. (reversibel).
Rechtl. Hinweis	Dolomo TN Rp., da nur in Kombination mit codeinhaltiger N-Tablette (blau) erhältlich.

Zusatzempfehlungen

Keine Angaben.

N02	ANALGETIKA
N02B	ANDERE ANALGETIKA UND ANTIPYRETIKA
N02BB	Pyrazolone

Wirkmechanismus

Analgetika, Antipyretika mit guter spasmolytischer Wirkung
Wirkmechanismus nicht geklärt, vermutlich zentral und peripher analgetisch wirksam.

Indikation	**Metamizol:** Akute starke Schmerzen nach Verletzungen o. Operationen; Koliken; Tumorschmerzen; sonstige akute o. chron. starke Schmerzen; hohes Fieber, das auf andere Maßnahmen nicht anspricht Phenazon: Leichte bis mäßig starke Schmerzen, Fieber, akute Behandlung der Kopfschmerzen bei Migräneanfällen mit u. ohne Aura
abs. Kontraind.	Überempfindlichkeit gegen Pyrazolone u. Pyrazolidine; genetisch bedingter Glucose-6-Phosphat-Dehydrogenase-Mangel; akute hepatische Porphyrie; Stillzeit **Metamizol:** Störungen der Knochenmarkfunktion/Erkrankungen des hämatopoetischen Systems; Säuglinge < 3 Monate oder < 5 kg Zusätzlich Injektionslösung: Bestehende Hypotonie u. instabile Kreislaufsituation **Phenazon:** Kinder < 7 J.; Suppositorien: Kinder < 15 J.; Schwangerschaft
rel. Kontraind.	Eingeschränkte Nieren- u. Leberfunktion Ältere u. geschwächte Patienten **Metamizol:** Schwangerschaft Analgetika-Intoleranz vom Urtikaria-Angioödemtyp Analgetika-Asthma-Syndrom Asthma bronchiale, insb. mit gleichzeitig bestehender Rhinosinusitis u. Nasenpolypen Chron. Urtikaria Intoleranz gegenüber Farbstoffen (z. B. Tartrazin) bzw. Konservierungsmitteln (z. B. Benzoate) Alkoholintoleranz Hypotonie, Volumenmangel o. Dehydratation, instabiler Kreislauf o. beginnendes Kreislaufversagen Hohes Fieber Schnelle i. v. Injektion Eingeschränkte Nieren- u. Leberfunktion Ältere u. geschwächte Patienten

UAW	
Gelegentlich (< 1:100)	**Metamizol:** Fixes Arzneimittelexanthem Hypotensive Reaktionen insb. nach schneller i. v.-Injektion **Phenazon:** Hautveränderungen mit Rötung u. Juckreiz, Entzündungen, Hautausschläge
Selten (< 1:1.000)	**Metamizol:** Makulopapulöses Exanthem; Anaphylaktische o. anaphylaktoide Reaktionen; Haut- o. Schleimhautreaktionen wie Rötung, Juckreiz, Brennen; Schwere Angioödeme; Leukopenie **Phenazon:** Schwellungen mit Wasseransammlung, Entzündungen u. Schwellungen der Schleimhäute, Hautausschläge bis hin zur Ablösung u. Auflösung der Haut; Schwere allergische Sofortreaktion mit Schocksymptomatik
Sehr selten (< 1:10.000)	**Metamizol:** Agranulozytose u. Thrombozytopenie Nierenfunktionsstörungen Steven-Johnson- u. Lyell-Syndrom Analgetika-induziertes Asthma-Syndrom
Ohne Häufigkeit	**Phenazon:** Blutbildveränderungen
Wechselwirkungen	
Arzneimittel	**Metamizol:** Chlorpromazin **Phenazon:** Warfarin, enzyminduzierende Substanzen, Cimetidin, Disulfiram, β-Rezeptorenblocker, Calcium-Antagonisten, Antiarrhythmika, orale Kontrazeptiva, Ketoconazol
Nahrungsmittel	Keine Angaben.

PHENAZON

N02BB01 [Apf.] < 12 J.: erstattungsfähig, ≥ 12 J.: nicht erstattungsfähig

Dosierung

Erwachsene	Kinder	Säuglinge
• Oral, rektal: • ED à 500–1000 mg, max. TD 4000 mg	• >15 J.: s. Erw. • p. o.: 7–15 J.: ED à 250 mg, max. TD 1250 mg	

Anwendungshinweis

Einnahme bei Bedarf alle 4–8 h

Schwangerschaft	Stillzeit
KI	KI

Präparate

Name	Wirkstärke	Anwendung	Details
Migräne-Kranit	500 mg	oral (Tabletten)	
Migräne-Kranit	500 mg	rektal	Suppositorien

Besondere Hinweise

Cave	• DANI, DALI • Bei Fieber: Eliminationsrate sinkt → Akkumulation • Supp: KI bei Kindern < 15 J. • Blutbildüberwachung bei Patienten mit Blutbildschäden in der Anamnese.
Reaktionsverm.	Keine Daten verfügbar.
Abhängigkeit	Keine Angaben.
Rechtl. Hinweis	Keine Angaben.

Zusatzempfehlungen

Keine Angaben.

N

METAMIZOL-NATRIUM

N02BB02 [Rp.] erstattungsfähig

Dosierung

Erwachsene	Kinder	Säuglinge
• Oral: • ED à 500–1000 mg • Max. TD 4000 mg • Rektal: • Max. TD 4000 mg in 4 ED	• Oral: • 8–16 mg/kg KG bis zu 3 x tgl., max. TD 48 mg/kg KG/d • Rektal: • 4–6 J. (19–23 kg): 3 Supp/d (= 900 mg) • 7–9 J. (24–30 kg): 4 Supp/d (= 1200 mg) • 10–12 J. (31–45 kg): 5 Supp/d (= 1500 mg) • 13–14 J. (46–53 kg): 6 Supp/d (= 1800 mg)	• Oral: • 3–11 Monate (5–8 kg): ED à 50–100 mg, max. TD 300 mg

Schwangerschaft	Stillzeit
Auf die Einnahme sollte verzichtet werden. Alternativ: Ibuprofen (Cave: 3. Trimenon!), Paracetamol	KI Alternativ: Paracetamol, Ibuprofen

Präparate

Name	Wirkstärke	Anwendung	Details
Analgin	500 mg	oral (Tabletten)	nicht teilbar/k. A., mörserbar
Berlosin	300 mg, 1000 mg	rektal	Suppositorien
Berlosin	500 mg	oral (Tabletten)	teilbar, mörserbar
Berlosin Inject 1 g	500 mg/ml	parenteral	Lösung
Metamizol Hexal	300 mg, 1000 mg	rektal	Suppositorien
Metamizol Hexal	500 mg	oral (Tabletten)	nicht teilbar/k. A., mörserbar
Metamizol Hexal 2,5 g Amp.	500 mg/ml	parenteral	Lösung
Novalgin	500 mg	oral (Tabletten)	nicht teilbar/k. A., mörserbar
Novalgin	300 mg, 1000 mg	rektal	Suppositorien

Name	Wirkstärke	Anwendung	Details
Novalgin 1 g Amp.	500 mg/ml	parenteral	Lösung
Novalgin 2,5 g Amp.	500 mg/ml	parenteral	Lösung
Novalgin Tropfen	500 mg/ml	oral (Säfte)	
Novalgin akut Brausetabletten	500 mg	oral (Tabletten)	nicht teilbar/k. A., mörserbar
Novaminsulfon 1A Pharma	500 mg	oral (Tabletten)	teilbar, mörserbar
Novaminsulfon 1A Pharma Tropfen	500 mg/ml	oral (Säfte)	
Novaminsulfon CT Tropfen	500 mg/ml	oral (Säfte)	
Novaminsulfon Hexal Tropfen	500 mg/ml	oral (Säfte)	
Novaminsulfon injekt Lichtenstein 1 g	500 mg/ml	parenteral	Lösung
Novaminsulfon injekt Lichtenstein 2,5 g	500 mg/ml	parenteral	Lösung
Novaminsulfon ratiopharm 1 g Amp.	500 mg/ml	parenteral	Lösung
Novaminsulfon ratiopharm 2,5 g Amp.	500 mg/ml	parenteral	Lösung
Novaminsulfon-ratiopharm	500 mg	oral (Tabletten)	teilbar, mörserbar

Besondere Hinweise

Cave	• Bei längerfristiger Anwendung: Regelmäßige Blutbildkontrollen • Bei Anzeichen einer Agranulozytose o. Thrombozytopenie: Sofort absetzen • Bei Hautreaktionen: Sofort absetzen
Reaktionsverm.	Keine Daten verfügbar.
Abhängigkeit	Keine Angaben.
Rechtl. Hinweis	Keine Angaben.

Zusatzempfehlungen

Keine Angaben.

NERVENSYSTEM

N02	ANALGETIKA
N02B	ANDERE ANALGETIKA UND ANTIPYRETIKA
N02BE	Anilide

Wirkmechanismus	
Hemmung der cerebralen Prostaglandinsynthese Hemmung des Effekts endogener Pyrogene auf die hypothalamische Temperaturregulation	
Indikation	Symptomat. Behandl. von leichten bis mäßig starken Schmerzen u. Fieber
abs. Kontraind.	Schwere hepatozelluläre Insuffizienz (Child-Pugh ≥ 9)
rel. Kontraind.	Chron. Alkoholmissbrauch Schwere Niereninsuffizienz (CrCl < 10 ml/min (Dosierungsintervall von mindestens 8 h einhalten) Gilbert-Syndrom (Meulengracht-Krankheit)
UAW	
Selten (< 1:1.000)	Anstieg der Lebertransaminasen
Sehr selten (< 1:10.000)	Überempfindlichkeitsreaktionen (einfache Hautrötung bis hin zu Urtikaria u. anaphylaktischem Schock) Bronchospasmus bei prädisponierten Patienten Veränderungen im Blutbild wie Thrombozytopenie, Agranulozytose
Wechselwirkungen	
Arzneimittel	Enzyminduzierende Arzneimittel sowie potenziell hepatotoxische Substanzen (Leberschäden durch sonst unschädliche Dos. von Paracetamol) Colestyramin Arzneimittel, die zu einer Verlangsamung der Magenentleerung führen, z. B. Propanthelin (Paracetamolaufnahme↓) Arzneimittel, die zu einer Beschleunigung der Magenentleerung führen, z. B. Metoclopramid (Paracetamolaufnahme↑) Zidovudin (AZT) Probenecid
Nahrungsmittel	Alkohol (Leberschäden durch sonst unschädliche Dos. von Paracetamol)

PARACETAMOL

N02BE01 [Rp./Apf] Rp: erstattungsfähig
Apf. < 12 J.: erstattungsfähig, ≥ 12 J.: nicht erstattungsfähig

Dosierung

Erwachsene	Kinder	Säuglinge
• 2000–4000 mg/d in 4 ED	• S. Säuglinge • > 43 kg: s. Erw.	• 10–15 mg/kg als ED bis max. 60 mg/kg/d

Anwendungshinweis

Dosierungsintervall > 6 h

Schwangerschaft	Stillzeit
Analgetikum, Antipyretikum der Wahl. Einsatz in jeder Phase der Schwangerschaft innerhalb des üblichen Dosisbereichs.	Ebenso wie Ibuprofen Analgetikum der Wahl.

Präparate

Name	Wirkstärke	Anwendung	Details
Benuron	500 mg	oral (Tabletten)	teilbar, mörserbar
Benuron	1000 mg	oral (Tabletten)	nicht teilbar/k. A.
Benuron	500 mg	oral (Kapseln)	
Benuron	75 mg, 250 mg, 500 mg, 1000 mg	rektal	Suppositorien
Benuron	200 mg/5 ml	oral (Säfte)	
Benuron	125 mg	rektal	Suppositorien
Captin	250 mg	rektal	Suppositorien
Paracetamol AL	500 mg	oral (Tabletten)	teilbar, mörserbar
Paracetamol CT	200 mg/5 ml	oral (Säfte)	
Paracetamol CT	500 mg	oral (Tabletten)	teilbar, mörserbar
Paracetamol Hexal	500 mg	oral (Tabletten)	teilbar, mörserbar
Paracetamol Hexal	125 mg, 250 mg, 500 mg, 1000 mg	rektal	Suppositorien
Paracetamol Hexal	200 mg/5 ml	oral (Säfte)	
Paracetamol STADA	200 mg/5 ml	oral (Säfte)	
Paracetamol STADA	500 mg	oral (Tabletten)	teilbar, mörserbar
Paracetamol ratiopharm	125 mg, 250 mg, 500 mg, 1000 mg	rektal	Suppositorien
Paracetamol ratiopharm	500 mg	oral (Tabletten)	teilbar, mörserbar

Name	Wirkstärke	Anwendung	Details
Paracetamol ratiopharm	200 mg/5 ml	oral (Säfte)	
Paracetamol ratiopharm Brausetabl.	500 mg	oral (Tabletten)	nicht teilbar/k. A., mörserbar
Perfalgan Infusion	10 mg/ml	parenteral	Lösung

Besondere Hinweise	
Cave	DANI, DALI
Reaktionsverm.	Keine Daten verfügbar.
Abhängigkeit	Nach längerem hochdosierten, nicht bestimmungsgemäßen Gebrauch: Kopfschmerzen mögl.; bei abruptem Absetzen Muskelschmerzen, Kopfschmerzen, Müdigkeit, Nervosität u. vegetative Symptome mögl. (reversibel).
Rechtl. Hinweis	Packungen > 10 g Paracetamol Rp.

Zusatzempfehlungen
Keine Angaben.

PARACETAMOL, KOMBINATIONEN MIT COFFEIN

N02BE61 [Apf.] nicht erstattungsfähig

Dosierung

Erwachsene	Kinder	Säuglinge
• Octadon: ED 1 Tbl, max. 4/d • Vivimed mit Coffein, Prontopyrin plus, Copyrkal: ED 1–2 Tbl., max 8/d	• < 12 J.: Keine Anw. • > 12 J.: s. Erw.	

Anwendungshinweis

Abends evtl. Präparate ohne Coffein bevorzugen

Schwangerschaft	Stillzeit
Kurzzeitige Anw. möglich, Monopräparate bevorzugen.	Kurzzeitige Anw. möglich, Monopräparate bevorzugen.

Präparate

Name	Wirkstärke	Anwendung	Details
Copyrkal (Paracetamol, Coffein)	400 mg, 50 mg	oral (Tabletten)	nicht teilbar/k. A., mörserbar
Octadon (Paracetamol, Coffein)	350 mg, 50 mg	oral (Tabletten)	teilbar, mörserbar
Prontopyrin plus (Paracetamol, Coffein)	400 mg, 50 mg	oral (Tabletten)	nicht teilbar/k. A., mörserbar
Vivimed mit Coffein (Paracetamol, Coffein)	333 mg, 50 mg	oral (Tabletten)	teilbar, mörserbar

Besondere Hinweise

Cave	Keine Angaben.
Reaktionsverm.	Keine Daten verfügbar.
Abhängigkeit	Nach längerem hochdosiertem, nicht bestimmungsgemäßem Gebrauch: Kopfschmerzen mögl.; bei abruptem Absetzen Muskelschmerzen, Kopfschmerzen, Müdigkeit, Nervosität u. vegetative Symptome mögl. (reversibel).
Rechtl. Hinweis	Verordnungsauschluss nach Anlage III AM-Richtlinie.

Zusatzempfehlungen

Keine Angaben.

NERVENSYSTEM

N02	ANALGETIKA
N02B	ANDERE ANALGETIKA UND ANTIPYRETIKA
N02BG	Andere Analgetika und Antipyretika

Wirkmechanismus

Zentral wirkende nicht-opioide Analgetika
Aktivierung G-Protein gekoppelter einwärts gleichrichtender K-Kanäle der Nervenzelle
→ Stabilisierung des Ruhemembranpotentials, Aktivierung der Nervenzellmembran ↓

Indikation	Akute u. chron. Schmerzen wie Schmerzhafte Muskelverspannungen der Halte- u. Bewegungsmuskulatur Spannungskopfschmerzen Tumorschmerzen Dysmenorrhoe Schmerzen n. traumatologischen/orthopädischen Operationen u. Verletzungen
abs. Kontraind.	Hepatische Enzephalopathie Cholestase Myasthenia gravis Vorbestehende Lebererkrankung Alkoholabusus Tinnitus (kürzlich überwunden o. aktiv bestehend) Kinder (je nach Arzneiform)
rel. Kontraind.	Eingeschränkte Leber- u. Nierenfunktion > 65 J. Hypalbuminämie

UAW

Sehr häufig (> 1:10)	Müdigkeit, insb. zu Therapiebeginn
Häufig (< 1:10)	Schwindel Sodbrennen, Übelkeit/Erbrechen, Magenbeschwerden, Verstopfung, Bauchschmerzen, Blähungen, Durchfall Schlafstörungen, Schweißausbrüche, Unruhe/Nervosität, Appetitlosigkeit, Depressionen Tremor Kopfschmerzen Mundtrockenheit

Gelegentlich (< 1:100)	Verwirrtheit Sehstörungen Allergische Reaktionen (Ausschlag, Nesselsucht, Juckreiz)
Sehr selten (< 1:10.000)	Transaminasenerhöhungen Arzneimittelinduzierte Hepatitis
Ohne Häufigkeit	Leberversagen
Wechselwirkungen	
Arzneimittel	Medikamente mit sedierenden o. muskelentspannenden Eigenschaften Diazepam, Warfarin, Acetylsalicylsäure, Benzylpenicillin, Digitoxin, Glibenclamid, Propranolol und Clonidin, klinisch relevant v. a. bei Cumarinderivaten Andere Arzneistoffe, die vorwiegend über die Leber abgebaut werden z. B. Paracetamol o. Carbamazepin
Nahrungsmittel	Alkohol

FLUPIRTIN

N02BG07 [Rp.] erstattungsfähig

Dosierung

Erwachsene	Kinder	Säuglinge
• 3–4 ED à 100 mg oder 1 ED à 400 mg ret.; max. 600 mg/d • Rektal: 3–4 ED à 150 mg, max. 900 mg/d • DANI: • Max. 300 mg p. o./450 mg rect.	• > 6 J.: 3–4 ED à 75 mg rect.	

Anwendungshinweis

Möglichst gleiche Zeitabstände bei der Anw.
Behandlungsdauer: Individuell bis zum Abklingen der Beschwerden.

Schwangerschaft	Stillzeit
KI	KI, bei zwingender Indikation abstillen. ED erfordern keine Einschränkung des Stillens. Besondere Vorsicht bei Kindern mit Apnoeneigung.

Präparate

Name	Wirkstärke	Anwendung	Details
Katadolon Hartkapseln	100 mg	oral (Kapseln)	
Katadolon Kinderzäpfchen	75 mg	rektal	Suppositorien
Katadolon S long Retardtbl.	400 mg	oral (Tabletten)	teilbar
Katadolon Zäpfchen	150 mg	rektal	Suppositorien
Katadolon inject Amp.	100 mg/3 ml	parenteral	Lösung
Trancolong Retardtbl.	400 mg	oral (Tabletten)	teilbar
Trancopal Dolo	100 mg	rektal	Suppositorien
Trancopal Hartkapseln	100 mg	oral (Kapseln)	

Besondere Hinweise

Cave	Transaminasen-Kontrolle bei längerer Behandlung.
Reaktionsverm.	Beeinträchtigung, verstärkt im Zusammenwirken mit Alkohol.
Abhängigkeit	Keine Angaben.
Rechtl. Hinweis	Keine Angaben.

Zusatzempfehlungen

Thermacare Wärmepflaster, Kytta Balsam

N02	ANALGETIKA
N02C	MIGRÄNEMITTEL
N02CC	Selektive Serotonin-5HT$_1$-Agonisten

Wirkmechanismus	
Vaskuläre Kontraktion durch selektiven Agonismus an 5-Hydroxytryptamin1-(5-HT1)-Rezeptoren	
Indikation	Akute Migräneanfälle mit u. ohne Aura
abs. Kontraind.	Prophylaxe eines Migräneanfalls Herzinfarkt in der Vorgeschichte, ischämische Herzkrankheit, Prinzmetal-Angina/koronaren Vasospasmen, periphere vaskuläre Erkrankungen o. Hinweise auf eine ischämische Herzkrankheit Schlaganfall o. ischämische Attacke in der Vorgeschichte Bekannte Hypertonie Schwere Leber- o. Nierenfunktionsstörungen Gleichzeitige Anw. von Ergotamin- o. Ergotaminderivathaltigen Arzneimitteln (einschließlich Methysergid) Gleichzeitige Anw. von MAO-Hemmern Anw. innerhalb von 2 Wochen nach Abbruch einer MAO-Hemmer-Therapie
rel. Kontraind.	Hemiplegische, Basilar- o. ophthalmoplegische Migräne Keine Migräne diagnostiziert o. atypische Symptome bei bekannter Migräne Patienten mit Risikofaktoren für eine ischämische Herzerkrankung (einschließlich starke Raucher o. Patienten, die sich einer Nikotinsubstitutionstherapie unterziehen) ohne vorhergehende Untersuchung auf eine bestehende Gefäßerkrankung der Koronararterien; besonders zu beachten sind Frauen in der Menopause u. Männer > 40 J. mit Risikofaktoren Gleichzeitige Anw. von SSRI Gleichzeitige Anw. von SNRI Erkrankungen, die Resorption, Metabolismus, Exkretion beeinflussen z. B. eingeschränkte Leber- o. Nierenfunktion Krampfanfälle in der Vorgeschichte o. Risikofaktoren, die die Krampfschwelle absenken Bekannte Überempfindlichkeit gegenüber Sulfonamiden Ältere Patienten > 65 J. Kinder < 18 J. Gleichzeitige Anw. eines Triptans/5-HT$_1$-Agonisten (Sumatriptan Nasenspray: Jugendliche von 12–17 J.)

UAW	
Häufig (< 1:10)	Übelkeit, Erbrechen, Gefühl von Kribbeln, Schwindel, Schläfrigkeit, Hitzegefühl, Unwohlsein, Schweregefühl **Almotriptan:** Müdigkeit **Sumatriptan:** Schwäche, Müdigkeit, Dyspnoe, Sensibilitätsstörungen einschließlich Parästhesie und Hypästhesie, Gesichtsrötung (Flushing), Myalgie
Gelegentlich (< 1:100)	Sehstörungen, Bradykardie, Tachykardie, Herzklopfen, Schmerzen, Druck- o. Engegefühl, Blutdruckanstieg während der ersten 12 h nach der Anw. **Almotriptan:** Diarrhö, Verdauungsstörungen, Mundtrockenheit, Parästhesie, Kopfschmerzen, Tinnitus, Muskelschmerzen, Skelettschmerzen, Brustschmerzen, Schwäche
Selten (< 1:1.000)	Hautausschlag, Urtikaria, Juckreiz, Gesichtsödeme, Überempfindlichkeitsreaktionen bis Anaphylaxie, ischämische Kolitis
Sehr selten (< 1:10.000)	Spasmen der Koronararterien, vorübergehende ischämisch bedingte EKG-Veränderungen, Angina pectoris, Myokardinfarkt, Periphere vaskuläre Ischämie Sumatriptan: geringfügige Veränderungen der Leberwerte
Ohne Häufigkeit	**Almotriptan:** Anfälle **Sumatriptan:** Angst/Unruhe, Diarrhö, Blutdruckabfall, Raynaud-Syndrom, übermäßiges Schwitzen, Steifheit des Nackens, Arthralgie, Krampfanfälle, Tremor, Dystonie, Nystagmus, Skotom
Wechselwirkungen	
Arzneimittel	Ergotamin o. Ergotaminderivate (einschließlich Methysergid) 5-HT_1-Rezeptoragonisten SSRI/SNRI Sumatriptan/Almotriptan: MAO-Hemmer
Nahrungsmittel	Keine Angaben.

SUMATRIPTAN

N02CC01 [Rp.] erstattungsfähig

Dosierung		
Erwachsene	Kinder	Säuglinge
• Oral: 1 ED à 50–100 mg, ggf. Wdh. nach 2 h, max. 300 mg/d • Nasal: 1 ED à 10–20 mg, ggf. Wdh. nach 2 h, max. 40 mg/d • Rektal: 1 ED à 25 mg, ggf. Wdh. nach 2 h, max. 50 mg/d	• 12–17 J.: 10 mg nasal, max. TD 20 mg	

Anwendungshinweis

Filmtbl. unzerkaut mit Wasser einnehmen.
Einnahme weiterer ED nur nach Wiederauftreten bereits abgeklungener Beschw.

Schwangerschaft	Stillzeit
Strenge Indikationsstellung Am besten erprobtes Triptan	Geht in die Muttermilch über → Stillen für mind. 12 h nach der Anw. unterbrechen.

Präparate

Name	Wirkstärke	Anwendung	Details
Imigran	50 mg, 100 mg	oral (Tabletten)	nicht teilbar/k. A.
Imigran Zäpfchen	25 mg	rektal	Suppositorien
Imigran nasal	20 mg	nasal	Spray
Imigran nasal mite	10 mg	nasal	Spray
Imigran-inject	6 mg/0,5 ml	parenteral	Lösung
Sumatriptan-ratiopharm	50 mg, 100 mg	oral (Tabletten)	nicht teilbar/k. A.
Sumatriptan-ratiopharm T	50 mg, 100 mg	oral (Tabletten)	nicht teilbar/k. A.

Besondere Hinweise

Cave	Keine Wirkungsverbesserung bei Einnahme höherer Dosierungen.
Reaktionsverm.	Beeinträchtigung (Müdigkeit sowohl durch Migräneanfall als auch durch Sumatriptan).
Abhängigkeit	Keine Angaben.
Rechtl. Hinweis	Keine Angaben.

Zusatzempfehlungen

Keine Angaben.

NARATRIPTAN

N02CC02 [Rp./Apf] Rp.: erstattungsfähig, Apf.: nicht erstattungsfähig

Dosierung

Erwachsene	Kinder	Säuglinge
• 1 ED à 2,5 mg, ggf. Wdh. nach 4 h, max. 5 mg/d		

Anwendungshinweis

Indiziert bei Patienten von 18–65 J.
Wenn keine Besserung nach der ersten Einnahme, Behandlung mit einfachen Analgetika, ärztliche Überprüfung der Diagnose Migräne

Schwangerschaft	Stillzeit
Strenge Indikationsstellung Wenig Erfahrung Besser untersucht: Sumatriptan, falls Paracetamol oder NSAR nicht wirken (ggf. in Kombination mit Coffein und/oder Codein)	Strenge Indikationsstellung Besser untersucht: Sumatriptan, falls Paracetamol oder NSAR nicht wirken (ggf. in Kombination mit Coffein und/oder Codein) ED erfordert keine Einschränkung des Stillens.

Präparate

Name	Wirkstärke	Anwendung	Details
Formigran	2,5 mg	oral (Tabletten)	nicht teilbar/k. A.
Naramigran	2,5 mg	oral (Tabletten)	nicht teilbar/k. A.

Besondere Hinweise

Cave	• Häufigeres Auftreten von NW bei gemeinsamer Anw. von Triptanen u. pflanzlichen Zubereitungen wie Hypericum perforatum. • Frauen: Erhöhtes Schlaganfallrisiko bei gleichzeitiger Einnahme von oralen Kontrazeptiva.
Reaktionsverm.	Beeinträchtigung (Müdigkeit durch Migräneanfall als auch durch Naratriptan)
Abhängigkeit	Keine Angaben.
Rechtl. Hinweis	Keine Angaben.

Zusatzempfehlungen

Keine Angaben.

ALMOTRIPTAN

N02CC05 [Rp./Apf] Rp.: erstattungsfähig
Apf.: < 12 J.: erstattungsfähig, ≥ 12 J.: nicht erstattungsfähig

Dosierung

Erwachsene	Kinder	Säuglinge
• 1 ED à 12,5 mg, ggf. Wdh. nach 2 h, max. 25 mg/d		

Anwendungshinweis

Einnahme so früh wie möglich nach Einsetzen des Migränekopfschmerzes mit Flüssigkeit unabhängig von den Mahlzeiten.
Schwere Nierenfunktionsstörung: Max. 1 ED innerhalb 24 h

Schwangerschaft	Stillzeit
Strenge Indikationsstellung	Bis 24 h nach der Einnahme nicht stillen.

Präparate

Name	Wirkstärke	Anwendung	Details
Almogran	12,5 mg	oral (Tabletten)	nicht teilbar/k. A.
Dolortriptan bei Migräne	12,5 mg	oral (Tabletten)	nicht teilbar/k. A.

Besondere Hinweise

Cave	• Vorübergehende Blutdruckanstiege v. a. bei älteren Patienten • Dauerkopfschmerz bei übermäßigem Gebrauch • Nicht zur Prophylaxe geeignet
Reaktionsverm.	Herabgesetzt.
Abhängigkeit	Keine Angaben.
Rechtl. Hinweis	Keine Angaben.

Zusatzempfehlungen

Keine Angaben.

NERVENSYSTEM

N03	ANTIEPILEPTIKA
N03A	ANTIEPILEPTIKA
N03AF	Carboxamid-Derivate

Wirkmechanismus	
Wirkmechanismus bislang nicht geklärt. Hemmung der synaptischen Übertragung u. dadurch Reduktion der Fortleitung konvulsiver Entladungen.	
Indikation	Carbamazepin u. Oxcarbazepin: Epilepsie Carbamazepin: Trigeminus-Neuralgie Schmerzhafte diabetische Neuropathie Nichtepileptische Anfälle bei MS Anfallsverhütung bei Alkoholentzugssyndrom Prophylaxe manisch-depressiver Phasen
abs. Kontraind.	Knochenmarksschädigung Hepatische Porphyrie Gleichzeitige Behandlung mit MAO-Hemmern o. Voriconazol AV-Block
rel. Kontraind.	Hämatologische Erkrankungen Herz-, Leber-, Nierenfunktionsstörungen Gestörter Na-Stoffwechsel
UAW	
Sehr häufig (> 1:10)	Schwindel, Ataxie, Somnolenz, Sedierung Übelkeit, Erbrechen Allergische Hautreaktionen
Häufig (< 1:10)	Ödeme, Gewichtszunahme Kopfschmerzen Doppelbilder, Akkomodationsstörungen Appetitlosigkeit, Mundtrockenheit
Gelegentlich (< 1:100)	Verzögerte Überempfindlichkeitsreaktionen, mehrere Organsysteme betreffend Unwillkürliche Bewegungen Verschlechterung einer KHK, Herzrhythmusstörungen, HI, Kreislaufkollaps
Selten (< 1:1.000)	Muskelschwäche Bauchschmerz Dyskinetische Störungen Halluzinationen, depressive/manische Verstimmungen, Aggressionen

Sehr selten (< 1:10.000)	Steven-Johnson-/Lyell-Syndrom, Photosensibilität, Akne, Veränderung der Hautpigmentierung, vermehrtes Schwitzen, Alopezie Hörstörungen Linsentrübung, Konjunktivitis, erhöhter Augeninnendruck Stimmungsveränderungen, Aktivierung latenter Psychosen
Wechselwirkungen	
Arzneimittel	MAO-Hemmer, Substanzen, die über Cytochrom P450 metabolisiert werden, Lithium, MCP, Neuroleptika
Nahrungsmittel	Alkohol

CARBAMAZEPIN

N03AF01 [Rp.] erstattungsfähig

Dosierung

Erwachsene	Kinder	Säuglinge
• **Anfangsdos.**: 2 ED à 100 mg bzw. 1 ED à 200 mg abends ret. • **Erhaltungsdos.**: 3 ED à 200–400 mg bzw. morgens 200–600 mg ret. u. abends 400–600 mg ret.	• **1–5 J.**: • Anfangsdos.: 1–2 ED à 100 mg • Erhaltungsdos.: 1–2 ED à 200 mg • **6–10 J.**: • Anfangsdos.: 2 ED à 100 mg bzw. abends 200 mg ret. • Erhaltungsdos.: 3 ED à 200 mg bzw. morgens 200 mg ret. u. abends 200–400 mg ret. • **11–15 J.**: • Anfangsdos.: 2–3 ED à 100 mg bzw. abends 200 mg ret. • Erhaltungsdos.: 3 ED à 200–400 mg bzw. morgens 200–400 mg ret. und abends 400–600 mg ret.	

Anwendungshinweis

Einnahme während/nach den Mahlzeiten mit ausreichend Flüssigkeit.

Schwangerschaft	Stillzeit
Strenge Nutzen-Risiko-Abwägung	Stillen akzeptabel, beim Kind ggf. Überprüfung der Arzneistoffkonzentration

Präparate

Name	Wirkstärke	Anwendung	Details
Carbamazepin 200-1A Pharma®	200 mg	oral (Tabletten)	mörserbar
Carbamazepin HEXAL®	200 mg, 400 mg	oral (Tabletten)	teilbar, mörserbar
Carbamazepin HEXAL® retard	150 mg, 300 mg, 400 mg, 600 mg	oral (Tabletten)	teilbar, mörserbar

Name	Wirkstärke	Anwendung	Details
Carbamazepin-neuraxpharm®	200 mg	oral (Tabletten)	teilbar, mörserbar
Carbamazepin-neuraxpharm® retard	200 mg, 300 mg, 400 mg, 600 mg	oral (Tabletten)	teilbar, mörserbar
Carbamazepin-ratiopharm®	200 mg	oral (Tabletten)	teilbar, mörserbar
Carbamazepin-ratiopharm® retard	200 mg, 400 mg	oral (Tabletten)	teilbar, mörserbar
Tegretal Susp.	100 mg/5 ml	oral (Säfte)	
Tegretal®	200 mg	oral (Tabletten)	teilbar, mörserbar
Tegretal® retard	200 mg, 400 mg, 600 mg	oral (Tabletten)	teilbar, mörserbar

Besondere Hinweise

Cave	Keine Angaben.
Reaktionsverm.	Beeinträchtigung des Reaktionsvermögens durch Auftreten zentralnervöser Störungen wie z. B. Schwindel, Benommenheit.
Abhängigkeit	Keine Angaben.
Rechtl. Hinweis	Keine Angaben.

Zusatzempfehlungen

Keine Angaben.

NERVENSYSTEM

N03	ANTIEPILEPTIKA
N03A	ANTIEPILEPTIKA
N03AG	Fettsäure-Derivate

Wirkmechanismus	
Erhöhung der GABA-mediierten Inhibition durch einen präsynaptischen Effekt auf den GABA-Metabolismus u./o. eine direkte postsynaptische Wirkung auf die Ionenkanälchen der neuronalen Membran	
Indikation	Generalisierte Anfälle in Form v. Absencen, myoklonische u. tonisch-klonische, fokale u. sekund.-generalisierte Anfälle Kombinationsbehandlung bei anderen Anfallsformen, wenn Anfälle auf übliche antiepilept. Behandlung nicht ansprechen Akute Manien u. Prophylaxe bipolarer Störungen
abs. Kontraind.	Lebererkrankungen in eigener o. Familienanamnese, schwerwiegende Leber- u. Pankreasfunktionsstörungen Leberfunktionsstörungen mit tödl. Ausgang während Valproinsäure-Therapie bei Geschwistern Porphyrie Blutgerinnungsstörungen
rel. Kontraind.	Kleinkinder, bei denen eine gleichzeitige Behandlung mit mehreren Antiepileptika erforderlich ist Mehrfach behinderte Kinder u. Jugendliche mit schweren Anfallsformen Knochenmarkschädigungen Metabolische Erkrankungen, v. a. angeborene Enzymopathien Niereninsuffizienz u. Hypproteinämie System. Lupus erythematodes Gleichzeitige Anw. von ASS, v. a. bei Säuglingen u. Kleinkindern

UAW	
Sehr häufig (> 1:10)	Hyperammonämie
Häufig (< 1:10)	Vorübergehender Haarausfall (dosisabh.) Schläfrigkeit, Tremor, Prästhesien Erhöhter Appetit, Appetitlosigkeit (dosisabh.) Gewichtszu- u. -abnahme
Gelegentlich (< 1:100)	Enzephalopathie unklarer Pathogenese, Kopfschmerzen, Ataxie, Spastizität, Reizbarkeit, Verwirrtheit, Hyperaktivität, Stupor GI-Störungen, Diarrhö, Hypersalivation Periphere Ödeme

Selten (< 1:1.000)	Erythema multiforme, Lupus erythematodes Chron. Enzephalopathie unklarer Pathogenese mit neurolog. Symptomatik u. Störungen höherer kortikaler Funktionen Schädigung der Bauchspeicheldrüse mit teilweise tödl. Ausgang Schwerwiegende Leberfunktionsstörungen Erhöhte Testosteronspiegel Blutgefäßentzündungen Amenorrhö, polyzystische Ovarien Veränderungen in immunolog. Abwehrmechanismen
Sehr selten (< 1:10.000)	Thrombozytopenie, Leukopenie, Lymphopenie, Neutropenie, Panytopenie, Anämie
Ohne Häufigkeit	Steven-Johnson-Syndrom, tox. epidermale Nekrolyse, Lyell-Syndrom (Einzelfälle) Demenz (Einzelfälle) Halluzinationen, Tinnitus, Hörverlust Enuresis bei Kindern
Wechselwirkungen	
Arzneimittel	Enyminduzierende Antiepileptika (z. B. Phenobarbital, Carbamazepin), Felbamat, Mefloquin, Meropenem, Cimetidin, Erythromycin, Fluoxetin, Antikoagulanzien, ASS, Phenobarbital, Phenytoin, Diazepam, Lorazepam, Lamotrigin, Codein, Barbiturate, Neuroleptika, Antidepressiva, andere Antikonvulsiva, hepatotox. Arzneimittel, Alkohol, Clonazepam, Sertralin u. Risperidon
Nahrungsmittel	Alkohol

VALPROINSÄURE

N03AG01 [Rp.] erstattungsfähig

Dosierung

Erwachsene	Kinder	Säuglinge
• Einschleichende Dosierung, die individuell festgelegt wird • Epilepsie: 20 mg/kg KG/d in 1–2 ED • Bipolare Störungen: Initialdos. 20 mg/kg KG, Erhaltungsdos. 1000–2000 mg/d in 1–2 ED	• Einschleichende Dosierung, die individuell festgelegt wird • Epilepsie: Kinder: 30 mg/kg KG, Jugendliche: 25 mg/kg KG	

Anwendungshinweis

Einnahme 1 h vor den Mahlzeiten, nicht mit kohlensäurehaltigem Wasser.

Schwangerschaft	Stillzeit
Strenge Indikationsstellung → Riskantestes Antiepileptikum für den Embryo! Bessere Alternativen: Carbamazepin, Lamotrigin	Anw. mögl.

Präparate

Name	Wirkstärke	Anwendung	Details
Convulex	150 mg, 300 mg, 500 mg	oral (Kapseln)	
Convulex Tropfen	300 mg/ml	oral (Säfte)	
Ergenyl	150 mg, 300 mg, 500 mg	oral (Tabletten)	nicht teilbar/k. A.
Ergenyl Lösung	300 mg/ml	oral (Säfte)	
Ergenyl Vial	100 mg/ml	parenteral	
Ergenyl chrono retard	300 mg, 500 mg	oral (Tabletten)	teilbar
Ergenyl injekt i. v.	400 mg/4 ml	parenteral	Lösung
Orfiril	150 mg, 300 mg, 600 mg	oral (Tabletten)	nicht teilbar/k. A.
Orfiril Saft	300 mg/5 ml	oral (Säfte)	
Orfiril long retard	150 mg, 300 mg	oral (Kapseln)	
Orfiril long retard Minitab.	500 mg, 1000 mg	oral (Tabletten)	nicht teilbar/k. A.

Name	Wirkstärke	Anwendung	Details
Valproat ABZ chrono retard	300 mg, 500 mg	oral (Tabletten)	teilbar
Valproat CT chrono retard	300 mg, 500 mg	oral (Tabletten)	teilbar
Valproat Hexal chrono retard	300 mg, 500 mg	oral (Tabletten)	teilbar
Valproat STADA retard	300 mg, 500 mg	oral (Tabletten)	teilbar
Valproat TAD chrono retard	300 mg, 500 mg	oral (Tabletten)	teilbar
Valproat-neuraxpharm	150 mg, 300 mg, 500 mg	oral (Tabletten)	nicht teilbar/k. A.
Valproat-neuraxpharm chrono retard	300 mg, 500 mg	oral (Tabletten)	teilbar
Valproin-ratiopharm Lösung	300 mg/ml	oral (Säfte)	
Valproinsäure-ratiopharm	150 mg, 300 mg, 600 mg	oral (Tabletten)	nicht teilbar/k. A.
Valproinsäure-ratiopharm chrono retard	300 mg, 500 mg	oral (Tabletten)	teilbar

Besondere Hinweise

Cave	Keine Angaben.
Reaktionsverm.	Zu Beginn der Therapie, bei höherer Dosierung u./o. in Kombination mit anderen am ZNS-wirkenden Arzneimitteln o. Alkohol → Einschränkung des Reaktionsvermögens.
Abhängigkeit	Keine Angaben.
Rechtl. Hinweis	Keine Angaben.

Zusatzempfehlungen

Keine Angaben.

NERVENSYSTEM

N03	ANTIEPILEPTIKA
N03A	ANTIEPILEPTIKA
N03AX	Andere Antiepileptika

Wirkmechanismus	
Pregabalin: Blockade zentraler L-Typ-Ca-Kanäle → Ca-Influx an Nervenendigungen↓ → Freisetzung exzitatorischer Neurotransmitter↓ Antikonvulsiv, anxiolytisch, analgetisch bei neuropath. Schmerzen Gabapentin: Diskutiert wird als WM Hemmung glutamaterger Erregungsübertragung u. Blockade zentraler L-Typ-Ca-Kanäle Antikonvulsiv u. analgetisch bei neuropath. Schmerzen Topiramat: Blockade spannungsabhängiger Na-Kanäle → schneller Na-Einstrom u. damit Depolarisation u. Weiterleitung von Aktionspotentialen wird verhindert Exzitatorische Wirkung von Glutamat ↓, inhibitorische Aktivität von GABA ↑ Krampfschwelle ↑, Anfallshäufigkeit ↓ Migräneprophylaktische Eigenschaften Lamotrigin: aktions- u. spannungsabhängiger Blocker der spannungsgesteuerten Na-Kanäle → Hemmung repetitiver Entladungen der Neurone u. die Freisetzung von Glutamat	
Indikation	**Pregabalin:** Periphere u. zentrale neuropathische Schmerzen Zusatztherapie von partiellen epilept. Anfällen mit/ohne sekundäre Generalisierung Generalisierte Angststörungen **Gabapentin:** Epilepsie (Zusatz-/Monotherapie bei partiellen Anfällen mit/ohne sekundäre Generalisierung Periphere neuropath. Schmerzen **Topiramat:** Epilepsie (Zusatz-/Monotherapie bei fokalen Krampfanfällen mit/ohne sekundär generalisierte Anfälle u. primär tonisch-klonischen Anfällen) Migräneprophylaxe **Lamotrigin:** Epilepsie (Zusatz-/Monotherapie partieller u. generalisierter Anfälle einschl. ton.-klon. Anfälle) Bipolare Störungen
abs. Kontraind.	**Topiramat:** Prophylaxe von Migräne-Kopfschmerz in Schwangerschaft/bei Frauen im gebährfähigen Alter, die keine wirksame Verhütungsmethode anw.
rel. Kontraind.	Keine Angaben.

JAW	
ehr häufig > 1:10)	**Pregabalin:** Benommenheit, Schläfrigkeit **Gabapentin:** Virusinfekt., Somnolenz, Schwindelgefühl, Ataxie, Ermüdung, Fieber **Topiramat:** Nasopharyngitis, Gewichtsabn., Prästhesie, Somnolenz, Schwindel, Nausea, Diarrhoe, Fatigue, Depression **Lamotrigin:** Hautausschlag, Kopfschm., Schwindel, Doppelt-/verschwommenes Sehen

Häufig (< 1:10)	**Pregabalin:** gesteigerter Appetit, Euphorie, Verwirrung, Reizbarkeit, verringerte Libido, Desorientierung, Insomnie, Ataxie, Koordinationsstör., Tremor, Dysarthrie, Gedächtnisstör., Aufmerksamkeitsstör., Parästhesie, Sedierung, Gleichgewichtsstör., Lethargie, Kopfschmerz, verschwommenes Sehen, Diplopie, Vertigo, Erbrechen, Mundtrockenheit, Obstipation, Flatulenzen, erektile Dysfunkt., Gangstör., Trunkenheitsgefühl, Abgeschlagenheit, periphere Ödeme, Ödeme; Gewichtszunahme **Gabapentin:** Pneumonie, Infekt. d. Atemwege, Harnwegsinfekt., sonst. Infekt., Otitis media, Leukopenie, Anorexie, gesteig. Appetit, Feindseligkeit, Verwirrtheitszust. u. Affektlabilität,. Depress., Angst, Nervosität, Denkstör.,Krämpfe, Hyperkinesie, Dysarthrie, Amnesie, Tremor, Schlaflosigk., Kopfschm., Missempfind. wie Parästhesie, Hypästhesie, Koordinationsstör., Nystagmus, verstärkte, abgeschwächte o. fehlende Reflexe,Sehstör., z. B. Amblyopie, Diplopie; Schwindel, Hypertonie, Vasodilatation, Dyspnoe, Bronchitis, Pharyngitis, Husten, Rhinitis, Erbrechen, Übelkeit, Zahnanomalien, Gingivitis, Diarrhö, Bauchschm., Dyspepsie, Obstipat., Mund-/Rachentrockenheit, Flatulenz, Gesichtsödeme, Purpura, Hautausschlag, Pruritus, Akne, Arthralgie, Myalgie, Rückenschm., Muskelzucken, Impotenz, periph. Ödeme, anormaler Gang, Asthenie, Schmerzen, Unwohlsein, Grippesympt., herabgesetzte Leukozytenzahl, Gewichtszunahme, unfallbedingte Verletzungen, Frakturen, Abschürfungen **Topiramat:** Anämie, Hypersensitivität, Anorexie, Bradyphrenie, Inomnie, Beeinträchtigung des sprachlichen Ausdrucksvermögens, Angst, Verwirrtheit, Desorientierung, Aggression, veränderte Stimmung, Agitiertheit, Stimmungsschwankungen, depressive Stimmung, Wut, anomales Verhalten, Aufmerksamkeitsstör., Gedächtnisstör., Amnesie, kognitive Stör., Beeinträchtigung der geistigen Leistungsfähigk., eingeschränkte psychomotor. Fähigk., Konvulsion, anomale Koordination, Tremor, Lethargie, Hypästhesie, Nystagmus, Dysgeusie, Gleichgewichtsstör., Dysarthrie, Intentionstremor, Sedierung, Verschwommensehen, Diplopie, Sehstör., Vertigo, Tinnitus, Ohrenschmerzen, Dyspnoe, Epistaxis, verstopfte Nase, Rhinorrhoe, Erbrechen, Obstipation, Oberbauchschm., Dyspepsie, abdominaler Schmerz, Mundtrockenheit, Magenbeschwerden, orale Parästhesie, Gastritis, abdominale Beschwerden, Alopezie, Hautausschlag, Pruritus, Arthralgie, Muskelspasmen, Myalgie, Muskelzittern, Muskelschwäche, muskuloskelettaler Brustschm., Nephrolithiasis, Pollakisurie, Dysurie, Asthenie, Gereiztheit, Gangstör., anomales Gefühl, Malaise **Lamotrigin:** Gelenk-/Rückenschm., Übelkeit, GI-Beschwerden

Gelegentlich (< 1:100)	**Pregabalin:** Nasopharyngitis, Hypoglykämie, Anorexie, Halluzinationen, Panikattacken, Ruhelosigkeit, Agitiertheit, Depressionen, Stimmungsschwank., Depersonalisation, Wortfindungsstör., abnorme Träume, gesteigerte Libido, Anorgasmie, Apathie, Synkopen, Stupor, Myoklonus, psychomotor. Hyperaktivität, Geschmacksverlust, Dyskinesie, posturaler Schwindel, Intentionstremor, Nystagmus, kognitive Stör., Sprachstör., verringerte Reflexe, Hypästhesie, Amnesie, Hyperästhesie, brennendes Gefühl, Sehstör., geschwollene Augen, Gesichtsfeldeinengung, verringerte Sehschärfe, Augenschmerzen, Schwachsichtigk., Augentrockenh., verstärkter Tränenfluss, Hyperakusis AV-Block 1. Grades, Tachykardie, Gesichtsröt., Hautröt. mit Wärmegefühl, Hypotonie, Hypertonie, Dyspnoe, trockene Nase, aufgeblähter Bauch, gastroösophageaIer Reflux, vermehrter Speichelfluss, orale Hypästhesie; papulöser Ausschlag, Hyperhidrose, Muskelzuck., Gelenkschwell., Muskelkrämpfe, Myalgie, Arthralgie, Rückenschm., Schm. in den Extremitäten, Steifigk. d. Muskulatur; Harninkontinenz, Dysurie; verzögerte Ejakulat., Stör. d. Sexualfunkt.; Stürze, Engegefühl in der Brust, Asthenie, Durst, Erhöh. der Kreatinphosphokinase, Alanin-Aminotransferase u. Aspartat-Aminotransferase, Thrombozytenzahl erniedrigt **Gabapentin:** allerg. Reaktionen (z. B. Urticaria), Hypokinesie, Palpitationen, generalisierte Ödeme, erhöhte Werte in Leberfunktionstests SGOT (AST), SGPT (ALT) u. Bilirubin

N

Gelegentlich (< 1:100)	**Topiramat:** Leukopenie, Thrombozytopenie, Lymphadenopathie, Eosinophilie, metabol. Azidose, Hypokaliämie, Appetitzunahme, Suizidgedanken/-versuch, Halluzinationen (visuell, akust.), psychotische Stör., Apathie, Verlust d. Spontansprache, Schlafstör., Affektlabilität, verminderte Libido, Ruhelosigkeit, Weinen, Dysphemie, euphor. Stimmung, Paranoia, Panikattacken, Traurigkeit, Leseschwäche, Einschlafstör., Affektverflachung, anomales Denken, Verlust der Libido, Teilnahmslosigkeit, Durchschlafstörung, Ablenkbarkeit, frühes morgendliches Erwachen, Panikreaktion, gehobene Stimmung, Bewusstseinseinschr., Grand mal Anfall, Gesichtsfeldausfall, komplex fokale Anfälle, Sprachstör., psychomotor. Hyperaktivität, Synkope, sensorische Störung, Sabbern, Hypersomnie, Aphasie, repetitive Sprache, Hypokinesie, Dyskinesie, Haltungsschwindel, schlechte Schlafqualität, brennendes Gefühl, Verlust des Empfindungsvermögens, verändertes Geruchsempfinden, zerebellares Syndrom, Dysästhesie, Hypogeusie, Stupor, Ungeschicklichkeit, Aura, Ageusie, Schreibstör. Dysphasie, periphere Neuropathie, Präsynkope, Dystonie, Formicatio, verminderte Sehschärfe, Skotom, Myopie, Fremdkörpergefü¨hl im Auge, trockenes Auge, Photophobie, Blepharospasmus, erhöhter Tränenfluss, Photopsie, Mydriasis, Presbyopie, Taubheit, unilaterale Taubheit, neurosensor. Taubheit, Ohrenbeschwerden, eingeschränkt. Hören, Bradykardie, Sinusbradykardie, Palpitationen, Hypotension, orthostat. Hypotension, Flush, Hitzewallungen, Belastungsdyspnoe, paranasale Sinushypersekr., Dysphonie, Pankreatitis, Flatu- lenz, gastroösoph. Refluxkrankh., Unterbauchschm., orale Hypästhesie, Zahn- fleischbluten, geblähter Bauch, epigastr. Beschwerden, schmerzhafte Bauchspannung, vermehrter Speichelfluss, oraler Schmerz, Mundgeruch, Glossodynie, Anhidrose, faziale Hypästhesie, Urtikaria, Erythem, generalis. Pruritus, makulärer Hautausschlag, Hautverfärbung, allerg. Dermatitis, Gesichts-/Gelenkschwellung, muskuloskelettale Steifheit, Flankenschm., Muskelermüdung, Harnstein, Harninkontinenz, Hämaturie, Inkontinenz, Harndrang, Nierenkolik, Nierenschmerz, erektile/sexuelle Dysfunktion, Hyperthermie, Durst, Influenzaähnl. Krankheit, Trägheit, periphere Kälte, Gefühl d. Trunkenheit, nervöses Gefühl, Kristalle im Urin präsent, anomaler Zehen-Fersen-Gehtest, verminderte Zahl weißer Blutzellen, Anstieg der Leberenzyme **Lamotrigin:** Aggressivität

Selten (< 1:1.000)	**Pregabalin:** Neutropenie, Enthemmung, gehobene Stimmungslage, Hypokinesie, Parosmie, Schreibstör., „Tunnelblick", Oszillopsie, Photopsie, Augenreizung, Mydriasis, Schielen, Lichtempfindlichk., Sinustachykardie,. Sinusbradykardie, Sinusarrhythmie, kalte Extremitäten, Nasenbluten, Engegefühl im Hals, Husten, verstopfte Nase, Rhinitis, Schnarchen, Aszites, Pankreatitis, Dysphagie, Urtikaria, kalter Schweiß, Rhabdomyolyse, zervikale Spasmen, Nackenschmerzen, Nierenversagen, Oligurie, Amenorrhoe, Absonderungen aus der Brust, Brustschm., Dysmenorrhoe, Brustvergröß., general. Ödeme, Fieber, Hyperglykämie, Hypokaliämie, Leukozytenzahl erniedrigt, erhöhte Kreatininwerte, Gewichtsverlust **Topiramat:** Neutropenie, Manie, Panikstörung, Gefühl von Hoffnungslosigkeit, Hypomanie, Stör. d. zirkadianen Schlafrhythmus, Hyperästhesie, verminderter Geruchssinn, Verlust d. Geruchssinns, essentieller Tremor, Akinesie, Nichtansprechen auf Reize, unilaterale Blindheit, transiente Blindheit, Glaukom, Akkommodationsstör., Flimmerskotom, Augenlidödem, Nachtblindheit, Amblyopie, Raynaud-Phänomen, Hepatitis, Leberversagen, Stevens-Johnson-Syndrom, Erythema multiforme, anomaler Hautgeruch, periorbitales Ödem, lokalisierte Urtikaria, Beschwerden in den Extremitäten, Harnleiterstein, renale tubuläre Azidose, Gesichtsödem, Kalzinose **Lamotrigin:** Stevens-Johnson-Syndrom, Konjunktivitis
Sehr selten (< 1:10.000)	**Lamotrigin:** Tics, Halluzin., Verwirrtheit, Agitiertheit, Standunsicherheit, Bewegungsstör., Verschlimmerung eines bestehenden Parkinson-Syndroms, extrapyramidale Stör., Erhöhund d. Leberwerte, Leberfunktionsstör./-versagen, Erkrankungen d. Gefäßbindegewebes, Blutbildveränderungen, Überempfindlichkeitsreakt., Lyell-Syndrom

Ohne Häufigkeit	**Pregabalin:** Überempfindlichk., Angioödem, allerg. Reakt.; Aggression, Verlust des Bewusstseins, geistige Beeinträcht., Konvulsionen, Kopfschm., Unwohlsein, Verlust des Sehvermögens: Keratitis, Herzinsuff., QT-Verläng., Lungenödem; geschwollene Zunge, Diarrhö, Übelkeit, SJS, Pruritus, Harnretent., Gynäkomastie, Gesichtsödem. Nach Absetzen einer Kurzzeit- o. Langzeittherapie wurden Entzugssymptome beobachtet: Schlafstör., Kopfschm., Übelk., Angst, Durchfall, Grippesympt., Konvulsionen, Nervosität, Depress., Schmerzen, Schwitzen u. Benommenh. **Gabapentin:** Thrombozytopenie, Hypersensitivitätssyndr., Halluzinat., Bewegungsstörungen Tinnitus, Pankreatitis, Hepatitis, Ikterus, SJS, Angioödeme, Erythema multiforme, Alopezie, Myoklonus, akutes Nierenversagen, Inkontinenz; Brusthypertrophie, Gynäkomastie, Entzugserscheinungen, Brustschm., plötzl. Todesfälle m. ungeklärter Ursache (Kausalzusammenhang zur Behandl. m. Gabapentin konnte nicht festgestellt werden), Fluktuation des Blutzuckerspiegels b. Diabetikern, Fälle v. akuter Pankreatitis (Kausalzusammenhang m. Gabapentin ist unklar), B. Hämodialyse-Patienten auf Grund v. Nierenversagen im Endstadium: Myopathie m. erhöht. Kreatinkinase-Spiegeln mögl. In klin. Studien bei Kdrn. wurde berichtet über: Atemwegsinfekte, Otitis media, Krämpfe, Bronchitis, aggress. Verhalten u. Hyperkinesien **Topiramat:** Allerg. u. konjunktiv. Ödem, Engwinkelglaukom, Makulopathie, Stör. der Augenbewegung, Husten, tox. epidermale Nekrolyse **Lamotrigin:** Haarausfall, Juckreiz, geringfügige Hemmung d. Dihydrofolsäurereduktase
Wechselwirkungen	
Arzneimittel	**Pregabalin:** Ethanol, Lorazepam, zentral dämpfende AM **Gabapentin:** Antazida, Morphin **Topiramat:** Phenytoin, AM, die über CYP2C19 metabolisiert werden (z. B. Diazepam, Imipramin, Omeprazol), Digoxin, Alkohol, zentral dämpfende AM, Johanniskraut, orale Kontrazeptiva, Lithium, HCT, Metformin, Pioglitazon, Glibenclamid, AM, die für Nephrolithiasis prädisponieren, Valproinsäure, Flunarizin, Propranolol, Amitriptylin, Haloperidol, Diltiazem u. Metabolite **Lamotrigin:** Valproinsäure, Carbamazepin, Phenytoin, Phenobarbital, Rifampicin, Ethinylestradiol/Levonorgestrel-Kombinationen, Bupropion, Oxcarbazepin, Lopinavir/Ritonavir, Atazanavir/Ritonavir
Nahrungsmittel	Alkohol

LAMOTRIGIN

N03AX09 [Rp.] erstattungsfähig

Dosierung

Erwachsene	Kinder	Säuglinge
• Epilepsie Monotherapie u. Kombinationstherapie ohne Valproinsäure oder Induktoren der Glucuronidierung: Initialdos.: 25 mg/d in 1 ED, schrittweise Erhöhung um 50–100 mg/d in 1–2-wöchigen Intervallen; Erhaltungsdos.: 100–200 mg/d in 1–2 ED • Epilepsie in Kombination mit Valproinsäure: Initialdos.: Jeden 2. Tag 25 mg, schrittweise Erhöhung um 25–50 mg in 1–2-wöchigen Intervallen; Erhaltungsdos.: 100–200 mg/d in 1–2 ED • Epilepsie in Kombination mit Induktoren der Glucuronidierung (z. B. Phenytoin, Carbamazepin): Initialdos.: 50 mg/d in 1 ED, schrittweise Erhöhung um 50–100 mg in 1–2-wöchigen Intervallen; Erhaltungsdos.: 200–400 mg/d in 2 ED	• Epilepsie Monotherapie: ≥ 13 J.: siehe s. Erw.; 2–12 J.: Initialdos.: 0,3 mg/kg KG/d in 1–2 ED, schrittweise Erhöhung in 1–2-wöchigen Intervallen um max. 0,6 mg/kg KG, Erhaltungsdos.: 1–10 mg/kg KG/d in 1–2 ED • Epilepsie in Kombination mit Valproinsäure: ≥ 13 J.: s. Erw.; 2–12 J.: Initialdos.: 0,15 mg/kg KG/d in 1 ED, schrittweise Erhöhung in 1–2-wöchigen Intervallen um max. 0,3 mg/kg KG, Erhaltungsdosis: 1–5 mg/kg KG/d in 1–2 ED, max. 200 mg/d • Epilepsie in Kombination mit Induktoren der Glucuronidierung (z. B. Phenytoin, Carbamazepin): ≥ 13 J.: s. Erw.; 2–12 J.: Initialdos.: 0,6 mg/kg KG/d in 2 ED, schrittweise Erhöhung um max. 1,2 mg/kg KG in 1–2-wöchigen Intervallen; Erhaltungsdos.: 5–15 mg/kg KG/d in 1–2 ED, max. 400 mg/d	

Anwendungshinweis

Einnahme vor o. nach den Mahlzeiten.
Zur Erleichterung der Einnahme können Tabl. in Wasser aufgeschlämmt o. zerkaut werden.

N

Schwangerschaft	Stillzeit
Anw. mögl., Mittel d. Wahl bei Epilepsie → Wirkspiegel wg. Clearence-Zunahme regelmäßig kontrollieren u. Dosis anpassen	Stillen akzeptabel → ggf. Bestimmung der Wirkstoffkonzentration beim Kind

Präparate

Name	Wirkstärke	Anwendung	Details
Lamictal Kautabl./bzw. Tbl. zur Herst. e. Susp.	2 mg, 5 mg, 25 mg, 50 mg, 100 mg, 200 mg	oral (Tabletten)	nicht teilbar/k. A., mörserbar
Lamotrigin Acis	25 mg, 50 mg, 100 mg, 200 mg	oral (Tabletten)	teilbar
Lamotrigin-neuraxpharm Tbl. zur Herst. e. Susp.	25 mg, 50 mg, 100 mg, 200 mg	oral (Tabletten)	teilbar
Lamotrigin-ratiopharm Tbl. zur Herst. e. Susp.	5 mg, 25 mg, 50 mg, 100 mg, 200 mg	oral (Tabletten)	teilbar, mörserbar

Besondere Hinweise

Cave	Kann zu Verminderung der Wirksamkeit von oralen Kontrazeptiva führen!
Reaktionsverm.	Beeinträchtigung mögl. → Zu Beginn der Therapie abwarten und beobachten, wie Lamotrigin beim Einzelnen wirkt!
Abhängigkeit	Keine Angaben.
Rechtl. Hinweis	Keine Angaben.

Zusatzempfehlungen

Keine Angaben.

TOPIRAMAT

N03AX11 [Rp.] erstattungsfähig

Dosierung		
Erwachsene	Kinder	Säuglinge
• **Zusatztherapie bei Epilepsie:** Initialdos.: 25–50 mg/d in 1 ED abends, schrittweise Erhöhung um 25–50 mg/d in 1–2-wöchigen Intervallen, Erhaltungsdos.: 200–400 mg/d in 1–2 ED • **Monotherapie bei Epilepsie:** Initialdos.: 25 mg/d in 1 ED abends, schrittweise Erhöhung um 25–50 mg/d in 1–2-wöchigen Intervallen, Erhaltungsdos.: 100–200 mg/d in 2 ED, max. TD 500 mg • **Migräne-Prophylaxe:** Initialdos.: 25 mg/d in 1 ED abends, schrittweise Erhöhung um 25 mg/d in 1-wöchigen Intervallen, Erhaltungsdos.: 100 mg/d in 2 ED	• **Zusatztherapie bei Epilepsie bei Kindern ≥ 2 J.:** Initialdos.: 25 mg/d in 1 ED abends, schrittweise Steigerung um 1–3 mg/kg KG/d in 1–2-wöchigen Intervallen, Erhaltungsdos.: 5–9 mg/kg KG/d in 2 ED • Monotherapie bei Epilepsie bei Kindern ≥ 2 J.: Initialdos.: 0,5–1 mg/kg KG/d in 1 ED abends, schrittweise Erhöhung um 0,5–1 mg/kg KG in 1–2-wöchigen Intervallen, Erhaltungsdos.: 3–6 mg/kg KG/d in 2 ED	

Anwendungshinweis
Einnahme unabh. von den Mahlzeiten.

Schwangerschaft	Stillzeit
Epilepsie: Strenge Indikationsstellung Migräne-Prophylaxe: KI	KI

Präparate			
Name	Wirkstärke	Anwendung	Details
Topamax	25 mg, 50 mg, 100 mg, 200 mg	oral (Tabletten)	nicht teilbar/k. A.
Topamax	25 mg, 50 mg	oral (Kapseln)	
Topiramat-STADA	50 mg, 100 mg, 200 mg	oral (Tabletten)	nicht teilbar/k. A., mörserbar

Name	Wirkstärke	Anwendung	Details
Topiramat-STADA	25 mg	oral (Tabletten)	teilbar, mörserbar
Topiramat-TEVA	25 mg	oral (Tabletten)	nicht teilbar/k. A., mörserbar
Topiramat-TEVA	50 mg, 100 mg, 200 mg	oral (Tabletten)	teilbar, mörserbar
Topiramat-neuraxpharm	25 mg, 50 mg, 100 mg, 200 mg	oral (Tabletten)	nicht teilbar/k. A., mörserbar
Topiramat-ratiopharm	25 mg, 50 mg, 100 mg, 200 mg	oral (Tabletten)	nicht teilbar/k. A., mörserbar

Besondere Hinweise

Cave	• Auf ausreichende Flüssigkeitszufuhr achten, um das Risiko einer Nephrolithiasis zu reduzieren! • DANI, DALI
Reaktionsverm.	Beeinträchtigung mögl. → Benommenheit, Schwindel, Sehstörungen, Verschwommensehen.
Abhängigkeit	Keine Angaben.
Rechtl. Hinweis	Keine Angaben.

Zusatzempfehlungen

Keine Angaben.

GABAPENTIN

N03AX12 [Rp.] erstattungsfähig

Dosierung

Erwachsene	Kinder	Säuglinge
• Initiale Titration: Tag 1: 300 mg/d in 1 ED, Tag 2: 600 mg/d in 2 ED, Tag 3: 900 mg/d in 3 ED; danach Erhöhung der TD in 300-mg-Schritten alle 2–3 Tage, bis die Erhaltungsdos. erreicht ist. • Erhaltungsdos.: 900–3600 mg/d in 3 ED	• ≥ 6 J.: Anfangsdos.: 10–15 mg/kg KG/d; Erhaltungsdos.: 25–35 mg/kg KG/d in 3 ED nach Auftitrierung	

Anwendungshinweis

Einnahme unabh. von den Mahlzeiten.

Schwangerschaft	Stillzeit
Strenge Indikationsstellung	Strenge Indikationsstellung

Präparate

Name	Wirkstärke	Anwendung	Details
Gabapentin 1A-Pharma	100 mg, 300 mg, 400 mg	oral (Kapseln)	
Gabapentin 1A-Pharma	600 mg, 800 mg	oral (Tabletten)	nicht teilbar/k. A.
Gabapentin AL	600 mg, 800 mg	oral (Tabletten)	nicht teilbar/k. A.
Gabapentin CT	100 mg, 300 mg, 400 mg	oral (Kapseln)	
Gabapentin Hexal	400 mg	oral (Kapseln)	
Gabapentin Hexal	100 mg, 300 mg	oral (Kapseln)	
Gabapentin Hexal	600 mg, 800 mg	oral (Tabletten)	nicht teilbar/k. A.
Gabapentin STADA	100 mg, 300 mg, 400 mg	oral (Kapseln)	
Gabapentin Teva	600 mg, 800 mg	oral (Tabletten)	nicht teilbar/k. A.
Gabapentin biomo	600 mg, 800 mg	oral (Tabletten)	nicht teilbar/k. A.

Name	Wirkstärke	Anwendung	Details
Gabapentin biomo	100 mg, 300 mg, 400 mg	oral (Kapseln)	
Gabapentin dura	100 mg, 300 mg, 400 mg	oral (Kapseln)	
Gabapentin-neuraxpharm	600 mg, 800 mg	oral (Tabletten)	teilbar, mörserbar
Gabapentin-ratiopharm	100 mg, 300 mg, 400 mg	oral (Kapseln)	
Gabapentin-ratiopharm	600 mg, 800 mg	oral (Tabletten)	teilbar, mörserbar
Neurontin	100 mg, 300 mg, 400 mg	oral (Kapseln)	
Neurontin	600 mg, 800 mg	oral (Tabletten)	teilbar

Besondere Hinweise	
Cave	• DANI • Leicht erhöhtes Risiko für das Auftreten von Suizidgedanken/suizidalem Verhalten.
Reaktionsverm.	Geringe Beeinträchtigung.
Abhängigkeit	Keine Angaben.
Rechtl. Hinweis	Keine Angaben.

Zusatzempfehlungen
Keine Angaben.

PREGABALIN

N03AX16 [Rp.] erstattungsfähig

Dosierung		
Erwachsene	Kinder	Säuglinge
• 150–600 mg/d in 2–3 ED		

Anwendungshinweis

Einnahme unabh. von den Mahlzeiten.

Schwangerschaft	Stillzeit
Strenge Indikationsstellung	KI

Präparate

Name	Wirkstärke	Anwendung
Lyrica	25 mg, 50 mg, 75 mg, 100 mg, 300 mg, 200 mg, 225 mg, 150 mg	oral (Kapseln)
Lyrica Tropfen	20 mg/ml	oral (Säfte)

Besondere Hinweise

Cave	• DANI • Missbrauchspotenzial • Nach Absetzen Entzugsymptomatik mögl.
Reaktionsverm.	Geringe Beeinträchtigung mögl.
Abhängigkeit	Keine Angaben.
Rechtl. Hinweis	Keine Angaben.

Zusatzempfehlungen

Bei Kombination mit Opioiden ggf. Laxans, da verringerte Funktionalität des unteren GI-Traktes.

NERVENSYSTEM

N04	ANTIPARKINSONMITTEL
N04B	DOPAMINERGE MITTEL
N04BA	Dopa und Dopa-Derivate

Wirkmechanismus	
Substitution eines zentralnervösen Dopaminmangels Oral verabreichtes Levodopa wird peripher zu 95 % decarboxyliert → Kombination mit Decarboxylasehemmer	
Indikation	Parkinson-Krankheit Symptomatische Parkinson-Syndrome (ausgenommen medikamentös induziertes Parkinson-Syndrom)
abs. Kontraind.	Jugendliche < 18 J.
rel. Kontraind.	Ausgeprägte Schilddrüsenüberfunktion Tachykardie Phäochromozytom Schwere Herz-, Leber-, Nieren- u. Bronchialerkrankungen Endogene u. exogene Psychosen Schwere Störungen des hämatopoetischen Systems Medikation mit nichtselektiven MAO-Hemmern Engwinkelglaukom Patienten mit Magen-Darm-Ulzera, Herzinfarktanamnese, Herzrhythmusstörungen, koronaren Durchblutungsstörungen (sorgfältige Überwachung)
UAW	
Häufig (< 1:10)	Psychische Störungen (Unruhe, Ängstlichkeit, Schlafstörungen, Schläfrigkeit) Übelkeit, Erbrechen, Appetitlosigkeit
Gelegentlich (< 1:100)	Benommenheit, Müdigkeit, Schwindel, On-Off-Phänomene Verschwommensehen Metallischer Geschmack
Selten (< 1:1.000)	Hitzegefühl; Krämpfe; Parästhesien; Duodenalgeschwüre; Hypotone orthostat. Kreislaufregulationsstörungen, Herzklopfen, Arrhythmien; Dyspnoe, Thoraxschmerzen
Sehr selten (< 1:10.000)	Sklerodermieartige Hautveränderungen; GI-Blutungen
Wechselwirkungen	
Arzneimittel	Opioide, Neuroleptika, reserpinhaltige Antihypertensiva, Papaverin, Phenytoin, MAO-Hemmer, Sympathomimetika, eisensulfathaltige Arzneimittel
Nahrungsmittel	Proteinreiche Nahrung

LEVODOPA IN KOMBINATION MIT CARBIDOPA

N04BA10 [Rp.] erstattungsfähig

Dosierung		
Erwachsene	Kinder	Säuglinge
• **Unret. Arzneiform: Initialdos.**: 50–250 mg/d Levodopa + 12–25 mg/d Carbidopa in 1 ED; **Dosissteigerung**: Schrittweise Erhöhung um 50–150 mg Levodopa + 12,5–25 mg Carbidopa jeden 3.–7. Tag; **Erhaltungsdos.**: Max. 2000 mg/d Levodopa + 200 mg/d Carbidopa in 3–4 ED • **Ret. Arzneiform: Initialdos.:** 200–600 mg/d Levodopa + 50–150 mg/d Carbidopa in 2–3 ED; **Dosissteigerung:** Schrittweise Erhöhung jeden 2.-4. Tag; **Erhaltungsdos.:** 400–1600 mg/d Levodopa + 100–400 mg/d Carbidopa in 2–6 ED		

Anwendungshinweis

Einnahme 30 Min. vor einer Mahlzeit mit etwas Flüssigkeit u. Gebäck.
Vor der Einnahme große eiweißreiche Mahlzeiten vermeiden!
Bei Umstellung von unretardierter auf retardierte Arzneiform: Zu Beginn in einer Dosierung, die höchstens etwa 10 % mehr Levodopa/d ergänzt.

Schwangerschaft	Stillzeit
Strenge Indikationsstellung	KI, da Hemmung der Prolaktinausschüttung → Abstillen

Präparate

Name	Wirkstärke	Anwendung	Details
Dopadura-C (Levodopa, Carbidopa)	200 mg + 50 mg, 100 mg + 25 mg	oral (Tabletten)	teilbar
Dopadura-C retard (Levodopa, Carbidopa)	100 mg + 25 mg, 200 mg + 50 mg	oral (Tabletten)	nicht teilbar/k. A.

N

Name	Wirkstärke	Anwendung	Details
Levodop-neuraxpharm (Levodopa, Carbidopa)	100 mg + 25 mg, 200 mg + 50 mg	oral (Tabletten)	mörserbar
Levodop-neuraxpharm retard (Levodopa, Carbidopa)	200 mg + 50 mg, 100 mg + 25 mg	oral (Tabletten)	nicht teilbar/k. A.
Levodopa-ratiopharm comp (Levodopa, Carbidopa)	200 mg + 50 mg, 100 mg + 25 mg	oral (Tabletten)	teilbar
Levodopa-ratiopharm comp retard (Levodopa, Carbidopa)	100 mg + 25 mg, 200 mg + 50 mg	oral (Tabletten)	nicht teilbar/k. A.
Nacom (Levodopa, Carbidopa)	100 mg + 25 mg, 250 mg + 50 mg	oral (Tabletten)	teilbar
Nacom retard (Levodopa, Carbidopa)	100 mg + 25 mg, 200 mg + 50 mg	oral (Tabletten)	nicht teilbar/k. A.

Besondere Hinweise

Cave	Plötzliches Absetzen kann zu malignem Levodopa-Entzugssyndrom (Hyperpyrexie, Muskelrigidität) oder akinetischer Krise führen → Lebensbedrohlich
Reaktionsverm.	Beeinträchtigung mögl.: Müdigkeit, Schlafattacken.
Abhängigkeit	Keine Angaben.
Rechtl. Hinweis	Keine Angaben.

Zusatzempfehlungen

Keine Angaben.

LEVODOPA IN KOMBINATION MIT BENSERAZID

N04BA11 [Rp.] erstattungsfähig

Dosierung		
Erwachsene	Kinder	Säuglinge
• **Initialdos.**: 100+25 mg/d in 1–2 ED • **Dosissteigerung**: 50+12,5 mg oder 100+25 mg jeden 3.-7. Tag • **Erhaltungsdos.**: Max. 800+200 mg/d in 4 ED		

Anwendungshinweis
Einnahme 30 Min. vor einer Mahlzeit mit etwas Flüssigkeit u. Gebäck. Vor der Einnahme große eiweißreiche Mahlzeiten vermeiden!

Schwangerschaft	Stillzeit
Strenge Indikationsstellung; Anw. nur, wenn besser erprobte Behandlung (z. B. Dopaminagonisten) nicht mögl.	KI, da Hemmung der Prolaktinausschüttung → Abstillen

Präparate			
Name	Wirkstärke	Anwendung	Details
Levodopa comp. B STADA (Levodopa, Benserazid)	100 mg + 25 mg, 50 mg + 12,5 mg, 200 mg + 50 mg	oral (Kapseln)	
Levodopa/Benserazid-CT/-ratiopharm	200 mg + 50 mg, 100 mg + 25 mg, 50 mg + 12,5 mg	oral (Tabletten)	mörserbar
Levopar 125 (Levodopa, Benserazid)	100 mg + 25 mg	oral (Kapseln)	
Levopar 250 (Levodopa, Benserazid)	200 mg + 50 mg	oral (Kapseln)	
Levopar 62,5 (Levodopa, Benserazid)	50 mg + 12,5 mg	oral (Kapseln)	
Madopar 125 (Levodopa, Benserazid)	100 mg + 25 mg	oral (Kapseln)	
Madopar 125T (Levodopa, Benserazid)	100 mg + 25 mg	oral (Tabletten)	teilbar
Madopar 250 (Levodopa, Benserazid)	200 mg + 50 mg	oral (Tabletten)	teilbar
Madopar 62,5 (Levodopa, Benserazid)	50 mg + 12,5 mg	oral (Kapseln)	

Name	Wirkstärke	Anwendung	Details
Madopar Depot (Levodopa, Benserazid)	100 mg + 25 mg	oral (Kapseln)	
Madopar LT Tabl. zur Herst. einer Susp. (Levodopa, Benserazid)	100 mg + 25 mg	oral (Tabletten)	teilbar

Besondere Hinweise	
Cave	Plötzliches Absetzen kann zu malignem Levodopa-Entzugssyndrom (Hyperpyrexie, Muskelrigidität) oder akinetischer Krise führen → Lebensbedrohlich!
Reaktionsverm.	Beeinträchtigung mögl.: Müdigkeit, Schlafattacken.
Abhängigkeit	Keine Angaben.
Rechtl. Hinweis	Keine Angaben.

Zusatzempfehlungen
Keine Angaben.

N05	PSYCHOLEPTIKA
N05A	ANTIPSYCHOTIKA
N05AH	Diazepine, Oxazepine, Thiazepine und Oxepine

Wirkmechanismus

Atypische Neuroleptika → Affinität zu einer Vielzahl von Rezeptorsystemen → Antagonismus an $5HT_2$- u. D_2-Rezeptoren → antipsychotische u. sedierende Wirkung

Indikation	Schizophrenie Bipolare Störungen Depressive Erkrankungen
abs. Kontraind.	**Olanzapin:** Bekanntes Risiko für Engwinkelglaukom
rel. Kontraind.	**Quetiapin:** Bekannte kardiovaskuläre/cerebrovaskuläre Erkrankungen, die für Hypotonie anfällig machen Anw. mit anderen Neuroleptika o. AM, die zu Störung des Elektrolythaushaltes führen **Olanzapin:** Parkinson Symptomat. Prostatahypertrophie Paralytischer Ileus **Olanzapin u. Quetiapin:** Krampfanfälle in Anamnese Leberfunktionsstörungen Niedrige Leukozyten-/Neutrophilenwerte AM, die zu Verlängerung des QT-Intervalls führen Demenzbedingte Psychose Diabetes Schwere Herzinsuffizienz, Hypertrophie des Herzens Hypokaliämie, Hypomagnesämie Kombination mit anderen zentralwirksamen AM o. Alkohol

UAW

Sehr häufig (> 1:10)	**Olanzapin:** Gewichtszunahme Schläfrigkeit Erhöhter Prolaktinspiegel **Quetiapin:** Benommenheit, Somnolenz, Kopfschmerzen Mundtrockenheit Erhöhte Cholesterin-/Glucose-/Triglyceridspiegel, Gewichtszunahme

Häufig (< 1:10)	**Olanzapin:** Erhöhte Cholesterin-/Glucose-/Triglyceridspiegel, Glucosurie, Appetitzunahme Orhostatische Hypotonie Leichte, vorübergehende anticholinergische Effekte (Verstopfung, Mundtrockenheit) Ausschlag Asthenie, Müdigkeit, Ödeme **Quetiapin:** Leukopenie Hyperprolaktinämie Appetitsteigerung Abnormale Träume, Albträume Suizidgedanken, suizidales Verhalten Synkope, EPS-Symptome, Dysarthrie Tachykardie Verschwommenes Sehen Orthostatische Hypotonie Rhinitis Obstipation, Dyspepsie Asthenie, periphere Ödeme Gereiztheit
Gelegentlich (< 1:100)	**Olanzapin:** Leukopenie, Neutropenie Bradykardie, QT-Intervall-Verlängerung Lichtüberempfindlichkeit, Alopezie Harninkontinenz **Quetiapin:** Eosinophilie, Thrombozytopenie Hypersensibilität Krampfanfälle, Restless Legs Syndrom, Spätdyskinesie Dysphagie
Selten (< 1:1.000)	**Quetiapin:** Venöse Thromboembolien Gelbsucht Priapismus, Galactorrhö Malignes neuroleptisches Syndrom
Sehr selten (< 1:10.000)	**Quetiapin:** Anaphylaktische Reaktionen Diabetes Angioödeme, Stevens-Johnson-Syndrom

Ohne Häufigkeit	**Olanzapin:** Thrombozytopenie Allerg. Reaktion Entwicklung o. Verschlechterung eines Diabetes Krampfanfälle, Dystonie, Tardive Dyskinesie Thromboembolien Pankreatitis Hepatits Rhabdomyolyse Schwierigkeiten beim Wasserlassen Priapismus **Quetiapin:** Neutropenie Senkung des Schilddrüsenhormonspiegels QT-Intervall-Verlängerung, ventrikuläre Arrhytmien, Herzstillstand, Torsade de pointes Arzneimittelentzugssyndrom bei Neugeborenen
Wechselwirkungen	
Arzneimittel	**Olanzapin:** CYP1A2-Induktoren (Carbamazepin) CYP1A2-Inhibitoren (Fluvoxamin) Aktivkohle Dopamin-Agonisten Alkohol, zentral dämpfende Arzneimittel AM, die QT-Intervall verlängern **Quetiapin:** Zentralwirksame AM o. Alkohol CYP3A4-Inhibitoren (z. B. Ketoconazol) Leberenzyminduzierende Substanzen wie Carbamazepin o. Phenytoin Thioridazin
Nahrungsmittel	Alkohol **Olanzapin**: Rauchen **Quetiapin:** Grapefruitsaft

OLANZAPIN

N05AH03 [Rp.] erstattungsfähig

Dosierung		
Erwachsene	Kinder	Säuglinge
• **Schizophrenie u. Phasenprophylaxe bei bipolaren Störungen:** • Initialdos.: 10 mg/d in 1 ED • Erhaltungsdos.: 5–20 mg/d in 1 ED • **Manische Episoden:** • Initialdos.: 15 mg/d in 1 ED bei Monotherapie, 10 mg/d in 1 ED bei Kombinationstherapie • Erhaltungsdos.: 5–20 mg/d in 1ED		

Anwendungshinweis

Einnahme unabhängig von den Mahlzeiten.

Schwangerschaft	Stillzeit
Strenge Indikationsstellung → Besser erprobte Alternativen: Risperidon, Quetiapin	Stillen akzeptabel → Genaue Beobachtung des Kindes

Präparate

Name	Wirkstärke	Anwendung	Details
Olanzapin AL Schmelztabl.	5 mg, 10 mg, 15 mg, 20 mg	oral (Tabletten)	nicht teilbar/k. A.
Olanzapin CT	2,5 mg, 5 mg, 7,5 mg, 10 mg, 15 mg, 20 mg	oral (Tabletten)	nicht teilbar/k. A., mörserbar
Olanzapin CT Schmelztabl.	5 mg, 7,5 mg, 10 mg, 15 mg, 20 mg	oral (Tabletten)	nicht teilbar/k. A.
Olanzapin Hennig	2,5 mg, 5 mg, 7,5 mg, 10 mg, 15 mg, 20 mg	oral (Tabletten)	nicht teilbar/k. A.
Olanzapin Hennig Schmelztabl.	5 mg, 10 mg, 15 mg, 20 mg	oral (Tabletten)	nicht teilbar/k. A.
Olanzapin Hexal®	2,5 mg, 7,5 mg	oral (Tabletten)	nicht teilbar/k. A., mörserbar

Name	Wirkstärke	Anwendung	Details
Olanzapin Hexal®	5 mg, 10 mg, 15 mg, 20 mg	oral (Tabletten)	teilbar, mörserbar
Olanzapin Hexal® Schmelztabl.	5 mg, 10 mg, 15 mg, 20 mg	oral (Tabletten)	nicht teilbar/k. A.
Olanzapin Hormosan Schmelztabl.	5 mg, 10 mg, 15 mg, 20 mg	oral (Tabletten)	nicht teilbar/k. A.
Olanzapin Mylan Schmelztabl.	5 mg, 10 mg, 15 mg, 20 mg	oral (Tabletten)	nicht teilbar/k. A.
Olanzapin ratiopharm	2,5 mg, 5 mg, 7,5 mg, 10 mg, 15 mg, 20 mg	oral (Tabletten)	nicht teilbar/k. A., mörserbar
Olanzapin ratiopharm Schmelztabl.	5 mg, 10 mg, 15 mg, 20 mg	oral (Tabletten)	nicht teilbar/k. A.
Olanzapin-1A	5 mg, 10 mg, 15 mg, 20 mg	oral (Tabletten)	teilbar
Olanzapin-1A	2,5 mg, 7,5 mg	oral (Tabletten)	nicht teilbar/k. A.
Olanzapin-1A Schmelztabl.	5 mg, 10 mg, 15 mg, 20 mg	oral (Tabletten)	nicht teilbar/k. A.
Olanzapin-neuraxpharm Schmelztabl.	5 mg, 10 mg, 15 mg, 20 mg	oral (Tabletten)	nicht teilbar/k. A.
Zalasta	2,5 mg, 5 mg, 7,5 mg, 10 mg, 15 mg, 20 mg	oral (Tabletten)	nicht teilbar/k. A.
Zalasta Schmelztabl.	5 mg, 7,5 mg, 10 mg, 15 mg, 20 mg	oral (Tabletten)	nicht teilbar/k. A.
Zyphadera Plv. und LM zur Herst. Injektionssusp.	210 mg, 300 mg, 405 mg	parenteral	
Zyprexa	2,5 mg, 5 mg, 7,5 mg, 10 mg, 15 mg, 20 mg	oral (Tabletten)	nicht teilbar/k. A.
Zyprexa Plv. zur Herst. Injektionslsg.	10 mg	parenteral	
Zyprexa Velotab Schmelztabl.	5 mg, 10 mg, 15 mg, 20 mg	oral (Tabletten)	nicht teilbar/k. A.

Besondere Hinweise	
Cave	Bei plötzlichem Absetzen Entzugssymptomatik.
Reaktionsverm.	Beeinträchtigung mögl.
Abhängigkeit	Keine Angaben.
Rechtl. Hinweis	Keine Angaben.

Zusatzempfehlungen
Keine Angaben.

QUETIAPIN

N05AH04 [Rp.] erstattungsfähig

Dosierung		
Erwachsene	Kinder	Säuglinge
• Schizophrenie, mäßige bis schwere manische Episoden bei bipolaren Störungen: Initialdos.: 50 mg/d in 2 ED, schrittweise Erhöhung um (50) 100 mg/d o. 300 mg/d ret. in 1 ED; Erhaltungsdos.: 300–450 mg/d in 2 ED, max. TD 750 mg in 2 ED o. 600 mg/d ret. in 1 ED • Schwere depressive Episoden bei bipolaren Störungen: Initialdos.: 50 mg/d in 1 ED, schrittweise Erhöhung um 50–100 mg/d; Erhaltungsdos.: 300 mg/d in 1 ED • Zusatztherapie bei depressiven Erkrkankungen: Initialdos.: 50 mg/d ret. in 1 ED, schrittweise Erhöhung; Erhaltungsdos.: 150–300 mg/d ret. in 1 ED • Rückfälle bei bipolaren Störungen: 300–800 mg/d in 2 ED o. in 1 ED ret. • Prävention gegen Rückfall bei stabilen Schizophreniearten: Initialdos.: 300 mg/d ret. in 1 ED; Erhaltungsdos.: 600 mg/d ret. in 1 ED		

Anwendungshinweis
Unretardierte Darreichungsform: Zu o. unabhängig von den Mahlzeiten in 2 ED Retardierte Darreichungsform: Einnahme 1 h vor Mahlzeit

Schwangerschaft	Stillzeit
Strenge Indikationsstellung	Bei Monotherapie unter Vorbehalt akzeptabel → Gute Beobachtung des Kindes.

N

Präparate			
Name	Wirkstärke	Anwendung	Details
Quetiapin STADA®	300 mg	oral (Tabletten)	teilbar, mörserbar
Quetiapin STADA®	25 mg, 200 mg	oral (Tabletten)	nicht teilbar/k. A., mörserbar
Quetiapin STADA®	100 mg	oral (Tabletten)	teilbar, mörserbar
Quetiapin-ratiopharm®	25 mg, 100 mg, 150 mg, 200 mg, 300 mg	oral (Tabletten)	nicht teilbar/k. A., mörserbar
Quetiapin-ratiopharm® retard	50 mg, 150 mg, 200 mg, 300 mg, 400 mg	oral (Tabletten)	nicht teilbar/k. A.

Name	Wirkstärke	Anwendung	Details
Seroquel	25 mg, 100 mg, 200 mg, 300 mg	oral (Tabletten)	nicht teilbar/k. A.
Seroquel Prolong retard	50 mg, 150 mg, 200 mg, 300 mg, 400 mg	oral (Tabletten)	nicht teilbar/k. A.

Besondere Hinweise	
Cave	• DALI • Auf Grapefruitsaft verzichten! • Erhöhtes Suizidalrisiko, v. a. zu Behandlungsbeginn!
Reaktionsverm.	Beeinträchtigung mögl.
Abhängigkeit	Keine Angaben.
Rechtl. Hinweis	Keine Angaben.

Zusatzempfehlungen
Keine Angaben.

NERVENSYSTEM

N05	PSYCHOLEPTIKA
N05A	ANTIPSYCHOTIKA
N05AN	Lithium

Wirkmechanismus

Wirkmechanismus weitgehend unbekannt, Wirkung auf zahlreiche Neurotransmitter (u. a. Steigerung des Dopamin-/Serotoninumsatzes und der Dopaminkonzentration), Ionenkanäle u. Second-Messenger-Systeme.

Indikation	Prophylaxe bipolarer affektiver Störungen u. Episoden einer Major Depression Behandlung der manischen Episode Behandlung bestimmter akuter Depressionen Anfallsweise auftretender o. chron. Cluster-Kopfschmerz
abs. Kontraind.	Nierenversagen Akuter Herzinfarkt Hyponatriämie
rel. Kontraind.	Nierenfunktionsstörungen Herz-Kreislauferkrankungen Schilddrüsenunterfunktion Morbus Addison Myasthenia gravis Myeloische Leukämie Psoriasis Kochsalzarme Diät, Störungen des Na-Haushaltes, Dehydratation Cerebrale Krampfleiden

UAW

Ohne Häufigkeit	Psoriaforme Ausschläge, Exazerbation präexistenter Dermatosen Muskelschwäche Initialtremor Zerebrale Krampfanfälle bei vorgeschädigtem ZNS GI-Störungen Durst Euthyreote Struma, Hypothyreose Polyurie Nierenschäden

Wechselwirkungen

Arzneimittel	Saluretika, NSAR, Methyldopa, Jodverbindungen, Acetazolamid, Xanthinpräparate, Neuroleptika, Substanzen, die den Serotoninstoffwechsel beeinflussen (z. B. MAO-Hemmer), Ca-Antagonisten, bestimmte Antiepileptika (z. B. Phenytoin), Tetracycline
Nahrungsmittel	Keine Angaben.

LITHIUM

N05AN01 [Rp.] erstattungsfähig

Dosierung		
Erwachsene	Kinder	Säuglinge
• Serumspiegel wird einschleichend auf 0,5 bis 1,2 mmol/l (1 mmol entspr. 6,94 mg) eingestellt. • ED à 6,1–18,3 mmol Lithium • TD 18,3–36,6 mmol Lithium in 2 ED o. als Einmalgabe vor dem Schlafengehen		

Anwendungshinweis
Einnahme zu fester Tageszeit Nicht im Liegen einnehmen!

Schwangerschaft	Stillzeit
Strenge Indikationsstellung! Sonographische Feindiagnostik u. fetale Echokardiographie nach Behandlung im 1. Trimenon. Nach der Geburt in den ersten Lebenstagen auf Symptome beim Kind achten u. Schilddrüsenunterfunktion ausschließen. Sorgfältige Schwangerenvorsorge u. engmaschige psychiatrische Kontrolle.	Strenge Nutzen-Risiko-Abwägung

Präparate			
Name	Wirkstärke	Anwendung	Details
Hypnorex® retard	400 mg entspr. 10,8 mmol	oral (Tabletten)	teilbar
Lithiofor Vifor	660 mg	oral (Tabletten)	teilbar
Quilonum® retard	450 mg entspr. 12,2 mmol	oral (Tabletten)	teilbar
Lithium Apogepha®	295 mg	oral (Tabletten)	teilbar

Besondere Hinweise	
Cave	• Sorgfältige klinische Überwachung u. regelmäßige Kontrolle des Li-Spiegels! • Gefahr der klinischen Verschlechterung u. Suizidgefahr bei einer Depression/bipolaren Störung! • Geringe therapeutische Breite → Auf Zeichen einer Intoxikation achten, z. B. Polyurie, Durchfall, Deyhdratation, neurologische Störungen, verschwommenes Sehen, Ataxie, Apathie!
Reaktionsverm.	Beeinträchtigung mögl.
Abhängigkeit	Keine Angaben.
Rechtl. Hinweis	Keine Angaben.

Zusatzempfehlungen
Keine Angaben.

NERVENSYSTEM

N05	PSYCHOLEPTIKA
N05B	ANXIOLYTIKA
N05BA	Benzodiazepin-Derivate

Wirkmechanismus	
Hemmende Funktion GABA-erger Neurone ↑	
Indikation	Symptomatische Kurzzeitbehandlung von Angst-, Spannungs- und Erregungszuständen sowie dadurch bedingter Schlafstörungen (Diazepam nur, wenn auch Sedierung am Tag gewünscht ist) Sedierung vor diagnostischen sowie vor u. nach operativen Eingriffen. Adjuvante kurzfristige Behandlung schwerer Angst- u. Erregungszustände (Lorazepam i. v.) Behandlung des Status epilepticus (Lorazepam i. v.) Zur Behandlung von Zuständen mit erhöhtem Muskeltonus (Diazepam)
abs. Kontraind.	Bekannte Überempfindlichkeit Medikamenten-, Drogen-, Alkoholabhängigkeit Kinder u. Jugendliche (Ausnahme: Prämedikation vor chirurgischen Eingriffen, Krampfanfälle, Status epilepticus) Akutes Engwinkelglaukom
rel. Kontraind.	Myasthenia gravis Spinale u. zerebrale Ataxie Akute Vergiftung mit Alkohol, Schlaf- o. Schmerzmitteln, Neuroleptika, Antidepressiva, Lithium Schwere Leberschäden (z. B. cholestatischer Ikterus) Schwere chron. respiratorische Insuffizienz (Hyperkapnie), insb. im Stadium akuter Verschlechterung Schlaf-Apnoe-Syndrom
UAW	
Sehr häufig (> 1:10)	Sedierung, Müdigkeit, Benommenheit Kopfschmerzen
Häufig (< 1:10)	Muskelschwäche, Mattigkeit Ataxie, Verwirrtheit, Depression, Schwindelgefühl Angioödem Angstzustände Erbrechen, Übelkeit, Oberbauchschmerzen Tachykardie
Gelegentlich (< 1:100)	Übelkeit Änderungen der Libido, Impotenz, verminderter Orgasmus

Ohne Häufigkeit	Diazepam: Überhangeffekte und Tagessedierung Überempfindlichkeitsreaktionen, SIADH, Hypothermie Hypotonie, leichter Blutdruckabfall Thrombopenie, Agranulozytose, Panzytopenie Krampfanfälle/Krämpfe, Amnesie, Enthemmung, Euphorie, Koma Suizid, Suizidversuch Paradoxe Reaktionen wie z. B. Angst, Erregungszustände, Aufgeregtheit, aggressives Verhalten (Feindseligkeit, Aggression, Wut), Schlafstörungen Atemdepression (Ausmaß dosisabhängig) Physische/psychische Abhängigkeit Undeutliches Sprechen (Artikulationsstörungen)
Wechselwirkungen	
Arzneimittel	CAVE bei Dauerbehandlung mit anderen Arzneimitteln: Art und Umfang von Wechselwirkungen sind z. T. nicht sicher vorhersehbar Zentralwirksame Pharmaka u. Alkohol Muskelrelaxanzien u. Analgetika Clozapin Valproinsäure Probenecid CYP3A4- o. CYP2C19-Inhibitoren wie Cimetidin, Omeprazol, Disulfiram, Ketoconazol, Fluvoxamin und Fluoxetin Phenobarbital u. Phenytoin Diazepam: Aufhebung der beruhigenden Wirkung durch Theophyllin, Hemmung der Wirkung von Levodopa; Ausscheidung bei Rauchern beschleunigt
Nahrungsmittel	Diazepam: Grapefruitsaft

DIAZEPAM

N05BA01 [Rp.] erstattungsfähig

Dosierung

Erwachsene	Kinder	Säuglinge
• Spannungs-, Erregungs-, Angstzustände: 5–20 mg/d p. o./rect. in 1–2 ED; ältere Pat initial 2,5 mg/d • Erhöhter Muskeltonus: p. o./rect. initial 10–20 mg/d in 2–4 ED, Erhaltungsdosis: 1–2 × tgl. 5 mg • Prämedikation vor OP: 10–20 mg p. o./rect./i. m. am Vorabend • Postop.: 5–10 mg, ggf. Wdh.		

Anwendungshinweis

Tagsüber unabhängig von den Mahlzeiten mit etwas Flüssigkeit
Zur Nacht ca. ½ h vor dem Schlafengehen, nicht auf vollen Magen

Schwangerschaft	Stillzeit
Strenge Indikationsstellung, hoher Erfahrungsumfang 1. Trimenon: Teratogene Effekte nicht bestätigt. 2. und 3. Trimenon/perinatal: Schwerwiegende Symptome beim Neugeborenen möglich: Postpartale Atemdepression, Anpassungsstörungen, wochenlang anhaltendes „Floppy-Infant-Syndrom" → Bei strenger Indikationsstellung kurzzeitiger Einsatz zur Sedierung u. Muskelrelaxation; besonders kritische Prüfung um den Geburtstermin wg. Wehenhemmung.	KI, allerdings unter Monotherapie bzw. moderater Dosierung bei guter Beobachtung des Kindes akzeptabel.

Präparate

Name	Wirkstärke	Anwendung	Details
Diazepam Desitin rectal tube	5 mg, 10 mg	rektal	
Diazepam-ratiopharm Injekt	10 mg/2 ml	parenteral	Lösung
Diazepam-ratiopharm Tropfen	10 mg/ml (=20 Tr.)	oral (Säfte)	
Faustan	5 mg	oral (Tabletten)	teilbar, mörserbar
Faustan Injekt	10 mg/2 ml	parenteral	Lösung
Faustan Supp.	10 mg	rektal	Suppositorien
Valiquid 0,3 Tropfen	10 mg/ml (=30 Tr.)	oral (Säfte)	
Valium	10 mg	oral (Tabletten)	teilbar

Besondere Hinweise

Cave	Toleranzentwicklung.
Reaktionsverm.	Beeinträchtigung, v. a. in den ersten Behandlungstagen. Nur als Schlafmittel einnehmen, wenn Benzodiazepinwirkungen am Tag erwünscht.
Abhängigkeit	Physisch u. psychisch mögl.
Rechtl. Hinweis	BtM, ausgenommen in Zubereitungen, die ohne einen weiteren Stoff der Anlagen I bis III bis zu 1 vom Hundert als Sirup oder Tropflösung, jedoch nicht mehr als 250 mg je Packungseinheit, oder je abgeteilte Form bis zu 10 mg Diazepam enthalten.

Zusatzempfehlungen

Keine Angaben.

N

LORAZEPAM

N05BA06 [Rp.] erstattungsfähig

Dosierung

Erwachsene	Kinder	Säuglinge
• Spannungs-, Erregungs- u. Angstzustände: 0,5–2,5 mg/d in 2–3 ED, bis 7,5 mg (bei stationärer Behandlung) • Schlafstörungen: 0,5–2,5 mg/d in 1 ED ca. ½ h vor dem Schlafengehen • Prämedikation vor OP: 1–2,5 mg am Vorabend u./o. 2–4 mg 1–2 h vor OP		

Anwendungshinweis

Dosis grundsätzlich individuell anpassen.

Schwangerschaft	Stillzeit
Strenge Indikationsstellung 2. und 3. Trimenon/perinatal: s. Diazepam	Stillen unter Monotherapie bzw. moderater Dosierung bei guter Beobachtung des Kindes akzeptabel.

Präparate

Name	Wirkstärke	Anwendung	Details
Tavor	0,5 mg, 1 mg, 2,5 mg	oral (Tabletten)	nicht teilbar/k. A.
Tavor Expidet	1 mg, 2,5 mg	oral (Tabletten)	nicht teilbar/k. A.
Tavor Tabs	2 mg	oral (Tabletten)	teilbar
Tavor pro injectione	2 mg	parenteral	Lösung
Tolid	1 mg, 2,5 mg	oral (Tabletten)	nicht teilbar/k. A.

Besondere Hinweise

Cave	Toleranzentwicklung.
Reaktionsverm.	Beeinträchtigung, v. a. in d. ersten Behandlungstagen.
Abhängigkeit	Physisch u. psychisch mögl.
Rechtl. Hinweis	BtM, ausgenommenene Zubereitung, bis zu 2,5 mg Lorazepam je abgeteilte Form ohne einen weiteren Stoff der Anlagen I bis III.

Zusatzempfehlungen

Keine Angaben.

NERVENSYSTEM

N05	PSYCHOLEPTIKA
N05C	HYPNOTIKA UND SEDATIVA
N05CD	Benzodiazepin-Derivate

Wirkmechanismus	
Wirkung des inhibitorischen Neurotransmitters GABA (γ-Aminobuttersäure) ↑ über allosterischen Angriff an α-Untereinheit des GABAA-Rezeptors → Hyperpolarisation → neuronale Erregbarkeit → tranquillisierend, schlafanstoßend, antikonvulsiv und muskelrelaxierend.	
Indikation	Lormetazepam: Kurzzeitbehandlung von Schlafstörungen, Prämedikation vor OPs Sonstige je nach Substanz: Zustände mit erhöhtem Muskeltonus, akuten und chron. Spannungs-, Erregungs- und Angstzuständen
abs. Kontraind.	Alkohol-, Medikamenten-, Drogenabhängigkeit (auch in der Anamnese), Überempfindlichkeit, akute Vergiftungen mit Alkohol, Schlafmitteln, Schmerzmitteln oder Psychopharmaka, Myasthenia gravis, schwere respiratorische Insuffizienz (z. B. COPD), Schlafapnoe-Syndrom
rel. Kontraind.	Kinder und Jugendliche (zwingende Indikation), Ältere, eingeschränkte Leber- und Nierenfunktion, Schock
Wechselwirkungen	
Arzneimittel	Zentralwirksame Pharmaka, Muskelrelaxanzien, Analgetika u. Lachgas
Nahrungsmittel	Alkohol

LORMETAZEPAM

N05CD06 [Rp.] erstattungsfähig

Dosierung

Erwachsene	Kinder	Säuglinge
• Ein- u. Durchschlafstörungen: 1 ED à 1–2 mg kurz vor dem Schlafengehen; ältere Pat. 1 ED à 0,5 mg • Anästhesiologie: 1 ED à 2 mg am Vorabend der OP, am OP-Tag bis zu 1 h vor dem Eingriff 1 weitere ED à 2 mg	• Anästhesiologie: Am Tag des Eingriffs bis zu 1 h vor Eingriff 1 ED à max. 1 mg	

Anwendungshinweis

Nach längerer Anwendungsdauer (> 1 Wo.) Dosis beim Absetzen schrittweise reduzieren (mögl. Absetzungsphänomen beachten!)

Schwangerschaft	Stillzeit
Strenge Indikationsstellung, nur kurzzeitig Anw.	Kurzzeitige Anw. bei zwingender Indikation unter guter Beobachtung des Kindes mögl.

Präparate

Name	Wirkstärke	Anwendung	Details
Ergocalm Tabs	1 mg, 2 mg	oral (Tabletten)	nicht teilbar/k. A.
Loretam Weichkapseln	1 mg, 2 mg	oral (Kapseln)	
Noctamid	1 mg, 2 mg	oral (Tabletten)	teilbar

Besondere Hinweise

Cave	Toleranzentwicklung.
Reaktionsverm.	Herabgesetzt, v. a. in den ersten Behandlungstagen.
Abhängigkeit	Physisch und psychisch mögl.
Rechtl. Hinweis	BtM, ausgenommene Zubereitung, bis zu 2 mg Lormetazepam je abgeteilte Form ohne einen weiteren Stoff der Anlagen I bis III.

Zusatzempfehlungen

Keine Angaben.

N05 PSYCHOLEPTIKA

N05C HYPNOTIKA UND SEDATIVA

N05CF Benzodiazepin-verwandte Mittel

Wirkmechanismus	
Spezifische Agonisten, Wirkung am zentralen $GABA_A$ -Rez. → Modulation von Chloridionenkanälen → Schwach sedierende, muskelrelaxierende und antikonvulsive Wirkung	
Indikation	Kurzzeitbehandlung von Schlafstörungen
abs. Kontraind.	Überempfindlichkeit gegen den Wirkstoff Myasthenia gravis Schwere Ateminsuffizienz Schlafapnoe-Syndrom Schwere Leberinsuffizienz Kinder und Jugendliche < 18 J.
rel. Kontraind.	Schwangerschaft Alkohol-, Arzneimittel- o. Drogenabhängigkeit in der Anamnese Ältere u. geschwächte Patienten Chron. Ateminsuffizienz Eingeschränkte Leberfunktion Primäre Behandlung von Psychosen Monotherapie von Depressionen o. Angstzuständen, die von Depressionen begleitet sind
UAW	
Häufig (< 1:10)	Benommenheit am Folgetag, gedämpfte Emotionen, verminderte Aufmerksamkeit, Verwirrtheit, Müdigkeit, Kopfschmerzen, Doppeltsehen, Schwindel, Ataxie, Muskelschwäche, bittere Geschmacksempfindung (Zopiclon)
Gelegentlich (< 1:100)	Ruhelosigkeit, Aufgeregtheit, Reizbarkeit, Aggressivität, Wahnvorstellungen, Wutanfälle, Albträume, Halluzinationen, Psychosen, Schlafwandeln, Verhaltensstörungen, Gedächtnisstörungen, gastrointestinale Beschwerden, Hautreaktionen
Selten (< 1:1.000)	Nachlassende Libido
Sehr selten (< 1:10.000)	Anaphylaktische/anaphylaktoide Reaktionen

Wechselwirkungen	
Arzneimittel	Zentraldämpfende AM (Neuroleptika, Antidepressiva, Hypnotika, Anxiolytika/Sedativa, Narkoanalgetika, Antiepileptika, Narkotika, sedative Antihistaminika) Muskelrelaxantien CYP3A4-Inhibitoren (z. B. Cimetidin, Makrolid-Antibiotika, Azol-Antimykotika) CYP3A4-Induktoren (z. B. Rifampicin, Carbamazepin, Phenytoin, Phenobarbital)
Nahrungsmittel	Alkohol Grapefruitsaft (CYP3A4-Inhibitor)

ZOPICLON

N05CF01 [Rp.] erstattungsfähig

Dosierung

Erwachsene	Kinder	Säuglinge
• 7,5 mg/d in 1 ED • Ältere oder geschwächte Patienten, Patienten mit Leberfunktionsstörungen oder chron. Ateminsuffizienz: • 3,75 mg/d in 1 ED		

Anwendungshinweis

Abends unmittelbar vor dem Schlafengehen.
Anwendungsdauer sollte 2 (bis 4) Wochen nicht übersteigen. Ausschleichen.

Schwangerschaft	Stillzeit
Strengste Nutzen-Risiko-Abwägung. 1. Trimenon: Kein Hinweis auf teratogene Effekte. 2.–3. Trimenon: Anpassungsstörungen beim Neugeborenen nicht auszuschließen, wenn gegen Ende der Schwangerschaft behandelt wurde. Alternativ: Diphenhydramin, falls nicht ausreichend, bei Zopiclon bleiben.	Unzureichende Studienlage: Keine Hinweise auf Symptome beim gestillten Kind. Unter Monotherapie Stillen bei guter Beobachtung akzeptabel.

Präparate

Name	Wirkstärke	Anwendung	Details
Ximovan	7,5 mg	oral (Tabletten)	teilbar, mörserbar
espa-dorm	7,5 mg	oral (Tabletten)	teilbar, mörserbar
Somnosan	7,5 mg	oral (Tabletten)	teilbar, mörserbar
Zopiclon Hexal	7,5 mg	oral (Tabletten)	teilbar, mörserbar
Zopiclon AL	7,5 mg	oral (Tabletten)	teilbar, mörserbar
Zopiclon-neuraxpharm	7,5 mg	oral (Tabletten)	teilbar, mörserbar
Zopiclon-ratiopharm	7,5 mg	oral (Tabletten)	teilbar, mörserbar
Zopiclon-ratiopharm	3,75 mg	oral (Tabletten)	nicht teilbar/k. A., mörserbar
Zopiclon-neuraxpharm	3,75 mg	oral (Tabletten)	nicht teilbar/k. A., mörserbar
Zopiclon CT	3,75 mg	oral (Tabletten)	nicht teilbar/k. A., mörserbar

Besondere Hinweise	
Cave	• Muskelrelaxierende Wirkung: Sturzgefahr, insb. bei älteren Pat. • Rebound-Phänomene geringer bei schrittweiser Dosisreduktion. • Auf ausreichende Schlafdauer (> 7–8 h) achten → Risiko anterograder Amnesie u. eingeschränktem Reaktionsvermögen sinkt.
Reaktionsverm.	Beeinträchtigtigung mögl., evtl. auch Hangover, insb. bei Schafdauer < 7–8 h.
Abhängigkeit	Suchtpotential < Benzodiazepine, aber phys. u. psych. Abhängigkeit möglich. Dosiserhöhung u. Anw.dauer verlängert → Risikoerhöhung. Alkohol-, Arzneimittel- o. Drogenmissbrauch in der Anamnese → Risikoerhöhung.
Rechtl. Hinweis	Keine Angaben.

Zusatzempfehlungen

Alternativ: Pfanzl. Sedativa (Baldiparan, Kytta Sedativum, Sedariston), L-Tryptophan.
Bei dauerhaften Schlafbeschw.: Sedierende Antidepressiva.

ZOLPIDEM

N05CF02 [Rp.] erstattungsfähig

Dosierung		
Erwachsene	Kinder	Säuglinge
• 10 mg/d in 1 ED Ältere oder geschwächte Patienten, Patienten mit Leberfunktionsstörungen oder chron. Ateminsuffizienz: 5 mg/d in 1 ED		

Anwendungshinweis
Abends unmittelbar vor dem Schlafengehen Anwendungsdauer sollte 2 (bis 4) Wochen nicht übersteigen. Ausschleichen.

Schwangerschaft	**Stillzeit**
Strengste Nutzen-Risiko-Abwägung 1. Trimenon: Bislang kein Hinweis auf teratogene Effekte aber unzureichende Datenlage. 2.-3. Trimenon: Anpassungsstörungen nach der Geburt nicht auszuschließen. Alternativ: Diphenhydramin, ansonsten Zopiclon (bessere Datenlage)	KI

Präparate

Name	Wirkstärke	Anwendung	Details
Bikalm	10 mg	oral (Tabletten)	teilbar, mörserbar
Stilnox	10 mg	oral (Tabletten)	teilbar, mörserbar
Zolpidem Al	5 mg	oral (Tabletten)	nicht teilbar/k. A., mörserbar
Zolpidem Hexal	10 mg	oral (Tabletten)	teilbar, mörserbar
Zolpidem-CT	5 mg	oral (Tabletten)	nicht teilbar/k. A., mörserbar
Zolpidem-neuraxpharm	10 mg	oral (Tabletten)	teilbar, mörserbar
Zolpidem-neuraxpharm	5 mg	oral (Tabletten)	nicht teilbar/k. A., mörserbar
Zolpidem-ratiopharm	10 mg	oral (Tabletten)	teilbar, mörserbar
Zolpidem-ratiopharm	5 mg	oral (Tabletten)	nicht teilbar/k. A., mörserbar
Zolpinox	10 mg	oral (Tabletten)	teilbar, mörserbar

Besondere Hinweise	
Cave	• Muskelrelaxierende Wirkung: Sturzgefahr, insb. bei älteren Pat. • Rebound-Phänomene geringer bei schrittweiser Dosisreduktion. • Auf ausreichende Schlafdauer (> 7–8 h) achten → Risiko anterograder Amnesie u. eingeschränktem Reaktionsvermögen sinkt.
Reaktionsverm.	Beeinträchtigung, evtl. auch Hangover, insb. bei Schafdauer < 7–8 h.
Abhängigkeit	Suchtpotential < Benzodiazepine, aber phys. und psych. Abhängigkeit möglich. Dosissteigerung und Anw.dauer verlängert → Risikoerhöhung Alkohol-, Arzneimittel- oder Drogenmissbrauch in der Anamnese → Risiko steigt.
Rechtl. Hinweis	BtM, ausgenommen in Zubereitungen zur oralen Anwendung, die ohne einen weiteren Stoff der Anlagen I bis III je abgeteilte Form bis zu 8,5 mg Zolpi-dem, berechnet als Base, enthalten.

Zusatzempfehlungen
Alternativ: Pflanzl. Sedativa (Baldiparan, Kytta Sedativum, Sedariston), L-Tryptophan Bei dauerhaften Schlafbeschw.: Sedierende Antidepressiva

N05	PSYCHOLEPTIKA
N05C	HYPNOTIKA UND SEDATIVA
N05CM	Andere Hypnotika und Sedativa

Wirkmechanismus	
Blockade zentraler Histaminrezeptoren (Antihistaminika)	
Indikation	Kurzzeitbehandlung von Schlafstörungen
abs. Kontraind.	Akuter Asthma-Anfall Engwinkelglaukom, Phäochromozytom Prostatahypertrophie mit Restharnbildung Akute Vergiftung durch Alkohol, Schlaf- o. Schmerzmittel sowie Psychopharmaka (Neuroleptika, Tranquilizer, Antidepressiva, Lithium) Epilepsie Gleichzeitige Anw. mit MAO-Hemmern u. Alkohol Diphenhydramin: QT-Syndrom o. andere klinisch signifikante kardiale Störungen, Einnahme von QT-Intervall verlängernden Stoffen
rel. Kontraind.	Eingeschränkte Leberfunktion Chron. obstruktive Lungenerkrankung o. Asthma bronchiale Alkohol-, Arzneimittel- o. Drogenabhängigkeit (erhöhtes Risiko einer Abhängigkeit) Eingeschränkte Nierenfunktion (ggf. Dosisreduktion) Ältere o. geschwächte Patienten (ggf. Dosisreduktion) Doxylamin: Kardiale Vorschädigung u. Hypertonie, Gastroösophagealer Reflux
UAW	
Sehr selten (< 1:10.000)	Lebensbedrohlicher paralytischer Ileus

Ohne Häufigkeit	Allergische Hautreaktionen, Photosensibilität Muskelschwäche Anticholinerge Effekte wie Mundtrockenheit, Obstipation, gastroösophagealer Reflux, Sehstörungen, Miktionsstörungen Somnolenz, Benommenheit, Konzentrationsstörungen während des Folgetages, insb. nach unzureichender Schlafdauer Schwindel, Kopfschmerzen Paradoxe Reaktionen (Ruhelosigkeit, Nervosität, Erregung, Angstzustände, Zittern, Schlafstörungen) Entwicklung von physischer u. psychischer Abhängigkeit Vorübergehende Schlafstörungen (durch plötzliches Absetzen) Erhöhung des Augeninnendruckes Magen-Darm-Beschwerden (Übelkeit, Erbrechen, Diarrhö) Cholestatischer Ikterus Herz: EKG-Veränderungen Überempfindlichkeitsreaktionen Sonstiges: Verlust an Wirksamkeit (Toleranz) nach wiederholter Einnahme
Wechselwirkungen	
Arzneimittel	Zentral dämpfende Arzneimittel (Narkotika, Anxiolytika/Sedativa, Hypnotika, opioidhaltige Analgetika, Antidepressiva, Antiepileptika) Anticholinerge Arzneimittel wie Atropin, Biperiden, trizyklische Antidepressiva o. MAO-Hemmer Antihypertensiva mit zentralnervöser Wirkkomponente (Guanabenz, Clonidin, Alpha-Methyldopa) Arzneimittel, die das QT-Intervall verlängern (z. B. Antiarrhythmika Klasse IA od. III, Antibiotika, Malariamittel, Antihistaminika, Neuroleptika) o. zu einer Hypokaliämie führen (z. B. bestimmte Diuretika)
Nahrungsmittel	Alkohol

DIPHENHYDRAMIN

N05CM20 [Apf.] nicht erstattungsfähig

Dosierung		
Erwachsene	Kinder	Säuglinge
• ED à 25–50 mg		

Anwendungshinweis
Einnahme 30 Min. vor dem Schlafengehen Behandlungsdauer max. 2 Wochen

Schwangerschaft	Stillzeit
1. und 2. Trimenon: Anwendung mögl. Nicht zusammen mit Benzodiazepinen o. anderen sedierenden Arzneistoffen.	Geht in die Muttermilch über. Einzelgaben mögl., Daueranwendung: Sedierung des gestillten Säuglings mögl.

Präparate			
Name	Wirkstärke	Anwendung	Details
Betadorm D	50 mg	oral (Tabletten)	nicht teilbar/k. A.
Dolestan	25 mg	oral (Tabletten)	teilbar
Dolestan forte	50 mg	oral (Tabletten)	teilbar
Moradorm	50 mg	oral (Tabletten)	teilbar
Vivinox Sleep	50 mg	oral (Tabletten)	teilbar
Vivinox Sleep Dragees	25 mg	oral (Tabletten)	nicht teilbar/k. A.

Besondere Hinweise	
Cave	• Falsch negative Ergebnisse bei Allergietests • Toleranzentwicklung
Reaktionsverm.	Beeinträchtigung mögl.
Abhängigkeit	Bei Daueranwendung: physiche u. psychische Abhängigkeit.
Rechtl. Hinweis	Keine Angaben.

Zusatzempfehlungen
Keine Angaben.

DOXYLAMIN

N05CM21 [Apf.] nicht erstattungsfähig

Dosierung

Erwachsene	Kinder	Säuglinge
• ED à 25–50 mg		

Anwendungshinweis

Einnahme 30 Min. vor dem Schlafengehen.
Behandlungsdauer max. 2 Wochen.

Schwangerschaft	Stillzeit
Anw. mögl., Mittel d. Wahl bei Schwangerschaftserbrechen Auch zur kurzfristigen Therapie von Schlafstörungen	Geht in Muttermilch über. Einzelgaben möglich, Daueranwendung: Sedierung des gestillten Säuglings möglich.

Präparate

Name	Wirkstärke	Anwendung	Details
Gittalun Trinktabletten	25 mg	oral (Tabletten)	teilbar
Hoggar Night	25 mg	oral (Tabletten)	nicht teilbar/k. A., mörserbar
Schlaftabs ratiopharm	25 mg	oral (Tabletten)	teilbar, mörserbar
Sedaplus	25 mg	oral (Tabletten)	nicht teilbar/k. A.
Sedaplus Saft	25 mg/10 ml	oral (Säfte)	
Valcordin-Doxylamin	25 mg/10 ml	oral (Säfte)	

Besondere Hinweise

Cave	• Falsch negative Ergebnisse bei Allergietests • Toleranzentwicklung
Reaktionsverm.	Beeinträchtigung mögl.
Abhängigkeit	Bei Daueranwendung: physiche und psychische Abhängigkeit.
Rechtl. Hinweis	Keine Angaben.

Zusatzempfehlungen

Keine Angaben.

N06	PSYCHOANALEPTIKA
N06A	ANTIDEPRESSIVA
N06AA	Nichtselektive Monoamin-Wiederaufnahmehemmer

Wirkmechanismus

Amitriptylin:
Nichtselektive Hemmung der Monoamin-Rückaufnahme aus dem synaptischen Spalt in die Präsynapse → Neurotransmitterkonzentration im synaptischen Spalt ↑ (vor allem Serotonin u. Noradrenalin)
Trimipramin:
Keine relevante Monoaminrückaufnahmehemmung aus dem synaptischen Spalt
Antagonismus am Histamin-H_1-Rrezeptor (Sedierung, zentralnervöse Dämpfung), Blockade von mAChR
Ausgeprägter α_1-Antagonismus
Blockade postsynaptischer D_2-Rezeptoren sowie präsynaptischer Autorezeptoren → „atypisches Antidepressivum"

Indikation	**Amitriptylin:** Depressive Erkrankungen Langfristige Schmerzbehandlung im Rahmen eines therapeutischen Gesamtkonzepts **Trimipramin:** Depressive Erkrankungen
abs. Kontraind.	Akute Alkohol-, Schlafmittel-, Schmerzmittel- u. Psychopharmakavergiftungen Harnretention (Akute) Delirien Unbehandeltes Engwinkelglaukom Prostatahyperplasie mit Restharnbildung Pylorusstenose Paralytischer Ileus Gleichzeitige Anw. mit irreversiblen MAO-Hemmern (mindestens 14 Tage vor Beginn der Behandlung absetzen) **Amitriptylin zusätzlich:** Alkoholgenuss Hypokaliämie, Bradykardie Angeborenes langes QT-Syndrom o. andere klinisch signifikante kardiale Störung Gleichzeitige Behandlung mit QT-verlängernden o. Hypokaliämie hervorrufenden AM

rel. Kontraind.	Suizidgefährdete Pat. (v. a. bei Behandlungsbeginn engmaschig überwachen) Prostatahyperplasie ohne Restharnbildung Schwere Leber- o. Nierenschäden Erhöhte Krampfbereitschaft Störungen der Blutbildung Kinder u. Jugendliche < 18 J. **Amitriptylin zusätzlich:** Ältere o. geschwächte Patienten Hirnorganische Veränderungen, Kreislauf- u. Atmungsschwäche Eingeschränkte Nieren- o. Leberfunktion Schilddrüsenüberfunktion, Behandlung mit Schilddrüsen-Präparaten Pat. mit paranoider Symptomatik Diabetiker Kardiale Erregungsleitungsstörungen **Trimipramin zusätzlich:** Hypokaliämie Bradykardie Angeborenes langes QT-Syndrom o. andere klinisch signifikante kardiale Störung (insb. KHK, Erregungsleitungsstörungen, Arrhythmien) Gleichzeitige Behandlung mit QT-verlängernden o. Hypokaliämie hervorrufenden AM Ältere Pat. mit erhöhter Empfindlichkeit gegenüber orthostatischer Hypotonie u. gegenüber Sedativa bzw. mit chron. Verstopfung (Gefahr eines paralytischen Ileus)
UAW	
Sehr häufig (> 1:10)	Insbesondere zu Therapiebeginn: Schwitzen Müdigkeit, Benommenheit, Schwindel, Tremor Akkommodationsstörungen Mundtrockenheit, Obstipation Passageres Ansteigen der Leberenzymaktivität Gewichtszunahme Hypotonie, orthostatische Dysregulation, Tachykardie **Amitriptylin zusätzlich:** Aggression, Sprachstörungen, Herzrhythmusstörungen, verstopfte Nase **Trimipramin zusätzlich:** Kopfschmerzen, Verdauungsstörungen, Übelkeit

Häufig (< 1:10)	Hautausschläge Innere Unruhe, Durstgefühl, erhöhtes Risiko für das Auftreten von deliranten Syndromen bei älteren Pat. Miktionsstörungen, Libidoverlust bzw. Impotenz **Trimipramin zusätzlich:** Schlafstörungen
Gelegentlich (< 1:100)	Allergische Reaktionen der Haut Kollapszustände Paralytischer Ileus Bestehende Herzinsuffizienz evtl. verstärkt Harnsperre **Trimipramin zusätzlich:** Blutbildveränderungen Galaktorrhoe SIADH Leberfunktionsstörungen Ikterus Haarausfall Tinnitus Hypoglykämie Parästhesien
Sehr selten (< 1:10.000)	Polyneuropathien Verlängerung des QT-Intervalls, sehr selten Torsade de pointes **Trimipramin zusätzlich:** Agranulozytose Cerebrale Krampfanfälle Motorische Störungen Glaukomanfälle
Ohne Häufigkeit	Suizidale Gedanken, suizidales Verhalten Absetzsymptome **Amitriptylin zusätzlich:** Risiko für Knochenbrüche ↑ Photosensibilisierung, Alopezie

Wechselwirkungen	
Arzneimittel	Zentraldämpfende Arzneimittel Arzneimittel mit anticholinerger Wirkung (Phenothiazine, Antiparkinson-Mittel, Antihistaminika, Atropin) Sympathomimetische Amine (z. B. vasokonstriktierende Zusätze bei Lokalanästhetika) Irreversible MAO-Hemmer SSRI (Paroxetin, Fluoxetin, Fluvoxamin - gleichzeitige o. vorausgegangene Anw.), Methylphenidat, Neuroleptika, Alprazolam, Disulfiram und Cimetidin Antihypertensiva vom Typ des Guanethidins bzw. Clonidins QT-Intervall verlängernde Arzneimittel Arzneimittel, die zu einer Hypokaliämie führen können Arzneimittel, die den hepatischen Abbau von TCA hemmen können (z. B. MAO-Hemmer, Imidazol-Antimykotika) Dosisanpassung von Antiepileptika **Amitriptylin zusätzlich:** Cumarin-Derivate (z. B. Phenprocoumon) Johanniskraut → Amitriptylinkonzentration im Blut verringert u. dadurch Wirkungsabschwächung **Trimipramin zusätzlich:** Barbiturate u. Phenytoin → Trimipraminelimination ↑ Carbamazepin → Trimipraminplasmakonz. ↓ wegen verstärktem Metabolismus
Nahrungsmittel	Alkohol (Wirkverstärkung) Schwarzer Tee (Gerbsäuren) → Aufnahme ↓

OPIPRAMOL

N06AA05 [Rp.] erstattungsfähig

Dosierung

Erwachsene	Kinder	Säuglinge
• 200 mg in 3 ED: 50 mg – 50 mg – 100 mg, • ggf. Dosisanpassung auf 150 mg/d; max. 300 mg/d	• >6 J.: 3 mg/kg KG/d, entspr. 50–100 mg (Rahmenrichtlinie)	

Anwendungshinweis

Tbl. unzerkaut zu o. nach den Mahlzeiten einnehmen.
Mind. 2 Wo. bis Wirkungseintritt (allmähliche Besserung).
Durchschn. Behandlungsdauer: 1–2 Mo.

Schwangerschaft	Stillzeit
Strenge Indikationsstellung, insbes. im 1. Trimenon Geringer Erfahrungsumfang; Kann in der Schwangerschaft verordnet werden, wenn besser erprobte Antidepressiva nicht ausreichend wirken. Kein Therapiewechsel bei stabil eingestellter Patientin. Besser erprobte Alternativen: TCA: Amitriptylin, Desipramin, Imipramin o. Nortriptylin SSRi: Citalopram o. Sertralin	Auffälligkeiten bei gestillten Kindern bisher nicht beobachtet Unter guter Beobachtung des Kindes ist Stillen akzeptabel

Präparate

Name	Wirkstärke	Anwendung	Details
Insidon	100 mg	oral (Tabletten)	teilbar, mörserbar
Insidon Dragees	50 mg	oral (Tabletten)	nicht teilbar/k. A., mörserbar
Insidon Tropfen	100 mg/ml (=24 Tr.)	oral (Säfte)	
Opipram	50 mg, 100 mg	oral (Tabletten)	teilbar
Opipramol-neuraxpharm	50 mg, 100 mg, 150 mg	oral (Tabletten)	teilbar, mörserbar

Besondere Hinweise	
Cave	Zentraldämpfend → Cave bei gleichzeitiger Einnahme anderer zentraldämpfender AM.
Reaktionsverm.	Beeinträchtigung, verstärkt im Zusammenwirken mit Alkohol.
Abhängigkeit	Keine Angaben.
Rechtl. Hinweis	Keine Angaben.

Zusatzempfehlungen
Keine Angaben.

TRIMIPRAMIN

N06AA06 [Rp.] erstattungsfähig

Dosierung

Erwachsene	Kinder	Säuglinge
• Initialdos.: 25–50 mg/d, ggf. anschl. langsame Dosissteigerung • Erhaltungsdos.: 100–150 mg/d, max. 300–400 mg/d		

Anwendungshinweis

Wirksame Dosis wird schrittweise erreicht.
Einnahme in mehreren ED o. 1 ED am Abend.
Unzerkaut mit Flüssigkeit während o. nach Mahlzeiten einnehmen.
Tr. mit Wasser während o. nach den Mahlzeiten einnehmen.
Bis zur Besserung der Symptomatik ca. 4–6Wo.

Schwangerschaft	Stillzeit
Wenig Erfahrung. Verordnung möglich, wenn besser erprobte Antidepressiva nicht ausreichend wirken. Besser untersucht: TCA: Amitriptylin, Desipramin, Imipramin, Nortriptylin; SSRI: Citalopram, Sertralin; diese eher einsetzen	Unzureichende Daten. Verordnung möglich, wenn besser dokumentierte Antidepressiva nicht infrage kommen. Stillen bei guter Beobachtung des Kindes unter Vorbehalt akzeptabel.

Präparate

Name	Wirkstärke	Anwendung	Details
Herphonal	25 mg, 100 mg	oral (Tabletten)	teilbar, mörserbar
Herphonal Tropfen	40 mg/ml	oral (Säfte)	
Stangyl Tabs	25 mg, 100 mg	oral (Tabletten)	teilbar, mörserbar
Stangyl Tropfen	40 mg/40 Tropfen	oral (Säfte)	
Trimipramin-neuraxpharm	25 mg, 75 mg, 50 mg, 100 mg	oral (Tabletten)	teilbar, mörserbar
Trimipramin-neuraxpharm Lsg	40 mg/40 Tropfen	oral (Säfte)	
Trimipramin-ratiopharm	25 mg	oral (Tabletten)	nicht teilbar/k. A.

Name	Wirkstärke	Anwendung	Details
Trimipramin-ratiopharm	100 mg	oral (Tabletten)	teilbar

Besondere Hinweise	
Cave	• DANI, DALI • Tr. enthalten Alkohol • Relativ schnelles Einsetzen des schlafanstoßenden Effekts, antidepressive Wirkung i. d. R. erst nach 1–3 Wo.
Reaktionsverm.	Beeinträchtigung, verstärkt im Zusammenwirken mit Alkohol.
Abhängigkeit	Keine Angaben.
Rechtl. Hinweis	Keine Angaben.

Zusatzempfehlungen
Keine Angaben.

AMITRIPTYLIN

N06AA09 [Rp.] erstattungsfähig

Dosierung

Erwachsene	Kinder	Säuglinge
• Depressive Erkrankungen (ambulant): Anfangsdos. 50–75 mg/d in 2–3 ED, tgl. Steigerung bis zum Wirkeintritt; Tageshöchtdos. ambulant: 150 mg; stationär 300 mg • Chron. Schmerzen: 25 mg/d (abends), bei Bedarf schrittweise Steigerung auf 75–100 mg/d, in Einzelfällen 150 mg/d mögl.	• < 18 J. (nur nach sorgfältiger Nutzen-Risiko-Abwägung): 25–150 mg/d bzw. max. 4–5 mg/kg KG in 2–3 ED	

Anwendungshinweis

Ist eine schlafanstoßende Wirkung gewünscht, den größeren Teil der Tagesdosis zur Nacht geben.
Sedierende Wirkung meist unmittelbar in den ersten Stunden, stimmungsaufhellende Wirkung i. d. R. erst nach 1 bis 3 Wochen.
Mittlere Behandlungsdauer bis zum Nachlassen der Krankheitserscheinungen: Im Allgemeinen mindestens 4–6 Wochen
Nach Rückbildung der depressiven Symptomatik: Weiterführung der Behandlung für wenigstens 6 Monate
Bei Kindern und Jugendlichen unter 18 J. wird empfohlen, verstärkt auf die tägliche Zahnpflege zu achten, da ein erhöhte Risiko für das Auftreten von Karies besteht.

Schwangerschaft	Stillzeit
Mittel der Wahl bei pharmakologisch therapiebedürftiger Depression	Antidepressivum der Wahl in der Stillzeit

Präparate

Name	Wirkstärke	Anwendung	Details
Amineurin	10 mg	oral (Tabletten)	nicht teilbar/k. A., mörserbar
Amineurin	25 mg, 50 mg	oral (Tabletten)	teilbar, mörserbar
Amitriptylin dura	10 mg, 25 mg	oral (Tabletten)	nicht teilbar/k. A., mörserbar
Amitriptylin neuraxpharm	10 mg, 25 mg, 50 mg	oral (Tabletten)	nicht teilbar/k. A., mörserbar

Name	Wirkstärke	Anwendung	Details
Amitriptylin-dura® 75 mg	75 mg retard	oral (Tabletten)	nicht teilbar/k. A.
Amitriptylin-neuraxpharm retard	25 mg, 50 mg, 75 mg	oral (Tabletten)	nicht teilbar/k. A.
Amitriptylin-neuraxpharm retard Filmtbl	75 mg retard (drittelbar)	oral (Tabletten)	teilbar
Amitriptylin-neuraxpharm® Lsg	40 mg/ml	oral (Säfte)	
Saroten 2 ml Injektionslösung	50 mg/2 ml	parenteral	Lösung
Saroten Tabs	50 mg (viertelbar)	oral (Tabletten)	teilbar, mörserbar
Saroten retard Tabs	75 mg retard (drittelbar)	oral (Tabletten)	teilbar
Syneudon	50 mg (viertelbar)	oral (Tabletten)	teilbar, mörserbar

Besondere Hinweise

Cave	• Erhebliche akute Toxizität bei Überdosierung (Antidot Physostigminsalicylat) • engmaschige Überwachung der Patienten mit Suizidrisiko
Reaktionsverm.	Beeinträchtigung mögl. (besonders bei Behandlungsbeginn, bei Präparatewechsel und in Komb. mit anderen zentral wirkenden Arzneimitteln (Schmerzmittel, Schlafmittel, Psychopharmaka).
Abhängigkeit	Plötzliches Absetzen einer längerfristigen hochdosierten Behandlung sollte vermieden werden, Absetzsymptome wie Unruhe, Schweißausbrüche, Übelkeit, Erbrechen, Schlafstörungen.
Rechtl. Hinweis	Keine Angaben.

Zusatzempfehlungen

Keine Angaben.

NERVENSYSTEM

N06	PSYCHOANALEPTIKA
N06A	ANTIDEPRESSIVA
N06AB	Selektive Serotonin-Wiederaufnahmehemmer

Wirkmechanismus	
Hemmung der Wiederaufnahme von Serotonin → Erhöhung der Serotoninkonzentration im synaptischen Spalt	
Indikation	Depressive Erkrankungen Panikstörungen mit/ohne Agoraphobie Zwangsstörungen Bulimie Angststörungen
abs. Kontraind.	Gleichzeitige Behandlung mit MAO-Hemmern u. Pimozid Fluoxetin: Schwere Einschränkung der Nierenfunktion
rel. Kontraind.	Keine Angaben.
UAW	
Sehr häufig (> 1:10)	Schläfrigkeit, Schlaflosigkeit, Kopfschmerzen, Tremor Vermehrtes Schwitzen
Häufig (< 1:10)	Verminderter Appetit, Gewichtsabnahme Agitiertheit, verringerte Libido, Ängstlichkeit, Nervosität, Verwirrtheit, anomale Träume, Konzentrationsstörungen Müdigkeit, gestörtes Allgemeinbefinden Sehstörungen Tinnitus Tachykardie, Herzklopfen, Hypotonie Gähnen, Rhinitis Diarrhö, Erbrechen, Verdauungsstörungen, Flatulenz, vermehrter Speichelfluss Juckreiz, Hautausschlag Harnretention Impotenz, Ejakulationsstörungen
Gelegentlich (< 1:100)	Allergische Reaktionen Gesteigerter Appetit, Gewichtszunahme Aggression, Depersonalisation, Halluzinationen, Manie, Euphorie Synkope, Krampfanfälle Husten, Atemnot Purpura, Photosensibilität, Urtikaria, Haarausfall
Selten (< 1:1.000)	Serotonin-Syndrom, Dyskinesien, Grand mal Krampfanfall, psychomotorische Unruhe Hepatitis

Ohne Häufigkeit	Panikattacken, Ruhelosigkeit, suizidale Gedanken/suizidales Verhalten, Nasenbluten
Wechselwirkungen	
Arzneimittel	MAO-Hemmer u. Arzneimittel mit serotonerger Wirkung (z. B. Tramadol, Triptane), Phenytoin, Arzneimittel mit geringer therapeutischer Breite, die über Cytochrom P450 metabolisiert werden (z. B. tricyclische Antidepressiva, Carbamazepin), Johanniskraut
Nahrungsmittel	Keine Angaben.

FLUOXETIN

N06AB03 [Rp.] erstattungsfähig

Dosierung

Erwachsene	Kinder	Säuglinge
• Depressionen/ Zwangsstörungen: 20–60 mg/d in 1–2 ED • Bulimie: 60 mg/d in 1–2 ED	• $\geq$8 J. bei Episoden einer Major-Depression: Initial 10 mg/d in 1 ED, ggf. nach 1–2 Wochen Dosiserhöhung auf 20 mg/d in 1–2 ED.	

Anwendungshinweis

Einnahme unabhängig von den Mahlzeiten.

Schwangerschaft	Stillzeit
Strenge Indikationsstellung → aufgrund des unterstellten (geringen) entwicklungstoxischen Risikos u. der schlechten Steuerbarkeit (sehr lange HWZ) besser Umstellung auf Sertralin oder Citalopram, ggf. auch andere erprobte Antidepressiva.	Strenge Indikationsstellung → wenn mögl. Umstellung auf besser erprobte Alternativen (Sertralin, Citalopram).

Präparate

Name	Wirkstärke	Anwendung	Details
Fluctin®	20 mg	oral (Kapseln)	
Fluoxetin HEXAL®	10 mg	oral (Tabletten)	nicht teilbar/k. A., mörserbar
Fluoxetin-neuraxpharm®	10 mg	oral (Tabletten)	nicht teilbar/k. A., mörserbar
Fluoxetin-ratiopharm®	20 mg	oral (Kapseln)	
Fluoxetin-ratiopharm® Lösung	20 mg/5 ml	oral (Säfte)	
Fluxet® 20 mg Hartkapseln	20 mg	oral (Tabletten)	nicht teilbar/k. A.
Fluctin®	20 mg	oral (Tabletten)	teilbar
Fluoxetin 1A	20 mg, 40 mg	oral (Tabletten)	teilbar
Fluoxetin 1A	10 mg	oral (Tabletten)	nicht teilbar/k. A.
Fluoxetin HEXAL®	10 mg, 20 mg	oral (Kapseln)	
Fluoxetin HEXAL®	20 mg, 40 mg	oral (Tabletten)	teilbar, mörserbar
Fluoxetin Hexal®	20 mg/5 ml	oral (Säfte)	
Fluoxetin STADA	20 mg	oral (Kapseln)	
Fluoxetin STADA Tabl. zur Herst. e. Suspension	20 mg	oral (Tabletten)	teilbar, mörserbar

Name	Wirkstärke	Anwendung	Details
Fluoxetin dura	20 mg	oral (Kapseln)	
Fluoxetin-neuraxpharm®	40 mg, 20 mg	oral (Tabletten)	teilbar, mörserbar
Fluoxetin-neuraxpharm®	20 mg	oral (Kapseln)	

Besondere Hinweise	
Cave	V. a. zu Behandlungsbeginn Suizidrisiko → engmaschige Überwachung.
Reaktionsverm.	Beeinträchtigung mögl.
Abhängigkeit	Keine Angaben.
Rechtl. Hinweis	Keine Angaben.

Zusatzempfehlungen
Keine Angaben.

CITALOPRAM

N06AB04 [Rp.] erstattungsfähig

Dosierung		
Erwachsene	Kinder	Säuglinge
• Depressionen: 20–60 mg/d • Panikstörungen: In der 1. Behandlungswoche 10 mg/d, danach 20–60 mg/d.		

Anwendungshinweis
Einnahme unabhängig von den Mahlzeiten mit reichlich Flüssigkeit.

Schwangerschaft	Stillzeit
Strenge Nutzen-Risiko-Abwägung Mittel der Wahl aus Gruppe der SSRI bei therapiebedürftiger Depression während Schwangerschaft	Stillen ist akzeptabel. Übergang geringer Mengen in Muttermilch. Auf Symptome wie Sedierung und Trinkschwäche des Kindes achten und ggf. Arzt hinzuziehen.

Präparate			
Name	Wirkstärke	Anwendung	Details
Cipramil®	20 mg, 40 mg	oral (Tabletten)	teilbar, mörserbar
Citalon®	20 mg, 40 mg	oral (Tabletten)	teilbar
Citalopram AL	20 mg, 30 mg, 40 mg	oral (Tabletten)	teilbar, mörserbar
Citalopram AL	10 mg	oral (Tabletten)	nicht teilbar/k. A., mörserbar
Citalopram-HEXAL®	20 mg, 30 mg, 40 mg	oral (Tabletten)	teilbar, mörserbar
Citalopram-HEXAL®	10 mg	oral (Tabletten)	nicht teilbar/k. A., mörserbar
Citalopram-Henning®	10 mg	oral (Tabletten)	nicht teilbar/k. A.
Citalopram-Henning®	20 mg, 40 mg	oral (Tabletten)	teilbar
Citalopram-STADA®	10 mg	oral (Tabletten)	nicht teilbar/k. A., mörserbar
Citalopram-STADA®	20 mg, 30 mg, 40 mg	oral (Tabletten)	teilbar, mörserbar

Name	Wirkstärke	Anwendung	Details
Citalopram-dura®	10 mg	oral (Tabletten)	nicht teilbar/k. A.
Citalopram-dura®	20 mg, 30 mg, 40 mg	oral (Tabletten)	teilbar
Citalopram-neuraxpharm®	20 mg, 30 mg, 40 mg	oral (Tabletten)	teilbar, mörserbar
Citalopram-neuraxpharm®	10 mg	oral (Tabletten)	nicht teilbar/k. A., mörserbar
Citalopram-ratiopharm®	20 mg, 30 mg, 40 mg	oral (Tabletten)	teilbar, mörserbar
Citalopram-ratiopharm®	10 mg	oral (Tabletten)	nicht teilbar/k. A., mörserbar

Besondere Hinweise

Cave	• DALI: Halbe Dosierung (10–30 mg/d) • Patienten > 65 J.: 10–40 mg täglich
Reaktionsverm.	Geringe Beeinträchtigung.
Abhängigkeit	Keine Angaben.
Rechtl. Hinweis	Keine Angaben.

Zusatzempfehlungen

Keine Angaben.

N06	PSYCHOANALEPTIKA
N06A	ANTIDEPRESSIVA
N06AX	Andere Antidepressiva

Wirkmechanismus	
Serotonin-Noradrenalin-Wiederaufnahmehemmung → Konzentrationserhöhung im synaptischen Spalt → Stimmungsaufhellend, depressionslösend, anxiolytisch	
Indikation	Depressive Erkrankungen (Episoden einer Major-Depression) Behandlung v. Schmerzen bei diabet. Polyneuropathie Generalisierte Angststörungen
abs. Kontraind.	**Duloxetin:** MAO-Hemmer Lebererkrankungen, die zu Leberfunktionseinschränkung führen Schwere Nierenfunktionseinschränkungen Starke CYP1A2-Inhibitoren (z. B. Ciprofloxacin)
rel. Kontraind.	**Duloxetin:** Manie in Anamnese Diagnost. bipolare affektive Stürung u./o. epilept. Krampfanfälle Erhöhter Augeninnendruck, Risiko f. Engwinkelglaukom Bluthochdruck u./o. andere Herzerkrankungen Komb. mit Antidepressiva Antikoagulanzien, Thrombozytenfkt. beeinträchtigende AM Blutungsneigung Einnahme von AM, die zu Leberschädigung führen können **Venlafaxin:** Mäßige bis schwere Einschränkung der Leber- u. Nierenfunktion Krampfanfälle in Anamnese Kurz zurückliegende Elektrokrampftherapie Kurz zurückliegender Herzinfarkt Nicht stabilisierte Herzerkrankung Schwangerschaft, Stillzeit Gesundheitszustand, der durch Erhöhung des RR o. der Herzfrequenz beeinträchtigt werden könnte Volumenmangel, Dehydratation Aggression in Vorgeschichte
UAW	
Sehr häufig (> 1:10)	Kopfschmerzen, Schläfrigkeit, Schwindel, Übelkeit, Mundtrockenheit **Venlafaxin zusätzlich:** Schwitzen

Häufig (< 1:10)	Angst, Libidoverminderung, anormaler Orgasmus, Schlaflosigkeit, Agitiertheit, abnormale Träume, Müdigkeit, Schwindel, Lethargie Appetitlosigkeit Gähnen Erbrechen, Obstipation Tremor, Parästhesien Akkomodationsstörungen, Sehstörungen Ejakulations-u. Orgasmusstörungen (Mann), Dysurie Blutdruckanstieg, Palpitationen Muskelkrämpfe **Duloxetin zusätzlich:** Tinnitus Diarrhö, Dyspepsie, Flatulenz, Abdominalschmerzen, Gewichtsabnahme Vermehrtes Schwitzen, Hautausschlag **Venlafaxin zusätzlich:** Asthenie, Schüttelfrost

Gelegentlich (< 1:100)	**Duloxetin:** Laryngitis Hyperglykämie (hauptsächl. bei Diabetespat. berichtet). Schlafstörungen, Zähneknirschen, Verwirrtheit, Apathie, Aufmerksamkeitsstörungen, Geschmacksstörungen, Restless-Legs-Syndrom, Dyskinesie, schlechter Schlaf, Myoklonus, Nervosität Mydriasis, Sehstörungen, Vertigo, Ohrenschmerzen Tachykardie, supraventrikuläre Arrhythmien, Vorhofflimmern, kalte Extremitäten, orthostat. Hypotension, Synkope Engegefühl im Rachen, Epistaxis, Aufstoßen, Gastroenteritis, Gastritis, GI-Blutungen Erhöh. Leberenzymwerte, Hepatitis, akute Leberschädigung Lichtüberempfindlichk. der Haut, Kontaktdermatitis, Nachtschweiß, Urtikaria, kalter Schweiß, erhöhte Neigung zu Blutergüssen, Muskelzuckungen Nykturie, Harnverzögerung, Harnverhalten, Polyurie, vermind. Harnfluss Gynäkolog. Blutungen, sexuelle Dysfunktion, Menstruationsstörungen Hitzegefühl, Kältegefühl, Schüttelfrost, Unwohlsein, Durst, Unbehagen Gangstörungen, Stürze Gewichtszunahme Kreatinphosphokinase-Anstieg im Blut, erhöhte K-Spiegel im Blut Suizidgedanken Akathisie, Hypertonie Brustschmerzen Muskelsteifigkeit **Venlafaxin:** Lichtempfindlichkeit Synkopen, Tachykardie, Hypotonie, orthostat. Hypotonie Kleinflächige Hautblutungen, GI-Blutungen Gewichtszunahme Diarrhö Apathie, Halluzinationen, Myoklonus, Agitiertheit, beeinträchtigte Koordination u. Balance Geschmacksveränderungen Tinnitus Ausschlag, Alopezie Orgasmusstörungen bei Frau, Harnverhalt

Selten (< 1:1.000)	**Duloxetin:** Hypothyreose Dehydratation Manie, Halluzinationen, Aggression, Wut, Krampfanfälle, suizidales Verhalten, Serotonin-Syndrom, psychomotor. Unruhe, extrapyramidale Symptome Glaukom Stomatitis, Mundgeruch, Hämatochezie, Krampf der Kaumuskulatur Menopausale Sympt., Galaktorrhoe, Hyperprolaktinämie, Erhöh. Cholesterinspiegel im Blut Anormaler Uringeruch Überempfindlichkeitsrekationen, anaphylakt. Reaktionen, Hyponatriämie, SIADH (Syndrom d. inadäquaten ADH-Sekret) Hypertensive Krise Leberinsuffizienz, Ikterus Angioödem Absetzphänomene (v. a.nach abruptem Absetzen) **Venlafaxin:** Psychomotorische Unruhe/Akathisie, Krampfanfälle, Manie
Ohne Häufigkeit	**Venlafaxin:** Suizidale Gedanken, suizidales Verhalten Hypotonie, QT-Verlängerung, Kammerflimmern, ventrikuläre Tachykardie Schleimhautblutungen, verlängerte Blutungsdauer, Thrombozytopenie, Blutbildveränderungen, Leberwertveränderungen, Hyponatriämie, Hepatitis, Prolaktinspiegelerhöhung Malignes neurolept. Syndrom, Serotonin-Syndrom, Delirium, EPS Pankreatitis Rhabdomyolyse Engwindelglaukom Erythema multiforme, toxische epidermale Nekrolyse, Steven-Johnson Syndrom, Pruritus, Urtikaria

Wechselwirkungen	
Arzneimittel	**Duloxetin:** Zentralwirksame AM, Alkohol, MAO-Hemmer, SSRI, TCA, Johanniskraut, Venlafaxin, Triptane, Tramadol, Pethidin, Tryptophan, AM mit CYP2D6-Metabolismus (z. B. Risperidon), Antikoagluanzien, Thrombozytenaggregationshemmer, starke CYP1A2-Inhibitoren (z. B. Fluvoxamin, Ciprofloxacin) **Venlafaxin:** MAO-Hemmer, serotonerges Neurotransmittersystem beeinflussende WS (z. B. SSRI, Triptane), Haloperidol, Clozapin, Risperidon, Indinavir, Imipramin, CYP3A4-Inhibitoren (z. B. Clarithromycin, Itraconazol), Metoprolol
Nahrungsmittel	Keine Angaben.

VENLAFAXIN

N06AX16 [Rp.] erstattungsfähig

Dosierung		
Erwachsene	Kinder	Säuglinge
• Depressive Erkrankungen/Rezidivprophylaxe: Initialdos.: 75 mg/d in 2 ED, Erhaltungsdos.: 150–375 mg/d in 2–3 ED bzw. in 1 ED ret. • Generalisierte o. soziale Angststörung: Initialdos.: 75 mg/d in 1 ED ret., Erhaltungsdos.: 150–225 mg/d in 1 ED ret. • Panikstörung: Initialdos.: 37,5 mg/d in 1 ED ret. für 4–7 d, Erhaltungsdos.: 75–225 mg/d in 1 ED ret.		

Anwendungshinweis
Einnahme zu den Mahlzeiten

Schwangerschaft	Stillzeit
Strenge Indikationsstellung → besser erprobte Alternativen: Citalopram, Sertralin	Bei guter Beobachtung Stillen akzeptabel

Präparate			
Name	Wirkstärke	Anwendung	Details
Trevilor retard	37,5 mg, 75 mg, 150 mg	oral (Kapseln)	
Venlafaxin-neuraxpharm	75 mg	oral (Tabletten)	teilbar, mörserbar
Venlafaxin-neuraxpharm	37,5 mg	oral (Tabletten)	nicht teilbar/k. A., mörserbar
Venlafaxin-neuraxpharm retard	37,5 mg, 75 mg, 150 mg	oral (Kapseln)	
Venlafaxin-neuraxpharm retard	225 mg	oral (Tabletten)	nicht teilbar/k. A.
Venlafaxin-ratiopharm	37,5 mg	oral (Tabletten)	nicht teilbar/k. A., mörserbar

Name	Wirkstärke	Anwendung	Details
Venlafaxin-ratiopharm retard	37,5 mg, 75 mg, 150 mg, 225 mg	oral (Tabletten)	nicht teilbar/k. A.

Besondere Hinweise	
Cave	• DANI, DALI • Entzugssymptomatik bei abruptem Absetzen → Ausschleichen
Reaktionsverm.	Beeinträchtigung mögl.
Abhängigkeit	Keine Angaben.
Rechtl. Hinweis	Keine Angaben.

Zusatzempfehlungen

Keine Angaben.

DULOXETIN

N06AX21 [Rp.] erstattungsfähig

Dosierung		
Erwachsene	Kinder	Säuglinge
• **Depressive Erkrankungen u. Schmerzen bei diabet. Polyneuropathie**: Initialdos.: 60 mg/d in 1 ED; Erhaltungsdos.: 60–120 mg/d in 1–2 ED • **Generalisierte Angststörungen**: Initialdos.: 30 (60) mg/d in 1 ED; Erhaltungsdos.: 60 mg/d in 1 ED		

Anwendungshinweis
Einnahme unabhängig von den Mahlzeiten Am besten abends wegen anfänglicher ND-Problematik

Schwangerschaft	Stillzeit
KI, besser erprobte Antidepressiva anwenden (z. B. Sertralin, Citalopram).	Strenge Indikationsstellung

Präparate		
Name	Wirkstärke	Anwendung
CYMBALTA®	30 mg, 60 mg	oral (Kapseln)

Besondere Hinweise	
Cave	V. a. zu Behandlungsbeginn engmaschige Überwachung von Patienten mit suizidalem Verhalten in Anamnese!
Reaktionsverm.	Keine Daten verfügbar.
Abhängigkeit	Keine Angaben.
Rechtl. Hinweis	Keine Angaben.

Zusatzempfehlungen
Keine Angaben.

N06	PSYCHOANALEPTIKA
N06B	PSYCHOSTIMULANZIEN, MITTEL FÜR DIE ADHD UND NOOTROPIKA
N06BA	Zentral wirkende Sympathomimetika

Wirkmechanismus	
Psychostimulanz; WM bei ADHS nicht bekannt Blockade der Wiederaufnahme von Noradrenalin u. Dopamin in die präsynaptischen Neurone Freisetzung dieser Monoamine ↑	
Indikation	Aufmerksamkeitsdefizit-/Hyperaktivitätsstörung (ADHS) im Rahmen einer therapeutischen Gesamtstrategie, wenn andere therapeutische Maßnahmen allein unzureichend sind Narkolepsie im Rahmen einer therapeutischen Gesamtstrategie (Ritalin®)
abs. Kontraind.	Glaukom Phäochromozytom Therapie mit nichtselektiven, irreversiblen MAO-Hemmern (derzeit o. bis zu 2 Wo. zuvor) Hyperthyreose o. Thyreotoxikose Schwere Depression, Anorexie, Suizidneigung, psychotische Symptome, schwere affektive Störungen, Manie, Schizophrenie, psychopathische/Borderline-Persönlichkeitsstörungen Suizidneigung Drogen-, Arzneimittel- o. Alkoholabusus Vorbestehende Herz-Kreislauferkrankungen Vorbestehende zerebrovaskuläre Erkrankungen Medikinet Retardformen zusätzlich: Bekannte ausgeprägte Anazidität des Magens mit einem pH-Wert > 5,5, H_2-Rezeptorblocker- o. Antazida-Therapie
rel. Kontraind.	Motorisch-verbale Tics Leichte Hypertonie Kinder < 6 J. (keine ausreichenden klinischen Daten)
UAW	
Sehr häufig (> 1:10)	Schlaflosigkeit, Nervosität Kopfschmerzen

Häufig (< 1:10)	Affektlabilität, Aggression, Unruhe, Angst, Depression, Reizbarkeit, anormales Verhalten Anorexie, verminderter Appetit Mäßige Verminderung der Gewichtszunahme u. des Längenwachstums bei längerer Anw. bei Kindern Bauchschmerzen, Durchfall, Übelkeit, Magenbeschwerden, Erbrechen, Mundtrockenheit Schwindel, Dyskinesie, psychomotorische Hyperaktivität, Schläfrigkeit Alopezie, Pruritus, Hautausschlag, Urtikaria Arrhythmie, Tachykardie, Hypertonie Nasopharyngitis, Husten, Rachen- u. Kehlkopfschmerzen Arthralgie
Gelegentlich (< 1:100)	Psychotische Störungen, Halluzinationen, Wut, Selbstmordgedanken, Stimmungsschwankungen, Rastlosigkeit, Weinerlichkeit, Tics, Hypervigilanz Sedierung, Tremor Verschwommenes Sehen Dyspnoe Verstopfung Myalgie Hämaturie
Selten (< 1:1.000)	Angina pectoris Manie, Orientierungslosigkeit, Libidostörung Hyperhidrosis
Sehr selten (< 1:10.000)	Selbstmord(versuch) Herzstillstand, Myokardinfarkt Plötzlicher Herztod Krampfanfälle Gestörte Leberfunktion inkl. hepatisches Koma Cerebrale Arteriitis u./o. Hirngefäßverschluss, periphere Kälte, Raynaud-Phänomen Anämie, Leukopenie, Thrombozytopenie, thrombozytopenische Purpura
Ohne Häufigkeit	Wahnvorstellungen, Denkstörungen, Verwirrtheitszustand Cerebrovaskuläre Erkrankungen, Grand-mal-Anfälle, Migräne

Wechselwirkungen	
Arzneimittel	Antikoagulanzien vom Cumarin-Typ, Antikonvulsiva u. einiger Antidepressiva AM zur Behandlung von Bluthochdruck AM zur Erhöhung des Blutdrucks Nichtselektive, irreversible MAO-Hemmer Zentral wirksame α_2-Agonisten (z. B. Clonidin) Dopaminerge WS
Nahrungsmittel	Alkohol: ZNS-NW ↑

METHYLPHENIDAT

N06BA04 [Rp.] erstattungsfähig

Dosierung

Erwachsene	Kinder	Säuglinge
• Individuelle Dosierungen, Dosistitration • ADHS: Initialdos. 10 mg/d, Steigerung um 10 mg/Wo.; Max. TD 80 mg in 2 ED • Concerta®: 1 ED à 18–36 mg, max. TD 54 mg (nur Fortsetzungsbehandlung) • Narkolepsie: 10–60 mg/d in 2–3ED; max. TD 80 mg	• Individuelle Dosierungen, Dosistitration! • ADHS, Narkolepsie bei Kindern > 6 J.: Initialdos.: 5 mg/d, Steigerung um 5–10 mg/Wo.; Max. TD 60 mg in 2–3 ED • Concerta® (nur ADHS): 1 ED à 18–36 mg/d, max. TD 54 mg	

Anwendungshinweis

Retardkps. morgens zu o. nach dem Frühstück einnehmen (bei Nüchterneinnahme zu schnelle WS-Freisetzung möglich!).

Öffnen der Kapsel möglich u. Einnahme des Inhalts mit einer kleinen Menge Nahrung. Nicht zerbeißen!

Therapiebeginn meist mit schnellfreisetzenden Systemen, später Retardformen
Retardformen nicht zu spät am Abend, Schlafstörungen möglich (evtl. schnellfreisetzende Arzneiformen zur Überbrückung).

Schwangerschaft	Stillzeit
Nutzen-Risiko-Abwägung	Unter Vorbehalt u. bei Monotherapie bei guter Beobachtung des Kindes akzeptabel.

Präparate

Name	Wirkstärke	Anwendung	Details
Concerta (Retardtabletten)	18 mg, 27 mg, 36 mg, 54 mg	oral (Tabletten)	nicht teilbar/k[illegible]
Equasym Retard	10 mg, 20 mg, 30 mg	oral (Kapseln)	
Medikinet	5 mg, 10 mg, 20 mg	oral (Tabletten)	teilbar, mörserbar
Medikinet adult	5 mg, 10 mg, 20 mg, 30 mg, 40 mg	oral (Kapseln)	
Medikinet retard	5 mg, 10 mg, 20 mg, 30 mg, 40 mg	oral (Kapseln)	

Name	Wirkstärke	Anwendung	Details
Methylpheni TAD	5 mg, 10 mg, 20 mg	oral (Tabletten)	nicht teilbar/k. A.
Ritalin	10 mg	oral (Tabletten)	teilbar, mörserbar
Ritalin LA	10 mg, 20 mg, 30 mg, 40 mg	oral (Kapseln)	

Besondere Hinweise	
Cave	• Wenn eine OP geplant ist, sollte Methylphenidat nicht am Tag der OP angewendet werden. • Kontinuierliche Überwachung des Körpergewichts, des psychischen u. kardiovaskulären Status. • NW wie Bauchschmerzen, Durchfall, Übelkeit, Magenbeschwerden, Erbrechen treten meist zu Beginn der Behandlung auf → Linderung durch Einnahme mit einer Mahlzeit.
Reaktionsverm.	Beeinträchtigung.
Abhängigkeit	Möglich; Dosistitrationen.
Rechtl. Hinweis	BtM Stoff der Anlage III

Zusatzempfehlungen
Keine Angaben.

NERVENSYSTEM

N07	ANDERE MITTEL FÜR DAS NERVENSYSTEM
N07B	MITTEL ZUR BEHANDLUNG VON SUCHTERKRANKUNGEN
N07BA	Mittel zur Behandlung der Nikotinabhängigkeit

Wirkmechanismus	
Partialagonist an nikotinergen Acetylcholinrezeptoren des Subtyps $\alpha_4\beta_2 \rightarrow$ Entzugssymptome $\downarrow$, Hemmung der Effekte extern zugefügten Nikotins	
Indikation	Raucherentwöhnung bei Erwachsenen
abs. Kontraind.	Keine Angaben.
rel. Kontraind.	Psychische Erkrankungen stabile Schizophrenie/schizoaffektive Störungen Epilepsie Kinder u. Jugendliche
UAW	
Sehr häufig (> 1:10)	abnorme Träume, Schlaflosigkeit Kopfschmerzen Übelkeit
Häufig (< 1:10)	Gesteigerter Appetit Somnolenz, Schwindelgefühl, Dysgeusie Erbrechen, Obstipation, Diarrhoe, geblähtes Abdomen, Magenbeschwerden, Dyspepsie, Flatulenz, Mundtrockenheit Müdigkeit

Gelegentlich (< 1:100)	(Auswahl): Atemwegserkrankungen Pilz- u. Virusinfektionen Appetitlosigkeit sexuelle Funktionsstörungen Polydipsie psychische Nebwirkungen (Panikreaktion, Stimmungsschwankungen, Denkstörungen,..) Tremor, Koordinationsstörungen, Dysarthrie, erhöhter Muskeltonus Hypästhesie Kardiale Nebwnirkungen (Blutdruck ↑, Vorhofflimmern, EKG-Veränderungen,. . .) Gastritis, gastroösophageale Refluxerkrankung, Abdominalschmerz Blutbildveränderungen Hautveränderungen (Akne, Aussschlag,..) Menorrhagie, vaginaler Ausfluss Brustkorbbeschwerden, Brustkorbschmerzen Fieber, Kältegefühl, Asthenie, Störungen des Schlaf-Wach-Rhythmus Gewichtszunahme
Ohne Häufigkeit	Suizidales Verhalten, Depressionen, Psychosen, Halluzinationen, Angstzustände, aggressives u. irrationales Verhalten Myokardinfarkt Schwerwiegende Hautreaktionen
Wechselwirkungen	
Arzneimittel	Keine Angaben.
Nahrungsmittel	Keine Angaben.

NICOTIN

N07BA01 [Apf.] nicht erstattungsfähig, Lifestyle-AM

Dosierung		
Erwachsene	**Kinder**	**Säuglinge**
• Kaugummi: Raucherentwöhnung mit sofortigem Rauchstopp: 1 Kaugummi/h, max 16 St./d (Richtwert 8–12 St./d) (4 mg bei starken Rauchern, sonst 2 mg für alle anderen); Dosisreduktion nach 4–6 Wochen (zeitl. Abstände erhöhen, 2 mg); Absetzversuch wenn der durchschn. Tagesverbrauch der letzten Woche bei 1–2 St.; Rauchreduktion mit anschl. Rauchstopp: Kaugummi in der Phase zw. Zigaretten. Rauchfreie Phasen steigern bis zum vollständigen Rauchstopp; Ziel: Rauchstopp 6 Mo. nach Beginn der Behandlung (s. o.) • Inhaler: < 20 Zigaretten/d: 6–8 Patronen; 21–30 Zigaretten/d: 8–10 Patronen: 31–40 Zigaretten/d: 10–12 Patronen; > 40 Zigaretten/d: 12–16 Patronen; Empfohlene Behandlungsdauer: 3 Mo., dann tgl. Dosis senken während 6–8 Wo.; Absetzversuch, sobald nur noch 1–2 Patronen/d • Sublingualtabletten: Individuelle Anfangsdosis; alle 1–2 h je 1 Tbl., 8–12 Tbl./d sind i. d. R. ausreichend; Starke Raucher: Jeweils 2 Sublingualtbl. gleichzeitig; Max. 30 Sublingualtbl./d; Schrittweise Dosisreduktion nach 2–3 Mo. • Lutschtabletten: I. d. R. 8–12, max. 15 Lutschtbl./d; Dosisreduktion nach 6 Wo.; Beendigung der Anw., wenn täglich nur noch 1–2 Lutschtbl. benötigt werden • Pflaster: Starke Raucher: Phase 1: 21 o. 25 mg/Tag für 8 Wo.; Phase 2: 14 o. 15 mg/d für 2 Wo.; Phase 3: 7 o. 10 mg/d für 2 Wo.; Schwache Raucher: Phase 1: 14 o. 15 mg/d für 8 Wo.; Phase 2: 7 o. 10 mg/d für 4 Wo. • Spray: 1–2 Sprühstöße bei Rauchverl. max. 4/h und 64/d	• 12–18 J.: Nur mit ärztlicher Empfehlung anwenden. • < 12 J.: KI	• KI

Anwendungshinweis

Starker Raucher: 1. Zigarette innerhalb von 20 min nach dem Aufstehen, mehr als 20 Zigaretten/d

Kaugummi:

2 mg: ≤ 20 Zigaretten/d, 4 mg: > 20 Zigaretten/d

30 Min. langsam mit Pausen kauen, um verfügbares Nicotin aus Kaumasse zu lösen. Bei schlechtem (Nicotin-)Geschmack: Vorrübergehend in der Backentasche ##parken##.

Inhaler:

Wirkstoffaufnahme max. 2 mg Nicotin pro Anwendung.
Inhalation doppelt so oft u. mit längeren Zügen, als beim Rauchen einer Zigarette. Anwendung sollte ca. 20 Min dauern.
Eine Patrone für ungefähr 4 Anwendungen à 20 Min.

Sublingualtabletten:
Unter die Zunge legen, langsames Auflösen innerhalb 30 min

Lutschtabletten:

Von einer Seite auf die andere wechseln, Tablette langsam zergehen lassen, bis zur vollständigen Auflösung (ca. 10 Minuten).
Nicht schlucken oder kauen.

Pflaster:

Abgabe der deklarierten Menge innerhalb 16 h
Morgens unmittelbar nach dem Aufstehen auf eine saubere, trockene, unbehaarte u. unverletzte Hautstelle am Oberkörper, Oberarm oder an der Hüfte kleben, Abends vor dem Schlafengehen wieder entfernen.
Hautstelle wechseln, dieselbe Hautstelle erst nach einigen Tagen wieder verwenden.
Mit Beginn u. während der Behandlung: Rauchen einstellen sowie auch jede weitere Nicotinzufuhr.

Schwangerschaft	Stillzeit
Strenge Indikationsstellung. Nur bei Gefahr des Weiterrauchens Einsatz von Nicotin erwägen.	KI Bei erforderlicher Nicotinsubstitution Säugling auf Flaschennahrung umstellen.

Präparate

Name	Wirkstärke	Anwendung	Details
NiQuitin Mini Lutschtabletten	1,5 mg, 4 mg	oral (Tabletten)	nicht teilbar/k. A.
NiQuitin TX	10 mg, 15 mg, 25 mg	TTS	
NiQuitin clear	7 mg, 14 mg, 21 mg	TTS	
Nicorette Inhaler Patrone	10 mg	pulmonal	Lösung
Nicorette Microtab sublingual	2 mg	oral (Tabletten)	nicht teilbar/k. A.

Name	Wirkstärke	Anwendung	Details
Nicorette Spray	1 mg/Sprühstoß	oral (Säfte)	
Nicorette freshfruit Kaugummi	2 mg, 4 mg	oral (Tabletten)	nicht teilbar/k. A.
Nicorette freshmint Kaugummi	2 mg, 4 mg	oral (Tabletten)	nicht teilbar/k. A.
Nicorette mint Kaugummi	2 mg, 4 mg	oral (Tabletten)	nicht teilbar/k. A.
Nicorette whitemint Kaugummi	2 mg, 4 mg	oral (Tabletten)	nicht teilbar/k. A.

Besondere Hinweise

Cave	Die Einnahme kann für Kinder lebensbedrohlich sein.
Reaktionsverm.	Keine Daten verfügbar.
Abhängigkeit	Keine Angaben.
Rechtl. Hinweis	Lifestyle-Medikament

Zusatzempfehlungen

Beratung zur Raucherentwöhnung.
Nach Abschluss der Behandlung Nicotinersatz für plötzliches Verlangen weiterhin bereithalten.

BUPROPION

N07BA02 [Rp.] nicht erstattungsfähig (bei Raucherentwöhnung)

Dosierung

Erwachsene	Kinder	Säuglinge
• 1.-6. Tag: 150 mg/d, dann 2 x tgl. 150 mg über 7–9 Wo. • (ältere Patienten max. 150 mg/d)		

Anwendungshinweis

Einnahme unzerkaut u. unzerkleinert unabh. von Mahlzeiten
Abstand von mind. 8 h zwischen 2 ED
Ausschleichen mögl.
Keine Wirkung bis 7. Behandlungs-Wo.: Therapieabbruch

Schwangerschaft	Stillzeit
Als zusätzl. Behandlung nach kritischer Indikationsstellung akzeptabel.	Geht in die Muttermilch über. Bei zwingender Indikation Anw. unter guter Beobachtung des Kindes

Präparate

Name	Wirkstärke	Anwendung	Details
Zyban	150 mg	oral (Tabletten)	nicht teilbar/k. A.

Besondere Hinweise

Cave	Häufige NW: Schlafstörungen → Anw. vor dem Schlafengehen vermeiden.
Reaktionsverm.	Beeinträchtigung mögl.
Abhängigkeit	Keine Angaben.
Rechtl. Hinweis	Lifestyle-Medikament.

Zusatzempfehlungen

Keine Angaben.

VARENICLIN

N07BA03 [Rp.] nicht erstattungsfähig, Lifestyle-AM

Dosierung

Erwachsene	Kinder	Säuglinge
• Tag 1–3: 1 × tgl. 0,5 mg, • Tag 4–7: 2 × tgl. 0,5 mg, • ab Tag 8: 2 × tgl. 1 mg		

Anwendungshinweis

Unzerkaut mit Wasser zu o. unabhängig von den Mahlzeiten einnehmen
Pat. legt für sich Datum fest, ab dem er nicht mehr raucht
Behandlung mit Vareniclin beginnt i. d. R. 1–2 Wo. vor diesem Datum
Bei nicht tolerierbaren NW kurzfristige o. dauerhafte Dosisred. auf 2 x tgl. 0,5 mg mögl.
Behandlung i. d. R. über 12 Wo.
Pat., die nach 12 Wo. abstinent sind: Weiterbehandlung über 12 Wo. mit 2 x tgl. 1 mg mögl.
Bei Patienten mit hohem Rückfallsrisiko evtl. ausschleichende Dosierung

Schwangerschaft	Stillzeit
KI	Strenge Indikationsstellung

Präparate

Name	Wirkstärke	Anwendung	Details
Champix	0,5 mg, 1 mg	oral (Tabletten)	nicht teilbar/k. A.

Besondere Hinweise

Cave	DANI
Reaktionsverm.	Geringer o. mäßiger Einfluss möglich (Verursachen von Schwindel und Schläfrigkeit).
Abhängigkeit	Keine Angaben.
Rechtl. Hinweis	Lifestyle-Medikament.

Zusatzempfehlungen

Keine Angaben.

NERVENSYSTEM

N07	ANDERE MITTEL FÜR DAS NERVENSYSTEM
N07C	ANTIVERTIGINOSA
N07CA	Antivertiginosa

Wirkmechanismus	
Präziser Wirkmechanismus auf biochemischer Ebene sowie die Rezeptorenspezifität u. -affinität sind bislang nicht definitiv geklärt	
Indikation	Schwindelanfälle bei Funktionsstörungen des Vestibularapparates Prophylaxe bei diagnostisch abgeklärter, einfacher u. klassischer Migräne bei Patienten mit häufigen u. schweren Migräneanfällen (Flunarizin)
abs. Kontraind.	**Betahistin:** Asthma bronchiale Phäochromozytom **Flunarizin**: Morbus Parkinson, Störungen des extrapyramidalen Symstems Depressive Syndrome
rel. Kontraind.	**Betahistin:** Magen-Darm-Geschwüre Gleichzeitige Behandlung mit Antihistaminika
UAW	
Sehr häufig (> 1:10)	Gewichtszunahme Benommenheit, Müdigkeit
Gelegentlich (< 1:100)	Magen-Darm-Unverträglichkeiten Schlaflosigkeit, Kopfschmerzen
Sehr selten (< 1:10.000)	Muskelschmerzen Hautrötung
Wechselwirkungen	
Arzneimittel	**Betahistin**: Antihistaminika **Flunarizin**: Alkohol, Schlafmittel, Tranquilizer, Antikonvulsiva
Nahrungsmittel	Keine Angaben.

BETAHISTIN

N07CA01 [Rp.] erstattungsfähig

Dosierung		
Erwachsene	Kinder	Säuglinge
• 18–36 mg/d in 3 ED		

Anwendungshinweis
Einnahme während o. nach den Mahlzeiten

Schwangerschaft	Stillzeit
KI	KI

Präparate

Name	Wirkstärke	Anwendung	Details
Aequamen®	6 mg	oral (Tabletten)	nicht teilbar/k. A., mörserbar
Aequamen® forte	12 mg	oral (Tabletten)	teilbar, mörserbar
Betahistin AL	6 mg	oral (Tabletten)	nicht teilbar/k. A., mörserbar
Betahistin AL	12 mg	oral (Tabletten)	teilbar, mörserbar
Betahistin STADA®	6 mg	oral (Tabletten)	nicht teilbar/k. A., mörserbar
Betahistin-ratiopharm®	6 mg, 12 mg	oral (Tabletten)	teilbar, mörserbar
Betavert®	6 mg, 12 mg	oral (Tabletten)	teilbar, mörserbar
Betavert® N	8 mg	oral (Tabletten)	nicht teilbar/k. A., mörserbar
Betavert® N	16 mg	oral (Tabletten)	teilbar, mörserbar
Vasomotal®	16 mg, 24 mg	oral (Tabletten)	nicht teilbar/k. A.
Vasomotal® Tropfen		oral (Säfte)	

Besondere Hinweise

Cave	Keine Angaben.
Reaktionsverm.	Keine Daten verfügbar.
Abhängigkeit	Keine Angaben.
Rechtl. Hinweis	Keine Angaben.

Zusatzempfehlungen

Keine Angaben.

FLUNARIZIN

N07CA03 [Rp.] erstattungsfähig

Dosierung		
Erwachsene	Kinder	Säuglinge
• **Anfangsdos.**: <65 J.: 10 mg/d in 1 ED; ≥65 J.: 5 mg/d in 1 ED • **Erhaltungsdos.**: Einnahme nur jeden 2. Tag o. Einnahme für 5 Tage mit 2 darauf folgenden behandlungsfreien Tagen.		

Schwangerschaft	Stillzeit
KI	KI

Präparate

Name	Wirkstärke	Anwendung	Details
Flunarizin acis®	5 mg, 10 mg	oral (Tabletten)	nicht teilbar/k. A.
Flunavert®	5 mg	oral (Tabletten)	nicht teilbar/k. A.
Flunarizin-CT Hartkapseln	5 mg, 10 mg	oral (Tabletten)	nicht teilbar/k. A.
Flunavert®	10 mg	oral (Tabletten)	nicht teilbar/k. A.

Besondere Hinweise

Cave	Keine Angaben.
Reaktionsverm.	Beeinträchtigung mögl.
Abhängigkeit	Keine Angaben.
Rechtl. Hinweis	Keine Angaben.

Zusatzempfehlungen

Keine Angaben.

NERVENSYSTEM

N07	ANDERE MITTEL FÜR DAS NERVENSYSTEM
N07X	ANDERE MITTEL FÜR DAS NERVENSYSTEM
N07XB	Neuropathiepräparate

Wirkmechanismus	
Alpha-Liponsäure Coenzymfunktion bei oxidativer Decarboxylierung von α-Ketonsäuren → bei Diabetes mellitus Anlagerung von Glucose an Gefäße↓ → endoneuronaler Blutfluss und O2 -VersorgungAntioxidans für freie O2 –Radikale im diabet. Nerv → günstige Wirkung auf typ. Beschwerden diabet. Polyneuropathie (z. B. Brennen, Parästhesie)	
Indikation	Missempfindungen bei diabet. Polyneuropathie
abs. Kontraind.	Überempfindlichkeit gegen WS/sonstige Bestandteile
rel. Kontraind.	Keine Angaben.
UAW	
Häufig (< 1:10)	Übelkeit, Schwindel
Sehr selten (< 1:10.000)	GI-Beschwerden Allerg. Reaktionen wie Hautauschlag, Urtikaria, JuckreizVeränderungen bzw. Störung des GeschmacksempfindensAbsinken des Blut-Glucose-Spiegels durch verbesserte Glucose-Utilisation, Hypoglykämie-Symptomatik (Schwindel, Schwitzen, Kopfschmerzen, Sehstörungen)
Wechselwirkungen	
Arzneimittel	Cisplatin Metallverbindungen (Ca, Fe, Mg)
Nahrungsmittel	Milch/Milchprodukte

ALPHA-LIPONSÄURE (THIOCTSÄURE)

N07XB01 [Apf.] nicht erstattungsfähig

Dosierung		
Erwachsene	Kinder	Säuglinge
• 1 ED à 600 mg		

Anwendungshinweis
Einnahme 30 Min. vor dem Frühstück.

Schwangerschaft	Stillzeit
Strenge Indikationsstellung	Strenge Indikationsstellung

Präparate

Name	Wirkstärke	Anwendung	Details
Alpha-Lipogamma Infusionskonz.	600 mg	parenteral	Lösung
Alpha-Lipogamma®	600 mg	oral (Tabletten)	teilbar
Alpha-Lipon AL	600 mg	oral (Tabletten)	teilbar
Alpha-Lipon STADA®	600 mg	oral (Tabletten)	teilbar
Alpha-Liponsäure-CT	600 mg	oral (Tabletten)	teilbar
Liponsäure-ratiopharm Infusion	600 mg	parenteral	Lösung
Liponsäure-ratiopharm®	600 mg	oral (Tabletten)	teilbar
Neurium Hexal	600 mg	oral (Tabletten)	nicht teilbar/k. A.
Neurium injekt	600 mg/24 ml	parenteral	Lösung
Thioctacid HR	200 mg, 600 mg	oral (Tabletten)	nicht teilbar/k. A.
Thioctacid T Injekt	600 mg/24 ml	parenteral	Lösung
Thioctacid T direkt	600 mg	parenteral	Lösung
Thiogamma	600 mg	oral (Tabletten)	teilbar
Thiogamma N Injekt	300 mg, 600 mg	parenteral	Lösung
Thiogamma®	200 mg, 300 mg	oral (Kapseln)	

Name	Wirkstärke	Anwendung	Details
Tromlipon®	300 mg, 600 mg	oral (Tabletten)	nicht teilbar/k. A.
espa-lipon	600 mg	oral (Tabletten)	teilbar

Besondere Hinweise	
Cave	• Metallchelator → Nicht zusammen mit Metallverbindungen (z. B. Fe, Mg, Ca) einnehmen! • Verstärkte Blutzuckersenkung von Insulin u. oralen Antidiabetika → v. a. zu Behandlungsbeginn engmaschige BZ-Kontrolle!
Reaktionsverm.	Keine Daten verfügbar.
Abhängigkeit	Keine Angaben.
Rechtl. Hinweis	Keine Angaben.

Zusatzempfehlungen
Keine Angaben.

ANTIPARASITÄRE MITTEL, INSEKTIZIDE UND REPELLENZIEN

P01	MITTEL GEGEN PROTOZOEN-ERKRANKUNGEN
P01A	MITTEL GEGEN AMÖBEN UND ANDERE PROTOZOEN-ERKRANKUNGEN
P01AB	Nitroimidazol-Derivate

Wirkmechanismus	
Unter anaeroben Bedingungen durch Oxidation Bildung von Nitroso-Radikalen → Bildung von Addukten mit Basenpaaren der DNA → DNA-Strangbrüche	
Indikation	Infektionen mit Beteilgung von Anaerobiern, besonders Infekte, die vom weiblichen Genitale, Magen-Darm-Trakt, HNO- u. Zahn-Mund-Kiefer-Bereich ausgehen Infektionen mit Helicobacter pylori im oberen Magen-Darm-Bereich Infektionen der Knochen und Gelenke, der Haut u. des Weichteilgewebes Infektionen des ZNS Sepsis Endokarditis Infektionsprophylaxe bei operativen Eingriffen im gynäkolog. Bereich u. im Magen-Darm-Trakt
abs. Kontraind.	Keine Angaben.
rel. Kontraind.	Behandlungsdauer >10 Tage: Frist darf nur in Einzelfällen bei besonders strenger Indikationsstellung überschritten werden.
UAW	
Häufig (< 1:10)	Metallischer Geschmack, bitteres Aufstoßen, Zungenbelag, Stomatitis, Magendrücken, Übelkeit, Erbrechen, Appetitlosigkeit, Durchfall Dunkelfärbung des Urins
Gelegentlich (< 1:100)	Kopfschmerzen, Schwindel, Schläfrigkeit, Schlaflosigkeit, Verwirrtheitszuschände, Depression, periphere Neuropathien, Schwindel Hautreaktionen, anaphylaktische Reaktionen
Sehr selten (< 1:10.000)	Pankreatitis, pseudomembranöse Enterokolitis
Wechselwirkungen	
Arzneimittel	Alkohol, Barbiturate, Phenytoin, Cimetidin, Lithium, Antikoagulanzien, Disulfiram
Nahrungsmittel	Alkohol

METRONIDAZOL

P01AB01 [Rp.] erstattungsfähig

Dosierung

Erwachsene	Kinder	Säuglinge
• 0,2 bis max. 2g/d in 2–3 ED • **Unkomplizierte Infektionen**: $\leq$ 0,6g/d mehrtägige Behandlung (5–7 d) erforderlich, bei höherer Dosierung (1–2 g/d) kann kurze Therapiedauer ausreichend sein. • **Bakterielle Vaginose**: Oral: Einmalgabe von 2 g bzw. 1 g/d in 2–3 ED für 7 d.; Vaginal: Einmalgabe von 1 g bzw. 100 mg/d für 6 d. • **Trichomaniasis:** Oral: Einmalgabe von 2 g bzw. 0,8–1 (1,6) g/d in 2–3 ED für 7 d.; Vaginal: Einmalgabe von 1g bzw. 100 mg/d für 6 d.	• Kinder von 6–12 J.: 20–30 mg pro kg KG • Kinder >12 J.: s. Erw.	

Anwendungshinweis

Einnahme während o. nach Mahlzeiten.

Schwangerschaft	Stillzeit
Strenge Nutzen-Risiko-Abwägung; nur als Reservemittel.	Strenge Indikationsstellung bei mehrtägiger Einnahme.

Präparate

Name	Wirkstärke	Anwendung	Details
Arilin Rapid	1000 mg	vaginal	Ovula/Tabl.
Arilin Vaginalzäpfchen	100 mg	vaginal	Ovula/Tabl.
Arilin® 250 mg	250 mg	oral (Tabletten)	nicht teilbar/k. A.
Arilin® 500 mg	500 mg	oral (Tabletten)	teilbar
Clont Vaginaltabletten	100 mg	vaginal	Ovula/Tabl.
Clont® 250 mg	250 mg	oral (Tabletten)	nicht teilbar/k. A.
Clont® 500 mg	500 mg	oral (Tabletten)	teilbar

Name	Wirkstärke	Anwendung	Details
Metronidazol HEXAL® 400 mg	400 mg	oral (Tabletten)	teilbar
Metronidazol Infusion Actavis	5 mg/ml	parenteral	Lösung
Metronidazol Infusion Braun	5 mg/ml	parenteral	Lösung
Metronidazol Infusion Fresenius	5 mg/ml	parenteral	Lösung
Metronidazol Infusion Rotexmedica	5 mg/ml	parenteral	Lösung
Metronidazol Infusion ratiopharm	5 mg/ml	parenteral	Lösung
Metronidazol STADA® 400 mg	400 mg	oral (Tabletten)	teilbar
Metronidazol Sandoz® 400 mg	400 mg	oral (Tabletten)	teilbar
Metronidazol-CT 400 mg	400 mg	oral (Tabletten)	teilbar
Metronidazol-ratiopharm® 400 mg	400 mg	oral (Tabletten)	teilbar
Vagi-Metro Creme	5 %	vaginal	Creme/Gel/Salbe
Vagimid®	250 mg	oral (Tabletten)	nicht teilbar/k. A.
Vagimid® 500	500 mg	oral (Tabletten)	nicht teilbar/k. A.

Besondere Hinweise

Cave	• Behandlung mit Metronidazol darf i. d. R. 10 Tage nicht überschreiten, da Gefahr der Schädigung menschlicher Keimzellen. • Dunkelfärbung des Urins durch Stoffwechselprodukt von Metronidazol.
Reaktionsverm.	Keine Daten verfügbar.
Abhängigkeit	Keine Angaben.
Rechtl. Hinweis	Keine Angaben.

Zusatzempfehlungen

Keine Angaben.

P

ANTIPARASITÄRE MITTEL, INSEKTIZIDE UND REPELLENZIEN

P02	ANTHELMINTIKA
P02C	NEMATODENMITTEL
P02CC	Tetrahydropyrimidin-Derivate

Wirkmechanismus	
Neuromuskuläre Blockade von Würmern → Immobilisation und Ausscheidung der Würmer	
Indikation	Infektionen mit einem o. mehreren der folgenden gastrointestinalen Parasiten: Madenwurm Spulwurm Hakenwurm Amerikanischer Hakenwurm Fadenwurm
abs. Kontraind.	Vorbestehende Leberschädigung
rel. Kontraind.	Keine Angaben.
UAW	
Häufig (< 1:10)	Kopfschmerzen Schwindel Darmkrämpfe, Übelkeit, Erbrechen, Diarrhö
Gelegentlich (< 1:100)	Appetitlosigkeit Schlaflosigkeit Hauterscheinungen Müdigkeit
Wechselwirkungen	
Arzneimittel	Piperazin, Theophyllin
Nahrungsmittel	Keine Angaben.

PYRANTEL

P02CC01 [Rp.] erstattungsfähig

Dosierung

Erwachsene	Kinder	Säuglinge
• 1 ED à 10 mg/kg KG (max. 1g) • Schwere Infektionen mit amerikanischem Hakenwurm: o. g. Dosis an 3 aufeinanderfolgenden d oder doppelte Dosis an 2 aufeinanderfolgenden d. • Ausschließliche Infektion mit Spulwurm: o. g. Dosis halbieren.	• S. Erw.	• Ab 6 Monate: s. Erw. • < 6 Monate: Keine Anwendung

Anwendungshinweis

Einnahme unabhängig von der Nahrungsaufnahme.
Kautabletten vor dem Schlucken zerkauen!
Suspension vor Gebrauch schütteln!
Nach max. 6 Monaten Kontrolluntersuchung u. ggf. Wiederholung der Behandlung.

Schwangerschaft	Stillzeit
Strenge Indikationsstellung	Während der Behandlung Milch verwerfen.

Präparate

Name	Wirkstärke	Anwendung	Details
Helmex® Kautabletten	250 mg	oral (Tabletten)	teilbar
Helmex® Suspension	250 mg/5 ml	oral (Säfte)	

Besondere Hinweise

Cave	Keine Angaben.
Reaktionsverm.	Keine Daten verfügbar.
Abhängigkeit	Keine Angaben.
Rechtl. Hinweis	Keine Angaben.

Zusatzempfehlungen

Gründliche Reinigung der Lebensbereiche!
Bei Kontaktpersonen auf evtl. nicht erkannten Wurmbefall achten!

ANTIPARASITÄRE MITTEL, INSEKTIZIDE UND REPELLENZIEN

P02	ANTHELMINTIKA
P02D	BANDWURMMITTEL
P02DA	Salicylsäure-Derivate

Wirkmechanismus	
Störung des parasitären Energiestoffwechsels durch Inhibition der oxidativen Phosphorylierung in den Mitochondrien → Absterben der Parasiten	
Indikation	Bandwürmer (Rind-, Fisch-, Schweine-, Zwerg-)
abs. Kontraind.	Überempfindlichkeit Stillzeit
rel. Kontraind.	Kontraindiziert im 1. Trimenon Strenge Indikationsstellung im 2. u. 3. Trimenon
UAW	
Ohne Häufigkeit	Allergische Reaktion, anaphylaktische Reaktion Schwindel (Benommenheit) Brechreiz, Übelkeit, Magen-Darm-Schmerzen, Bauchschmerzen, Würgereiz, Diarrhoe Hautausschlag, Pruritus, Hyperhidrose Unwohlsein (Erschöpfung)
Wechselwirkungen	
Arzneimittel	Keine Angaben.
Nahrungsmittel	Alkohol

NICLOSAMID

P02DA01 [Apf.] < 12 J.: erstattungsfähig, ≥ 12 J.: nicht erstattungsfähig

Dosierung

Erwachsene	Kinder	Säuglinge
• Rinder-, Schweine-, Fischbandwurm: 2 g als Einmalgabe • Zwergbandwurm: Initial: 2 g als Einmalgabe, Tag 2–7: 1 g/d in 1 ED	• Rinder-, Schweine-, Fischbandwurm: > 6 J.: s. Erw.; 2–6 J.: 1 g als Einmalgabe; < 2 J.: 0,5 g als Einmalgabe • Zwergbandwurm: > 6 J.: s. Erw.; 2–6 J.: Initial: 2 g als Einmalgabe, Tag 2–7: 0,5 g/d in 1 ED	

Anwendungshinweis

Einnahme nach dem Frühstück. Ktbl. zu feinem Brei zerkauen, anschl. mit Wasser herunterspülen. Alternativ: In Wasser zerfallen lassen oder zu Brei zermahlen und mit Wasser einnehmen (kleine Kinder).
Saure Fruchtsäfte förden die Ausscheidung.
Abführen obligatorisch: Bei Obstpation, Schweinebandwurmbefall (ansonsten optional → schnelle Ausstoßung des P. in einem Stück).

Schwangerschaft	Stillzeit
KI im 1. Trimenon Strenge Indikationsstellung im 2. u. 3. Trimenon	KI

Präparate

Name	Wirkstärke	Anwendung	Details
Yomesan Kautabletten	500 mg	oral (Tabletten)	nicht teilbar/k. A.

Besondere Hinweise

Cave	• Abführmittel frühestens 2 h nach der Einnahme geben. • Salinische Abführmittel verwenden: Glaubersalz, Bittersalz
Reaktionsverm.	Bei Auftreten von Schwindel beeinträchtigt.
Abhängigkeit	Keine Angaben.
Rechtl. Hinweis	Keine Angaben.

Zusatzempfehlungen

Keine Angaben.

P

ANTIPARASITÄRE MITTEL, INSEKTIZIDE UND REPELLENZIEN

P03	MITTEL GEGEN EKTOPARASITEN, INKL. ANTISCABIOSA, INSEKTIZIDE UND REPELLENZIEN
P03A	MITTEL GEGEN EKTOPARASITEN, INKL. ANTISCABIOSA
P03AC	Pyrethrine, inkl. synthetische Verbindungen

Wirkmechanismus	
Wirkung auf ZNS der Läuse: Offenhaltung des spannungsabhängigen Na-Kanals an den Nervenenden → verlängerter Na-Einstrom → repetitive Entladung in Sinnesorganen → Paralyse	
Indikation	Behandlung von Kopfläusen
abs. Kontraind.	Neugeborene und Säuglinge in den ersten 2 Monaten Unverträglichkeit gegen andere Pyrethroide
rel. Kontraind.	Allergie gegen Chrysanthemen Kinder von 2 Mo bis 3 J.: Behandlung unter engmaschiger ärztl. Aufsicht
UAW	
Häufig (< 1:10)	Örtliche Sensibilitätsstörungen
Selten (< 1:1.000)	Hautirritationen, Pruritus, Prickeln, Brennen oder Stechen, allerg. Hautreaktionen Kopfschmerzen Übelkeit, Erbrechen Atembeschwerden
Wechselwirkungen	
Arzneimittel	Keine Angaben.
Nahrungsmittel	Keine Angaben.

PERMETHRIN

P03AC04 [Apf.] < 12 J.: erstattungsfähig, ≥ 12 J.: nicht erstattungsfähig

Dosierung

Erwachsene	Kinder	Säuglinge
• Kurze Haare: ca. 25 ml • Längere Haare: ca. 50 ml, bei dichtem langem Haar auch mehr.	• < 3 J.: Behandlung unter engmaschiger ärztlicher Aufsicht, max. 25 ml. • > 3 J.: s. Erw.	• Ab 3. Lebensmonat: Anw. unter engmaschiger ärztlicher Aufsicht, max. 25 ml.

Anwendungshinweis

Haar vor der Anw. waschen und frottieren, dann die Lösung in leicht feuchtes Haar einmassieren. 30–45 Min. auf unbedecktem Kopfhaar einwirken lassen, dann mit warmem Wasser auswaschen. Haare 3 Tage lang nicht waschen.
Anw. bei persistierendem/erneutem Befall: Nach 8–10 Tagen wiederholen.

Schwangerschaft	Stillzeit
Reservemittel in Schwangerschaft. Bessere Alternative: Dimeticon	Anw. mögl.

Präparate

Name	Wirkstärke	Anwendung
InfectoPedicul®	0,5 %	dermal
Pedimitex® Lösung 0,5 %	0,5 %	dermal
permethrin-biomo Lösung 0,5 %	0,5 %	dermal

Besondere Hinweise

Cave	Brennbar.
Reaktionsverm.	Keine Daten verfügbar.
Abhängigkeit	Keine Angaben.
Rechtl. Hinweis	Keine Angaben.

Zusatzempfehlungen

Keine Angaben.

RESPIRATIONSTRAKT

R01	RHINOLOGIKA
R01A	DEKONGESTIVA UND ANDERE RHINOLOGIKA ZUR TOPISCHEN ANWENDUNG
R01AA	Sympathomimetika, rein

Wirkmechanismus	
Stimulation der α-Adrenozeptoren in der der Nasenschleimhaut (direkte Sympathomimetika) → lokale Gefäßverengung. Abschwellung der Nasenschleimhaut	
Indikation	Abschwellung der Nasenschleimhaut bei Schnupfen, anfallsweise auftretender Fließschnupfen, allergischer Schnupfen Zur Erleichterung des Sekretabflusses bei Entzündungen der Nasennebenhöhlen sowie bei Katarrh des Tubenmittelohrs in Verbindung mit Schnupfen
abs. Kontraind.	Glaukom, insb. Engwinkelglaukom; Rhinitis sicca (v. a. bei nasaler Anw.); schwere organische Herz- u. Gefäßveränderungen
rel. Kontraind.	Koronare Herzerkrankung; Phäochromozytom; Hypertonie; Stoffwechselerkrankungen (z. B. Diabetes); Hyperthyreose; Patienten, die mit MAO-Hemmern u. a. potenziell blutdrucksteigernden Medikamenten behandelt werden; Glaukom, insb. Engwinkelglaukom (Nasentropfen)
UAW	
Häufig (< 1:10)	Reaktive Hyperämie
Gelegentlich (< 1:100)	Nasenbluten, Niesen Systemische sympathomimetische Effekte (Herzklopfen, Pulsbeschleunigung, Blutdruckanstieg) Überempfindlichkeitsreaktionen (Angioödem, Hautausschlag, Juckreiz)
Selten (< 1:1.000)	Kopfschmerzen, Schlaflosigkeit, Müdigkeit
Sehr selten (< 1:10.000)	Halluzinationen, insbesondere bei Kindern; Arrhythmien; Konvulsionen, insbesondere bei Kindern
Wechselwirkungen	
Arzneimittel	MAO-Hemmer; TCA; Anästhetika; Insulin; Atropinsulfat; Propranolol; Guanethidin, Reserpin
Nahrungsmittel	Keine Angaben.

OXYMETAZOLIN

R01AA05 [Apf.] < 12 J.: erstattungsfähig, ≥ 12 J.: nicht erstattungsfähig

Dosierung

Erwachsene	Kinder	Säuglinge
• 2–3 x tgl. 1–2 Tr./1 Sprühstoß einer 0,05%igen Lsg. in jede Nasenöffnung.	• 2–3 x tgl. 1–2 Tr./1 Sprühstoß einer 0,025%igen Lsg. in jede Nasenöffnung.	• 2–3 x tgl. 1–2 Tr./1 Sprühstoß einer 0,01 %igen Lsg. in jede Nasenöffnung.

Anwendungshinweis

Anw. nur über einige Tage, um Gewöhnung u. Schleimhautatrophie bei längerer, unkontrollierter Anw. vorzubeugen.

Schwangerschaft	Stillzeit
Anw. mögl.	Anw. mögl.

Präparate

Name	Wirkstärke	Anwendung	Details
Nasivin® Dosierspray für Erwachsene und Schulkinder	0,5 mg/ml	nasal	Spray
Nasivin® Dosierspray für Kleinkinder	0,25 mg/ml	nasal	Spray
Nasivin® Dosiertropfer für Babys	0,1 mg/ml	nasal	Tropfen
Nasivin® Nasentropfen für Erwachsene und Schulkinder	0,5 mg/ml	nasal	Tropfen
WICK Sinex avera	0,5 mg/ml	nasal	Spray
WICK® Sinex	0,5 mg/ml	nasal	Spray

Besondere Hinweise

Cave	Keine Angaben.
Reaktionsverm.	Keine Daten verfügbar.
Abhängigkeit	Keine Angaben.
Rechtl. Hinweis	Keine Angaben.

Zusatzempfehlungen

Meerwassernasenspray, Nasendusche

XYLOMETAZOLIN

R01AA07 [Apf.] < 12 J.: erstattungsfähig, ≥ 12 J.: nicht erstattungsfähig

Dosierung

Erwachsene	Kinder	Säuglinge
• 0,1 %: 1 Spühstoß bzw. 1–2 Tr. 3 x tgl. pro Nasenloch	• 0–2 J.: 0,025 % 1–2 Tr. 3 x tgl.pro Nasenloch • 2–6 J.: 0,05 % 1–2 Tr. bzw. 1 Sprühstoß 3 x tgl. pro Nasenloch • > 6 J.: s. Erw.	• 0–2 J.: 0,025 % 1–2 Tr. 3 x tgl.pro Nasenloch

Anwendungshinweis

Anw. nicht länger als 7 Tage.

Schwangerschaft	Stillzeit
Anw. über wenige Tage in therapeut. Dos. mögl. Alternativen s. Zusatzempfehlungen	Anw. über wenige Tage in therapeut. Dos. mögl.

Präparate

Name	Wirkstärke	Anwendung	Details
GeloNasal	0,05 %	nasal	Tropfen
GeloNasal	0,1 %	nasal	Spray
Nasengel AL	0,1 %	nasal	Creme/Gel/Salbe
Nasengel ratiopharm	0,1 %	nasal	Creme/Gel/Salbe
Nasenspray AL	0,05 %, 0,1 %	nasal	Spray
Nasenspray Hexal	0,1 %	nasal	Spray
Nasenspray ratiopharm	0,05 %, 0,1 %	nasal	Spray
Nasic (+ Dexpanthenol)	0,05 %, 0,1 %	nasal	Spray
Olynth	0,025 %, 0,05 %, 0,1 %	nasal	Tropfen
Olynth	0,05 %, 0,1 %	nasal	Spray
Otriven	0,025 %, 0,1 %	nasal	Tropfen
Otriven	0,1 %	nasal	Spray
Otriven	1 mg/ml	ophthal	Tropfen
Otriven	0,05 %	nasal	Spray
Otriven	0,05 %	nasal	Tropfen
Otriven ED	0,1 %	nasal	Tropfen
Otriven Nasengel	0,1 %	nasal	Creme/Gel/Salbe
Schnupfen Endrine (+ äth. Öle)	0,1 %	nasal	Tropfen
Schnupfen Endrine (+ äth. Öle)	0,1 %	nasal	Spray

Name	Wirkstärke	Anwendung	Details
Siozwo Nasengel	0,1 %	nasal	Creme/Gel/Salbe
Snup	0,05 %, 0,1 %	nasal	Spray

Besondere Hinweise

Cave	• < 2 Jahre: Nur Tropfen, kein Spray. • Systemische NW und WW auch bei lokaler Anwendung.
Reaktionsverm.	Keine Daten verfügbar.
Abhängigkeit	Bei längerer Anw. (> 7 Tage): Wirkverlust, im weiteren Verlauf reaktive Hyperämie der Nasenschleimhaut (Rhinitis medicamentosa) → Rebound Effekt, Atrophie der Schleimhaut.
Rechtl. Hinweis	Keine Angaben.

Zusatzempfehlungen

Meerwasser-Nasenspray: Rhinomer, Bepanthen, Mar plus, Olynth salin
Bepanthen-Nasensalbe, Nisita-Nasensalbe, Gelo-sitin
Alternativen zur Abschwellung: Euphorbium comp, Rhinomer plus (hypertone NaCl-Lösung)

RESPIRATIONSTRAKT

R01	RHINOLOGIKA
R01A	DEKONGESTIVA UND ANDERE RHINOLOGIKA ZUR TOPISCHEN ANWENDUNG
R01AC	Antiallergika, exkl. Corticosteroide

Wirkmechanismus	
Lokale Hemmung der Histamin-Wirkung durch Antagonismus am H_1-Rezeptor Cromoglicinsäure: Inhibition der Histaminfreisetzung aus aktivierten Mastzellen (Mastzellstabilisierung)	
Indikation	Symptomatische Behandlung der allergischen Rhinitis (NS) und Konjunktivitis (AT) einschl. Conjunctivitis vernalis
abs. Kontraind.	Überempfindlichkeit
rel. Kontraind.	Nasenspray: Niereninsuffizienz
UAW	
Sehr häufig (> 1:10)	**NS:** Kopfschmerzen
Häufig (< 1:10)	**AT:** Augenschmerzen, verschwommenes Sehen **NS:** Übelkeit, Müdigkeit, Schmerzen, Sinusitis, Benommenheit, Schläfrigkeit, Schmerzen im Rachen-/Kehlkopf-Bereich, Husten
Gelegentlich (< 1:100)	**AT, NS:** Augenlidödem **NS:** Unwohlsein, Reizung, Schmerzen, Trockenheit am Verabreichungsort
Selten (< 1:1.000)	**NS:** Brennen, Tachykardie
Sehr selten (< 1:10.000)	**AT:** Konjunktivitis, Augenschwellung, okulare Hyperaemie, tränende Augen Beschwerden am Verabreichungsort einschließlich Brennen, Rötung, Reizung, Schmerzen, Schwellung, Jucken der Augen, Kopfschmerzen, Urtikaria
Wechselwirkungen	
Arzneimittel	**NS:** Oxymetazolin **AT:** Weiche Kontaktlinsen (Konservierungsmittel Benzalkoniumchlorid)
Nahrungsmittel	Keine Angaben.

CROMOGLICINSÄURE

R01AC01 [Apf.] < 12 J.: erstattungsfähig, ≥ 12 J.: nicht erstattungsfähig

Dosierung

Erwachsene	Kinder	Säuglinge
• Oral: 800–2000 mg/d in 4 ED • Nasal: Bis zu 6 x tgl. ein Sprühstoß/Nasenöffnung • Ophtal: Bis zu 8 x tgl. ein Tr./Auge, EDO bis zu 4 x tgl. ein Tr./Auge • Pulmonal: DA: ED à 2 mg (2 Hub), bis zu 6 x tgl.; Vernebler: ED à 20 mg, bis zu 6 x tgl.	• Oral: > 15 J.: s. Erw.; 2–15 J.: 400–800 mg/d in 4 ED (max. 40 mg/kg/d) • Nasal: s. Erw. • Ophtal: s. Erw. • Pulmonal: s. Erw., Anw. > 2 J.	• Oral: 3 Mon.–2 J.: 20–40 mg/kg/d in 4 ED

Anwendungshinweis

Zur Prophylaxe regelmäßige Anw. erforderlich.
Oral: Einnahme 15–30 Min. vor einer Mahlzeit.

Schwangerschaft	Stillzeit
Anw. mögl., Mittel d. Wahl	Anw. mögl.

Präparate

Name	Wirkstärke	Anwendung	Details
Allergo-Comod	20 mg/ml	ophthal	Tropfen
Allergocrom	20 mg/ml	ophthal	Tropfen
Allergocrom	2,8 mg/Sprühstoß	nasal	Spray
Allergoval	100 mg	oral (Kapseln)	
Colimune Granulat	100 mg, 200 mg		
Crom-Ophtal	20 mg/ml	ophthal	Tropfen
Crom-Ophtal sine	20 mg/ml	ophthal	Tropfen
Cromo CT	100 mg	oral (Kapseln)	
Cromo-CT	2,8 mg/Sprühstoß	nasal	Spray
Cromo-CT	20 mg/ml	ophthal	Tropfen
Cromo-CT EDO	20 mg/ml	ophthal	Tropfen
Cromo-CT Inh.Lsg	20 mg/2 ml	pulmonal	Lösung
Cromo-Hexal	2,8 mg/Sprühstoß	nasal	Spray
Cromo-Stulln UD	20 mg/ml	ophthal	Tropfen

Name	Wirkstärke	Anwendung	Details
CromoHEXAL	20 mg/2 ml	pulmonal	Lösung
CromoHEXAL UD	20 mg/ml	ophthal	Tropfen
Cromohexal	20 mg/ml	ophthal	Tropfen
DNCG iso/PPS	20 mg/2 ml	pulmonal	Lösung
Dispacromil	20 mg/ml	ophthal	Tropfen
Dispacromil sine	20 mg/ml	ophthal	Tropfen
Intal 1 %	20 mg/2 ml	pulmonal	Lösung
Intal N	1 mg/Hub	pulmonal	Dosieraerosol
Pentatop	100 mg	oral (Kapseln)	
Pentatop Granulat	200 mg		
Vividrin	20 mg/ml	ophthal	Tropfen
Vividrin Iso EDO	20 mg/ml	ophthal	Tropfen
Vividrin Nasenspray gegen Heuschnupfen	2,8 mg/Sprühstoß	nasal	Spray

Besondere Hinweise

Cave	Nicht zur Behandlung akuter Anfälle.
Reaktionsverm.	Keine Daten verfügbar.
Abhängigkeit	Keine Angaben.
Rechtl. Hinweis	Keine Angaben.

Zusatzempfehlungen

Symptomlinderung bis Wirkeintritt: Cetirizin, Loratadin(Tbl.); Azelastin, Levocabastin (AT, NS)

LEVOCABASTIN

R01AC02 [Apf.] < 12 J.: erstattungsfähig, ≥ 12 J.: nicht erstattungsfähig

Dosierung		
Erwachsene	**Kinder**	**Säuglinge**
• AT: 2–4 × tgl. 1 Tr. pro Auge. • NS: 2–4 × tgl. 2 Sprühstöße pro Nasenloch.	• > 1 J.: s. Erw.	

Anwendungshinweis
Suspension vor Gebrauch schütteln.

Schwangerschaft	Stillzeit
Lokale Anw. mögl. (besser erprobt Cromoglycinsäure, nasales Budesonid)	Lokale Anw. mögl. (besser erprobt Cromiglycinsäure, nasales Budesonid)

Präparate			
Name	**Wirkstärke**	**Anwendung**	**Details**
Livocab	0,5 mg/ml	ophthal	Tropfen
Livocab	0,05 mg/Sprühstoß	nasal	Spray
Livocab Kombi (AT/NS)			
Livocab direkt	0,05 mg/Sprühstoß	nasal	Spray
Livocab direkt	0,5 mg/ml	ophthal	Tropfen
Livocab direkt Kombi (AT/NS)			

Besondere Hinweise	
Cave	• DANI • Bei anhaltend verstopfter Nase: Verdacht auf eine durch Benzalkoniumchlorid verursachte Schwellung.
Reaktionsverm.	Keine Daten verfügbar.
Abhängigkeit	Keine Angaben.
Rechtl. Hinweis	Keine Angaben.

Zusatzempfehlungen
Keine Angaben.

R

AZELASTIN

R01AC03 [Rp./Apf] Rp.: Ja
Apf.: < 12 J.: Ja, ≥ 12 J.: Nein

Dosierung

Erwachsene	Kinder	Säuglinge
• **AT**: 2(–4) × tgl. 1 Tr. pro Auge • **NS**: 2 × tgl. 1 Sprühstoß pro Nasenloch	• ≥ 12 J.: s. Erw.	

Anwendungshinweis

NS: In aufrechter Kopfhaltung in jedes Nasenloch einsprühen.
AT: Kontaktlinsen frühestens 15 Min. nach Anwendung einsetzen. Kontakt mit weichen Kontaktlinsen vermeiden!

Schwangerschaft	Stillzeit
Keine Anw. im 1. Trimenon, Anw. im 2. u. 3. Trimenon mögl.	Anw. mögl.

Präparate

Name	Wirkstärke	Anwendung	Details
Allergodil® Nasenspray	0,14 mg/0,14 ml (Sprühstoß)	nasal	Spray
Allergodil® Augentropfen	0,5 mg/ml	ophthal	Tropfen
Vividrin akut Nasenspray	0,14 mg/0,14 ml (Sprühstoß)	nasal	Spray
Vividrin akut Augentropfen	0,5 mg/ml	ophthal	Tropfen

Besondere Hinweise

Cave	Keine Angaben.
Reaktionsverm.	Keine Daten verfügbar.
Abhängigkeit	Keine Angaben.
Rechtl. Hinweis	Keine Angaben.

Zusatzempfehlungen

Nasendusche
System.: Cetirizin, Loratadin

R01	RHINOLOGIKA
R01A	DEKONGESTIVA UND ANDERE RHINOLOGIKA ZUR TOPISCHEN ANWENDUNG
R01AD	Corticosteroide

Wirkmechanismus	
Immunsuppressive, entzündungshemmende, antiallergische Wirkung über Bindung an nukleäre Rezeptoren	
Indikation	Behandlung u. Vorbeugung von saisonaler allergischer Rhinitis, Behandlung von allergischer perennialer Rhinitis Nasenpolypen
abs. Kontraind.	Überempfindlichkeit Selbstmedikation (nur Beclomethason): < 12 J.
rel. Kontraind.	Pilzerkrankungen o. andere Infektionen im Bereich der Nase u. der Nebenhöhlen (nur bei spez. Therapie)
UAW	
Sehr häufig (> 1:10)	Missempfindungen der Nasen- u. Rachenschleimhaut
Häufig (< 1:10)	Schnupfen
Gelegentlich (< 1:100)	Kopfschmerzen, Übelkeit, Schwindel
Selten (< 1:1.000)	Reversibler Verlust von Geschmacks- u. Geruchssinn, Metallgeschmack Verstärkte nasale Sekretion, verstopfte Nase, Trockenheit, Juckreiz im Nasen- u. Rachenbereich, Ulzerationen der Nasenschleimhaut Sofortige o. verzögerte Überempfindlichkeitsreaktionen
Sehr selten (< 1:10.000)	Nasenscheidewandperforation, Nasenbluten Augeninnendruck ↑ bis zum Glaukom
Ohne Häufigkeit	Hohe Dosen über langen Zeitraum → systemische NW möglich
Wechselwirkungen	
Arzneimittel	Keine Angaben.
Nahrungsmittel	Keine Angaben.

BECLOMETASON

R01AD01 [Rp./Apf] Rp.: erstattungsfähig
Apf.: < 12 J.: erstattungsfähig, ≥ 12 J.: nicht erstattungsfähig

Dosierung

Erwachsene	Kinder	Säuglinge
• 200 µg/d/Nasenloch in 2 ED • Nach Wirkeintritt: Red. auf niedrigste wirksamste Dosierung.	• > 6 J.: s. Erw. • Selbstmedikation: > 12 J. • < 6 J.: Nicht indiziert	

Anwendungshinweis

Suspension vor Gebrauch schütteln.
Nach der Anw. essen o. trinken.

Schwangerschaft	Stillzeit
Anw. mögl.	Anw. mögl.

Präparate

Name	Wirkstärke	Anwendung	Details
Beclomet 100 µg Nasal	0,1 mg/Sprühstoß	nasal	Spray
Beclomet Nasal Aqua Orion	0,05 mg/Sprühstoß	nasal	Spray
Beclometason-CT	0,05 mg/0,1 mg/Sprühstoß	nasal	Spray
Beclometason-ratiopharm	0,05 mg/0,1 mg/Sprühstoß	nasal	Spray
Beclorhinol aquosum	0,05 mg/Sprühstoß	nasal	Spray
Rhinivict nasal	0,05 mg/Sprühstoß, 0,1 mg/Sprühstoß	nasal	Spray
ratioAllerg Heuschnupfenspray	0,05 mg/Sprühstoß	nasal	Spray

Besondere Hinweise

Cave	• Dopingliste • Nicht zur Sofortbehandlung akuter Beschwerden • Bei Umstellung von system. Corticoiden können unterdrückte Allergien (z. B. allerg. Bindehautentzünd., allerg. Hauterschein.) auftreten
Reaktionsverm.	Keine Daten verfügbar.
Abhängigkeit	Keine Angaben.
Rechtl. Hinweis	0,05 mg/ED zur Kurzeitbehandlung >12 Jahre Apf.

Zusatzempfehlungen

Vorbeugend: Cromoglicinsäure
Zur Linderung akuter Beschw.: Loratadin, Cetirizin (systemisch); Azelastin, Levocabastin (nasal)
Emser Nasendusche

BUDESONID

R01AD05 [Rp.] erstattungsfähig

Dosierung

Erwachsene	Kinder	Säuglinge
• Anfangsdosis: 128–200 µg/d/Nasenloch in 1–2 ED • Nach 1–2 Wochen: Reduktion auf niedrigste wirksamste Dosierung.	• > 6 J.: s. Erw. • < 6 J.: nicht indiziert	

Anwendungshinweis

Suspension vor Gebrauch schütteln.
Nach der Anw. essen oder trinken.

Schwangerschaft	Stillzeit
Anw. mögl.	Anw. mögl.

Präparate

Name	Wirkstärke	Anwendung	Details
Budapp	50 µg/Sprühstoß	nasal	Spray
Budes	32 µg/Sprühstoß, 50 µg/Sprühstoß, 64 µg/Sprühstoß	nasal	Spray
Pulmicort Topinasal	64 µg/Sprühstoß	nasal	Spray

Besondere Hinweise

Cave	• Nicht zur Sofortbehandlung akuter Beschwerden. • Bei Umstellung von system. Corticoiden können unterdrückte Allergien (z. B. allerg. Bindehautentzünd., allerg. Hauterschein.) auftreten.
Reaktionsverm.	Keine Daten verfügbar.
Abhängigkeit	Keine Angaben.
Rechtl. Hinweis	Keine Angaben.

Zusatzempfehlungen

Vorbeugend: Cromoglicinsäure
Zur Linderung akuter Beschw.: Loratadin, Cetirizin (systemisch); Azelastin, Levocabastin (nasal)
Emser Nasendusche

RESPIRATIONSTRAKT

R01	RHINOLOGIKA
R01B	NASALE DEKONGESTIVA ZUR SYSTEMISCHEN ANWENDUNG
R01BA	Sympathomimetika

Wirkmechanismus

Pseudoephedrin: Indirektes Sympathomimetikum → Stimulation der Freisetzung von Noradrenalin an adrenergen Nervenendigungen → NA = Agonist für α- und β-Rezeptoren → Vasokonstriktion
Triprolidin: Kompetitiver H1-Antagonist→ Verringerung der Intensität allerg. Reaktionen

Indikation	Symptomatische Behandlung der akuten, allergischen o. vasomotorischen Rhinitis, sofern sie mit einer Verstopfung der Nase einhergeht
abs. Kontraind.	Überempfindlichkeit gg. adrenerge Substanzen Kdr. < 12 J., Erw. > 60 J. Tachyarrhythmie Hyperthyreose Hämorrhag. Schlaganfall in der Anamnese o. Risikofaktoren, die das Risiko eines hämorrhag. Schlaganfalls erhöhen können Kombination mit Vasokonstriktoren wie Bromocriptin, Pergolid, Lisurid, Cabergolin, Ergotamin, Dihydroergotamin o. jedem anderen Dekongestivum, das zum Abschwellen der Nasenschleimhäute entweder oral o. nasal angewendet wird Prostatavergrößerung u. Funktionsstörungen der Harnblase Schwere Leber- u. Nierenfunktionsstörungen Schwere KHK Gleichzeitige Behandlung mit MAO-Hemmern, auch wenn Behandlung in den vorangegang. 2 Wo. erfolgte Erhöhter Augeninnendruck Patienten mit erhöhtem Risiko für QT-Zeitverlängung
rel. Kontraind.	Leber- u. Nierenschädigung Digitalistherapie Herzarrhythmien, Hypertonie, Myokardinfarkt in Anamnese Diabetes mellitus Blasenhalsobstruktion Glaukom Stenosierendes peptisches Ulcus Pyloroduodenale Obstruktion Prostatahyperplasie Gleichzeitig Anw. mit anderen Sympathomimetika, Amphetamin-ähnl. Psychostimulanzien, Antihypertonika, TCA, Antihistaminika, Mutterkornalkaloiden

UAW	
Häufig (< 1:10)	Müdigkeit, v. a. zu Behandlungsbeginn
Gelegentlich (< 1:100)	Hautausschläge Trockenheit d. Scheimhäute in Nase u. Rachen Tachykardie Schlafstörungen
Selten (< 1:1.000)	Halluzinationen
Ohne Häufigkeit	QT-Intervallverlängerung Klin. relevante Herzrhythmusstörungen Blutdruckanstieg
Wechselwirkungen	
Arzneimittel	TCA, Adrenomimetika, Bretyliumtosylat, Bethanidin, Guanethidin, Mecamylamin, Reserpin, Debrisoquin, Methyldopa, α- u. β-Blocker, Veratrumalkaloide, MAO-Hemmer, Sympathomimetika, Bromocriptin Cabergolin, Lisurid, Pergolid, Dihydroergotamin, Ergotamin, Methylergotamin, oral/nasal angewendete Vasokonstriktoren, Antazida, Kaolin, AM, die QT-Intervall verlängern (z. B. Erythromycin, Sotalol, Terfenadin)
Nahrungsmittel	Keine Angaben.

PSEUDOEPHEDRIN, KOMBINATIONEN

R01BA52 [Apf.] nicht erstattungsfähig

Dosierung

Erwachsene	Kinder	Säuglinge
• 3 ED à 2,5 mg Triprolidin + 60 mg Pseudoephedrin	• ≥ 12 J.: s. Erw.	

Anwendungshinweis

Einnahme unabhängig von Mahlzeiten

Schwangerschaft	Stillzeit
KI	KI

Präparate

Name	Wirkstärke	Anwendung	Details
Rhinopront Kombi (Triprolidin-HCl 1H2O, Pseudoephedrin-HCl)	2,5 mg, 60 mg	oral (Tabletten)	nicht teilbar/k. A.

Besondere Hinweise

Cave	• Bei Auftreten v. Hypertonie, Tachykardie, Palpitationen, Übelkeit u. andern neurolog. Zeichen absetzen! • Missbrauchspotenzial!
Reaktionsverm.	Beeinträchtigung.
Abhängigkeit	Keine Angaben.
Rechtl. Hinweis	Keine Angaben.

Zusatzempfehlungen

Keine Angaben.

RESPIRATIONSTRAKT

R02	HALS- UND RACHENTHERAPEUTIKA
R02A	HALS- UND RACHENTHERAPEUTIKA
R02AA	Antiseptika

Wirkmechanismus	
Antimikrobielle Wirkung über chemische, physikalische und pharmakologische Mechanismen (Proteinfällung, Herabsetzung von Oberflächenspannungen und Wechselwirkungen mit dem Erregerstoffwechsel,..)	
Indikation	Temporäre Reduzierung der Keimzahl auf Mund- u. Rachenschleimhaut (z. B. bei Infekten, nach oralchirurgischen Eingriffen,..)
abs. Kontraind.	Überempfindlichkeit Patienten mit Asthma bronchiale o. anderen Atemwegserkrankungen mit ausgeprägter Überempfindlichkeit der Atemwege
rel. Kontraind.	Keine Angaben.
UAW	
Selten (< 1:1.000)	Überempfindlichkeitsreaktionen o. Sensibilisierung im Mundbereich
Ohne Häufigkeit	Beeinträchtigung des Geschmacksempfindens
Wechselwirkungen	
Arzneimittel	Chlorhexidin: Seifen, andere anionische Substanzen
Nahrungsmittel	Chlorhexidin: Saccharose

CHLORHEXIDIN

R02AA05 [Apf.] <12 J.: erstattungsfähig, ≥ 12J.: nicht erstattungsfähig

Dosierung

Erwachsene	Kinder	Säuglinge
• Lösung: 2 x tgl. mit ca. 10 ml 1 Min. die Mundhöhle spülen • Gel: 2–3 x tgl. auftragen (Menge richtet sich nach Ausmaß der Entzündung)	• > 12 J.: s. Erw. • < 12 J.: Nur nach Rücksprache mit dem Arzt	

Anwendungshinweis

Nach den Mahlzeiten u. dem Zähneputzen anw.; nicht schlucken, nicht mit Wasser nachspülen. Chlorhexidindigluconat-Lösung 2 %: 20 Tr. in 9 ml Wasser → 0,2 %

Schwangerschaft	Stillzeit
Anw. mögl.	Anw. mögl.

Präparate

Name	Wirkstärke	Anwendung
Chlorhexamed Fluid	0,1 %	oral (Säfte)
Chlorhexamed Gel	1 %	
Chlorhexamed alkoholfrei Lösung	0,2 %	oral (Säfte)
Chlorhexamed direkt (Konzentrat)	2 %	
Chlorhexamed forte Lösung	0,2 %	oral (Säfte)
Chlorhexidingluconat Fertiglösung	0,2 %	oral (Säfte)
Dynexan Proaktiv Lösung	0,2 %	oral (Säfte)
Meridol med Lösung	0,2 %	oral (Säfte)

Besondere Hinweise

Cave	Anw. nicht länger als 2 Wo wg. Verfärbung der Zähne.
Reaktionsverm.	Keine Daten verfügbar.
Abhängigkeit	Keine Angaben.
Rechtl. Hinweis	Keine Angaben.

Zusatzempfehlungen

Keine Angaben.

CETYLPYRIDINIUM, KOMBINATIONEN

R02AA56 [Ap./FV] nicht erstattungsfähig

Dosierung

Erwachsene	Kinder	Säuglinge
• Lutschtbl.: Max. 8 x tgl., alle 2 h • Halsspray: ED 2–3 Sprühstöße, max. 6 x tgl. • Gurgellösung: ED 15 ml, 2 x tgl. bis alle 2 h spülen	• < 6 J.: Keine Anw. • 6–12 J.: Lutschtbl: Max. 4 x tgl., alle 4 h; Halsspray: ED 2–3 Sprühstöße, max. 4 x tgl.; Gurgellösung: ED 15 ml, 2 x tgl. bis alle 2 h spülen • > 12 J.: s. Erw.	

Anwendungshinweis

Gurgellösung: Bei Kdr. evtl. Lösungsmenge anpassen.

Schwangerschaft	Stillzeit
Wenn unbedingt erforderlich, Anw. möglich.	Wenn unbedingt erforderlich, Anw. möglich.

Präparate

Name	Wirkstärke	Anwendung	Details
Dolo Dobendan Lutschtabletten (Cetylpyridinium, Benzocain)	1,4 mg, 10 mg	oral (Tabletten)	nicht teilbar/k. A.
Dolo Dobendan Mint Lutschtabletten	1,4 mg	oral (Tabletten)	nicht teilbar/k. A.
Dolo Dobendan Zuckerfrei Lutschtabletten	2,5 mg	oral (Tabletten)	nicht teilbar/k. A.
Wick Sulagil Halsspray (Cetylpyridinium, Dequalinium, Lidocain)	0,17 mg, 0,042 mg, 56 mg/Sprühstoß	dermal	

Besondere Hinweise

Cave	Bei bakteriellen Inf.: I. d. R. systemische Antibiotikabehandlung zusätzlich erforderlich. Bei Fieber zum Arzt
Reaktionsverm.	Keine Daten verfügbar.
Abhängigkeit	Keine Angaben.
Rechtl. Hinweis	Monopräp. Fv.

Zusatzempfehlungen

Keine Angaben.

RESPIRATIONSTRAKT

R02	HALS- UND RACHENTHERAPEUTIKA
R02A	HALS- UND RACHENTHERAPEUTIKA
R02AB	Antibiotika

Wirkmechanismus	
Bakteriostatisches Antibiotikum mit antiinflammatorischer Wirkung	
Indikation	Unterstützende antiinflammatorische u. antibakterielle Therapie bei akut entzündlichen Erkrankungen der oberen Luftwege
abs. Kontraind.	Kinder < 12 J. (keine gesicherten Erkenntnisse) Überempfindlichkeit (Allergie) gegenüber Fusafungin, Menthol, Campher o. einen der sonstigen Bestandteile
rel. Kontraind.	Allergisch disponierte Patienten Bronchospasmus
UAW	
Sehr häufig (> 1:10)	Trockenheitsgefühl in Nase o. Rachen, Prickeln, Niesreiz, Husten, Übelkeit, unangenehmer Geschmack im Mund u. Bindehautschwellung
Sehr selten (< 1:10.000)	Anaphylaktischer Schock Asthma, Bronchospasmus, Dyspnoe, Laryngospasmus o. -ödem Ausschlag, Pruritus, Urtikaria, Angioödem (Quincke-Ödem)
Wechselwirkungen	
Arzneimittel	Keine Angaben.
Nahrungsmittel	Keine Angaben.

FUSAFUNGIN

R02AB03 [Apf.] nicht erstattungsfähig

Dosierung

Erwachsene	Kinder	Säuglinge
• Anw. im Mund- u. Rachenraum: 4 × tgl. 4 Sprühstöße • Nasale Anw.: 4 × tgl. je 2 Sprühstöße pro Nasenloch	• > 12 J.: s. Erw.	

Anwendungshinweis

Vor der 1. Anw. Spray 4 × betätigen, um die Dosiervorrichtung zu aktivieren.
Nasale Anw.: Vor Anw. Nase reinigen.
Anw. im Mund- und Rachenraum nach den Mahlzeiten.

Schwangerschaft	Stillzeit
Keine Anw.	Keine Anw.

Präparate

Name	Wirkstärke	Anwendung	Details
Locabiosol S Inhalierspray zur Anwendung in der Mundhöhle und als Nasenspray	5 mg/ml	pulmonal	Lösung

Besondere Hinweise

Cave	• Enthält geringe Mengen Ethanol (Alkohol), weniger als 100 mg pro Dosis. • Behandlungsdauer beträgt bis zu 10 Tage. • Keine Besserung innerhalb von 3 Tagen nach Beginn der Therapie o. Verschlechterung → Arzt
Reaktionsverm.	Keine Daten verfügbar.
Abhängigkeit	Keine Angaben.
Rechtl. Hinweis	Keine Angaben.

Zusatzempfehlungen

Keine Angaben.

RESPIRATIONSTRAKT

R03	MITTEL BEI OBSTRUKTIVEN ATEMWEGSERKRANKUNGEN
R03A	INHALATIVE SYMPATHOMIMETIKA
R03AC	Selektive Beta $_2$-Adrenozeptor-Agonisten

Wirkmechanismus	
Bronchodilatation durch Agonismus an bronchialen β_2-Adrenozeptoren	
Indikation	Verhütung u. Behandlung von obstruktiven Atemwegserkrankungen (z. B. Asthma bronchiale, chron. Bronchitis, Lungenemphysem)
abs. Kontraind.	Salbutamol: Gleichzeitige Behandlung mit β-Rezeptorenblockern
rel. Kontraind.	Schwere Herzerkrankungen, insb. frischer Herzinfarkt, koronare Herzkrankheit, hypertrophe obstruktive Kardiomyopathie u. tachykarde Arrhythmie, verläng. QT_c-Intervall (> 0,44 s) Einnahme von Herzglykosiden Schwere u. unbehandelte Hypertonie Aneurysmen Hyperthyreose Schwer kontrollierbarer Diabetes mellitus Phäochromozytom Thyreotoxikose
UAW	
Häufig (< 1:10)	Hyperglykämie, Hypokaliämie Tremor, Kopfschmerzen (Feinschlägiger Tremor u. Unruhe sowie Kopfschmerzen und Muskelkrämpfe können sich bei Fortführung der Behandlung im Verlaufe von 1 bis 2 Wochen zurückbilden) Tachykardie
Gelegentlich (< 1:100)	Erweiterung der peripheren Gefäße, Änderungen des Geschmacksempfindens Unruhe
Sehr selten (< 1:10.000)	Herzrhythmusstörungen (u. a. supraventrikuläre Tachykardie), zentralnervös stimulierende Wirkung nach Inhalation, die sich in Übererregbarkeit äußert (überwiegend bei Kindern bis zu 12 J.), akute Überempfindlichkeitsreaktionen (z. B. Bronchospasmus, Kollaps), myokardiale Ischämie
Ohne Häufigkeit	Paradoxer Bronchospasmus

Wechselwirkungen	
Arzneimittel	β-Rezeptorenblocker Antidiabetika Sympathomimetika (Methylxanthine (z. B. Theophyllin)) Digitalisglykoside Corticoide, Diuretika Formoterol, Salbutamol: Halogenierte Anästhetika (z. B. Halothan, Methoxyfluran, Enfluran) Salmeterol Ketoconazol u. andere stark wirksame CYP3A4-Inhibitoren, z. B. Itraconazol, Telithromycin, Ritonavir
Nahrungsmittel	Keine Angaben.

SALBUTAMOL

R03AC02 [Rp.] erstattungsfähig

Dosierung

Erwachsene	Kinder	Säuglinge
• DA/Autohaler/Novolizer: ED à 0,1–0,2 mg (1–2 Sprühstöße), max. TD 12 Sprühstöße • Vernebler: ED à 1,25–2,5 mg, max. TD 15 mg	• DA: > 12 J.: ED à 0,1–2 mg (1–2 Sprühstöße), max. TD 12 Sprühstöße; < 12 J.: ED à 0,1 mg (1 Sprüstoß), max. TD 6 Sprühstöße • Vernebler: > 8 J.: ED à 1,25–2,5 mg; < 8 J.: ED à 0,25–0,5 mg/LJ max. ED 2 mg, max. TD 7,5 mg	• S. Kinder, Vernebler

Anwendungshinweis

Akutbehandl. plötzlich auftretender Bronchialkrämpfe u. anfallsweise auftretender Atemnot: 1 ED, falls nach 4 min kein Wirkeintritt kann 2. ED verabreicht werden, **gezielte Vorbeugung** bei Anstrengungsasthma oder vorhersehbarem Allergenkontakt: 1 ED, 10–15 min vorher

Dosieraerosole vor Gebrauch schütteln!

Vernebler: bei Dauerbehandlung 3–4 × tgl. verordnete Menge mit 0,9 % NaCl (außer Fertiginhalate) verdünnen; Abstand zw. einzelnen Inhalationen soll mind. 3–4 h betragen

Schwangerschaft	Stillzeit
Mittel der ersten Wahl unter den kurz wirksamen β_2-Sympathomimetika im Rahmen des Asthma-Stufenplans, am Ende der Schwangerschaft evtl. Wehenhemmung	Mittel der Wahl im Rahmen des Asthmatherapie-Stufenplans

Präparate

Name	Wirkstärke	Anwendung	Details
Apsomol DA	0,1 mg/Sprühstoß	pulmonal	Dosieraerosol
Broncho Inhalat	5 mg/ml	pulmonal	Lösung
Bronchospray Autohaler	0,1 mg/Sprühstoß	pulmonal	Pulverinhalator
Bronchospray novo	0,1 mg/Sprühstoß	pulmonal	Dosieraerosol
Pentamol Fertiginhalat	1,25 mg/2,5 ml	pulmonal	Lösung
SALBUBRONCH Inhalationslösung	5 mg/ml	pulmonal	
Salbu Easyhaler	0,1 mg, 0,2 mg	pulmonal	Pulverinhalator
Salbu Novolizer	0,1 mg	pulmonal	Pulverinhalator

Name	Wirkstärke	Anwendung	Details
Salbulair N DA	100 µg/Sprühstoß	pulmonal	Dosieraerosol
Salbulair® N Autohaler	100 µg/Sprühstoß	pulmonal	Dosieraerosol
Salbulair® N Easi-Breathe	100 µg/Sprühstoß	pulmonal	Dosieraerosol
Salbutamol AL Fertiginhalat	1,25 mg/2,5 ml	pulmonal	Lösung
Salbutamol AL Inhalat	5 mg/ml	pulmonal	Lösung
Salbutamol-CT DA	0,1 mg/Sprühstoß	pulmonal	Dosieraerosol
Salbutamol-ratiopharm Inhalationslösung	5 mg/ml	pulmonal	Lösung
Salbutamol-ratiopharm® Fertiginhalat	1,25 mg/2,5 ml	pulmonal	Lösung
Sultanol DA	0,1 mg/Sprühstoß	pulmonal	Dosieraerosol
Sultanol Fertiginhalat	1,25 mg/2,25 ml	pulmonal	Lösung
Sultanol Inhalationslösung	5 mg/ml	pulmonal	Lösung
Sultanol forte Fertiginhalat	2,5 mg/2,5 ml	pulmonal	Lösung
Ventilastin Novolizer	0,1 mg	pulmonal	Pulverinhalator

Besondere Hinweise	
Cave	• Dopingliste • vor Narkosen mit Inhalationsnarkotika: mind. 6 h vor Narkosebeginn nicht verwenden
Reaktionsverm.	Beeinträchtigung mögl., bes. am Behandlungsbeginn sowie bei Einnahme m. Alkohol o. Beruhigungs- u. Schlafmitteln
Abhängigkeit	Keine Angaben.
Rechtl. Hinweis	Keine Angaben.

Zusatzempfehlungen
Keine Angaben.

FENOTEROL

R03AC04 [Rp.] erstattungsfähig

Dosierung

Erwachsene	Kinder	Säuglinge
• Akutbehandlung: 100 µg (1 Hub), ggf. nach 5 min wiederholen • Dauerbehandlung: TD max. 800 µg (8 Hub) in 3–4 ED, max. ED 400 µg	• >6 J.: s. Erw. • 4–6 J.: Akutbehandlung: 100 µg (1 Hub); TD max. 400 µg (4 Hub) in 3–4 ED, max. ED 200 µg	

Anwendungshinweis

Vorbeug. bei Anstrengungsasthma o. vorhersehbarem Allergenkontakt: 100 µg (1 Hub), 10–15 min vorher

Bei Dauerbehandlung mind. 3 h Abstand zwischen den Inhalationen

Schwangerschaft	Stillzeit
Besser erprobt: Salbutamol	Besser erprobt: Salbutamol u. Terbutalin

Präparate

Name	Wirkstärke	Anwendung	Details
Berotec N DA	100 µg	pulmonal	Dosieraerosol

Besondere Hinweise

Cave	Keine Angaben.
Reaktionsverm.	Keine Daten verfügbar.
Abhängigkeit	Keine Angaben.
Rechtl. Hinweis	Keine Angaben.

Zusatzempfehlungen

Keine Angaben.

SALMETEROL

R03AC12 [Rp.] erstattungsfähig

Dosierung		
Erwachsene	Kinder	Säuglinge
• 2 ED à 50 µg-100 µg/d (2–4 Sprühstöße o. 1–2 ED Pulver)	• >4 J.: 2 ED à 50 µg/d (2 Sprühstöße o. 1 ED Pulver)	

Anwendungshinweis
Dosieraerosol vor Anw. schütteln

Schwangerschaft	Stillzeit
Anw. gemäß den Empfehlungen des Asthma-Stufenplans mögl. (auch mögl.: Formoterol), Wehenhemmende Wirkung bei inhal. Anw. unwahrscheinlich	Anw. mögl.

Präparate			
Name	Wirkstärke	Anwendung	Details
Serevent DA	25 µg/Hub	pulmonal	Dosieraerosol
Serevent Diskus	50 µg	pulmonal	Pulverinhalator

Besondere Hinweise	
Cave	• Dopingliste • nicht zur Behandlung akuter Atemnot!
Reaktionsverm.	Keine Daten verfügbar.
Abhängigkeit	Keine Angaben.
Rechtl. Hinweis	Keine Angaben.

Zusatzempfehlungen
Keine Angaben.

FORMOTEROL

R03AC13 [Rp.] erstattungsfähig

Dosierung

Erwachsene	Kinder	Säuglinge
• Dauertherapie: ED à 6–12 µg; 1–2 ED/d; b.Bed. max. ED à 36 µg, TD max. 72 µg (Anw. > 2 x/d oder > 2 x/Wo., über Erhaltungsdosis 48 µg → unzureichende Asthmakontrolle) • Vorbeugung von Belastungsasthma: 12 µg vor Belastung	• Dauertherapie: > 13 J.: s. Erw.; 6–12 J.: ED à 6–12 µg; 1–2 ED/d, max. TD 24 µg • Belastungsasthma: s. Erw.	

Schwangerschaft	Stillzeit
Anw. mögl.	Anw. mögl.

Präparate

Name	Wirkstärke	Anwendung	Details
Foradil P (Kaps. mit Plv. zur Inhalation)	12 µg	pulmonal	Pulverinhalator
Foradil Spray	12 µg	pulmonal	Dosieraerosol
Forair DA	12 µg	pulmonal	Dosieraerosol
Formatris Novolizer	6 µg, 12 µg	pulmonal	Pulverinhalator
FormoLich (Kaps. mit Plv. zur Inhalation)	12 µg	pulmonal	Pulverinhalator
Formoterol STADA (Kaps. mit Plv. zur Inhalation)	12 µg	pulmonal	Pulverinhalator
Formoterol-ratiopharm (Kaps. mit Plv. zur Inhalation)	12 µg	pulmonal	Pulverinhalator
Formotop Novolizer	6 µg, 12 mg	pulmonal	Pulverinhalator
Foster (+Beclometason 100 µg)	6 µg	pulmonal	Dosieraerosol
Inuvair (+Beclometason 100 µg)	6 µg	pulmonal	Dosieraerosol
Oxis Turbohaler	6 µg, 12 µg	pulmonal	Pulverinhalator

Besondere Hinweise

Cave	• Dopingliste • Narkose mit Inhalationsnarkotika: 12 h vor Narkosebeginn absetzen
Reaktionsverm.	Keine Daten verfügbar.
Abhängigkeit	Keine Angaben.
Rechtl. Hinweis	Keine Angaben.

Zusatzempfehlungen

Keine Angaben.

R03	MITTEL BEI OBSTRUKTIVEN ATEMWEGSERKRANKUNGEN
R03B	ANDERE INHALATIVE MITTEL BEI OBSTRUKTIVEN ATEMWEGSER-KRANKUNGEN
R03BA	Glucocorticoide

Wirkmechanismus	
Lokale Entzündungshemmung auf der Bronchialschleimhaut Herabsetzung der bronchialen Hyperreaktivität	
Indikation	Basistherapie des Asthma bronchiale u. der COPD
abs. Kontraind.	Nur Fluticason: Behandlung bei aktiver o. inaktiver Lungentuberkulose gleichzeitig mit einem gegen die Tuberkulose wirksamen AM
rel. Kontraind.	Patienten mit aktiver o. inaktiver Lungentuberkulose u. Patienten mit Virus-, Bakterien- o. Pilzinfektion des Auges, des Mundes o. der Atemwege.
UAW	
Sehr häufig (> 1:10)	Candidose der Mund- u. Rachenschleimhaut
Häufig (< 1:10)	Irritationen im Rachenraum, Husten, Heiserkeit, Blutergüsse, Pneumonien (bei COPD-Patienten)
Gelegentlich (< 1:100)	Hautausschlag, Urtikaria, Juckreiz, Überempfindlichkeitsreaktioen
Selten (< 1:1.000)	Angioödem (überwiegend faziales u. oropharyngeales Ödem), Atemwegsbeschwerden (Dyspnoe u./o. Bronchospasmus), anaphylaktisch Reaktionen, Suppression der Hypothalamus-Hypophysenvorderlappen-NNR-Achse, Cushing-Syndrom, Angstgefühle, Schlafstörungen u. Verhaltensändungen, einschl. Hyper-eaktivität u. Reizbarkeit (überwiegend bei Kindern) Wachstumsverzögerungen
Sehr selten (< 1:10.000)	Minderung der Knochendichte, Erkrankungen des Immunsystems, adrenale Suppression, Infektionen u. parasitäre Erkrankungen
Wechselwirkungen	
Arzneimittel	Inhibitoren des CYP3A4-Systems (z. B. Ketoconazol, Itraconazol u. Ritonavir o. Nelfinavir) (geringe klin. Bedeutung bei einer Kurzzeitbehandl. [1–2 Wo.], sollte aber bei Langzeitbehandl. beachtet werden)
Nahrungsmittel	Keine Angaben.

BECLOMETASON

R03BA01 [Rp.] erstattungsfähig

Dosierung

Erwachsene	Kinder	Säuglinge
• ED: 50–500 µg, max. TD 1000 µg in 2 ED (in bes. Fällen auch 3–4) • Vernebler: ED: 800–1600 µg, max. TD 1600–3200 µg in 2 ED • Akuttherapie nach Rauchgasexposition: Erw.: unmittelbar nach Rauchgasexposition 0,4 mg Beclometasondipropionat, nach anschl. amb. Aufnahme ebenfalls 0,4 mg, nach Ablauf von weiteren 2 h erneut 0,4 mg	• > 12 J.: s. Erw.; • < 12 J.: ED 50–100 µg, max. TD 200 µg, in 2 ED • Vernebler: > 12 J.: s. Erw.; < 12 J.: ED 400 µg, TD 800 µg	

Anwendungshinweis

Inhalation vor einer Mahlzeit, nach Anw. Mund spülen, Spülflüssigkeit ausspucken, Inhalation sollte regelmäßig erfolgen
In sehr schweren Fällen Dosiserhöhung mögl.: tgl. Dos. von 1 mg bei Kdrn. u. 4 mg bei Erw. sollte nicht überschritten werden

Schwangerschaft	Stillzeit
Gehört gemäß Asthmatherapie-Stufenplan zu den inhalierbaren Glucocorticoiden der Wahl	Anw. mögl.

Präparate

Name	Wirkstärke	Anwendung	Details
Beclomet Easyhaler	0,2 mg/Hub	pulmonal	Pulver-inhalator
Beclometason-CT DA	0,05 mg/Hub, 0,1 mg/Hub, 0,2 mg/Hub	pulmonal	Dosier-aerosol
Beclometason-ratiopharm DA	0,05 mg/Hub, 0,1 mg/Hub, 0,2 mg/Hub, 0,25 mg/Hub	pulmonal	Dosier-aerosol
Bronchocort Novo 100	0,1 mg/Hub	pulmonal	Dosier-aerosol
Cyclocaps Beclometason	100 µg, 200 µg, 400 µg	pulmonal	Pulver-inhalator

Name	Wirkstärke	Anwendung	Details
Junik Autohaler	100 µg/Hub	pulmonal	Dosieraerosol
Junik DA	100 µg/Hub	pulmonal	Dosieraerosol
Junik junior Autohaler	50 µg/Hub	pulmonal	Dosieraerosol
Sanasthmax	0,4 mg/ml	pulmonal	Lösung
Sanasthmax DA	250µg/Hub	pulmonal	Dosieraerosol
Sanasthmax Junior DA	50 µg/Hub	pulmonal	Dosieraerosol
Ventolair Autohaler	100 µg	pulmonal	Lösung
Ventolair DA	250 µg/Hub	pulmonal	Dosieraerosol
Ventolair DA	100 µg/Hub	pulmonal	
Ventolair mite Autohaler	50 µg/Hub	pulmonal	Lösung
Ventolair mite DA	50 mg/Hub	pulmonal	Dosieraerosol

Besondere Hinweise

Cave	• Zur Minimierung von Nebenwirkungen: bei zufriedenstell. Kontr. der Sympt. schrittw. Dosisredukt. auf die minimal wirksame Dos. (Erhaltungsdos.) • zusätzliche Indikation: Akuttherapie nach Rauchgasexposition durch: Brände u. Schwelbrände, giftige Gase, wie z. B. Zinknebel, Chlorgas, Ammoniak, Nitrosegase, Phosgen, Schwermetalldämpfe
Reaktionsverm.	Keine Daten verfügbar.
Abhängigkeit	Keine Angaben.
Rechtl. Hinweis	Keine Angaben.

Zusatzempfehlungen

Keine Angaben.

BUDESONID

R03BA02 [Rp.] erstattungsfähig

Dosierung

Erwachsene	Kinder	Säuglinge
• Inhalatoren: 200–1600 µg/d in 2 ED* • Vernebler: 0,5–2 mg/d in 2 ED*	• Inhalatoren: > 12 J.: s. Erw.; 6–12 J.: 200–800 µg in 2 ED* • Vernebler: > 12 J.: s. Erw.; < 12 J.: s. Säugl.	• Vernebler: > 6 Mo.: 0,25–1 mg/d in 2 ED*

Anwendungshinweis

Anw. vor einer Mahlzeit, nach einer Inhalation Mund ausspülen
*Einmalgabe abends möglich: bei leichtem bis mittelschw. stab. Asthma (Inhalatoren: TD > 400 µg/d → 2 ED)
Nach Stabilisierung der Krankheitssymptome auf die niedrigste Erhaltungsdos., mit der eine effektive Kontr. des Asthmas aufrechterhalten werden kann, einstellen

Schwangerschaft	Stillzeit
Gehört zu den inhalierbaren Glucocorticoiden der Wahl im Rahmen des Asthmatherapie-Stufenplans (lokal auch zur Behandlung von chron. entzündlichen Darmerkrankungen eingesetzt oder als Nasenspray bei allergischer Rhinitis)	Gehört zu den Mitteln der Wahl im Rahmen der Asthmatherapie (auch systemische/lokale Anw. bei Morbus Crohn, gilt als unbedenklich wg. geringer oraler Bioverfügbarkeit)

Präparate

Name	Wirkstärke	Anwendung	Details
Budecort Novolizer	200 µg, 400 µg	pulmonal	Pulverinhalator
Budenobronch Susp. für Vernebler	0,5 mg/2 ml, 1 mg/2 ml	pulmonal	Lösung
Budes Easyhaler	100 µg, 200 µg, 400 µg	pulmonal	Pulverinhalator
Budesonid Easyhaler	100 µg, 200 µg, 400 µg	pulmonal	Pulverinhalator
Budiair DA	200 µg	pulmonal	Dosieraerosol
Cyclocaps® Budesonid (Cyclohaler)	100 µg, 200 µg, 400 µg, 800 µg	pulmonal	Pulverinhalator
Miflonide (Pulverkaps.)	200 µg, 400 µg	pulmonal	Pulverinhalator
Novopulmon Novolizer	200 µg, 400 µg	pulmonal	Pulverinhalator
Pulmicort Susp. für Vernebler	0,5 mg/2 ml, 1 mg/2 ml	pulmonal	Lösung
Pulmicort Turbohaler	200 µg, 400 µg	pulmonal	Pulverinhalator

Besondere Hinweise	
Cave	Dopingliste
Reaktionsverm.	Keine Daten verfügbar.
Abhängigkeit	Keine Angaben.
Rechtl. Hinweis	Keine Angaben.

Zusatzempfehlungen

Keine Angaben.

RESPIRATIONSTRAKT

R03	MITTEL BEI OBSTRUKTIVEN ATEMWEGSERKRANKUNGEN
R03B	ANDERE INHALATIVE MITTEL BEI OBSTRUKTIVEN ATEMWEGSERKRANKUNGEN
R03BB	Anticholinergika

Wirkmechanismus	
Kompetitiver Muskarinrezeptor-Antagonist → Hemmung der vagusinduzierten Reflexbronchokonstriktion	
Indikation	Prophylaxe u. Therapie von Atemnot bei chronisch-obstruktiver Bronchitis mit/ohne Lungenemphysem Leichtes bis mittelschweres Asthma bronchiale COPD
abs. Kontraind.	Keine Angaben.
rel. Kontraind.	Engwinkelglaukom Blasenentleerungsstörungen
UAW	
Häufig (< 1:10)	Kopfschmerzen, Schwindel Husten, lokale Irritationen, inhalationsbedingter Bronchospasmus Trockener Mund, GI-Motilitätsstörungen
Gelegentlich (< 1:100)	Urtikaria Akkomodationsstörungen, Engwinkelglaukom Tachykardie Exantheme, Pruritus
Selten (< 1:1.000)	Anaphylaktische Reaktionen Anstieg des Augeninnendrucks, Augenschmerzen, Mydriasis Palpitationen, supraventrikuläre Tachykardien, Vorhofflimmern Laryngospasmus Übelkeit Harnverhalt
Wechselwirkungen	
Arzneimittel	β_2-Sympathomimetika, Xanthinderivate, andere Anticholinergika
Nahrungsmittel	Keine Angaben.

IPRATROPIUMBROMID

R03BB01 [Rp.] erstattungsfähig

Dosierung

Erwachsene	Kinder	Säuglinge
• DA: 3–4 × tgl. 1–2 Sprühstöße, max. TD 12 Hübe • Fertiginhalat (250 µg/2 ml o. 500 µg/2 ml): Akutbehandlung: 1 ED inhalieren, wiederholte Gabe bis zur Besserung der Atemnot (unter ärztl. Kontrolle des zeitl. Abstandes); Dauerbehandlung: 3–4 × tgl. 1 ED inhalieren • Lösung im Dosierspender: 3–4 × tgl. 0,5 mg (20 Hübe) inhalieren	• DA: ≥ 6 J.: s. Erw. • Fertiginhalat (250 µg/2 ml): Akutbehandlung: • < 6 J.: 1 ED inhalieren, wiederholte Gabe bis zur Besserung der Atemnot (unter ärztl. Kontrolle d. zeitl. Abstandes), • 6–12 J.: 1 ED inhalieren, wiederholte Gabe bis zur Besserung der Atemnot (unter ärztl. Kontrolle d. zeitl. Abstandes), • > 12 J.: s. Erw.; Dauerbehandlung: < 12 J.: 3–4 × tgl. 1 ED, ≥ 12 J.: s. Erw. • Lösung im Dosierspender: < 6 J.: 3–4 × tgl. 0,1–0,25 mg (4–10 Hübe) inhalieren, 6–12 J.: 3–4 × tgl. 0,25 mg (10 Hübe) inhalieren, ≥ 12 J.: s. Erw.	

Anwendungshinweis

Fertiginhalat u. Lösung im Dosierspender (mit Kochsalzlösung verdünnt) können mit handelsüblichen Verneblergeräten (z. B. Pariboy) verwendet werden.
Bei Tagesdosierungen von > 2 mg bei Erw. u. > 1 mg bei Kindern regelmäßige ärztl. Kontrolle!

Schwangerschaft	Stillzeit
Anw. mögl.	Anw. mögl.

Präparate

Name	Wirkstärke	Anwendung	Details
Atrovent® Dosieraerosol	21 µg/Hub	pulmonal	Dosieraerosol
Atrovent® Fertiginhalat	250 µg/2 ml, 500 µg/2 ml	pulmonal	Lösung
Atrovent® LS	0,25 mg/ml	pulmonal	Lösung

Besondere Hinweise	
Cave	Bei akuter Verschlimmerung der Atemnot (paradoxe Broncho-spastik) während der Inhalation: Behandlung sofort absetzen u. Behandlungsplan überprüfen!
Reaktionsverm.	Keine Daten verfügbar.
Abhängigkeit	Keine Angaben.
Rechtl. Hinweis	Keine Angaben.

Zusatzempfehlungen
Keine Angaben.

TIOTROPIUMBROMID

R03BB04 [Rp.] erstattungsfähig

Dosierung		
Erwachsene	Kinder	Säuglinge
• Inhalationspulver: 1 × tgl. Inhalt einer Kapsel (18 µg) inhalieren • Lösung zur Inhalation (2,5 µg): 1 × tgl. 2 Hübe		

Schwangerschaft	Stillzeit
Strenge Indikationsstellung	Strenge Indikationsstellung

Präparate			
Name	Wirkstärke	Anwendung	Details
SPIRIVA® 18 µg Kapsel mit Inhalationspulver	18 µg	pulmonal	Pulverinhalator
Spiriva® Respimat® 2,5 µg	2,5 µg/Hub	pulmonal	Lösung

Besondere Hinweise	
Cave	• Nicht als Notfall-AM einsetzen! • Inhalationspulver darf nicht in die Augen gelangen!
Reaktionsverm.	Keine Daten verfügbar.
Abhängigkeit	Keine Angaben.
Rechtl. Hinweis	Keine Angaben.

Zusatzempfehlungen
Keine Angaben.

RESPIRATIONSTRAKT

R03	MITTEL BEI OBSTRUKTIVEN ATEMWEGSERKRANKUNGEN
R03D	ANDERE MITTEL BEI OBSTRUKTIVEN ATEMWEGSERKRANKUNGEN ZUR SYSTEMISCHEN ANWENDUNG
R03DA	Xanthine

Wirkmechanismus

Wirkmechanismus bislang nicht vollständig geklärt
Diskutierte Mechanismen:
Hemmung der PDE → cAMP ↑
Antagonismus zu Adenosin-Rezeptoren
Hemmung der Synthese von Entzündungmediatoren
Induktion von Apoptose
Translokation von intrazellulärem Ca

Indikation	Behandlung u. Verhütung von Atemnotzuständen aufgrund einer Bronchokonstriktion bei Patienten mit persistierendem Asthma bronchiale o. mittel- bis schwergradiger obstruktiver Atemwegserkrankung
abs. Kontraind.	Frischer Herzinfarkt Akute tachykarde Arrhythmien
rel. Kontraind.	Instabile Angina pectoris, Neigung zu tachykarden Arrhythmien, schwerer Bluthochdruck, hypertrophe obstruktive Kardiomyopathie, Hyperthyreose, Epilepsie, Magen-Darm-Ulzera, Porphyrie, Leber-/Nierenfunktionsstörungen

UAW

Häufig (< 1:10)	Schlaflosigkeit Blutdruckabfall
Ohne Häufigkeit	Kopfschmerzen, Erregungszustände, Gliederzittern, Unruhe Übelkeit, Erbrechen, Stimulation der Magensäureproduktion Tachykardie, Palpitationen Verstärkte Diurese

Wechselwirkungen

Arzneimittel	Xanthinhaltige Medikamente, Betasympathomimetika, Coffein, Barbiturate, Carbamazpein, Phenytoin, Rifampicin, Primidon, Sulfinpyrazon, orale Kontrazeptiva, Makrolid-Antibiotika, Gyrasehemmer, Calciumantagonisten, Propranolol, Allopurinol, Lithiumcarbonat, Betablocker, Diuretika
Nahrungsmittel	Keine Angaben.

THEOPHYLLIN

R03DA04 [Rp.] erstattungsfähig

Dosierung		
Erwachsene	Kinder	Säuglinge
• Nichtraucher: 11–13 mg/kg KG (als KG ist das Normalgewicht einzusetzen, da Theophyllin vom Fettgewebe nicht aufgenommen wird) in mehreren ED in gleichmäßigen Abständen über 24 h → bei ungerader Anzahl an verordneten Retardkaps. sollte abends die höhere Dosis genommen werden • Raucher: 18 mg/kg KG; bei Rauchern, die das Rauchen einstellen, vorsichtige Dosierung wg. Anstieg des Theophyllinspiegels • Patienten > 60 J.: Dosisanpassung wg. verlangsamter Theophyllinausscheidung	• 1–5 J. (5–20 kg KG): 24 mg/kg KG in 1–3 ED • 6–8 J. (20–25 kg KG): 24 mg/kg KG in 3–4 ED • 8–12 J. (25–40 kg KG): 20 mg/kg KG in 4–6 ED	• Säuglinge < 6 Mo.: Dosisanpassung wg. verlangsamter Theophyllinausscheidung

Anwendungshinweis
Einnahme nach den Mahlzeiten

Schwangerschaft	Stillzeit
Anw. mögl.	Anw. mögl.

Präparate

Name	Wirkstärke	Anwendung	Details
Afonilum Bio-R	250/375 mg	oral (Kapseln)	
Afonilum retard	250 mg	oral (Kapseln)	
Afonilum retard forte	375 mg	oral (Kapseln)	
Afonilum retard mite	125 mg	oral (Kapseln)	
Bronchoretard	350 mg	oral (Kapseln)	

Name	Wirkstärke	Anwendung	Details
Bronchoretard Tag/Nacht	200/350 mg	oral (Kapseln)	
Bronchoretard forte	500 mg	oral (Kapseln)	
Bronchoretard junior	100 mg	oral (Kapseln)	
Bronchoretard mite	200 mg	oral (Kapseln)	
Bronchparat Injekt	200 mg	parenteral	Lösung
Euphylong Injekt	200 mg	parenteral	Lösung
Euphylong retard	125 mg, 200 mg, 250 mg, 300 mg, 375 mg, 500 mg	oral (Kapseln)	
Solosin Tropfen	104 mg/ml	oral (Säfte)	
Solosin retard	270 mg	oral (Tabletten)	nicht teilbar/k. A.
Solosin retard mite	135 mg	oral (Tabletten)	teilbar
Theophyllin Hexal retard	200 mg, 300 mg, 400 mg	oral (Kapseln)	
Theophyllin-ratiopharm retard	125 mg, 250 mg, 375 mg, 500 mg	oral (Kapseln)	
Tromphyllin retard	300 mg, 600 mg	oral (Tabletten)	teilbar
afpred forte-THEO Injekt	200 mg	parenteral	Lösung

Besondere Hinweise

Cave	Keine Angaben.
Reaktionsverm.	Keine Daten verfügbar.
Abhängigkeit	Keine Angaben.
Rechtl. Hinweis	Keine Angaben.

Zusatzempfehlungen

Keine Angaben.

R03	MITTEL BEI OBSTRUKTIVEN ATEMWEGSERKRANKUNGEN
R03D	ANDERE MITTEL BEI OBSTRUKTIVEN ATEMWEGSERKRANKUNGEN ZUR SYSTEMISCHEN ANWENDUNG
R03DC	Leukotrienrezeptor-Antagonisten

Wirkmechanismus	
Leukotrienrezeptor-Antagonisten binden mit hoher Affinität an $CysLT_1$-Rezeptoren → Bronchienerweiterung, verminderte Entzündungsreaktion u. verminderte Schleimsekretion	
Indikation	Asthma Saisonale allergische Rhinitis
abs. Kontraind.	Keine Angaben.
rel. Kontraind.	Keine Angaben.
UAW	
Sehr häufig (> 1:10)	Infektion der oberen Atemwege
Häufig (< 1:10)	Diarrhö, Übelkeit Erbrechen Ausschlag
Gelegentlich (< 1:100)	Verändertes Träumen, Reizbarkeit, Angstgefühle, Ruhelosigkeit, Agitation, Depression Überempfindlichkeit einschließlich Anaphylaxie Schwindel, Benommenheit, Parästhesie/Hypästhesie, Krampfanfälle Urtikaria, Pruritus Schwäche, Müdigkeit, Unwohlsein Myalgie, Muskelkrämpfe
Selten (< 1:1.000)	Tremor Angioödem Erhöhte Blutungsneigung
Sehr selten (< 1:10.000)	Halluzinationen Hepatitis
Wechselwirkungen	
Arzneimittel	CYP3A4-Induktoren
Nahrungsmittel	Keine Angaben.

MONTELUKAST

R03DC03 [Rp.] erstattungsfähig

Dosierung		
Erwachsene	**Kinder**	**Säuglinge**
• 10 mg/d in 1 ED	• 6 Mo.-5 J.: 4 mg/d in 1 ED • 6–14 J.: 5 mg/d in 1 ED • ab 15 J.: 10 mg/d in 1 ED	• 0–6 Mo.: keine Anw. • ab 6 Mo.: 4 mg/d in 1 ED

Anwendungshinweis

Einnahme abends
Granulat: direkt in den Mund geben o. mit einem Löffel kalter/auf Zimmertemperatur gebrachter, weicher Nahrung (z. B. Apfelmus) verabreichen. Nicht mit Flüssigkeit verdünnen!
Kautabletten: 1 h vor o. 2 h nach Nahrungsaufnahme
Filmtabletten: Einnahme unabhängig von Nahrungsaufnahme

Schwangerschaft	Stillzeit
Strenge Indikationsstellung	Strenge Indikationsstellung

Präparate

Name	Wirkstärke	Anwendung	Details
MONTELAIR® HEXAL 10 mg Filmtabletten	10 mg	oral (Tabletten)	nicht teilbar/k. A.
MONTELAIR® HEXAL Junior 5 mg Kautabletten	5 mg	oral (Tabletten)	nicht teilbar/k. A.
MONTELAIR® HEXAL Mini 4 mg Granulat	4 mg	oral (Säfte)	
MONTELAIR® HEXAL Mini 4 mg Kautabletten	4 mg	oral (Tabletten)	nicht teilbar/k. A.
Monkasta® 10 mg Kautabletten	10 mg	oral (Tabletten)	nicht teilbar/k. A., mörserbar
Monkasta® 4 mg Kautabletten	4 mg	oral (Tabletten)	nicht teilbar/k. A.
Monkasta® 5 mg Kautabletten	5 mg	oral (Tabletten)	nicht teilbar/k. A.
Montelubronch 10 mg Filmtabletten	10 mg	oral (Tabletten)	nicht teilbar/k. A.
Montelubronch 4 mg Kautabletten	4 mg	oral (Tabletten)	nicht teilbar/k. A.
Montelubronch 5 mg Kautabletten	5 mg	oral (Tabletten)	nicht teilbar/k. A.

Name	Wirkstärke	Anwendung	Details
SINGULAIR junior® 5 mg Kautabletten	5 mg	oral (Tabletten)	nicht teilbar/k. A.
SINGULAIR® 10 mg Filmtabletten	10 mg	oral (Tabletten)	nicht teilbar/k. A.
SINGULAIR® mini 4 mg Granulat	4 mg		

Besondere Hinweise	
Cave	Nicht zur Behandlung eines akuten Asthmaanfalls einsetzen!
Reaktionsverm.	Keine Daten verfügbar.
Abhängigkeit	Keine Angaben.
Rechtl. Hinweis	Keine Angaben.

Zusatzempfehlungen

Keine Angaben.

RESPIRATIONSTRAKT

R05	HUSTEN- UND ERKÄLTUNGSPRÄPARATE
R05C	EXPEKTORANZIEN, EXKL. KOMBINATIONEN MIT ANTITUSSIVA
R05CA	Expektoranzien

Wirkmechanismus	
Expektorationsfördernd, sekretomotorisch, schwach hyperämisierend u. lokalanästhesierend	
Indikation	Behandlung der Symptome bei Bronchitis u. Erkältungskrankheiten der Atemwege Zusatzbehandlung bei chron. und entzündlichen Erkrankungen der Atemwege
abs. Kontraind.	Keuchhusten Pseudokrupp Sgl. u Kleinkinder bis zur Vollendung des 2. Lebensjahres 200 mg: Kdr. unter 12 J.
rel. Kontraind.	Ausgeprägte Überempfindlichkeit der Atemwege Bei Asthma bronchiale nur unter ärztlicher Kontrolle 100 mg: unter dem 8. Lebensjahr nur unter ärztlicher Kontrolle
UAW	
Gelegentlich (< 1:100)	Magen-Darm-Beschwerden (Übelkeit, Durchfall)
Selten (< 1:1.000)	Überempfindlichkeitsreaktionen (Gesichtsödem, Juckreiz, Atemnot, Husten) Schluckbeschwerden
Wechselwirkungen	
Arzneimittel	Keine Angaben.
Nahrungsmittel	Keine Angaben.

CINEOL

R05CA25 [Apf.] < 12 J.: erstattungsfähig, ≥ 12 J.: nicht erstattungsfähig

Dosierung

Erwachsene	Kinder	Säuglinge
• 3 (max. 4) ED à 200 mg • Weiter- u. Dauerbehandlung: i. d. R. 2 ED à 200 mg ausreichend	• > 12 J.: s. Erw. • 2–12 J.: 3 × ED à 100 mg	• Nicht zugelassen

Anwendungshinweis

Unzerkaut mit reichlich, nicht zu heißer Flüssigkeit, möglichst eine halbe Stunde vor dem Essen (bei empfindlichem Magen während der Mahlzeiten) einnehmen

Schwangerschaft	Stillzeit
Strenge Indikationsstellung	Strenge Indikationsstellung

Präparate

Name	Wirkstärke	Anwendung
Soledum	100 mg	oral (Kapseln)
Soledum forte	200 mg	oral (Kapseln)

Besondere Hinweise

Cave	Keine Angaben.
Reaktionsverm.	Keine Daten verfügbar.
Abhängigkeit	Keine Angaben.
Rechtl. Hinweis	Keine Angaben.

Zusatzempfehlungen

Viel trinken, Schlafräume befeuchten,
einreiben/inhalieren z. B. mit Soledum® Balsam Lösung

RESPIRATIONSTRAKT

R05	HUSTEN- UND ERKÄLTUNGSPRÄPARATE
R05C	EXPEKTORANZIEN, EXKL. KOMBINATIONEN MIT ANTITUSSIVA
R05CB	Mukolytika

Wirkmechanismus	
Verflüssigung des Bronchialsekrets	
Indikation	Sekretolytische Therapie bei akuten u. chron. bronchopulmonalen Erkrankungen, die mit einer Störung von Schleimbild. u. -transport einhergehen
abs. Kontraind.	Keine Angaben.
rel. Kontraind.	Ambroxol: Schwere Niereninsuffizienz ACC: Asthma bronchiale, Ulkusanamnese, Histaminintoleranz (längerfristige Therapie vermeiden)
UAW	
Gelegentlich (< 1:100)	Allergische Reaktionen: Juckreiz, Urtikaria, Exanthem, Rash, Bronchospastik, Angioödem, Tachykardie, Blutdrucksenkung Magen-Darm-Beschwerden ACC: Kopfschmerzen, Tinnitus
Wechselwirkungen	
Arzneimittel	Antitussiva Antibiotika (Wirkstoffe s. Cave)
Nahrungsmittel	Keine Angaben.

ACETYLCYSTEIN

R05CB01 [Rp./Apf] Rp.: erstattungsfähig
Apf.: < 12 J.: erstattungsfähig, ≥ 12 J.: nicht erstattungsfähig

Dosierung		
Erwachsene	Kinder	Säuglinge
• 400–600 mg/d in 1–3 ED	• < 2 J.: 100–150 mg/d in 2–3 ED • 2–5 J.: 200–300 mg/d in 2–3 ED • 6–14 J.: 400 mg/d in 2 ED	• < 2 J.: s. Kinder

Anwendungshinweis
Nicht direkt vor dem Schlafengehen, während der Behandlung viel Flüssigkeit zu sich nehmen, < 2 J.: Behandlung einschleichend beginnen

Schwangerschaft	Stillzeit
Anw. möglich	Anw. möglich

Präparate			
Name	Wirkstärke	Anwendung	Details
ACC	100 mg/ml	parenteral	Lösung
ACC Kindersaft	20 mg/ml	oral (Säfte)	
ACC akut (BT)	100 mg, 200 mg, 600 mg	oral (Säfte)	
ACC long (BT)	600 mg	oral (Säfte)	
ACC tabs	600 mg	oral (Tabletten)	teilbar
ACC tabs	600 mg	oral (Tabletten)	teilbar, mörserbar
ACC tabs	100 mg, 200 mg	oral (Tabletten)	nicht teilbar/k. A., mörserbar
Acemuc akut (BT)	200 mg, 600 mg	oral (Säfte)	
Acetabs akut	600 mg	oral (Säfte)	
Acetabs akut (BT)	200 mg	oral (Säfte)	
Fluimucil (BT)	100 mg, 200 mg	oral (Säfte)	
Fluimucil 10 % Injekt	300 mg/3 ml	parenteral	Lösung
Fluimucil Antidot 20 %	5 g/25 ml	parenteral	Lösung
Fluimucil Granulat	200 mg	oral (Säfte)	
Fluimucil Kindersaft	20 mg/ml	oral (Säfte)	

Name	Wirkstärke	Anwendung	Details
Fluimucil long (BT)	600 mg	oral (Säfte)	
Fluimucil tabs	200 mg	oral (Tabletten)	teilbar, mörserbar
Myxofat	100 mg/m	parenteral	Lösung
NAC Stada akut	600 mg	oral (Säfte)	
NAC ratiopharm (BT)	200 mg, 600 mg	oral (Säfte)	
Tussamag NAC akut (BT)	200 mg, 600 mg	oral (Säfte)	

Besondere Hinweise

Cave	• Kombination mit Antitussiva • keine längere Anw. bei Histaminintoleranz (Juckreiz, Kopfschmerzen, Fließschnupfen) • Inaktivierung von Tetracyclin, Aminoglykosiden, Penicillinen: Einnahme 2 h zeitversetzt
Reaktionsverm.	Keine Daten verfügbar.
Abhängigkeit	Keine Angaben.
Rechtl. Hinweis	Apf.: Indikation Sekretolyse bei erkältungsbedingter Bronchitis

Zusatzempfehlungen

Keine Angaben.

AMBROXOL

R05CB06 [Rp./Apf] Rp.: erstattungsfähig
Apf.: < 12 J.: erstattungsfähig, ≥ 12 J.: nicht erstattungsfähig

Dosierung		
Erwachsene	Kinder	Säuglinge
• 60–120 mg/d in 2–3 ED • retardiert: 75 mg/d in 1 ED	• < 2 J.: 15 mg/d in 2 ED (nur auf ärztl. Anweisung) • 2–5 J.: 22,5 mg/d in 3 ED • 6–12 J.: 30–45 mg/d in 2–3 ED	• S. Kinder

Anwendungshinweis
Ohne ärztlichen Rat nicht > 4–5 d einnehmen Mit viel Flüssigkeit einnehmen

Schwangerschaft	Stillzeit
Anw. mögl. (wenn Inhalation und Flüssigkeitszufuhr nicht ausreichend)	Geht in Muttermilch über, Anw. mögl. (wenn Inhalation und Flüssigkeitszufuhr nicht ausreichend, Mittel der Wahl)

Präparate			
Name	Wirkstärke	Anwendung	Details
Ambrohexal	15 mg/2 ml	parenteral	Lösung
Ambrohexal	30 mg	oral (Tabletten)	teilbar, mörserbar
Ambrohexal	7,5 mg/ml	oral (Säfte)	
Ambrohexal (BT)	60 mg	oral (Säfte)	
Ambrohexal 75 mg retard	75 mg	oral (Kapseln)	
Ambrohexal 75 mg retard	15 mg/5 ml	oral (Säfte)	
Ambrohexal S	60 mg	oral (Tabletten)	teilbar, mörserbar
Ambroxol ratiopharm	30 mg, 60 mg	oral (Tabletten)	teilbar, mörserbar
Ambroxol ratiopharm	15 mg/2 ml	parenteral	Lösung
Ambroxol ratiopharm 75 mg retard	75 mg	oral (Kapseln)	
Mucosolvan	15 mg/2 ml	parenteral	Lösung
Mucosolvan	30 mg/5 ml	oral (Säfte)	
Mucosolvan	60 mg	oral (Tabletten)	teilbar

Name	Wirkstärke	Anwendung	Details
Mucosolvan (BT)	60 mg	oral (Säfte)	
Mucosolvan Inhalationslösung	15 mg/2 ml	pulmonal	Lösung
Mucosolvan retard	75 mg	oral (Kapseln)	
Pädiamuc	15 mg/5 ml	oral (Säfte)	
WICK Hustenlöser-Therapie (BT)	30 mg	oral (Säfte)	

Besondere Hinweise

Cave	• DANI, DALI • Gefahr des Sekretstaus in Kombination mit Antitussiva • WW mit Amoxicillin, Cefuroxim, Erythromycin, Doxycyclin: verbesserter Übertritt der Antibiotika in das Lungengewebe
Reaktionsverm.	Keine Daten verfügbar.
Abhängigkeit	Keine Angaben.
Rechtl. Hinweis	Parenteralia Rp.

Zusatzempfehlungen

Keine Angaben.

R05	HUSTEN- UND ERKÄLTUNGSPRÄPARATE
R05D	ANTITUSSIVA, EXKL. KOMBINATIONEN MIT EXPEKTORANZIEN
R05DA	Opium-Alkaloide und Derivate

Wirkmechanismus	
Interaktion mit supraspinalen Opioidrezeptoren im Hustenzentrum des Stammhirns → Verringerung der Intensität u. Häufigkeit der Hustenstöße	
Indikation	Symptomatische Therapie von Reizhusten
abs. Kontraind.	Ateminsuffizienz, Atemdepression, akuter Asthmaanfall, Pneumonie Koma, tiefe Bewusstlosigkeit Nahende Geburt, drohende Fehlgeburt Kinder < 2 J.
rel. Kontraind.	Störungen des Atemzentrums Chron. obstrukt. Atemwegserkrankungen Bewusstseinsstörungen Abhängigkeit von Opioiden Produktiver Husten mit erheblicher Schleimproduktion Schwangerschaft/Stillzeit Bei höheren Dosen: Hypotension u. gleichzeitig bestehende Hypovolämie
UAW	
Sehr häufig (> 1:10)	Übelkeit, Erbrechen, Obstipation
Häufig (< 1:10)	Kopfschmerzen, Somnolenz
Gelegentlich (< 1:100)	Kurzatmigkeit Mundtrockenheit Schlafstörungen Allerg. Reaktionen, Hautreaktionen
Selten (< 1:1.000)	Schwere allerg. Reaktionen
Sehr selten (< 1:10.000)	Gewichtszunahme
Ohne Häufigkeit	Verschlechterung der visomotorischen Koordination u. Sehleistung
Wechselwirkungen	
Arzneimittel	Zentral dämpfende Arzneimittel, Alkohol, Antihistaminika, TCA, Schmerzmittel, Partielle Opioidagonisten/-antagonisten,Cimetidin u. andere Arzneimittel, die Leberstoffwechsel beeinflussen, MAO-Hemmer
Nahrungsmittel	Keine Angaben.

CODEIN

R05DA04 [Rp.] erstattungsfähig

Dosierung		
Erwachsene	Kinder	Säuglinge
• ED à 15–44 mg, max. 200 mg/d • Retardiert: 2 ED à 36,8–73,6 mg, max. 147,2 mg/d • Codeinum phosphoricum Compren 30 mg: 2–3 × tgl. 1–2 Tbl., max. TD 8 ½ Tbl. • Codeinum phosphoricum forte Compren 50 mg: 2–3 × tgl. ½-1Tbl, max. TD 5 Tbl. • Codeintropfen-CT: 2–3 × tgl. 15–44Tr., max. TD 200 Tr. • Bronchicum Mono Codein Tropfen: 2–3 × tgl. 20–50Tr., max. TD 230 Tr. • Codicompren ret.: 2 × tgl. 1–2 Tbl., max. TD 4 Tbl. • Codicaps mono: 2–3 × tgl. 1–3 Kps., max. TD 7 Kps. • Codicaps Kindersaft Neo: 2–3 × tgl. 7,5–20 (50) ml, max. TD 100 ml	• 2–6 J.: ED 2,5–5 mg, max. 30 mg/d • 6–12 J.: ED 5–15 mg, max. 60 mg/d • Codeinum phosphoricum Compren 30 mg: ≥ 12J.: s. Erw. • Codeinum phosphoricum forte Compren 50 mg: ≥ 12J.: s. Erw. • Codeintropfen-CT: 2–6 J.: 2–3 × tgl. 3–5 Tr., max. TD 30 Tr. 6–12 J.: 2–3 × tgl. 5–15 Tr., max. TD 60 Tr. ≥ 12J.: s. Erw. • Codeinsaft-CT: 2–6 J.: 2–3 × tgl. 2,5–5 ml, max. TD 30 ml- 6–12 J.: 2–3 × tgl. 5–15 ml, max. TD 60 ml • Bronchicum Mono Codein Tropfen: 2–6J.: 2–3xtgl 3–5 Tr., max. TD 35 Tr.- 6–12 J.: 2–3 × tgl. 6–18 Tr., max. TD 70 Tr.- ≥ 12J.: s. Erw. • Codicaps Kindersaft Neo: 2–6 J.: 2–3 × tgl. 1,25–2,5 ml, max. TD 15 ml- 6–12 J.: 2–3 × tgl. 2,5–7,5 ml, max. TD 30 ml- ≥ 12J.: s. Erw.	

Anwendungshinweis

Einnahme bevorzugt zur Nacht, unabhängig von Mahlzeiten
Während längerer Anw. viel trinken u. ballaststoffreich ernähren, um Obstipation zu verhindern

Schwangerschaft	Stillzeit
Strenge Indikationsstellung	Strenge Indikationsstellung. Alternative: Dextromethorphan

Präparate			
Name	Wirkstärke	Anwendung	Details
Codeintropfen HEXAL®	17 mg/g	oral (Säfte)	
Codeinum phosphoricum forte Compren® 50 mg	50 mg	oral (Tabletten)	teilbar
Bronchicum Mono Codein Tropfen	24 mg/ml	oral (Säfte)	
Codeinsaft-CT	5 mg/5 ml	oral (Säfte)	
Codeintropfen-CT	1 mg/Tropfe	oral (Säfte)	
Codeinum phosphoricum Compren® 30 mg	30 mg	oral (Tabletten)	teilbar
Codicaps Kindersaft Neo	10,6 mg/5 m	oral (Säfte)	
Codicaps mono	30 mg	oral (Kapseln)	
Codicompren retard	50 mg	oral (Tabletten)	nicht teilbar/k. A.

Besondere Hinweise	
Cave	DANI
Reaktionsverm.	Einschränkung des Reaktionsvermögens, v. a. zusammen mit Alkohol/zentral wirksamen AM
Abhängigkeit	Abhängigkeitspotenzial → längerfristige Anw. bei Reizhusten nicht sinnvoll
Rechtl. Hinweis	Keine Angaben.

Zusatzempfehlungen
Phytohustil Hustenreizstiller Sirup/Pastillen, Isla Moos

NOSCAPIN

R05DA07 [Rp.] erstattungsfähig

Dosierung

Erwachsene	Kinder	Säuglinge
• 150 mg/d in 3 (Tbl./Tr.) o. 6 (Saft) ED	• > 12 J.: 150 mg/d in 3 ED à 50 mg (Tbl., Tr.) o. 6 ED à 25 mg (Saft) • 3–12 J.: 75 mg/d in 3 ED à 25 mg (Tbl., Tr.) o. 6 ED à 12,5 mg (Saft)	• ≥ 6 Mo.: max. 40 mg/d in 2 ED à 12,5 mg (Saft) o. 6 ED à 7 mg (Tr.)

Anwendungshinweis

Tropfen mit Wasser verdünnt einnehmen

Schwangerschaft	Stillzeit
KI im 1. Trimenon, strenge Indikationsstellung im 2. u. 3. Trimenon	Anw. mögl.

Präparate

Name	Wirkstärke	Anwendung	Details
Capval® Dragees	25 mg	oral (Tabletten)	nicht teilbar/k. A.
Capval® Saft	25 mg/5 g	oral (Säfte)	
Capval® Tropfen	25 mg/g	oral (Säfte)	

Besondere Hinweise

Cave	Keine Angaben.
Reaktionsverm.	Keine Daten verfügbar.
Abhängigkeit	Keine Angaben.
Rechtl. Hinweis	Keine Angaben.

Zusatzempfehlungen

Keine Angaben.

DEXTROMETHORPHAN

R05DA09 [Apf.] ≥ 12 J.: nicht erstattungsfähig
< 12 J.: erstattungsfähig

Dosierung		
Erwachsene	Kinder	Säuglinge
• ED 7,7–22 mg, max. 88 mg/d • Silomat DMP: alle 4–6 h 1 Lutschtbl., max. TD 12 St. • Silomat DMP INTENSIV gegen Reizhusten/Hustenstiller ratiopharm: 1–4 × tgl. 1 Kps. • Wick Hustenpastillen: 3–4 × tgl. 2 Lutschtbl., max. TD 12 St. • Wick Husten-Sirup: 3 × tgl. 15 ml	• Lutschtbl./Kps.: ≥ 12 J.: s. Erw. • Lutschtbl.: 6–12 J.: max. 6/d • Sirup: ≥ 14J.:s. Erw. • Silomat DMP: 6–12 J.: alle 4–6 h 1 Lutschtbl., max. TD 6 St.- ≥ 12 J.: s. Erw. • Silomat DMP INTENSIV gegen Reizhusten/Hustenstiller ratiopharm: s. Erw. • Wick Hustenpastillen: ≥ 12 J.: s. Erw. • Wick Husten-Sirup: ≥ 14 J.: s. Erw.	

Anwendungshinweis
Einnahme unabhängig v. Mahlzeiten

Schwangerschaft	Stillzeit
Anw. mögl.	Strenge Indikationsstellung, Kurzzeitanw. mögl.

Präparate			
Name	Wirkstärke	Anwendung	Details
Hustenstiller-ratiopharm® Dextromethorphan	30 mg	oral (Tabletten)	nicht teilbar/k. A.
Silomat® DMP	10,5 mg	oral (Tabletten)	nicht teilbar/k. A.
Silomat® DMP INTENSIV gegen Reizhusten	30 mg	oral (Tabletten)	nicht teilbar/k. A.
Wick Husten-Pastillen gegen Reizhusten mit Honig		oral (Tabletten)	nicht teilbar/k. A.
Wick Husten-Sirup gegen Reizhusten mit Honig	20 mg/15 ml	oral (Säfte)	

Besondere Hinweise	
Cave	Keine Angaben.
Reaktionsverm.	Beeinträchtigung möglich.
Abhängigkeit	Geringes Abhängigkeitspotenzial.
Rechtl. Hinweis	Keine Angaben.

Zusatzempfehlungen
Keine Angaben.

DIHYDROCODEIN

R05DA14 [Rp.] erstattungsfähig

Dosierung

Erwachsene	Kinder	Säuglinge
• 3 ED à 6,7–20 mg/d (entspr. 3 × tgl. 1–3 Tbl. bzw. 3 × tgl. 16–48 Tr.)	• 4–6 J.: 3 ED à 1,7–3,3 mg/d (entspr. 3 × tgl. 4–8 Tr.) • 6–12 J.: 3 ED à 3,3–6,7 mg/d (entspr. 3 × tgl. 1/2–1 Tbl. bzw. 3 × tgl. 8–16 Tr.) • >12 J.: 3 ED à 6,7–20 mg/d (entspr. 3 × tgl. 1–3 Tbl. bzw. 3 × tgl. 16–48 Tr.)	

Anwendungshinweis

Tropfen pur o. mit Flüssigkeit verdünnt einnehmen

Schwangerschaft	Stillzeit
Strenge Indikationsstellung im 1. Trimenon; KI kurz vor Geburt o. drohender Fehlgeburt	KI

Präparate

Name	Anwendung	Details
Paracodin®	oral (Tabletten)	nicht teilbar/k. A.
Paracodin® N-Sirup	oral (Säfte)	
Paracodin® N-Tropfen	oral (Säfte)	

Besondere Hinweise

Cave	Keine Angaben.
Reaktionsverm.	Beeinträchtigung mögl.
Abhängigkeit	Abhängigkeitspotenzial → keine längerfristige Anw. zur symptomat. Behandlung von Reizhusten
Rechtl. Hinweis	BtM, ausgenommen in Zubereitungen, die ohne einen weiteren Stoff der Anlagen I bis III bis zu 2,5 vom Hundert oder je abgeteilte Form bis zu 100 mg Dihydrocodein, berechnet als Base, enthalten. Für ausgenommene Zubereitungen, die für betäubungsmittel- oder alkoholabhängige Personen verschrieben werden, gelten jedoch die Vorschriften über das Verschreiben und die Abgabe von Betäubungsmitteln.

Zusatzempfehlungen

Keine Angaben.

RESPIRATIONSTRAKT

R05	HUSTEN- UND ERKÄLTUNGSPRÄPARATE
R05D	ANTITUSSIVA, EXKL. KOMBINATIONEN MIT EXPEKTORANZIEN
R05DB	Andere Antitussiva

Wirkmechanismus	
Indikation	Reizhusten
abs. Kontraind.	Überempfindlichkeit < 2 Jahre Ateminsuffizienz, ZNS-Depression Leberinsuffizienz
rel. Kontraind.	produktiver Husten mit erheblicher Schleimproduktion asthmatischer Husten Niereninsuffizienz Ältere Empfindlichkeit gegenüber anticholinergen Wirkungen z.B. bei Glaukom oder benigner Prostatahyperplasie
Wechselwirkungen	
Arzneimittel	zentraldämpfende AM
Nahrungsmittel	Keine Angaben.

PENTOXYVERIN

R05DB05 [Apf.] nicht erstattungsfähig

Dosierung

Erwachsene	Kinder	Säuglinge
• 3–4 ED à 20–30 mg • Saft: 3–4 ED à 15 ml • Tr.: 3–4 ED à 34–51 Tr. • max. TD 120 mg	• 6–14 J.: 1–2 mg pro kg KG/d in 3–4 ED • 2–5 J.: 0,5–1 mg pro kg KG/d in 3–4 ED	

Anwendungshinweis

Einnahme unverdünnt o. mit etwas Flüssigkeit
Anwendungsdauer max. 2 Wochen
Kleinkdr. wg. sehr seltenen Auftretens v. Krampfanfällen u. Atemdepression sorgfältig beobachten!

Schwangerschaft	Stillzeit
KI	KI

Präparate

Name	Wirkstärke	Anwendung
Silomat gegen Reizhusten	13,5 mg/10 ml	oral (Säfte)
Silomat gegen Reizhusten Tropfen	19 mg/ml	oral (Säfte)

Besondere Hinweise

Cave	Keine Angaben.
Reaktionsverm.	Gleichzeitige Anw. zentral dämpfender Arzneimittel/Alkohol: verstärkt sedierende/atemdepressive Wirkung
Abhängigkeit	Keine Angaben.
Rechtl. Hinweis	Keine Angaben.

Zusatzempfehlungen

Keine Angaben.

RESPIRATIONSTRAKT

R05	HUSTEN- UND ERKÄLTUNGSPRÄPARATE
R05X	ANDERE KOMBINATIONSPRÄPARATE GEGEN ERKÄLTUNGSKRANKHEITEN
R05XA	Analgetika-haltige Mittel gegen Erkältungskrankheiten

Wirkmechanismus	
Kombination aus antipyretischen Analgetika (ASS, Paracetamol) + (je nach Präparat) u./o. direkten o. indirekten Sympathomimetika (Phenylephrin, Pseudoephedrin, Ephedrin) Antitussiva (Dextromethorphan) Antihistaminika (Doxylamin, Chlorphenamin) Vitamin C	
Indikation	Symptomatische Behandlung von Erkältungssymptomen
abs. Kontraind.	Sympathomimetika: Schwere Hypertonie, schwere koronare Herzerkrankungen, gleichzeitige Einnahme von MAO-Hemmern Thyreotoxikose, Phäochromozytom, Engwinkelglaukom, Blasenentleerungsstörungen, insb. bei Prostataadenom, sklerotische Gefäßveränderungen, tachykarde Herzrhythmusstörungen Ansonsten s. Einzelsubstanzen
rel. Kontraind.	Sympathomimetika: Hyperthyreose, leichte bis mäßige Hypertension, Diabetes mellitus, ischäm. Herzkrankheiten, erhöhter Augeninnendruck, Prostatahypertrophie o. Empfindlichkeit gegen Sympathomimetika, ältere Pat. können bes. empfindlich auf die zentralnervösen Wirkungen von Sympathomimetika reagieren. Ansonsten s. Einzelsubstanzen

UAW	
Sehr häufig (> 1:10)	s. Einzelsubstanzen
Ohne Häufigkeit	Sympathomimetika: Hypertone Reaktionen, z. T. mit Kopfschmerzen u. Tremor Herzklopfen Ventrikuläre Rhythmusstörungen Miktionsbeschwerden Pektanginöse Beschwerden Zentrale Erregung, Schlaflosigkeit, Unruhe, Schwitzen, Schwindelgefühl

Wechselwirkungen	
Arzneimittel	Sympathomimetika: Guanethidin TCA, Reserpin, Schilddrüsenhormone, Antihistaminika, MAO-Hemmer Atropin Alpha- bzw. Betarezeptorenblocker Antidiabetika Herzglykoside, Halothan Ansonsten s. Einzelsubstanzen
Nahrungsmittel	Alkohol (bei Antihistaminika-haltigen)

PARACETAMOL, KOMBINATIONEN

R05XA01 [Apf.] nicht erstattungsfähig

Dosierung

Erwachsene	Kinder	Säuglinge
• > 12 J.: Wick DayMed, Basoplex: ED 2 Kps.; max. 8/d; Grippostad: ED 2 Kps., max. 6/d; Doregrippin (< 14 J. s. Kinder): ED 1–2, max. 6/d; Cetebe Anti Grippal: ED 1 Beutel, max. 3/d; WICK MediNait Erkältungssirup mit Honig- u. Kamillenaroma: 30 ml vor dem Schlafengehen • > 16 J.: Wick MediNait Erkältungssirup für die Nacht: 30 ml vor dem Schlafengehen	• < 12 J.: keine Anw. (Ausnahme Doregrippin: 11–14 J. ED 1 Tbl., max. 3/d) • > 12 J.: s. Erw.	

Anwendungshinweis

Einnahme nur über wenige Tage
je nach Beschwerdebild Monopräparate bevorzugen

Schwangerschaft	Stillzeit
Monopräparate anwenden	Monopräparate anwenden

Präparate

Name	Wirkstärke	Anwendung	Details
Basoplex Erkältungskaps. (Paracetamol, Phenylpropanolamin-HCl, Dextromethorphan-HBr)	325 mg, 12,5 mg, 10 mg	oral (Kapseln)	
Cetebe Anti Grippal Granulat (Paracetamol, Phenylephrin-HCl, Dextromethorphan-HBr)	500 mg, 10 mg, 15 mg	oral (Säfte)	
Doregrippin (Paracetamol, Phenylephrin-HCl)	500 mg, 10 mg	oral (Tabletten)	nicht teilbar/k. A., mörserbar
Grippostad C (Paracetamol, Ascorbinsäure, Coffein, Chlorphenaminmaleat)	200 mg, 150 mg, 25 mg, 2,5 mg	oral (Kapseln)	

Name	Wirkstärke	Anwendung	Details
WICK MediNait Erkältungssirup mit Honig (Paracetamol, Dextromethorphan-HBr, Doxylaminsuccinat)	600 mg, 15 mg, 7,5 mg	oral (Säfte)	
WICK MediNait, Erkältungssirup für die Nacht (Doxylaminsuccinat, (-)-Ephedrinhemisulfat, Dextromethorphan-HBr, Paracetamol)	25 mg, 26,7 mg, 50 mg, 2 g	oral (Säfte)	
Wick DayMed (Dextromethorphan-HBr, Paracetamol, Phenylpropanolamin-HCl)	10 mg, 325 mg, 12,5 mg	oral (Kapseln)	

Besondere Hinweise	
Cave	• Wick MediNait Erkältungssirup für die Nacht: enthält Ethanol (18 Vol.-%)! • teilweise Wirkverstärkung mit Alkohol • Paracetamolhöchstdosen beachten bei Komb. DayMed/MediNait o. mit anderen Analgetika • Cave bei Abnahme größerer Mengen (Pseudo)Ephedrin-haltiger Substanzen → Verdacht der illegalen Metamphetaminherstellung
Reaktionsverm.	Bei Antihistaminika-haltigen Präp. evtl. herabgesetzt
Abhängigkeit	Bei Missbrauch Gefahr einer Abhängigkeit
Rechtl. Hinweis	Verordnungsauschluss nach Anlage III, AM-Richtlinie

Zusatzempfehlungen
Cetebe, Cetebe Abwehr plus, CuraZink, Orthomol Immun

ACETYLSALICYLSÄURE, KOMBINATIONEN

R05XA02 [Apf.] nicht erstattungsfähig

Dosierung

Erwachsene	Kinder	Säuglinge
• ED: 1–2 Beutel, alle 4–8 h • max. 6 Beutel/d	• > 16 J.: s. Erw. • < 16 J.: keine Anw.	

Anwendungshinweis

In Wasser einrühren.
Nicht auf nüchternen Magen.
Anw. nur über wenige Tage.
Je nach Beschwerdebild Monopräparate bevorzugen.

Schwangerschaft	Stillzeit
Keine Anw., bei Beschwerden Monopräparate	Keine Anw., bei Beschwerden Monopräparate

Präparate

Name	Wirkstärke	Anwendung
Aspirin Complex (ASS, Pseudoephedrin)	500 mg, 30 mg	oral (Säfte)
Aspirin Complex Heißgetränk (ASS, Pseudoephedrin)	500 mg, 30 mg	oral (Säfte)

Besondere Hinweise

Cave	• Anw. nur über wenige Tage • 0,17 BE/Beutel (enthält Sucrose)
Reaktionsverm.	Beeinträchtigung mögl., bes. in Kombination mit Alkohol
Abhängigkeit	Keine Angaben.
Rechtl. Hinweis	Cave bei Abnahme größerer Mengen (Pseudo)Ephedrin-haltiger Substanzen → Verdacht der illegalen Metamphetaminherstellung

Zusatzempfehlungen

Vitaminpräparate, Zink: Cetebe, Cetebe Abwehr plus, Curazink, Orthomol immun

R06	ANTIHISTAMINIKA ZUR SYSTEMISCHEN ANWENDUNG
R06A	ANTIHISTAMINIKA ZUR SYSTEMISCHEN ANWENDUNG
R06AA	Aminoalkylether

Wirkmechanismus	
Inhibition der Histamin-Wirkung durch Antagonismus am H_1-Rezeptor	
Indikation	Chron. idiopath. Urticaria u. symptom. Linderung allergischer Rhinitis (saisonal od. perennial), wenn gleichzeitig Sedierung indiziert Notfallbehandlung des anaphylaktischen Schocks
abs. Kontraind.	Überempfindlichkeit gegen Antihistaminika mit ähnlicher Struktur; Leber- u. Niereninsuffizienz Inj.: Kdr. < 1 J.
rel. Kontraind.	Porphyrie Engwinkelglaukom Stenosier. Magengeschwür, pyloroduodenale Obstruktion Prostatahypertrophie mit Restharnbildung o. Blasenhalsobstruktion Gleichzeitige Einnahme von Makrolid-Antibiotika o. Antimykotika vom Azol-Typ Manifeste kardiologische Erkrankungen, angeb. Long-QT-Syndrom u. Störungen der Blutelektrolyte (erhöhtes Arrhythmierisiko mögl.). Kdr. < 2 J.
UAW	
Sehr häufig (> 1:10)	Vorwiegend bei Kindern Erregungszustände des ZNS Sedierung
Häufig (< 1:10)	Somnolenz
Gelegentlich (< 1:100)	Kopfschmerzen, Schwindel, Mundtrockenheit
Selten (< 1:1.000)	Tachykardie
Sehr selten (< 1:10.000)	Überempfindlichkeit
Wechselwirkungen	
Arzneimittel	Zentraldämpfende Pharmaka MAO-Hemmer Makrolid-Antibiotika Antimykotika vom Azol-Typ
Nahrungsmittel	Alkohol

CLEMASTIN

R06AA04 [Apf.] erstattungsfähig, OTC-Ausnahmeliste

Dosierung

Erwachsene	Kinder	Säuglinge
• 2 mg/d in 2 ED • schwere Fälle max. 6 mg/d	• < 2 J.: keine Anw. • 2–4 J.: 0,5 mg/d in 2 ED • 5–6 J.: 1 mg/d in 2 ED • > 6 J.: schwere Fälle 2 mg/d in 2 ED • 7–12 J.: 2 mg/d; schwere Fälle: 3 mg/d in 2 ED • > 12 J.: s. Erw.	

Schwangerschaft	Stillzeit
Anw. mögl., Mittel der Wahl: Loratadin, Cetirizin	Einzeldosen akzeptabel (Beobachtung des Kindes), Mittel der Wahl: Loratadin, Cetirizin; sedierend: Dimetinden

Präparate

Name	Wirkstärke	Anwendung	Details
Tavegil	1 mg	oral (Tabletten)	teilbar, mörserbar
Tavegil Injekt	2 mg/5 ml	parenteral	Lösung
Tavegil Sirup	0,5 mg/10 ml	oral (Säfte)	

Besondere Hinweise

Cave	Keine Angaben.
Reaktionsverm.	Beeinträchtigung.
Abhängigkeit	Keine Angaben.
Rechtl. Hinweis	Keine Angaben.

Zusatzempfehlungen

Keine Angaben.

R06	ANTIHISTAMINIKA ZUR SYSTEMISCHEN ANWENDUNG
R06A	ANTIHISTAMINIKA ZUR SYSTEMISCHEN ANWENDUNG
R06AB	Substituierte Alkylamine

Wirkmechanismus	
Inhibiton der Histamin-Wirkung durch Antagonismus am H_1-Rezeptor	
Indikation	Lokal: Behandlung des Juckreizes bei Hauterkrankungen, von Insektenstichen, leichten Verbrennungen u. Sonnenbrand Systemisch: Sympt. Akutbehandlung allergischer Erkrankungen wie z. B. juckende Dermatosen, allergischer Schnupfen, Nahrungs- u. AM-Allergien, Urticaria, Neurodermitis (endogenes Ekzem) Windpockenassoziierter Juckreiz bei Kleinkindern Insektenstiche
abs. Kontraind.	Sgl. < 1 J.
rel. Kontraind.	Glaukom Blasenhalsstenose (Prostatahypertrophie)
UAW	
Gelegentlich (< 1:100)	Lokale Anw: Leichte vorübergehende, lokale Hautreaktionen (Trockenheit, Brennen) Systemische Anw.: Benommenheit
Selten (< 1:1.000)	Systemische Anw.: Erregungszustände Kopfschmerzen, Schwindelgefühl Magen-Darm-Beschwerden, Übelkeit, Trockenheitsgefühl in Mund- und Rachenraum
Sehr selten (< 1:10.000)	Lokale Anw.: Allergische Hautreaktionen Systemische Anw: Anaphylaktoide Reaktionen, Hautausschlag, Muskelkrämpfe, Beeinträchtigung der Atmung
Wechselwirkungen	
Arzneimittel	Nur bei systemischer Anw.: Gleichzeitige Anw. von TCA könnte bei glaukomgefährdeten Pat. einen Anfall auslösen MAO-Hemmer Anticholinergika
Nahrungsmittel	Keine Angaben.

DIMETINDEN

R06AB03 [Rp./Apf] Rp.: erstattungsfähig
Apf.: erstattungsfähig, OTC-Ausnahmliste
topisch: < 12 J.: erstattungsfähig, ≥ 12 J.: nicht erstattungsfähig

Dosierung

Erwachsene	Kinder	Säuglinge
• Drg.: 1–2 ED; 3 ED/d • Tr.: ED 20–40 Tr.; 3 ED/d • Ret-Kps.: 1 Kps. abends	• Tr.: 1–8 J.: ED 10–15 Tr., 3 ED/Tag; > 9 J.: ED 20 Tr., 3 ED/d • Drg: >3 J.: ED 1 Drg., 3 ED/d	• < 1 J.: keine Anw.

Anwendungshinweis

24h-Retardkps: Einnahme vor dem Schlafengehen, unzerkaut, max. Behandlungsdauer 3 Mo.
Gel: 3 x tgl. dünn auftragen, nicht auf geschädigter Haut

Schwangerschaft	Stillzeit
Anw. mögl. (alternativ: lokal → keine; systemisch → Loratadin, Cetirizin; weniger sedierend)	Anw. bei guter Beobachtung des Säuglings mögl.; Falls Symptome beim Säugling: Wechsel auf nichtsedierende Antihistaminika (Loratadin, Cetirizin)

Präparate

Name	Wirkstärke	Anwendung	Details
Fenistil 24h retard	4 mg	oral (Kapseln)	
Fenistil Dragees	1 mg	oral (Tabletten)	nicht teilbar/k. A.
Fenistil Gel	1 mg/ml	dermal	Gele
Fenistil Injekt	4 mg/ml	parenteral	Lösung
Fenistil Tropfen	1 mg/ml	oral (Säfte)	

Besondere Hinweise

Cave	• Alkohol verstärkt sedierende Wirkung • bei Epilepsiepatienten • Gel: bei Kleinkindern und Kindern nicht großflächig auftragen (systemische NW!)
Reaktionsverm.	• Beeinträchtigung mögl. • 24h-Ret.kps: bei Einnahme vor dem Schlafengehen i.d R. keine Beeinträchtigung
Abhängigkeit	Keine Angaben.
Rechtl. Hinweis	Injektionslsg. Rp.

Zusatzempfehlungen

Keine Angaben.

R06	ANTIHISTAMINIKA ZUR SYSTEMISCHEN ANWENDUNG
R06A	ANTIHISTAMINIKA ZUR SYSTEMISCHEN ANWENDUNG
R06AE	Piperazin-Derivate

Wirkmechanismus	
Blockade von peripheren H_1-Rezeptoren → Histamin-Wirkungen ↓	
Indikation	Symptomatische Therapie der allergischen Rhinitis u. der chronischen, idiopathischen Urtikaria
abs. Kontraind.	Schwere Niereninsuffizienz mit Kreatinin-Clearance < 10 ml/min.
rel. Kontraind.	Epilepsie, Krampfneigung
UAW	
Häufig (< 1:10)	Schläfrigkeit
Gelegentlich (< 1:100)	Agitiertheit Diarrhoe Parästhesie Pruritus, Ausschlag Asthenie, Unwohlsein
Selten (< 1:1.000)	Müdigkeit Mundtrockenheit Überempfindlichkeitsreaktionen Aggression, Verwirrtheit, Depression, Halluzinationen, Schlaflosigkeit Konvulsionen Urtikaria Gewichtszunahme
Sehr selten (< 1:10.000)	Tics Anaphylaktischer Schock Akkommodationsstörungen, verschwommenes Sehen, Dysurie, Enuresis
Ohne Häufigkeit	Amnesie, Gedächtnisstörungen
Wechselwirkungen	
Arzneimittel	Zentral dämpfende Arzneimittel
Nahrungsmittel	Alkohol

CETIRIZIN

R06AE07 [Apf.] erstattungsfähig, OTC-Ausnahmeliste

Dosierung		
Erwachsene	Kinder	Säuglinge
• 10 mg/d in 1 ED	• < 2 J.: keine Anw. • 2–6 J.: 5 mg/d in 2 ED • 6–12 J.: 10 mg/d in 2 ED • ab 12 J.: s. Erw.	

Anwendungshinweis

Falls Müdigkeit auftritt: Einnahme bevorzugt abends

Schwangerschaft	Stillzeit
Anw. mögl.; besser erprobt: Loratadin, Clemastin	Anw. mögl. (bei längerer Antihistaminika-Therapie: Unruhe o. Sedierung beim gestillten Säugling nicht auszuschließen, bei Cetirizin jedoch eher unwahrscheinlich)

Präparate

Name	Wirkstärke	Anwendung	Details
Cetirizin AL Tropfen	10 mg/ml	oral (Säfte)	
Cetirizin CT	10 mg	oral (Tabletten)	teilbar, mörserbar
Cetirizin Hexal	10 mg	oral (Tabletten)	teilbar, mörserbar
Cetirizin Hexal	1 mg/ml	oral (Säfte)	
Cetirizin Hexal Tropfen	10 mg/ml	oral (Säfte)	
Cetirizin Stada	10 mg	oral (Tabletten)	teilbar, mörserbar
Cetirizin Stada Tropfen	10 mg/ml	oral (Säfte)	
Cetirizin beta Tropfen	10 mg/ml	oral (Säfte)	
Cetirizin ratiopharm	1 mg/ml	oral (Säfte)	
Cetirizin ratiopharm	10 mg	oral (Tabletten)	teilbar, mörserbar
Reactine	10 mg	oral (Tabletten)	teilbar, mörserbar
Zyrtec	10 mg	oral (Tabletten)	teilbar, mörserbar

Besondere Hinweise	
Cave	• DANI • 48 h vor einer Hauttestung absetzen, um Beeinflussung der Ergebnisse zu verhindern
Reaktionsverm.	Gering bis mäßig verlangsamt
Abhängigkeit	Keine Angaben.
Rechtl. Hinweis	Keine Angaben.

Zusatzempfehlungen
Keine Angaben.

RESPIRATIONSTRAKT

R06	ANTIHISTAMINIKA ZUR SYSTEMISCHEN ANWENDUNG
R06A	ANTIHISTAMINIKA ZUR SYSTEMISCHEN ANWENDUNG
R06AX	Andere Antihistaminika zur systemischen Anwendung

Wirkmechanismus	
Blockade von peripheren H_1-Rezeptoren→ Histaminwirkungen ↓	
Indikation	Symptomatische Therapie der allergischen Rhinitis u. der chron. idiopathischen Urtikaria
abs. Kontraind.	Kinder < 30 kg KG
rel. Kontraind.	Schwere Leberfunktionsstörung
UAW	
Häufig (< 1:10)	Schläfrigkeit
Gelegentlich (< 1:100)	Schlaflosigkeit Appetitsteigerung Kopfschmerzen
Sehr selten (< 1:10.000)	Schwere Überempfindlichkeitsreaktionen Schwindel Beschleunigter Herzschlag Herzklopfen Übelkeit Mundtrockenheit Magenschleimhautentzündung (Gastritis) Leberfunktionsstörung Hautausschlag Haarausfall Müdigkeit
Wechselwirkungen	
Arzneimittel	CYP3A4- u. CYP2D6-Inhibitoren
Nahrungsmittel	Keine Angaben.

LORATADIN

R06AX13 [Apf.] erstattungsfähig, OTC-Ausnahmeliste

Dosierung

Erwachsene	Kinder	Säuglinge
• 10 mg/d in 1 ED	• > 30 kg: s. Erw. • < 30 kg, >2 J.: 5 mg/d in 1 ED	• < 2 J. nicht empfohlen

Anwendungshinweis

Bei Auftreten von Müdigkeit: Einnahme abends

Schwangerschaft	Stillzeit
Anw. mögl., Antiallergikum der Wahl	Anw. mögl., Antiallergikum der Wahl (Unruhe oder Sedierung, Mundtrockenheit,Tachykardien sind beim gestillten Säugling nicht völlig auszuschließen; bei Loratadin jedoch eher unwahrscheinlich)

Präparate

Name	Wirkstärke	Anwendung	Details
Lisino Brausetabletten	10 mg	oral (Säfte)	
Lorano	10 mg	oral (Tabletten)	teilbar, mörserbar
Loratadin CT	10 mg	oral (Tabletten)	teilbar, mörserbar
Loratadin ratiopharm	10 mg	oral (Tabletten)	teilbar, mörserbar

Besondere Hinweise

Cave	48 h vor einer Hauttestung absetzen, um Beeinflussung der Ergebnisse zu verhindern
Reaktionsverm.	Beeinträchtigung mögl.
Abhängigkeit	Keine Angaben.
Rechtl. Hinweis	Keine Angaben.

Zusatzempfehlungen

Keine Angaben.

SINNESORGANE

S01	OPHTHALMIKA*
S01A	ANTIINFEKTIVA
S01AA	Antibiotika

Wirkmechanismus	
Gentamicin: Bindung an bakterielle Ribosomen → Produktion fehlerhafter Proteine → irreversible Schädigung des Mikroorganismus Bakterizide Wirkung auf die meisten aeroben gramnegative u. wenige grampositive Bakterien	
Indikation	Infektionen des vorderen Augenabschnittes Konjunktivitis, Keratitis, Keratokonjunktivitis, Blepharitis, Hordeolum Infektionsprophylaxe bei Verletzungen des vorderen Augenabschnittes u. bei chirurg. Eingriffen
abs. Kontraind.	Überempfindlichkeit gegenüber WS
rel. Kontraind.	Keine Angaben.
UAW	
Ohne Häufigkeit	Augenirritationen, Wundheilungsstörungen Überempfindlichkeitsreaktionen
Wechselwirkungen	
Arzneimittel	Keine Angaben.
Nahrungsmittel	Keine Angaben.

GENTAMICIN

S01AA11 [Rp.] erstattungsfähig

Dosierung		
Erwachsene	Kinder	Säuglinge
• AT: 4–6 × tgl. 1 Tr. (in schweren Fällen stdl.) • AS: 2–3 × tgl. Salbenstrang von 0,5–1 cm Länge in Bindehautsack	• S. Erw.	• S. Erw.

Anwendungshinweis

Während der Anw. der Augensalbe keine Kontaktlinsen tragen!
Weiche Kontaktlinsen dürfen nicht mit Augentropfen in Kontakt kommen!
Durch Salbenfilm vorübergehendes Schleiersehen
Mit Tropferspitze das Auge nicht berühren

Schwangerschaft	Stillzeit
Anw. mögl., im 1. Trimenon nur bei strenger Indikationsstellung	Anw. mögl.

Präparate

Name	Wirkstärke	Anwendung	Details
Gent-Ophtal®	0,3 %	ophthal	Tropfen
Gent-Ophtal® Augensalbe	0,3 %	ophthal	Creme/Gel/Salbe
Gentamicin-POS®	0,3 %	ophthal	Creme/Gel/Salbe
Gentamicin-POS®	0,3 %	ophthal	Tropfen
Gentamicin-POS® Kombipackung		ophthal	
Refobacin® Augensalbe	0,3 %	ophthal	Creme/Gel/Salbe
Refobacin® Augentropfen	0,3 %	ophthal	Tropfen

Besondere Hinweise

Cave	Keine Angaben.
Reaktionsverm.	Vorübergehende Beeinträchtigung, da durch Salbenfilm Schleiersehen.
Abhängigkeit	Keine Angaben.
Rechtl. Hinweis	Keine Angaben.

Zusatzempfehlungen

Keine Angaben.

FUSIDINSÄURE

S01AA13 [Rp.] erstattungsfähig

Dosierung

Erwachsene	Kinder	Säuglinge
• 2 × tgl. 1 Tr. pro Auge	• S. Erw.	• S. Erw.

Anwendungshinweis

Während der Anw. keine Kontaktlinsen tragen!
Behandlung mind. 48 h nach Normalisierung des Auges fortsetzen.

Schwangerschaft	Stillzeit
Strenge Indikationsstellung, v. a. im 1. Trimenon	Nach Möglichkeit abstillen

Präparate

Name	Wirkstärke	Anwendung	Details
Fucithalmic®	10 mg/g	ophthal	Tropfen

Besondere Hinweise

Cave	Keine Angaben.
Reaktionsverm.	Keine Daten verfügbar.
Abhängigkeit	Keine Angaben.
Rechtl. Hinweis	Keine Angaben.

Zusatzempfehlungen

Keine Angaben.

KANAMYCIN

S01AA24 [Rp.] erstattungsfähig

Dosierung

Erwachsene	Kinder	Säuglinge
• AT: alle 2–3 h 1 Tr. • AS: alle 3–4 h u. zur Nacht einen ca. 1 cm langen Salbenstrang in Bindehautsack • Kombipackung: AT tagsüber, AS zur Nacht (wie oben beschrieben)	• S. Erw.	• S. Erw.

Anwendungshinweis

Bei Anw. der AS keine Kontaktlinsen tragen, bei Anw. der AT Kontaktlinsen erst 20 min nach Applikation einsetzen!
Nach Abklingen der Symptome noch 2–3 Tage weiter behandeln!

Schwangerschaft	Stillzeit
Anw. mögl.	Anw. mögl.

Präparate

Name	Wirkstärke	Anwendung	Details
Kanamycin-POS®	6,2 mg/g	ophthal	Creme/Gel/Salbe
Kanamycin-POS®	6,2 mg/ml	ophthal	Tropfen
Kanamytrex® Augensalbe	6,2 mg/g	ophthal	Creme/Gel/Salbe
Kanamytrex® Augentropfen	6,2 mg/ml	ophthal	Tropfen
Kanamytrex® Kombipackung	6,2 mg/g bzw. 6,2 mg/ml	ophthal	

Besondere Hinweise

Cave	Keine Angaben.
Reaktionsverm.	Vorübergehende Beeinträchtigung, da durch Salbenfilm Schleiersehen.
Abhängigkeit	Keine Angaben.
Rechtl. Hinweis	Keine Angaben.

Zusatzempfehlungen

Keine Angaben.

SINNESORGANE

S01	OPHTHALMIKA*
S01A	ANTIINFEKTIVA
S01AX	Andere Antiinfektiva

Wirkmechanismus	
Desinfektion, Sekretionshemmung, Adstringens	
Indikation	Nicht erregerbedingte Reizzustände des äußeren Auges Chron. nicht erregerbedingte Lidrandentzündung Nicht infizierte frische Hornhautwunden
abs. Kontraind.	Keine Angaben.
rel. Kontraind.	Keine Angaben.
UAW	
Sehr selten (< 1:10.000)	Überempfindlichkeit
Wechselwirkungen	
Arzneimittel	Keine Angaben.
Nahrungsmittel	Keine Angaben.

BIBROCATHOL

S01AX05 [Apf.] Apf.: < 12 J.: erstattungsfähig, ≥ 12 J.: nicht erstattungsfähig

Dosierung		
Erwachsene	Kinder	Säuglinge
• 3–5 × tgl. 0,5 cm Salbenstrang in Bindehautsack einbringen/auf betroffen Stellen auf Lid auftragen	• S.Erw.	• S.Erw.

Anwendungshinweis

Keine Kontaktlinsen tragen!
Tropferspitze darf mit Auge nicht in Berührung kommen!
Zu anderen Ophthalmika mind. 15 min Abstand einhalten!

Schwangerschaft	Stillzeit
Anw. mögl.	Anw. mögl.

Präparate

Name	Wirkstärke	Anwendung	Details
Posiformin®	2 %	ophthal	Creme/Gel/Salbe

Besondere Hinweise

Cave	Keine Angaben.
Reaktionsverm.	Sehleistung beeinträchtigt, da durch Salbenfilm Schleiersehen.
Abhängigkeit	Keine Angaben.
Rechtl. Hinweis	Keine Angaben.

Zusatzempfehlungen

Feucht-warme Augenkompressen

SINNESORGANE

S01	OPHTHALMIKA*
S01E	GLAUKOMMITTEL UND MIOTIKA
S01EB	Parasympathomimetika

Wirkmechanismus	
Erregung parasympathischer Acetylcholinrezeptoren: Pupillenverengung, Ziliarmuskeltonisierung und vermehrter Abfluss von Kammerwasser → Verminderung des intraokularen Druckes	
Indikation	Chronisches Offenwinkelglaukom Chronisches Winkelblockglaukom Akuter Glaukomanfall Pupillenverengung nach Pupillenerweiterung durch Mydriatika bzw. nach OP
abs. Kontraind.	Akute Entzündungen der Regenbogenhaut und andere Erkrankungen, bei denen eine Pupillenverengung kontraindiziert ist
rel. Kontraind.	Herzinsuffizienz Asthma bronchiale Hyperthyreose Ulcus ventriculi/duodeni Stenosen im Verdauungstrakt Blasenentleerungsstörungen durch Harnwegsobstruktion
UAW	
Häufig (< 1:10)	Verminderte Sehschärfe bei Patienten mit Linsentrübung, gestörte Akkomodation mit vorübergehender Kurzsichtigkeit, Pupillenverengung mit Störung des Sehens bei Dämmerung und Dunkelheit
Gelegentlich (< 1:100)	Vermehrte Tränensekretion, leichte Reizung der Bindehaut, Kopfschmerzen im Augen- und Stirnbereich
Selten (< 1:1.000)	Allergische Reaktionen
Sehr selten (< 1:10.000)	Pupillarsaumzysten, Verengung der Vorderkammer (evtl. Auslösung eines akuten Winkelblock-Glaukoms), Gefahr einer Netzhautablösung bei disponierten Patienten
Wechselwirkungen	
Arzneimittel	Depolarisierende/stabilisierende Muskelrelaxanzien, Herzwirksame Glykoside
Nahrungsmittel	Keine Angaben.

PILOCARPIN

S01EB01 [Rp.] erstattungsfähig

Dosierung

Erwachsene	Kinder	Säuglinge
• Chronisches Glaukom: entspr. dem Augeninnendruck 2–4 × tgl. 1 Tropfen • akuter Glaukomanfall: Applikation bis zum Erreichen des erforderlichen Druckniveaus	• S. Erw.	• S. Erw.

Anwendungshinweis

Kontaktlinsen erst 15 min nach der Applikation einsetzen!

Ölige Augentropfen für Nachttherapie geeignet

Schwangerschaft	Stillzeit
KI	KI

Präparate

Name	Wirkstärke	Anwendung	Details
Pilomann	0,5 %, 1 %, 2 %	ophthal	Tropfen
Pilomann-Öl	2 %	ophthal	Tropfen
Pilopos	1 %, 2 %, 3 %	ophthal	Tropfen
Spersacarpin	2 %	ophthal	Creme/Gel/Salbe
Spersacarpin	0,5 %, 2 %	ophthal	Tropfen

Besondere Hinweise

Cave	Keine Angaben.
Reaktionsverm.	Durch Pupillenverengung Beeinflussung der Sehleistung.
Abhängigkeit	Keine Angaben.
Rechtl. Hinweis	Keine Angaben.

Zusatzempfehlungen

Keine Angaben.

SINNESORGANE

S01	OPHTHALMIKA*
S01E	GLAUKOMMITTEL UND MIOTIKA
S01EC	Carboanhydrasehemmer

Wirkmechanismus	
Hemmung der Carboanhydrase im Ziliarkörper des Auges → Kammerwaserproduktion ↓ → Augeninnendruck ↓	
Indikation	Lokale Anw.: Behandlung des erhöhten Augeninnendrucks bei okulärer Hypertension, Offenwinkelglaukom, Pseudoexfoliationsglaukom
abs. Kontraind.	Keine Angaben.
rel. Kontraind.	Chron. Hornhautdefekte u./o. intraokularer Operation in Anamnese
UAW	
Sehr häufig (> 1:10)	Brennen, Stechen der Augen
Häufig (< 1:10)	Tränen, Konjunktivitis, Lidentzündung, Verschwommensehen Übelkeit, bitterer Geschmack
Selten (< 1:1.000)	Reizung im Rachenbereich, trockener Mund Überempfindlichkeitsreaktionen
Wechselwirkungen	
Arzneimittel	Keine Angaben.
Nahrungsmittel	Keine Angaben.

DORZOLAMID

S01EC03 [Rp.] erstattungsfähig

Dosierung

Erwachsene	Kinder	Säuglinge
• Monotherapie: 3 × tgl. 1 Tr. pro Auge • Kombination mit Betablockern: 2 × tgl. 1 Tr.	• 3 × tgl. 1 Tr. (begrenzte klin. Daten verfügbar)	• 3 × tgl. 1 Tr. (begrenzte klin. Daten verfügbar)

Anwendungshinweis

In den Bindehausack eintropfen, mit Tropferspitze nicht das Auge/Augenlid berühren.
Bei Anwendung mehrerer top. Augenmedikamente: Abstand von mind. 10 min einhalten.

Schwangerschaft	Stillzeit
Anw. mögl.	Anw. mögl.

Präparate

Name	Wirkstärke	Anwendung	Details
Dorlazept®	20 mg/ml	ophthal	Tropfen
Dorzo-Vision®	20 mg/ml	ophthal	Tropfen
Dorzolamid AL	20 mg/ml	ophthal	Tropfen
Dorzolamid-HEXAL®	20 mg/ml	ophthal	Tropfen
Dorzolamid-STADA®	20 mg/ml	ophthal	Tropfen
Dorzolamid-ratiopharm®	20 mg/ml	ophthal	Tropfen
TRUSOPT-S®	20 mg/ml	ophthal	Tropfen
Trusopt® Augentropfen	20 mg/ml	ophthal	Tropfen

Besondere Hinweise

Cave	Keine Angaben.
Reaktionsverm.	Keine Daten verfügbar.
Abhängigkeit	Keine Angaben.
Rechtl. Hinweis	Keine Angaben.

Zusatzempfehlungen

Keine Angaben.

SINNESORGANE

S01	OPHTHALMIKA*
S01E	GLAUKOMMITTEL UND MIOTIKA
S01ED	Beta-Adrenozeptor-Antagonisten

Wirkmechanismus	
Senkung des Augeninnendrucks → Genauer Wirkmechanismus unbekannt, wahrscheinlich ist eine Verminderung der Kammerwasserproduktion	
Indikation	Erhöhter Augeninnendruck Grüner Star/Grüner Star nach Linsenentfernung Kindliches Glaukom
abs. Kontraind.	Bronchiale Hyperreagibilität Bestehendes/anamnetisches Bronchialasthma Chron. obstruktive Atemwegserkrankungen Sinusbradykardie AV-Block II. und III. Grades Dekompensierte Herzinsuffizienz Kardiogener Schock Schwere allergische Rhinitis Dystrophische Störungen der Hornhaut
rel. Kontraind.	Weiche Kontaktlinsen nicht mit Benzalkoniumchlorid konservierten Augentropfen
UAW	
Ohne Häufigkeit	Reizerscheinungen der Bindehaut Einschränkung des Tränenflusses Mögliche systemische Nebenwirkungen: Müdigkeit, Kopfschmerzen, Überempfindlichkeitsreaktionen (z. B. Hautreaktionen), Bronchospasmen, Herzrhythmusstörungen, Verstärkung einer Herzinsuffinzienz, Depressive Verstimmungen, Blutdrucksenkung
Wechselwirkungen	
Arzneimittel	Aufgrund möglicher systemischer Nebenwirkungen: Betablocker, Narkosemittel, Antidiabetika, Blutdrucksenkende Arzneimittel
Nahrungsmittel	Keine Angaben.

TIMOLOL

S01ED01 [Rp.] erstattungsfähig

Dosierung

Erwachsene	Kinder	Säuglinge
• Initialdos.: je nach Höhe des intraokularen Drucks 2 × tgl. 1 Tr. 0,1 %, 0,25 % oder 0,5 % • Erhaltungsdos.: bei konst. Einstellung ggf. Reduktion auf 1 × tgl. 1 Tr.	• S. Erw.	

Anwendungshinweis

In den Bindehautsack eintropfen. Harte Kontaktlinsen erst 15 min nach dem Eintropfen einsetzen. Nach Anw. ca. 1 min Druck auf Tränenkanal ausüben → system. NW ↓

Schwangerschaft	Stillzeit
Anw. mögl.	Anw. mögl.

Präparate

Name	Wirkstärke	Anwendung	Details
Arutimol uno	0,25 %	ophthal	Tropfen
Dispatim	0,25 %, 0,5 %	ophthal	Tropfen
Dispatim sine	0,25 %, 0,5 %	ophthal	Tropfen
Tim-Ophtal	0,1 %, 0,25 %, 0,5 %	ophthal	Tropfen
Tim-Ophtal sine	0,1 %, 0,25 %, 0,5 %	ophthal	Tropfen
Timo-COMOD	0,1 %, 0,25 %, 0,5 %	ophthal	Tropfen
Timo-Stulln	0,1 %, 0,25 %, 0,5 %	ophthal	Tropfen
Timo-Vision	0,1 %, 0,25 %, 0,5 %	ophthal	Tropfen
TimoEDO	0,25 %, 0,5 %	ophthal	Tropfen
TimoHEXAL	0,1 %, 0,25 %, 0,5 %	ophthal	Tropfen
Timolol CV	0,1 %, 0,25 %, 0,5 %	ophthal	Tropfen
Timolol-POS	0,1 %, 0,25 %, 0,5 %	ophthal	Tropfen

Besondere Hinweise

Cave	Träger von weichen Kontaktlinsen sollten EDO verwenden
Reaktionsverm.	Keine Daten verfügbar.
Abhängigkeit	Keine Angaben.
Rechtl. Hinweis	Keine Angaben.

Zusatzempfehlungen

Keine Angaben.

SINNESORGANE

S01	OPHTHALMIKA*
S01E	GLAUKOMMITTEL UND MIOTIKA
S01EE	Prostaglandin-Analoga

Wirkmechanismus	
Steigerung des Kammerwasserabflusses → Augeninnendruck ↓	
Indikation	Offenwinkelglaukom Okuläre Hypertension Kindliches Glaukom und erhöhter Augeninnendruck bei Kindern
abs. Kontraind.	Keine Angaben.
rel. Kontraind.	Akutes/chron. Winkelblockglaukom Pseudophake Patienten mit Offenwinkelglaukom Entzündlich bedingtes Glaukom, Neovaskularisierungsglaukom, angeborenes Glaukom Entzündliche Prozesse am Auge Perioperativer Einsatz in Kataraktchirurgie Aphake/pesudophake Patienten mit gerissener Hinterkapsel/Vorderkammerlinse Risikofaktoren für Auftreten von Iritis/Uveitis Asthma
UAW	
Sehr häufig (> 1:10)	Verstärkte Irispigmentierung, Bindehauthyperämie, Veränderung der Wimpern und Flaumhaare (länger, dicker, erhöhte Anzahl)
Häufig (< 1:10)	Vorübergehende, punktförmige Erosionen des Hornhautepithels, Blepharitis, Schmerzgefühl am Auge
Gelegentlich (< 1:100)	Augenlidödem, trockenes Auge, Keratitis, verschwommenes Sehen, Konjunktivitis
Selten (< 1:1.000)	Iritis/Uveitis, Makulaödem, Hornhautödem, periorbitales Ödem, fehlgerichtete Wimpern Asthma, Verstärkung eines bestehenden Asthmas Lokal begrenzte Hautreaktionen auf dem Augenlid, Dunkelfärbung der Lidhaut
Sehr selten (< 1:10.000)	Verschlechterung einer bestehenden Angina pectoris, Brustschmerzen
Ohne Häufigkeit	Iriszyste, Herzklopfen, Myalgie, Arthralgie
Wechselwirkungen	
Arzneimittel	Keine Angaben.
Nahrungsmittel	Keine Angaben.

LATANOPROST

S01EE01 [Rp.] erstattungsfähig

Dosierung

Erwachsene	Kinder	Säuglinge
• 1 Tr. abends	• ≥ 1 J.: s. Erw.	

Anwendungshinweis

Red. der eventuellen system. Resorption: Tränensack unter dem inneren Augenwinkel für 1 min komprimieren.
Kontaktlinsen erst nach 15 min wieder einsetzen.
Bei Anw. verschiedener Ophthalmika: Abstand von mind. 5 min einhalten.

Schwangerschaft	Stillzeit
Strenge Indikationsstellung	Strenge Indikationsstellung → Beobachtung des Säuglings unter Behandlung

Präparate

Name	Wirkstärke	Anwendung	Details
Arulatan®	0,005 %	ophthal	Tropfen
Emerlatan 50 µg/ml	0,005 %	ophthal	Tropfen
Glaukodoc 50 µg/ml	0,005 %	ophthal	Tropfen
Laprost 50 µg/ml	0,005 %	ophthal	Tropfen
Latan-Ophtal®	0,005 %	ophthal	Tropfen
Latanomed® 50 µ/ml	0,005 %	ophthal	Tropfen
Latanoprost - 1 A Pharma®	0,005 %	ophthal	Tropfen
Latanoprost HEXAL® 0,05 µg/ml	0,005 %	ophthal	Tropfen
Latanoprost Pfizer 50 µg/ml	0,005 %	ophthal	Tropfen
Latanoprost ratiopharm® 50µg/ml	0,005 %	ophthal	Tropfen
Monoprost 50 µg/ml	0,005 %	ophthal	Tropfen
Xalatan®	0,005 %	ophthal	Tropfen

Besondere Hinweise

Cave	Keine Angaben.
Reaktionsverm.	Keine Daten verfügbar.
Abhängigkeit	Keine Angaben.
Rechtl. Hinweis	Keine Angaben.

Zusatzempfehlungen

Keine Angaben.

SINNESORGANE

S01	OPHTHALMIKA*
S01G	DEKONGESTIVA UND ANTIALLERGIKA
S01GA	Sympathomimetika als Dekongestiva

Wirkmechanismus	
Direkte Stimulation α-adrenerger Rezeptoren → Vasokonstriktion	
Indikation	Schleimhautabschwellung bei nicht infektiös bedingten Augenreizungen Allerg. Entzündungen des Auges
abs. Kontraind.	Glaukom Kinder < 2 J. Schwere organ. Herz- u. Gefäßveränderungen
rel. Kontraind.	Kinder, v. a. Säuglinge u. Kleinkinder KHK Phaeochromozytom Hypertonie Herzrhythmusstörungen Aneurysma Fortgeschrittene Arteriosklerose Stoffwechselerkrankungen Hyperthyreose Patienten, die mit MAO-Hemmern u. a. potenziell blutdrucksteigernden AM behandelt werden
UAW	
Häufig (< 1:10)	Reaktive Hyperämie, Schleimhautbrennen, Schleimhauttrockenheit, systemische Wirkung (z. B. Herzklopfen, Kopfschmerzen, Tremor, Schwäche, Schwitzen und Blutdruckanstieg)
Sehr selten (< 1:10.000)	Nach langfristiger Anw.: Epitheliale Keratinisierung (Xerose) der Bindehaut mit Verschluss der Tränenpünktchen u. Epiphora (Tränenträufeln)
Wechselwirkungen	
Arzneimittel	MAO-Hemmer, TCA, Anästhetika, Insulin, Atropinsulfat, Propranolol, Guanethidin, Reserpin
Nahrungsmittel	Keine Angaben.

TETRYZOLIN

S01GA02 [Apf.] < 12 J.: erstattungsfähig, $\geq$ 12 J.: nicht erstattungsfähig

Dosierung

Erwachsene	Kinder	Säuglinge
• 2–3 × tgl. 1 Tropfen	• > 2 J.: 2–3 × tgl. 1 Tropfen	

Anwendungshinweis

In den Bindehautsack eintropfen
Harte Kontaktlinsen nach 15 min wieder einsetzen, bei mit Benzalkoniumchlorid konservierten ATR keine weichen Kontaktlinsen tragen!
Max. 5 Tage in Selbstmedikation anwenden

Schwangerschaft	Stillzeit
KI	KI

Präparate

Name	Wirkstärke	Anwendung	Details
Berberil® EDO	0,5 mg/ml	ophthal	Tropfen
Berberil® N	0,5 mg/ml	ophthal	Tropfen
Ophtalmin N	0,5 mg/ml	ophthal	Tropfen
Ophtalmin N sine EDO	0,5 mg/ml	ophthal	Tropfen
Vasopos	0,5 mg/ml	ophthal	Tropfen
Visine Yxin	0,5 mg/ml	ophthal	Tropfen
Visine Yxin EDO	0,5 mg/ml	ophthal	Tropfen

Besondere Hinweise

Cave	Keine Angaben.
Reaktionsverm.	Sehr selten durch verschwommenes Sehen/Blendung eingeschränkt.
Abhängigkeit	Keine Angaben.
Rechtl. Hinweis	Keine Angaben.

Zusatzempfehlungen

Keine Angaben.

SINNESORGANE

S01	OPHTHALMIKA*
S01X	ANDERE OPHTHALMIKA
S01XA	Andere Ophthalmika

Wirkmechanismus	
Befeuchtung des Auges durch pflegende, viskositätserhöhende Zusätze	
Indikation	Symptomat. Behandlung beim trockenen Auge
abs. Kontraind.	Keine Angaben.
rel. Kontraind.	Keine Angaben.
UAW	
Ohne Häufigkeit	Gelegentl. vorübergehendes Brennen direkt nach der Anw. mögl. Evtl. verschwommenes Sehen für kurze Zeit nach der Anw. bis zur gleichmäßigen Verteilung der AT
Wechselwirkungen	
Arzneimittel	Andere Ophthalmika Kontaktlinsen
Nahrungsmittel	Keine Angaben.

HYALURONSÄURE

S01XA28 [Apf.] erstattungsfähig, OTC-Ausnahmeliste

Dosierung

Erwachsene	Kinder	Säuglinge
• Nach Bedarf, ED 1 Tr./Auge, mehrmals tgl.		

Anwendungshinweis

Haltbarkeit nach Anbruch: MDO: Hylo-Comod, Hylogel: 6 Mo, Artelac: 12 Wo

Schwangerschaft	Stillzeit
Anw. möglich	Anw. möglich

Präparate

Name	Wirkstärke	Anwendung	Details
Artelac Splash EDO	2 mg/ml	ophthal	Tropfen
Artelac Splash MDO	2,4 mg/ml	ophthal	Tropfen
Hyabak	1,5 mg/ml	ophthal	Tropfen
Hylan EDO	0,15 mg/ml	ophthal	Tropfen
Hylo Gel	2 mg/ml	ophthal	Creme/Gel/Salbe
Hylo-Comod	1 mg/ml	ophthal	Tropfen
Xidan EDO	0,15 mg/ml	ophthal	Tropfen

Besondere Hinweise

Cave	• Kontaktlinsen: konservierungsmittelfreie Zub. o. 15 min Wartezeit bis zum Einsetzen • Hylo-Comod, Artelac Splash, Hyabak, Hylogel: zur Anw. mit Kontaktlinsen geeignet
Reaktionsverm.	Keine Daten verfügbar.
Abhängigkeit	Keine Angaben.
Rechtl. Hinweis	Keine Angaben.

Zusatzempfehlungen

Keine Angaben.

SINNESORGANE

S01	OPHTHALMIKA*
S01X	ANDERE OPHTHALMIKA
S01XC	Filmbildner

Wirkmechanismus	
Ausgleich des Mucinmangels durch Adsorption auf der Hornhautoberfläche u. Bildung einer hydrophilen Oberfläche	
Indikation	Symptomat. Behandlung von Austrockungserscheinungen der Horn- u. Bindehäute (Trockenes Auge) durch Tränensekretions- und Tränenfunktionsstörungen infolge lokaler o. system. Erkrankungen sowie bei mangelndem o. unvollständigem Lidschluss Benetzung u. Nachbenetzung von harten (mit Konservierungsmittel) u. weichen (ohne Konservierungsmittel) Kontaktlinsen.
abs. Kontraind.	Überempfindlichkeit gg. Inhaltsstoffe
rel. Kontraind.	Keine Angaben.
UAW	
Sehr selten (< 1:10.000)	Überempfindlichkeitsreaktionen (Augenbrennen, -rötung, -jucken, Verschwommensehen)
Wechselwirkungen	
Arzneimittel	Keine bekannt
Nahrungsmittel	Keine Angaben.

POVIDON

S01XC02 [Apf.] erstattungsfähig, OTC-Ausnahmeliste

Dosierung		
Erwachsene	Kinder	Säuglinge
• Bei Bed. 1 Tr./Auge	• S. Erw.	• S. Erw.

Anwendungshinweis
Haltbarkeit nach Anbruch: MDO: Oculotect fluid, Protagent, Vidisept: 4 Wo.

Schwangerschaft	Stillzeit
Strenge Indikationsstellung	Strenge Indikationsstellung

Präparate			
Name	Wirkstärke	Anwendung	Details
Lacri-Stulln UD	20 mg/ml	ophthal	Tropfen
Oculotect® fluid	50 mg/ml	ophthal	Tropfen
Oculotect® fluid sine EDO	50 mg/ml	ophthal	Tropfen
Protagent	20 mg/ml	ophthal	Tropfen
Protagent SE EDO	20 mg/ml	ophthal	Tropfen
Vidisept 2 %	20 mg/ml	ophthal	Tropfen
Vidisept EDO	20 mg/ml	ophthal	Tropfen

Besondere Hinweise	
Cave	Kontaktlinsen: nur konservierungsmittelfreie Präp. oder 15 min Wartezeit bis zum Einsetzen
Reaktionsverm.	Keine Daten verfügbar.
Abhängigkeit	Keine Angaben.
Rechtl. Hinweis	Keine Angaben.

Zusatzempfehlungen
Keine Angaben.

HYPROMELLOSE

S01XC05 [Apf.] erstattungsfähig, OTC-Ausnahmeliste

Dosierung

Erwachsene	Kinder	Säuglinge
• Nach Bed. 3–5 × tgl. (o. häufiger) 1 Tr.		

Anwendungshinweis

Bei gleichzeitiger Anw. anderer topischer Augenarzneimittel stets als letztes - ca. 15 min später.
AT im Mehrdosenbehältnis nach Anbruch nicht länger als 6 Wochen verwenden.
Geöffnete Ein-Dosis-Ophtiolen nicht aufbewahren.

Schwangerschaft	Stillzeit
Anw. mögl.	Anw. mögl.

Präparate

Name	Wirkstärke	Anwendung	Details
Artelac Augentropfen	3,20 mg/ml	ophthal	Tropfen
Artelac EDO Augentropfen	3,20 mg/ml	ophthal	Tropfen
Beberil Dry Eye Augentropfen	3,20 mg/ml	ophthal	Tropfen
Berberil Dry Eye EDO Augentropfen	3,20 mg/ml	ophthal	Tropfen
Sic Ophtal sine Augentropfen	3,20 mg/ml	ophthal	Tropfen
Sic-Ophtal N Augentropfen	3,20 mg/ml	ophthal	Tropfen

Besondere Hinweise

Cave	Therapie des Trockenen Auges: Langzeit- oder Dauertherapie → Konsultation eines Augenarztes empfohlen
Reaktionsverm.	Kurzzeitige Beeinflussung durch Verschlechterung der Sehleistung wg. Schlierenbildung.
Abhängigkeit	Keine Angaben.
Rechtl. Hinweis	Keine Angaben.

Zusatzempfehlungen

Langzeitbehandlung: Präparate ohne Konservierungsmittel bevorzugen.

SINNESORGANE

S02	OTOLOGIKA
S02A	ANTIINFEKTIVA
S02AA	Antiinfektiva

Wirkmechanismus	
Je nach Wirkstoff lokale bakterizide o. bakteriostatische Wirkung	
Indikation	Lokale Infektionen mit empfindlichen Erregern AT: Hornhautulcera, Konjunktivitis u. Blepharitis, Gerstenkorn (Augensalben) OT: Otitis externa, chron. eitrige Otitis media
abs. Kontraind.	Keine Angaben.
rel. Kontraind.	AT: Kontaktlinsen während der Anw.
UAW	
Selten (< 1:1.000)	OT: Tinnitus, Kopfschmerz, Dermatitis
Ohne Häufigkeit	OT: lokal: Juckreiz im Ohr AT: Irritationen am Auge, Verfärbung weicher Kontaktlinsen Überempfindlichkeitsreakt: Rötungen der Bindehaut u./o. leichtes Brennen am behandelten Auge, meist nur kurzzeitig
Wechselwirkungen	
Arzneimittel	AT: Andere Ophtalmika
Nahrungsmittel	Keine Angaben.

CIPROFLOXACIN

S02AA15 [Rp.] erstattungsfähig

Dosierung

Erwachsene	Kinder	Säuglinge
• Ciloxan: 2 × tgl. 4 Tr. • Panotile Cipro: 2 × tgl. 0,5 ml für 7 d	• Ciloxan: > 1 J.: 2 × tgl. 3 Tr.; > 2 J.: s. Erw. • Panotile Cipro: s. Erw.	

Anwendungshinweis

Bei Einlegen eines Gehörgangstampons: bei erster Applik. die Dos. verdoppeln (optional)

Schwangerschaft	Stillzeit
Strenge Indikationsstellung	Strenge Indikationsstellung

Präparate

Name	Wirkstärke	Anwendung	Details
Ciloxan	3 mg/ml	ophthal	Tropfen
Panotile Cipro EDO	1 mg/0,5 ml	ophthal	Tropfen

Besondere Hinweise

Cave	Bei perforiertem Trommelfell kann AM in Mundhöhle gelangen → Photosensitivität bei oraler Anw.
Reaktionsverm.	Keine Daten verfügbar.
Abhängigkeit	Keine Angaben.
Rechtl. Hinweis	Keine Angaben.

Zusatzempfehlungen

Keine Angaben.

OFLOXACIN

S02AA16 [Rp.] erstattungsfähig

Dosierung

Erwachsene	Kinder	Säuglinge
• Tropfen: ED: 4 × tgl. 1 Tr. • Salbe: 3 × tgl. 1cm Salbenstrang; Chlamydien: 5 × tgl.	• S. Erw.	• S. Erw.

Anwendungshinweis

Anw.dauer: 2–3 d über das Abklingen der Beschw. hinaus, max. 14 d

Schwangerschaft	Stillzeit
Keine Anhaltspunkte für eine fruchtschädigende Wirkung, trotzdem Anw. vermeiden	Anw. vermeiden

Präparate

Name	Wirkstärke	Anwendung	Details
Floxal	3 mg/ml	ophthal	Tropfen
Floxal AS	3 mg/g	ophthal	Tropfen
Floxal EDO	3 mg/ml	ophthal	Tropfen
Floxal Kombi	3 mg/g bzw. ml	ophthal	Creme/Gel/Salbe, Tropfen

Besondere Hinweise

Cave	• 15 min Abstand zu anderen Ophthalmika • Kontaktlinsen: EDO möglich, wenn es die Erkrankung erlaubt, MDO u. AS KI; mind. 30 min Abstand zum Einsetzen der Linsen
Reaktionsverm.	Direkt nach Anw. der AS: verschwommenes Sehen
Abhängigkeit	Keine Angaben.
Rechtl. Hinweis	Keine Angaben.

Zusatzempfehlungen

Keine Angaben.

SINNESORGANE

S02	OTOLOGIKA
S02D	ANDERE OTOLOGIKA
S02DA	Analgetika und Anästhetika

Wirkmechanismus	
Phenazon: NSAR → Analgetisch, antipyretisch, schwach antiphlogistisch Procain: Lokalanästhetisch	
Indikation	Örtliche symptomat. Behandlung von Schmerzen am äußeren Gehörgang u. akuter Mittelohrentzündung
abs. Kontraind.	Beschädigtes Trommelfell Gehörgangsentzündung mit Hautverletzung
rel. Kontraind.	Keine Angaben.
UAW	
Sehr selten (< 1:10.000)	Überempfindlichkeitsreaktionen
Wechselwirkungen	
Arzneimittel	Sulfonamide, Benzylpenicillin
Nahrungsmittel	Keine Angaben.

KOMBINATIONEN

S02DA30 [Apf.] nicht erstattungsfähig

Dosierung		
Erwachsene	**Kinder**	**Säuglinge**
• 3–4 × tgl. 5 Tr.	• ≥ 15 J.: 3–4 × tgl. 5 Tr. • 3–14 J.: 3–4 × tgl. 2–3 Tr.	

Anwendungshinweis
Körperwarm (durch Umschließen mit Hand aufwärmen) eintropfen, danach 15 min in seitlicher Lage bleiben u. Ohr anschl. locker mit Watte verschließen

Schwangerschaft	Stillzeit
Strenge Indikationsstellung	Strenge Indikationsstellung

Präparate		
Name	**Anwendung**	**Details**
Otalgan® Ohrentropfen	auricular	Ohrentropfen

Besondere Hinweise	
Cave	Keine Angaben.
Reaktionsverm.	Keine Daten verfügbar.
Abhängigkeit	Keine Angaben.
Rechtl. Hinweis	Keine Angaben.

Zusatzempfehlungen
Keine Angaben.

Literatur

Rote Liste

Fachinformationen der Hersteller

ABDA-Datenbank

Mutschler E et al. Mutschler Arzneimittelwirkungen: Pharmakologie – Klinische Pharmakologie – Toxikologie, 10. Aufl., Wissenschaftliche Verlagsgesellschaft Stuttgart 2012 (22. Oktober 2012)

Atkories K. et al. (Hrsg.). Allgemeine und spezielle Pharmakologie und Toxikologie: Begründet von W. Forth, D. Henschler, W. Rummel, 11. Aufl., Urban & Fischer Verlag/Elsevier GmbH (17. September 2013)

Index

A

Abstral sublingual 400
Acarbose 71
Acarbose Stada 71
ACC 586
ACC akut (BT) 586
ACC Kindersaft 586
ACC long (BT) 586
ACC tabs 586
ACE-Hemmer, rein 157
Acemuc akut (BT) 586
Acetabs akut 586
Acetabs akut (BT) 586
Acetylcystein 585
Acetyldigoxin 120
Acetylsalicylsäure 107, 414
Acetylsalicylsäure, Kombinationen 602
Acetylsalicylsäure, Kombinationen exkl. Psycholeptika 415
Acic 345
Acic Creme 210
Acic Creme bei Lippenherpes 210
Aciclostad 345
Aciclostad Creme 210
Aciclovir 210, 344
Acic®-Ophtal 210
Acimethin® 262
Acimol® 262
Acridin-Derivate 226
Actiq Lutschtabletten 400
Actonel 385
Actonel einmal wöchentlich 385
Actonel plus Calcium (500 mg) 385
Actos 74
Aequamen® 526
Aequamen® forte 526
Aescin 145
Aescorin forte 145
Aescusan 20 mg N 145
Aescusan retard 50 145
Aescuven forte 145
Afonilum Bio-R 578
Afonilum retard 578
Afonilum retard forte 578
Afonilum retard mite 578
Afpred dexa forte Injekt 279
Afpred dexa Injekt 279
afpred forte-THEO Injekt 578
Aftab Hafttabletten (Anwendung in der Mundhöhle) 219
Agiolax Pico Abführ-Pastillen 42
Aknefug Iso 238
Aknefug® Oxid Mild 233
Aknefug® Oxid Wash 233
Aknemycin® Lösung 235
Aknenormin 238
Akneroxid® Gel 233
Akneroxid® L Suspension 233
Aktren 365
Aktren forte 365
Aktren spezial 365
Albumintannat, Kombinationen 59
Aldactone 135
Aldosteron-Antagonisten 133
Alendron beta einmal wöchentlich 383
Alendron Hexal 383
Alendronsäure 383
Alendronsäure AL 383
Alendronsäure STADA 383
Aleve 367
Aliskiren 166
Allergo-Comod 546
Allergocrom 546
Allergodil® Augentropfen 548
Allergodil® Nasenspray 548
Allergoval 546
alli Hartkapseln 61

alli Kautabletten 61
Allopurinol 378
Allopurinol ratiopharm 379
Almogran 433
Almotriptan 433
Alna Ocas 273
Alpha-Adrenozeptor-Antagonisten 272
Alpha-Glukosidasehemmer 70
Alpha-Lipogamma Infusionskonz. 530
Alpha-Lipogamma® 530
Alpha-Lipon AL 530
Alpha-Lipon STADA® 530
Alpha-Liponsäure (Thioctsäure) 529
Alpha-Liponsäure-CT 530
Amaryl 69
Ambe 12 Injekt 112
Ambrohexal 588
Ambrohexal (BT) 588
Ambrohexal 75 mg retard 588
Ambrohexal S 588
Ambroxol 587
Ambroxol ratiopharm 588
Ambroxol ratiopharm 75 mg retard 588
Amiada 195
Amineurin 498
Aminoalkylether 603
Amitriptylin 497
Amitriptylin dura 498
Amitriptylin neuraxpharm 498
Amitriptylin-dura® 75 mg 498
Amitriptylin-neuraxpharm retard 498
Amitriptylin-neuraxpharm retard Filmtbl 498
Amitriptylin-neuraxpharm® Lsg 498
Amlodipin 152
Amlodipin ct 152
Amlodipin Hexal 152
Amlodipin ratiopharm N 152
Amlodipin Stada 5 152
Amlodipinbesilat dexcel 152
Amofin Nagellack 191
Amorolfin 191
Amorolfin Al Nagellack 191
Amorolfin ratiopharm® wirkstoffhaltiger Nagellack 191
Amoxclav HEXAL® i. v. (Amoxicillin, Clavulansäure) 303
amoxi Clavulan AL TS (Amoxicillin, Clavulansäure) 303
Amoxi Clavulan Stada (Amoxicillin, Clavulansäure) 303
Amoxi Clavulan Stada TS (Amoxicillin, Clavulansäure) 303
Amoxibeta 297
Amoxibeta Tabs (Susp) 297
Amoxicillin 296
Amoxicillin AL BT 297
Amoxicillin comp AbZ (Amoxicillin, Clavulansäure) 303
Amoxicillin ratiopharm 297
Amoxicillin ratiopharm BT 297
Amoxicillin ratiopharm comp (Amoxicillin, Clavulansäure) 303
Amoxicillin ratiopharm comp TS (Amoxicillin, Clavulansäure) 303
Amoxicillin ratiopharm Trockensaft 297
Amoxicillin STADA 297
Amoxicillin STADA BT 297
Amoxicillin und Enzym-Inhibitoren 302
Amoxiclav ct (Amoxicillin, Clavulansäure) 303
Amoxihexal 297
Amoxihexal Trockensaft 297
Amparao 152
Amparo 10 mg 152
Anaesthesulf Lotio 206
Analgetika und Anästhetika 636
Analgetika-haltige Mittel gegen Erkältungskrankheiten 598
Analgin 421
Ancid Kautabletten 21
Andere Analgetika und Antipyretika 426
Andere Antibiotika 332
Andere Antibiotika zur topischen Anwendung 207
Andere Antidepressiva 505
Andere Antidiarrhoika 58

Andere Antiepileptika 442
Andere Antihistaminika zur systemischen Anwendung 610
Andere Antiinfektiva 616
Andere Antimykotika zur topischen Anwendung 187
Andere Antitussiva 596
Andere Chemotherapeutika 212
Andere Hypnotika und Sedativa 485
Andere Laxanzien 46
Andere Ophthalmika 628
Andere Opioide 405
Andere Vitaminpräparate, rein 87
Andere zentral wirkende Mittel 375
Andolor DP Tropfen (Dosierpumpe) (Tilidin/Naloxon) 411
Andolor Tropfen (Tilidin/Naloxon) 411
Angiotensin-II-Antagonisten, rein 162
Anilide 422
Antiallergika, exkl. Corticosteroide 544
Antibiotika 177, 558, 612
Anticholinergika 572
Antiestrogene 354
Antifungol Heilpaste (+ Zinkoxid) 182
Antifungol Hexal 182
Antifungol Hexal 3 (Vaginal-cr.2 %/Vaginaltab.0,2 g) 182
Antifungol Hexal 6 (Vaginal-cr.1 %/Vaginaltab.0,1 g) 182
Antifungol Hexal Lösung/Pumpspray 182
Antigestagene 258
Antihidrotika 239
Antihistaminika 37
Antihydral® 240
Antiinfektiva 633
Antiinfektiva und Antiseptika zur oralen Lokalbehandlung 17
Antiinfektiva zur Behandlung der Akne 234
Antimykotika zur systemischen Anwendung 193
Antioxidans E-Hevert (RRR-α-Tocopherolacetat) 92
Antiseptika 555
Antivertiginosa 525
Antivirale Mittel 209
Antra 27
Antra MUPS 27
Antra pro infusione Pulver zur Herstellung einer Infusionslösung 27
Apocit Granulat 265
Apsomol DA 563
Arcasin 300
Arcoxia 370
Arilin Rapid 533
Arilin Vaginalzäpfchen 533
Arilin® 250 mg 533
Arilin® 500 mg 533
Artelac Augentropfen 632
Artelac EDO Augentropfen 632
Artelac Splash EDO 629
Artelac Splash MDO 629
Arulatan® 625
Arutimol uno 623
Ascorbinsäure 247
Ascorbinsäure (Vitamin C) 85
Ascorbinsäure (Vitamin C), rein 84
Ascorvit FT 85
Aspirin 414
Aspirin 100 protect (TMR) 107
Aspirin Coffein (ASS, Coffein) 416
Aspirin Complex (ASS, Pseudoephedrin) 602
Aspirin Complex Heißgetränk (ASS, Pseudoephedrin) 602
Aspirin Direkt Ktbl 414
Aspirin Effekt Granulat 414
Aspirin i v 414
Aspirin N 100 107
Aspirin N 300 107
Aspirin plus C (BT) 414
ASS 500 Hexal 414
ASS 500 ratiopharm 414
ASS plus C ratiopharm (BT) 414
ASS ratiopharm 100 TAH 107
ASS ratiopharm 300 107
ASS ratiopharm protect (TMR) 107
Atacand 164

Atorvastatin 170
Atorvastatin basics 170
Atorvastatin Hexal 170
Atorvastatin ratiopharm 170
Atrovent® Dosieraerosol 574
Atrovent® Fertiginhalat 574
Atrovent® LS 574
Augmentan (Amoxicillin, Clavulansäure) 303
Avalox 327
Avalox Infusion 327
Azelastin 548
Azithromycin 320
Azithromycin 1A Pharma TS 321
Azithromycin AbZ 250 321
Azithromycin AbZ 500 321
Azithromycin Hexal 321
Azithromycin Hexal TS 321
Azithromycin ratiopharm 250 321
Azithromycin ratiopharm 500 321
Azithromycin ratiopharm TS 321
Azithromycin STADA 250 321
Azithromycin STADA 500 321

B

B2-ASmedic 93
B6-ASmedic 89
B6-Vicotrat 89
B12 Ankermann 112
B12-Asmedic Tropfen 112
B12-Tropfen Ankermann 112
Babylax Rectiole 47
Basodexan® Fettcreme 202
Basodexan® Salbe 202
Basodexan® Softcreme 202
Basoplex Erkältungskaps. (Paracetamol, Phenylpropanolamin-HCl, Dextromethorphan-HBr) 601
Batrafen 189
Batrafen Lösung 189
Baycuten HC (+ 1 % Clotrimazol) 216
Beberil Dry Eye Augentropfen 632
Beclomet 100 µg Nasal 550
Beclomet Easyhaler 569
Beclomet Nasal Aqua Orion 550
Beclometason 550, 568
Beclometason-CT 550
Beclometason-CT DA 569
Beclometason-ratiopharm 550
Beclometason-ratiopharm DA 569
Beclorhinol aquosum 550
Bekunis Dragees 41
Belladonna und Derivate in Kombination mit Analgetika 33
Belladonna-Alkaloide, halbsynthetisch, quartäre Ammonium-Verbindungen 30
Beloc Zok 149
Beloc Zok forte 149
Beloc Zok Herz 149
Beloc Zok mite 149
Bemon 0,1 222
Benalapril® 159
Benuron 424
Benzaknen® 233
Benzaknen® Wash 233
Benzodiazepin-Derivate 472, 477
Benzodiazepin-verwandte Mittel 479
Benzoylperoxid 233
Berberil Dry Eye EDO Augentropfen 632
Berberil® EDO 627
Berberil® N 627
Berlosin 421
Berlosin Inject 1g 421
Berotec N DA 564
β-Acetyldigoxin-ratiopharm® 120
Beta-Adrenozeptor-Antagonisten 622
Beta-Adrenozeptor-Antagonisten, selektiv 146
Betabion 80
Betacaroten 204
BetaCreme Lichtenstein 222
Betadorm D 487
Betagalen 222
Betahistin 526
Betahistin AL 526
Betahistin STADA® 526

Betahistin-ratiopharm® 526
Betaisodona® Lösung 229
Betaisodona® Salbe 229
Betaisodona® Wundgaze 229
Beta-Lactamase-sensitive Penicilline 298
BetaLotio Winthrop 0,1 222
Betamethason 221
BetaSalbe Lichtenstein 222
Betavert® 526
Betavert® N 526
Betnesol®-V 0,1 222
Betnesol®-V crinale 222
Betnesol®-V Lotio 222
Bibrocathol 617
Bifiteral 44
Bifiteral Pulver (zur Herst. einer Lsg) 44
Bifomyk 186
Bifomyk Lösung 186
Bifon 186
Bifon Lösung 186
Bifonazol 185
Biguanide 65
Bikalm 484
Bioflavonoide 144
BIO-H-TIN 94
Biotin 94
Biotin-ASmedic 94
Biotin-ratiopharm 94
Bisacodyl 41
Bisohexal 150
Bisoprolol 150
Bisoprolol ratiopharm 150
Bisphosphonate 382
Blanel Brausetabletten 265
Blopress 164
Braunovidon® Salbe 229
Braunovidon® Salbengaze 229
Bromelaine 117
Bromelain-POS 117
Bronchicum Mono Codein Tropfen 591
Broncho Inhalat 563
Bronchocort Novo 100 569
Bronchoretard 578
Bronchoretard forte 578
Bronchoretard junior 578
Bronchoretard mite 578
Bronchoretard Tag/Nacht 578
Bronchospray Autohaler 563
Bronchospray novo 563
Bronchparat Injekt 578
BS Inj. Carino 32
BS-ratiopharm® Injekt 32
Budapp 551
Budecort Novolizer 571
Budenobronch Susp. für Vernebler 571
Budes 551
Budes Easyhaler 571
Budesonid 551, 570
Budesonid Easyhaler 571
Budiair DA 571
Buprenorphin 403
Buprenorphin AWD® Matrix 404
Buprenorphin-ratiopharm® Matrix 404
Bupropion 523
Buscogast 27
Buscopan 32
Buscopan Dragees 32
Buscopan plus (Butylscopolaminiumbromid, Paracetamol) 34
Buscopan® Amp. 32
Buscopan® Injektionsflasche 32
Butylscopolamin 32
Butylscopolamin und Analgetika 34
Butylscopolamin-Rotexmedica Injekt 32

C

Candesartan 164
Canesten 182
Canesten Extra 186
Canesten Extra Lösung 186
Canesten Extra Nagelset (+40 % Harnstoff) 186
Canesten Gyn 3 Tage Therapie (Vaginalcr.2 %/Vaginaltab.0,2 g) 182
Canesten Gyn 6 Tage Therapie (Vaginalcr.1 %/Vaginaltab.0,1 g) 182

Canesten Gyn Once Kombi (Vaginal-cr.1 %/Vaginaltab.0,5 g) 182
Canesten Spray 182
Canifug 182
Canifug Fluco 339
Canifug Lösung 182
Capros akut 390
Capros Retardkapseln 390
Capsaicin 374
Capsaicin und ähnliche Mittel 373
Captin 424
Capval® Dragees 592
Capval® Saft 592
Capval® Tropfen 592
Carbamazepin 436
Carbamazepin 200-1A Pharma® 437
Carbamazepin HEXAL® 437
Carbamazepin HEXAL® retard 437
Carbamazepin-neuraxpharm® 437
Carbamazepin-neuraxpharm® retard 437
Carbamazepin-ratiopharm® 437
Carbamazepin-ratiopharm® retard 437
Carbimazol 287
Carbimazol Aristo 287
Carbimazol Henning 287
Carbimazol Hexal 287
Carboanhydrasehemmer 620
Carboxamid-Derivate 434
Carotaben® Hartkapseln 204
Castellani-Lösung mit Miconazol 184
Cefaclor 307
Cefaclor AL 308
Cefaclor AL Trockensaft 308
Cefaclor CT 308
Cefaclor CT Trockensaft 308
Cefaclor STADA 308
Cefaclor STADA Trockensaft 308
Cefaclor-ratiopharm Brausetabletten 308
Cefasel 100
Cefasel Injekt 100
Cefasel Nutri 100
Cefasel Trinkampullen 100
Cefasel Tropfen 100
Cefpodoxim 311
Cefpodoxim 1A Pharma Trockensaft 312
Cefpodoxim dura Trockensaft 312
Cefpodoxim Hexal 312
Cefpodoxim Hexal Trockensaft 312
Cefpodoxim ratiopharm 312
Cefpodoxim Stada 312
Cefuhexal 306
Cefuhexal Trockensaft 306
Cefuroxim 305
Cefuroxim 1A Trockensaft 306
Cefuroxim CT Trockensaft 306
Cefuroxim Fresenius Plv. zur Herst. einer Inj.Lsg. 306
Cefuroxim Hexal Plv. zur Herst. einer Inj.Lsg. 306
Cefuroxim ratiopharm Plv. zur Herst. einer Inj.Lsg. 306
Cefuroxim STADA Trockensaft 306
Cefuroxim-ratiopharm 306
Celestan-V 222
Cellidrin 379
Cephalosporine der 2. Generation 304
Cephalosporine der 3. Generation 309
Cerucal 36
Cetebe Anti Grippal Granulat (Paracetamol, Phenylephrin-HCl, Dextromethorphan-HBr) 601
Cetebe retard 85
Cetirizin 608
Cetirizin AL Tropfen 608
Cetirizin beta Tropfen 608
Cetirizin CT 608
Cetirizin Hexal 608
Cetirizin Hexal Tropfen 608
Cetirizin ratiopharm 608
Cetirizin Stada 608
Cetirizin Stada Tropfen 608
Cetylpyridinium, Kombinationen 557
Champix 524
Chinolin-Derivate 243
Chlorhexamed alkoholfrei Lösung 556
Chlorhexamed direkt (Konzentrat) 556

Chlorhexamed Fluid 556
Chlorhexamed forte Lösung 556
Chlorhexamed Gel 556
Chlorhexidin 556
Chlorhexidingluconat Fertiglösung 556
CIALIS® 270
Ciclocutan Lösung 189
Ciclopirox 188
Ciclopirox Winthrop Nagellack 189
Ciclopirox-ratiopharm 189
Ciclopirox-ratiopharm Lösung 189
Ciclopoli 189
Ciclopoli Lösung 189
CiL 173
Ciloxan 634
Cineol 583
Cipramil® 504
Ciprobay 326
Ciprobay Infusion 326
Ciprofloxacin 325, 634
Ciprofloxacin Kabi Infusion 326
Ciprofloxacin ratiopharm 326
Ciprofloxacin Redibag Infusion 326
Ciprofloxacin Stada 326
Ciprohexal 326
Ciprohexal Infusion 326
Citalon® 504
Citalopram 503
Citalopram AL 504
Citalopram-dura® 504
Citalopram-Henning® 504
Citalopram-HEXAL® 504
Citalopram-neuraxpharm® 504
Citalopram-ratiopharm® 504
Citalopram-STADA® 504
Clabin N Lösung (Salicylsäure, Milchsäure) 242
Clabin plus Lösung (Salicylsäure, Milchsäure) 242
Clarelux Schaum 225
Clarithromycin 318
Clarithromycin AbZ 319
Clarithromycin AL 319
Clarithromycin Hexal 319
Clarithromycin STADA 319
Clarithromycin-ratiopharm 319
Clemastin 604
Clobegalen 225
Clobegalen Lösung 225
Clobegalen Lotion 225
Clobetasol 224
Clobex Shampoo 225
Clont Vaginaltabletten 533
Clont® 250 mg 533
Clont® 500 mg 533
Clopidogrel 106
Clopidogrel AL 106
Clopidogrel Hexal 106
Clopidogrel STADA 106
Clotrimazol 181
Codein 590
Codein in Kombination mit Paracetamol 393
Codeinsaft-CT 591
Codeintropfen HEXAL® 591
Codeintropfen-CT 591
Codeinum phosphoricum Compren® 30 mg 591
Codeinum phosphoricum forte Compren® 50 mg 591
Codicaps Kindersaft Neo 591
Codicaps mono 591
Codicompren retard 591
Colchicin 381
Colchicum dispert 381
Colchysat Bürger Tropfen 381
Colecalciferol 76
Colecalciferol, Kombinationen mit Natriumfluorid 78
Colimune Granulat 546
Concerta (Retardtabletten) 517
Concor 150
Concor Cor 150
Contraneural (Paracetamol, Codein) 394
Convulex 441
Convulex Tropfen 441
Copyrkal (Paracetamol, Coffein) 425
Cordes beta 222

Cordes® BPO 233
Cordinate 163
Corticosteroide 549
Corticosteroide, mittelstark wirksam (Gruppe II) 217
Corticosteroide, schwach wirksam (Gruppe I) 214
Corticosteroide, sehr stark wirksam (Gruppe IV) 223
Corticosteroide, stark wirksam (Gruppe III) 220
Cortidexason 279
Corvo 159
Cotrim CT (Trimethoprim, Sulfamethoxazol) 316
Cotrimhexal forte (Trimethoprim, Sulfamethoxazol) 316
Cotrimoxazol AL (Trimethoprim, Sulfamethoxazol) 316
Cotrimoxazol AL forte (Trimethoprim, Sulfamethoxazol) 316
Cotrim-ratiopharm 480 (Trimethoprim, Sulfamethoxazol) 316
Cotrim-ratiopharm Ampullen SF (Trimethoprim, Sulfamethoxazol) 316
Cotrim-ratiopharm E (Trimethoprim, Sulfamethoxazol) 316
Cotrim-ratiopharm forte 960 (Trimethoprim, Sulfamethoxazol) 316
Cotrim-ratiopharm K (Trimethoprim, Sulfamethoxazol) 316
Cotrimstada (Trimethoprim, Sulfamethoxazol) 316
Coxibe 368
Cromo CT 546
Cromo-CT 546
Cromo-CT EDO 546
Cromo-CT Inh.Lsg 546
Cromoglicinsäure 545
CromoHEXAL 546
Cromo-Hexal 546
Cromohexal 546
CromoHEXAL UD 546
Crom-Ophtal 546
Crom-Ophtal sine 546
Cromo-Stulln UD 546
Cutistad 182
Cutistad Spray 182
Cyanocobalamin 112
Cyclocaps Beclometason 569
Cyclocaps® Budesonid (Cyclohaler) 571
CYMBALTA® 512
Cytobion Dragees 112
Cytobion Injekt 112

D

D3-Vicotrat Injekt 77
Darmol Pico Täfelchen 42
Deacura 94
Decortin 281
DEFLATOP® 0,1 % Schaum 222
Dekristol 77
Delix 161
Delix protect 161
Delphicort 219
Dequalinium 244
Dermatin 195
Dermoxin 225
Dermoxinale Lösung 225
Dexa CT 279
Dexabene Injekt 279
Dexaclinit Injekt 279
Dexamethason 278
Dexamethason acis 279
Dexamethason Galen 279
Dexamethason ratiopharm 279
Dextromethorphan 593
D-Fluoretten® (Colecalciferol, Fluorid) 78
Diabesin 66
Diazepam 474
Diazepam Desitin rectal tube 475
Diazepam-ratiopharm Injekt 475
Diazepam-ratiopharm Tropfen 475
Diazepine, Oxazepine, Thiazepine und Oxepine 461
Diclac 360

Diclac Dispers (z. Herstellen einer Susp.) 360
Diclac dolo 360
Diclac ID 360
Diclo dispers (z. Herstellen einer Susp.) 360
Diclo KD akut 360
Diclo-CT akut 360
Diclo-CT Trinktabletten 360
Diclofenac 358
Diclofenac SF-Rotexmedica 360
Diclofenac STADA 360
Diclofenac-ratiopharm 360
Diclofenac-ratiopharm Disperstabletten 360
Diclofenac-ratiopharm Lösung bei Migräne 360
Diclofenac-ratiopharm Schmerzpflaster 360
Diclofenac-ratiopharm Schmerztabletten 360
Diclofenac-ratiopharm SL 360
Diclofenbeta® 360
Diclofenbeta® retard 360
Diflucan 339
Diflucan Derm 339
Diflucan Derm Saft 339
Diflucan Saft 339
Diflucan® i. v. 339
Diflucan® Trockensaft 339
Digimed® 121
Digimerck® 121
Digimerck® minor 121
Digimerck® pico 121
Digitalisglykoside 118
Digitoxin 121
Digitoxin AWD 121
Digostada® 120
Digostada® mite 120
Digox-ct 120
Dihydrocodein 595
Dihydropyridin-Derivate 151
Dimenhydrinat 38
Dimeticon 197
Dimeticon-CT 198
Dimetinden 606
Diovan 163
Diphenhydramin 487
Diprosis 222
Diprosone 222
Disalunil 127
Dispacromil 546
Dispacromil sine 546
Dispatim 623
Dispatim sine 623
DNCG iso/PPS 546
Dobendan Direkt Flurbiprofen 8,75 mg 372
doc Ibuprofen Schmerzgel 365
Dolestan 487
Dolestan forte 487
Dolo Dobendan Lutschtabletten (Cetylpyridinium, Benzocain) 557
Dolo Dobendan Mint Lutschtabletten 557
Dolo Dobendan Zuckerfrei Lutschtabletten 557
Dolobene Ibu 365
Dolomo N(blau) (ASS, Paracetamol, Codein) 394
Dolomo t-weiß (ASS, Paracetamol, Coffein) 416
Dolopyrin (ASS, Paracetamol, Coffein) 416
Dolormin 365
Dolormin extra (684 mg Lysinat) 365
Dolormin GS für Frauen 367
Dolormin Migräne 365
Dolormin Migräne (684 mg Lysinat) 365
Dolormin Mobil 365
Dolortriptan bei Migräne 433
Dolviran (ASS, Codein) 394
dontisanin 117
Dopa und Dopa-Derivate 456
Dopadura-C (Levodopa, Carbidopa) 458
Dopadura-C retard (Levodopa, Carbidopa) 458

Doregrippin (Paracetamol, Phenylephrin-HCl) 601
Dorlazept® 621
Dorzolamid 621
Dorzolamid AL 621
Dorzolamid-HEXAL® 621
Dorzolamid-ratiopharm® 621
Dorzolamid-STADA® 621
Dorzo-Vision® 621
Doxycyclin 292
Doxycyclin AL 293
Doxycyclin AL T 293
Doxycyclin-1A Pharma® 293
Doxycyclin-ratiopharm SF 293
Doxycyclin-ratiopharm® Weichkapseln 293
Doxycyclin-STADA® 293
Doxyhexal SF 293
Doxyhexal tabs 293
Doxylamin 488
Doxy-M ratiopharm® 293
DreisaFol 115
Dulcolax 41
Dulcolax Dragees 41
Dulcolax M Balance Pulver z. Herst. einer Lsg. 45
Dulcolax NP Tropfen 42
Duloxetin 512
Duofilm Lösung (Salicylsäure, Milchsäure) 242
durafenat 173
durafenat MF 173
durafenat retard 173
Duraphat Fluorid 5 mg/g Zahnpaste 16
Durogesic SMAT 400
Dynexan Proaktiv Lösung 556
Dysmenalgit 367

E

Ebenol 216
Ebenol Spray 216
Effekton 360
Effentora Buccaltabletten 400
Eisen in anderen Kombinationen 108
Eisen, Vitamin B12 und Folsäure 110
Elacutan® Creme 202
Elacutan® Fettcreme 202
Elektrolyte zur oralen Rehydrierung 50
Elektrolyte zur oralen Rehydrierung, Kombinationen 51
EllaOne 253
Elobact 306
Elobact Trockensaft 306
Elotrans® Pulver (D-Glucose, NaCl, Na-Citrat2H2O, KCl) 51
Elugan N Kautabletten 198
Elugan Susp. 198
Emerlatan 50 µg/ml 625
EnaHEXAL® 159
Enalapril 158
Enalapril-AbZ 159
Enalapril-CT 159
Enalapril-dura® 159
Enalapril-ratiopharm® 159
Enalapril-STADA® 159
Enzym Lefax forte Pankreatin 64
Enzyme 116
Enzym-haltige Zubereitungen 62
Equasym Retard 517
Ergenyl 441
Ergenyl chrono retard 441
Ergenyl injekt i. v. 441
Ergenyl Lösung 441
Ergenyl Vial 441
Ergocalm Tabs 478
Eryaknen® 4 % 235
Eryfer® comp. (Eisen, Cyanocobalamin, Folsäure) 110
Erythromycin 235
Esidrix 127
Esomeprazol CT 27
Esomeprazol TAD 27
Esomeprazol-ratiopharm 27
espa-dorm 482
espa-lipon 530
Espumisan Kautabletten 198
Espumisan Perlen 198

Espumisan Susp. 198
Essigsäure-Derivate und verwandte Substanzen 356
Estradiol 257
Estring® 257
Estriol 256
Estriol-Ovulum fem JENAPHARM® 256
Estrogene, vaginale Zubereitungen 254
Ethacridinlactat 227
Etoricoxib 370
Eubiolac Verla® 246
eudorlin (ASS, Coffein) 416
Euglucon® N 68
Euphylong Injekt 578
Euphylong retard 578
Eusovit® 300 (RRR-α-Tocopherolacetat) 92
Eusovit® 600 (RRR-α-Tocopherolacetat) 92
Eusovit® 600 nat. (RRR-α-Tocopherol) 92
Euthyrox 284
Evion® 100 (RRR-α-Tocopherolacetat) 92
Exhirud® Heparin Gel 143
Exhirud® Heparin Salbe 143
Expektoranzien 582

F

Falicard i. v. Injekt 156
Falithrom 104
Falithrom 1,5 mite 104
Faustan 475
Faustan Injekt 475
Faustan Supp. 475
Fenistil 24h retard 606
Fenistil Dragees 606
Fenistil Gel 606
Fenistil Hydrocort 216
Fenistil Hydrocort Spray 216
Fenistil Injekt 606
Fenistil Tropfen 606
Fenofibrat 173
Fenofibrat-ratiopharm 173
Fenofibrat-ratiopharm retard 173
Fenoterol 564
Fentadolon 400
Fentanyl 399
Fentanyl Janssen 0,1 Injekt 400
Fentanyl Janssen 0,5 Injekt 400
Fentanyl-Actavis Injekt 400
ferro sanol® comp (Eisen, Cyanocobalamin, Folsäure) 110
Ferro-Folgamma (Eisen, Cyanocobalamin, Folsäure) 110
Fettsäure-Derivate 438
Fibrate 171
Filmbildner 630
Finahair 275
Finamed 275
Finascar 275
Finasterid 275
Finasterid AL 275
Finasterid Hexal 275
Finasterid-ratiopharm 275
Finural 275
Floxal 635
Floxal AS 635
Floxal EDO 635
Floxal Kombi 635
Fluconazol 337
Fluconazol B. Braun Infusion 339
Fluconazol i. v. DeltaSelect 339
Fluconazol Kabi Infusion 339
Fluconazol-ratiopharm 339
Fluctin® 502
Fluimucil (BT) 586
Fluimucil 10 % Injekt 586
Fluimucil Antidot 20 % 586
Fluimucil Granulat 586
Fluimucil Kindersaft 586
Fluimucil long (BT) 586
Fluimucil tabs 586
Flunarizin 527
Flunarizin acis® 527
Flunarizin-CT Hartkapseln 527
Flunavert® 527
Flunazul® 339
Flunazul® derm 339

Flunazul® gyn 339
Fluomizin® 244
Fluorchinolone 322
Fluoretten® 0,5 mg 16
Fluor-Vigantoletten® (Colecalciferol, Fluorid) 78
Fluoxetin 501
Fluoxetin 1A 502
Fluoxetin dura 502
Fluoxetin HEXAL® 502
Fluoxetin Hexal® 502
Fluoxetin STADA 502
Fluoxetin STADA Tabl. zur Herst. e. Suspension 502
Fluoxetin-neuraxpharm® 502
Fluoxetin-ratiopharm® 502
Fluoxetin-ratiopharm® Lösung 502
Flupirtin 428
Flurbiprofen 372
Fluxet® 20 mg Hartkapseln 502
Foligan 379
Folsäure 115
Folsäure Hevert forte Injekt 115
Folsäure Hevert Injekt 115
Folsäure und Derivate 114
Folsäure-Analoga 348
Folsäure-Hevert 115
Folsäure-Injektopas 115
Folsäure-ratiopharm 115
Folsan 115
Folverlan 115
Foradil P (Kaps. mit Plv. zur Inhalation) 566
Foradil Spray 566
Forair DA 566
Formatris Novolizer 566
Formigran 432
FormoLich (Kaps. mit Plv. zur Inhalation) 566
Formoterol 566
Formoterol STADA (Kaps. mit Plv. zur Inhalation) 566
Formoterol-ratiopharm (Kaps. mit Plv. zur Inhalation) 566
Formotop Novolizer 566
Fortecortin 279
Fortecortin inject 279
Fosamax 383
Fosavance 383
Fosfomycin 333
Foster (+Beclometason 100 µg) 566
Fucithalmic® 614
Fungata 339
Fungizid ratiopharm extra 190
Fungizid-ratiopharm 182
Fungizid-ratiopharm (Vaginal-cr.2 %/Vaginaltab.0,2 g) 182
Fungizid-ratiopharm Pumpspray 182
Furadantin Retard 100 mg 330
Furadantin RP 330
Furanthril® Tabletten 130
Furo-CT 130
Furorese® 130
Furorese® long 130
Furosemid 129
Furosemid AbZ 130
Furosemid AbZ 30 mg Retardkapseln 130
Furosemid-ratiopharm® 130
Furosemid-ratiopharm® Infusion 130
Furosemid-ratiopharm® Injekt 130
Fusafungin 559
Fusidinsäure 614

G

Gabapentin 453
Gabapentin 1A-Pharma 454
Gabapentin AL 454
Gabapentin biomo 454
Gabapentin CT 454
Gabapentin dura 454
Gabapentin Hexal 454
Gabapentin STADA 454
Gabapentin Teva 454
Gabapentin-neuraxpharm 454
Gabapentin-ratiopharm 454
Gabunat 94
Gabunat forte 94

Gastronerton 36
Gastrozol 29
GeloNasal 543
Gelonida (Paracetamol, Codein) 394
Gentamicin 208, 613
Gentamicin-POS® 613
Gentamicin-POS® Kombipackung 613
Gent-Ophtal® 613
Gent-Ophtal® Augensalbe 613
Gichtmittel ohne Effekt auf den Harnsäuremetabolismus 380
Gilt 182
Gilt Lösung/Pumpspray 182
Gittalun Trinktabletten 488
Glaukodoc 50 µg/ml 625
Gliben Lich® 3,5 mg 68
Glibenclamid 68
Glibenclamid AbZ 68
Glibenclamid dura® 3,5 mg 68
Gliben-CT 68
Glib-ratiopharm® S 1,75 mg 68
Glib-ratiopharm® S 3,5 mg 68
Glimepirid 69
Glimepirid AbZ 69
Glimepirid Hexal 69
Glimepirid STADA 69
Glimepirid-ratiopharm 69
Glucobay® 71
Glucocorticoide 276, 567
Glucophage 66
Glycerol 47
Glyceroltrinitrat 123
Glycilax 47
Glycilax für Kinder 47
Godamed 414
Grippal plus C (ASS, Paracetamol) 416
Grippostad C (Paracetamol, Ascorbinsäure, Coffein, Chlorphenaminmaleat) 601
GUTA-Zinksalbe 200
Gyno-Daktar 184
Gyno-Daktar Kombi (Vaginalcreme 2 %/Vaginaltabletten 100 mg) 184
Gyno-Mykotral 184
Gyno-Neuralgin 365

H

Haenal akut 141
Hansaplast med ABC Wärme-Creme 374
Hansaplast med ABC Wärme-Pflaster 374
Harn ansäuernde Mittel 261
Harnkonkrement lösende Mittel 263
Harnstoff 202
Harnstoff-haltige Mittel 201
HCT-ratiopharm 127
Helmex® Kautabletten 535
Helmex® Suspension 535
Heparin 143
Heparine oder Heparinoide zur topischen Anwendung 142
Heparin-ratiopharm® 143
Hepathrombin-Gel® 143
Hepathromb® 143
Hermes Cevitt Orange BTA 85
Hermes Cevitt Zitrone BTA 85
Herphonal 496
Herphonal Tropfen 496
Herz ASS ratiopharm 107
Hexetidin 18
Hexoral® Lösung 18
Histamin-H_2-Rezeptorantagonisten 22
HMG-CoA-Reduktasehemmer 167
HMG-CoA-Reduktasehemmer in Kombination mit anderen Mitteln, die den Lipidstoffwechsel beeinflussen 174
Hoevenol 145
Hoggar Night 488
Hustenstiller-ratiopharm® Dextromethorphan 594
Hyabak 629
Hyaluronsäure 629
Hydrochlorothiazid 127
Hydrocortison 215
Hydrocortison HEXAL 216
Hydrocortison HEXAL® 216

Hydrocortison-ratiopharm Spray 216
Hydrocutan 216
Hydrocutan Creme 216
Hydrodexan (+ 10 % Harnstoff) 216
Hydrogalen 216
Hydrogalen Lösung 216
Hydrogalen Lotion 216
Hydrotalcit 21
Hydrotalcit-ratiopharm Kautabletten 21
Hylan EDO 629
Hylo Gel 629
Hylo-Comod 629
Hypnorex® retard 471
Hypromellose 632

I

Ibu KD akut 365
ibu-bene 365
Ibubeta akut 365
ibudolor Kindersaft 365
Ibuflam 365
Ibuhexal 365
Ibuhexal akut 365
Ibu-LysinHEXAL (684 mg) 365
IBU-Lysin-ratiopharm 684 mg 365
Ibuprofen 363
Ibuprofen AL 365
Ibuprofen AL Saft für Kinder 365
Ibuprofen-CT Kindersaft 365
Ibuprofen-CT retard 365
IBU-ratiopharm Fiebersaft 365
Ibu-ratiopharm retard 365
Ibutad 365
Imazol Paste 182
Imbun (500 mg Lysinat) 365
Imbun retard 365
Imidazol- und Triazol-Derivate 180
Imigran 431
Imigran nasal 431
Imigran nasal mite 431
Imigran Zäpfchen 431
Imigran-inject 431
Imodium 55
Imodium akut 55
Imodium akut lingual Schmelztabletten 55
Imodium lingual Schmelztabletten 55
Imodium N Tropfen 55
Imogas 198
Imogas forte 198
Inderm® Gel 4 % 235
Inderm® Lösung 235
Inegy (Ezetimib, Simvastatin) 176
Infectocef 308
Infectocef Trockensaft 308
Infectocillin 300
InfectoDexakrupp Saft 279
InfectoGenta® 208
Infectomox TS 297
InfectoPedicul® 539
Infectosoor Mundgel 184
Infectosoor Zinkpaste (+ Zinkoxid) 184
Insidon 494
Insidon Dragees 494
Insidon Tropfen 494
Instanyl Nasenspray 400
Intal 1 % 546
Intal N 546
Intravaginale Kontrazeptiva 248
Inuvair (+Beclometason 100 µg) 566
Iod-haltige Mittel 228
Iodide 289
Iodtherapie 288
Ipratropiumbromid 573
Iscover 106
Isocillin 300
Isoderm 238
IsoGalen 238
Isomol (+Elekrolyte) Pulver z. Herst. einer Lsg. 45
Isoptin 156
Isoptin Infusion 156
Isoptin Injekt 156
Isoptin KHK retard 156
Isoptin mite 156
Isoptin RR plus retard (+12,5 mg Hydrochlorothiazid) 156

Isoptin RR retard 156
Isotret-HEXAL 238
Isotretinoin 238
Isotretinoin-ratiopharm 238
Itracol Hexal 342
Itraconazol 340
Itraconazol AL 342
Itraconazol CT 342
Itraconazol ratiopharm 342
Itraconazol STADA 342
Itraconbeta 342
Itraderm 342

J

Jeprolol 149
Jeprolol retard 149
Jod beta 290
Jodetten Henning 290
Jodetten Henning 1x wöchentlich 290
Jodgamma 290
Jodid 290
Jodid Hexal 290
Jodid-ratiopharm 290
Junik Autohaler 569
Junik DA 569
Junik junior Autohaler 569

K

Kadefungin 3 (Vaginal-cr.2 %/Vaginalsupp. 0,2 g) 182
Kadefungin 6 (Vaginal-cr.1 %/Vaginalsupp. 0,1 g) 182
KadeFungin® Milchsäurekur 246
Kalium-Natrium-Hydrogencitrat 264
Kanamycin 615
Kanamycin-POS® 615
Kanamytrex® Augensalbe 615
Kanamytrex® Augentropfen 615
Kanamytrex® Kombipackung 615
Karison 225
Karison Crinale 225
Karison Fettsalbe 225
Katadolon Hartkapseln 428
Katadolon inject Amp. 428
Katadolon Kinderzäpfchen 428
Katadolon S long Retardtbl. 428
Katadolon Zäpfchen 428
Kepinol forte (Trimethoprim, Sulfamethoxazol) 316
Kepinol für Erwachsene (Trimethoprim, Sulfamethoxazol) 316
Kepinol für Kinder (Trimethoprim, Sulfamethoxazol) 316
Klacid 319
Klacid Pulver zur Herst. einer Inf.Lsg. 319
Kohle-Compretten® 49
Kohle-haltige Zubereitungen 48
Kohle-Pulvis 49
Kombinationen 637
Kombinationen und Komplexe von Aluminium-, Calcium- und Magnesium-haltigen Verbindungen 19
Kombinationen von Penicillinen, inkl. Beta-Lactamase-Inhibitoren 301
Kombinationen von Sulfonamiden und Trimethoprim, inkl. Derivate 313
Kontaktlaxanzien 40
Kortikoid-ratiopharm® 219
Kortikoid-ratiopharm®-F 219
Kreon 64
Kreon Granulat 64
Kreon Granulat für Kinder 64

L

Lacri-Stulln UD 631
Lactuflor 44
Lactugel 44
Lactulade 44
Lactulose 44
Lactulose AL 44
Lactulose Hexal 44
Lactulose Stada 44

Lamictal Kautabl./bzw. Tbl. zur Herst. e. Susp. 450
Lamisil 195
Lamisil Creme 190
Lamisil Derm 190
Lamisil once Lösung 190
Lamisil Spray 190
Lamotrigin 449
Lamotrigin Acis 450
Lamotrigin-neuraxpharm Tbl. zur Herst. e. Susp. 450
Lamotrigin-ratiopharm Tbl. zur Herst. e. Susp. 450
Lanitop® liquidum 120
Lantarel 353
Lantarel FS Injekt (i. m., i. v., s. c.) 353
Laprost 50 µg/ml 625
Lasix 20 Injekt 130
Lasix 40 Injekt 130
Lasix Infusion 130
Lasix® 40 mg 130
Lasix® 500 mg 130
Lasix® liquidum 10 mg 130
Lasix® long 30 mg Retardkapseln 130
Latanomed® 50 µ/ml 625
Latan-Ophtal® 625
Latanoprost 625
Latanoprost - 1 A Pharma® 625
Latanoprost HEXAL® 0,05 µg/ml 625
Latanoprost Pfizer 50 µg/ml 625
Latanoprost ratiopharm® 50µg/ml 625
Laxagetten 41
Laxans ratiopharm 41
Laxans-ratiopharm Pico Tropfen 42
Laxoberal 42
Laxoberal Abführ-Perlen 42
Laxoberal Abführ-Tropfen 42
Laxofalk Pulver z. Herst. einer Lsg. 45
Lefax Activolax (+Elekrolyte) Pulver z. Herst. einer Lsg. 45
Lefax extra 198
Lefax Kautabletten 198
Lefax Pump-Liquid 198
Leukotrienrezeptor-Antagonisten 579
Levitra® 271
Levitra® Schmelztabletten 271
Levocabastin 547
Levodopa comp. B STADA (Levodopa, Benserazid) 460
Levodopa in Kombination mit Benserazid 459
Levodopa in Kombination mit Carbidopa 457
Levodopa/Benserazid-CT/-ratiopharm 460
Levodopa-ratiopharm comp (Levodopa, Carbidopa) 458
Levodopa-ratiopharm comp retard (Levodopa, Carbidopa) 458
Levodop-neuraxpharm (Levodopa, Carbidopa) 458
Levodop-neuraxpharm retard (Levodopa, Carbidopa) 458
Levonorgestrel 252
Levopar 62,5 (Levodopa, Benserazid) 460
Levopar 125 (Levodopa, Benserazid) 460
Levopar 250 (Levodopa, Benserazid) 460
Levothyroxin-Natrium 284
Lidocain 140
Linola Akut 216
Linolacort Hydro 216
Linolacort Triam 219
Linoladiol® N 257
Linola® Urea 202
Lipazym 64
Lipidil 173
Lipidil 145 ONE 173
Lipidil-Ter 173
Liponsäure-ratiopharm Infusion 530
Liponsäure-ratiopharm® 530
Lipotalon Injekt 279
Lisino Brausetabletten 611
Lithiofor Vifor 471
Lithium 469, 470
Lithium Apogepha® 471
Livocab 547
Livocab direkt 547

Livocab direkt Kombi (AT/NS) 547
Livocab Kombi (AT/NS) 547
L-Methionin 262
Locabiosol S Inhalierspray zur Anwendung in der Mundhöhle und als Nasenspray 559
Loceryl Creme 191
Loceryl Nagellack 191
Lodotra (veränderte WS-Freisetzung) 281
Lokalanästhetika 139, 205
Lopedium 55
Lopedium ISO akut Brausetabletten 55
Lopedium ISO Brausetabletten 55
Lopedium T akut 55
Loperamid 54
Loperamid akut ratiopharm 55
Loperamid ratiopharm 55
Lopresor 149
Lopresor i. v. 149
Lopresor mite 149
Loramyc® 50 mg mucoadhäsive Buccaltabletten 184
Lorano 611
Loratadin 611
Loratadin CT 611
Loratadin ratiopharm 611
Lorazepam 476
Loretam Weichkapseln 478
Lormetazepam 478
L-Thyrox Hexal 284
L-Thyroxin Henning 284
L-Thyroxin Henning inject 284
L-Thyroxin ratiopharm 284
L-Thyroxin-Henning Tropfen 284
Lyrica 455
Lyrica Tropfen 455

M

Macrogol 45
Macrogol-CT Balance (+Elekrolyte) Pulver z. Herst. einer Lsg. 45
Macrogol-ratiopharm Balance (+Elekrolyte) Pulver z. Herst. einer Lsg. 45
Madopar 62,5 (Levodopa, Benserazid) 460
Madopar 125 (Levodopa, Benserazid) 460
Madopar 125T (Levodopa, Benserazid) 460
Madopar 250 (Levodopa, Benserazid) 460
Madopar Depot (Levodopa, Benserazid) 460
Madopar LT Tabl. zur Herst. einer Susp. (Levodopa, Benserazid) 460
Magaldrat 20
Magaldrat 400 Heumann 20
Magaldrat-CT 800 mg Kautabletten 20
Magaldrat-ratiopharm® 800 mg Kautabletten 20
Magaldrat-ratiopharm® Gel- Beutel 20
Magnesium 97
Magnesiumcitrat 98
Magnesium-Diasporal 98
Magnesium-Diasporal Granulat 98
Magnesium-Diasporal Lutschtabletten 98
Magnesium-Diasporal Orange Lutschtabletten 98
Makrolide 317
Maninil® 68
Marcumar 104
Marcuphen-CT 104
Marduk® 233
Matrifen 400
MCP Hexal 36
MCP Hexal Injekt 36
MCP Hexal Tropfen 36
MCP ratiopharm Retard 36
MCP ratiopharm SF 36
MCP ratiopharm SF Infusionskonz. 36
MCP ratiopharm Tropfen 36
MCP ratiopharm Zäpfchen 36
Medikinet 517
Medikinet adult 517

Medikinet retard 517
Medivitan Neuro (Thiamin-HCl, Pyridoxin-HCl) 82
Medizinische Kohle 49
Melabon K (ASS, Paracetamol, Coffein) 416
Mensoton 365
Mercuchrom®-Jod Lösung 229
Meridol med Lösung 556
Mescorit 66
Metamizol Hexal 421
Metamizol Hexal 2,5 g Amp. 421
Metamizol-Natrium 420
Meteozym 64
Metex 353
Metex Injekt 353
Metex Injekt Fertigspritze 353
Metformin 66
Methenamin 240
Methionin AL 262
Methionin HEXAL® 262
Methionin SANDOZ® 262
Methionin STADA® 262
Methionin-ratiopharm® 262
Methotrexat 352
Methotrexat medac Infusion 353
Methotrexat medac Injekt 353
Methylpheni TAD 517
Methylphenidat 516
Metobeta 149
Metobeta retard 149
Metoclopramid 36
Metohexal 149
Metohexal retard 149
Metohexal Succ. 149
Metoprolol 148
Metoprolol ratiopharm succinat 149
Metoprolol-Z AL retard 149
Metrocreme® 213
Metrogel® Gel 213
Metrolotion® 213
Metronidazol 213, 532
Metronidazol HEXAL® 400 mg 533
Metronidazol Infusion Actavis 533
Metronidazol Infusion Braun 533
Metronidazol Infusion Fresenius 533
Metronidazol Infusion ratiopharm 533
Metronidazol Infusion Rotexmedica 533
Metronidazol Sandoz® 400 mg 533
Metronidazol STADA® 400 mg 533
Metronidazol-CT 400 mg 533
Metronidazol-ratiopharm® 400 mg 533
Metrosa® 213
Mevalotin protect 169
Miconazol 183
Micotar 184
Micotar Lösung 184
Micotar ZP (+ Zinkoxid) 184
Mictonetten 267
Mictonorm 267
Mictonorm Uno retard 267
Mifegyne 260
Mifepriston 259
Miflonide (Pulverkaps.) 571
Migräne-Kranit 419
Mikrobielle Antidiarrhoika 56
Milchsäure 246
Mipyrin (ASS, Paracetamol, Coffein) 416
Mitosyl 200
Mittel bei erektiler Dysfunktion 268
Mittel zur Behandlung der Nikotinabhängigkeit 518
Mittel zur Kariesprophylaxe 15
M-long Retardkapseln 390
Monkasta® 4 mg Kautabletten 581
Monkasta® 5 mg Kautabletten 581
Monkasta® 10 mg Kautabletten 581
Monoflam 360
Monoflam retard N 360
Mono-Jod 290
Monoprost 50 µg/ml 625
MONTELAIR® HEXAL 10 mg Filmtabletten 581
MONTELAIR® HEXAL Junior 5 mg Kautabletten 581
MONTELAIR® HEXAL Mini 4 mg Granulat 581

MONTELAIR® HEXAL Mini 4 mg Kautabletten 581
Montelubronch 4 mg Kautabletten 581
Montelubronch 5 mg Kautabletten 581
Montelubronch 10 mg Filmtabletten 581
Montelukast 580
Monuril Granulat 333
Moradorm 487
Moronal 179
Moronal Dragees 179
Moronal Suspension 179
Morphin 389
Morphin Merck 0,5 % Tropfen 390
Morphin Merck 2 % Tropfen 390
Morphinsulfat-GRY Infusion 390
Morphinsulfat-GRY Injekt 390
Motilitätshemmer 53
Movicol (+Elekrolyte) Pulver z. Herst. einer Lsg. 45
Movicol aromafrei (+Elekrolyte) Pulver z. Herst. einer Lsg. 45
Movicol junior (+Elekrolyte) Pulver z. Herst. einer Lsg. 45
Movicol Schoko (+Elekrolyte) Pulver z. Herst. einer Lsg. 45
Movicol V (+Elekrolyte) Pulver z. Herst. einer Lsg. 45
Moxifloxacin 327
MSI Injekt 390
MSR Suppositorien 390
MST Continus Retardkaps. 390
MST Retardgranulat 390
MST Retardtabletten 390
Mucosolvan 588
Mucosolvan (BT) 588
Mucosolvan Inhalationslösung 588
Mucosolvan retard 588
Mukolytika 584
Multienzyme (Lipase, Protease etc.) 63
Muni® HC 216
Myconormin 195
Mycospor 186
Mycospor Lösung 186
Mydocalm 376
Mykoderm® Miconazolcreme 184
Mykofungin 3 (Vaginal-cr.2 %/Vaginaltab.0,2 g) 182
Mykofungin 6 (Vaginal-cr.1 %/Vaginaltab.0,1 g) 182
Mykohaug C 182
Mykohaug C3 (Vaginal-cr.2 %/Vaginaltab.0,2 g) 182
Mykotin 184
Mykundex Dragees 179
Mykundex Heilsalbe (+Zinkoxid) 179
Mykundex mono 179
Mykundex Suspension 179
Myxofat 586

N

NAC ratiopharm (BT) 586
NAC Stada akut 586
Nacom (Levodopa, Carbidopa) 458
Nacom retard (Levodopa, Carbidopa) 458
Nagel Batrafen A Nagellack 189
Nagel Batrafen Nagellack 189
Naproxen 366
Naproxen 1 A Pharma 367
Naproxen CT 367
Naproxen Hexal 367
Naproxen Schwörer 367
Naproxen Stada 367
Naproxen-ratiopharm 367
Naramigran 432
Naratriptan 432
Nasengel AL 543
Nasengel ratiopharm 543
Nasenspray AL 543
Nasenspray Hexal 543
Nasenspray ratiopharm 543
Nasic (+ Dexpanthenol) 543
Nasivin® Dosierspray für Erwachsene und Schulkinder 541
Nasivin® Dosierspray für Kleinkinder 541

Nasivin® Dosiertropfer für Babys 541
Nasivin® Nasentropfen für Erwachsene und Schulkinder 541
Natriumfluorid 16
Natriumpicosulfat 42
Natriumselenit 100
Natubiotin 94
Natürliche Opium-Alkaloide 386
Nedolon P (Paracetamol, Codein) 394
Nene-Lax 0,5 Abführzäpfchen für Säuglinge 47
Nene-Lax 1,5 Abführzäpfchen für Schulkinder/Erwachsene 47
Neuralgin (ASS, Paracetamol, Coffein) 416
Neuranidal (ASS, Paracetamol, Coffein) 416
Neurium Hexal 530
Neurium injekt 530
Neuro AS (Thiamin-HCl, Pyridoxin-HCl) 82
Neuro ratiopharm (Thiamin-HCl, Pyridoxin-HCl) 82
Neuro Stada (Thiamin-HCl, Pyridoxin-HCl) 82
Neurontin 454
Neuropathiepräparate 528
Neurotrat S forte (Thiamin-HCl, Pyridoxin-HCl) 82
Nexium Granulat 27
Nexium mups 27
Nichtselektive Monoamin-Wiederaufnahmehemmer 489
Nichtsteroidale Antiphlogistika zur topischen Anwendung 371
Niclosamid 537
Nicorette freshfruit Kaugummi 522
Nicorette freshmint Kaugummi 522
Nicorette Inhaler Patrone 522
Nicorette Microtab sublingual 522
Nicorette mint Kaugummi 522
Nicorette Spray 522
Nicorette whitemint Kaugummi 522
Nicotin 520
Nifurantin® 50 mg 330
Nifuretten® 330
NiQuitin clear 522
NiQuitin Mini Lutschtabletten 522
NiQuitin TX 522
Nitro Carino Infusion 123
Nitrofuran-Derivate 328
Nitrofurantoin 330
Nitrofurantoin-ratiopharm® 100 mg 330
Nitroimidazol-Derivate 531
Nitrolingual akut® Spray 123
Nitrolingual Infusion 123
Nitrolingual® forte 123
Nitrolingual® mite 123
Nitrolingual® Pumpspray 123
Noctamid 478
Nolvadex 355
Nonoxinol 9 249
Norgalax (+Docusat-Natrium 0,12 g) Rektiole 47
Norspan 404
Norvasc 152
Noscapin 592
Notfallkontrazeptiva 250
Novalgin 421
Novalgin 1 g Amp. 421
Novalgin 2,5 g Amp. 421
Novalgin akut Brausetabletten 421
Novalgin Tropfen 421
Novaminsulfon 1A Pharma 421
Novaminsulfon 1A Pharma Tropfen 421
Novaminsulfon CT Tropfen 421
Novaminsulfon Hexal Tropfen 421
Novaminsulfon injekt Lichtenstein 1g 421
Novaminsulfon injekt Lichtenstein 2,5g 421
Novaminsulfon ratiopharm 1 g Amp. 421
Novaminsulfon ratiopharm 2,5 g Amp. 421
Novaminsulfon-ratiopharm 421
Novirell B1 Injekt 80
Novirell B6 Injekt 89

Novo Petrin® Novum (ASS, Paracetamol, Coffein) 416
Novodigal 120
Novopulmon Novolizer 571
Nubral® Creme 202
Nukleoside und Nukleotide, exkl. Inhibitoren der Reversen Transkriptase 343
Nurofen 365
Nurofen Immedia (684 mg Lysinat) 365
Nurofen SMT 365
Nystaderm 179
Nystaderm Mundgel 179
Nystaderm S Suspension 179
Nystatin 178

O

Octadon (Paracetamol, Coffein) 425
Octenidin, Kombinationen 231
Octenisept Antiseptikum vor Katheterisierung der Harnblase Lösung (Octenidin, Phenoxyethanol) 231
Octenisept Lösung (Octenidin, Phenoxyethanol) 231
Octenisept Wunddesinfektion Lösung (Octenidin, Phenoxyethanol) 231
Oculotect® fluid 631
Oculotect® fluid sine EDO 631
OeKolp® 0,03 mg Ovula 256
OeKolp® forte 0,5 mg Ovula 256
OeKolp® forte Vaginalzäpfchen 0,5 mg 256
OeKolp®-Creme 256
Oestro-Gynaedron® M 0,5 256
Ofloxacin 323, 635
Ofloxacin AL 323
Ofloxacin STADA 323
Ofloxacin STADA uro 323
Ofloxacin-ratiopharm 323
Olanzapin 464
Olanzapin AL Schmelztabl. 465
Olanzapin CT 465
Olanzapin CT Schmelztabl. 465
Olanzapin Hennig 465
Olanzapin Hennig Schmelztabl. 465
Olanzapin Hexal® 465
Olanzapin Hexal® Schmelztabl. 465
Olanzapin Hormosan Schmelztabl 465
Olanzapin Hormosan Schmelztabl. 465
Olanzapin Mylan Schmelztabl. 465
Olanzapin ratiopharm 465
Olanzapin ratiopharm Schmelztabl. 465
Olanzapin-1A 465
Olanzapin-1A Schmelztabl. 465
Olanzapin-neuraxpharm Schmelztabl. 465
Olynth 543
Omebeta 27
Omebeta acid 27
Omep 27
OMEP 40 mg Pulver zur Herstellung einer Infusionslösung 27
Omep akut 27
Omep MUT 27
Omeprazol 26
Omeprazol-CT protect 27
Omeprazol-ratiopharm akut 27
Omeprazol-ratiopharm NT 27
Omnic Ocas 273
Omniflora® Akut 57
Ophtalmin N 627
Ophtalmin N sine EDO 627
Opipram 494
Opipramol 493
Opipramol-neuraxpharm 494
Opium-Alkaloide und Derivate 589
Optovit® forte (RRR-α-Tocopherol) 92
Optovit® fortissimum (RRR-α-Tocopherol) 92
Optovit® select (RRR-α-Tocopherol) 92
Optyrin (Paracetamol, Codein) 394
Oralpädon® 240 Apfel-Banane Pulver (NaCl, KCl, Glucose1H2O, Dinatriumhydrogencitrat) 51
Oralpädon® 240 Erdbeere Pulver (NaCl, KCl, Glucose1H2O, Dinatriumhydrogencitrat) 51

Oralpädon® 240 Neutral Pulver (NaCl, KCl, Glucose1H2O, Dinatriumhydrogencitrat) 51
Oramorph EDB Lösung 390
Oramorph Tropfen 390
Oraycea retard 293
Orelox 312
Orelox junior Trockensaft 312
Orfiril 441
Orfiril long retard 441
Orfiril long retard Minitab. 441
Orfiril Saft 441
Organische Nitrate 122
Organische Säuren 245
Oripavin-Derivate 401
Orlistat 61
Orlistat Hexal Hartkapseln 61
Orlistat ratiopharm Hartkapseln 61
Osmotisch wirkende Laxanzien 43
Osyrol 135
Otalgan® Ohrentropfen 637
Otriven 543
Otriven ED 543
Otriven Nasengel 543
Ovestin® 0,5 mg Ovula 256
Ovestin® 1 mg Creme 256
Oxis Turbohaler 566
Oxycodon 391
Oxygesic Dispersa Schmelztbl. 392
Oxygesic injekt 392
Oxymetazolin 541
Oycodon-HCL-ratiopharm Retardtbl. 392
Oygesic akut 392
Oygesic Retardtbl. 392
Ozym 64

P

Pädiamuc 588
Painbreak Brausetabletten 390
Pangrol 64
Pankreatan 64
Pankreatin Stada 64
Panoral 308
Panoral forte 308
Panotile Cipro EDO 634
PanOxyl® mild 233
Pantederm N Hexal 200
Pantentex Oval 249
Pantoprazol 28
Pantoprazol Hexal 29
Pantoprazol Hexal bei Sodbrennen 29
Pantoprazol Nyc 29
Pantoprazol ratiopharm 29
Pantoprazol Stada protect 29
Pantozol 29
Pantozol control 29
Pantozol i. v. 29
Panzytrat 64
Panzytrat ok 64
Paracetamol 423
Paracetamol AL 424
Paracetamol Al comp (Paracetamol, Codein) 394
Paracetamol comp STADA (Paracetamol, Codein) 394
Paracetamol CT 424
Paracetamol Hexal 424
Paracetamol ratiopharm 424
Paracetamol ratiopharm Brausetabl. 424
Paracetamol STADA 424
Paracetamol, Kombinationen 600
Paracetamol, Kombinationen mit Coffein 425
Paracodin® 595
Paracodin® N-Sirup 595
Paracodin® N-Tropfen 595
Parasympathomimetika 618
Pascorbin Injekt 85
Paspertin 36
PecFent Nasenspray 400
Pedimitex® Lösung 0,5 % 539
Pen 0,4 mega 1a Pharma 300
Penciclovir 211
Pencivir getönt 211
Pencivir weiß 211

Penhexal 300
Penicillin V ratiopharm 300
Penicillin V Stada 300
Penicilline mit erweitertem Wirkungsspektrum 295
Pentamol Fertiginhalat 563
Pentatop 546
Pentatop Granulat 546
Pentohexal 138
Pentohexal Infusionskonzentrat 138
Pentohexal Injekt 138
Pentox CT 138
Pentoxifyllin 137
Pentoxifyllin AbZ retard 138
Pentoxifyllin STADA Infusionskonzentrat 138
Pentoxifyllin STADA Injekt 138
Pentoxifyllin STADA retard 138
Pentoxifyllin-ratiopharm Infusionskonzentrat 138
Pentoxifyllin-ratiopharm Injekt 138
Pentoxifyllin-ratiopharm retard 138
Pentoxyverin 597
Perenterol® 50 mg 57
Perenterol® Junior 250 mg Pulver 57
Perfalgan Infusion 424
Peripher wirkende Antiadiposita 60
Permethrin 539
permethrin-biomo Lösung 0,5 % 539
Perocur® forte 250 mg 57
Peroxide 232
Pfeil Zahnschmerz-Tabletten forte 365
Phenazon 419
Phenoxymethylpenicillin 299
Phenprocoumon 104
Phenprogamma 104
Phenylalkylamin-Derivate 153
Phenylpiperidin-Derivate 396
Phlogenzym mono 117
PiDaNa 252
Pilocarpin 619
Pilomann 619
Pilomann-Öl 619
Pilopos 619
Pioglitazon 74
Piperazin-Derivate 607
Plavix 106
Plissamur 145
Podomexef 312
Podomexef Trockensaft 312
Polidocanol (Lauromacrogol 400) 206
POLYDONA® 229
Polysept® 229
Posiformin® 617
Posterisan® akut 140
Posterisan® akut Haemotamp 140
Posterisan® akut Rektalsalbe in Einmaltuben 140
Povidon 631
Povidon-Iod 229
Pravalip 169
Pravasin protect 169
Pravastatin 169
Pravastatin STADA 169
Pravastatin-ratiopharm 169
Prednison 280
Prednison acis 281
Prednison Galen 281
Prednison Hexal 281
Prednison ratiopharm 281
Pregabalin 455
Prelis 149
Prelis retard 149
Prokinetika 35
Prontopyrin plus (Paracetamol, Coffein) 425
Propecia 275
Propionsäure-Derivate 361
Propiverin 267
Proscar 275
Prosmin 275
Prostacure 273
Prostadil 273
Prostaglandin-Analoga 624
Protagent 631
Protagent SE EDO 631
Protektiva gegen UV-Strahlung zur systemischen Anwendung 203

Proteozym 117
Protonenpumpenhemmer 25
Provas 163
Proxen S 367
Pruriderm Lotio 206
Pseudoephedrin, Kombinationen 554
Pulmicort Susp. für Vernebler 571
Pulmicort Topinasal 551
Pulmicort Turbohaler 571
Purin-Derivate 136
PVP-Jod-ratiopharm® 229
Pyrantel 535
Pyrazolone 417
Pyrethrine, inkl. synthetische Verbindungen 538
Pyridoxin (Vitamin B6) 89
Pyrilax Dragees 41

Q

Quartäre Ammonium-Verbindungen 230
Quetiapin 467
Quetiapin STADA® 468
Quetiapin-ratiopharm® 468
Quetiapin-ratiopharm® retard 468
Quilonum® retard 471
Quinisocain 141

R

Ramilich 161
Ramipril 160
Ramipril dura 161
Ramipril Hexal 161
Ramipril-ratiopharm 161
Ranicux 24
Ranitic 24
Ranitic akut 24
Ranitidin 23
Ranitidin 1A Pharma 24
Ranitidin ratiopharm 24
Ranitidin ratiopharm Brausetbl. 24
Ranitidin ratiopharm gg. Sodbrennen 24
Ranitidin Stada 24
Rasilez 166
ratioAllerg Heuschnupfenspray 550
ratiopyrin (ASS, Paracetamol, Coffein) 416
Reactine 608
Rectodelt 281
Refobacin® 208
Refobacin® Augensalbe 613
Refobacin® Augentropfen 613
Regulax Abführwürfel 42
Regulax Picosulfat Tropfen 42
Reisefit Hennig 39
Reisetabletten Abz 39
Remid 379
Renin-Inhibitoren 165
Reparil (bei Schwellung) 145
Retinoide zur Behandlung der Akne 236
Retterspitz Zinksalbe 200
Rewodina 360
Rewodina dual 360
Rewodina uno 360
Rhinivict nasal 550
Rhinopront Kombi (Triprolidin-HCl 1H2O, Pseudoephedrin-HCl) 554
Riboflavin (Vitamin B2) 93
Rifun 29
Riopan® Magen Gel 20
Riopan® Magen Tabletten 20
Risedronat AL 385
Risedronat Sandoz 1x wöchentlich 35 mg Filmtbl 385
Risedronat STADA 385
Risedronat Teva® 35 mg Filmtabletten 1 x wöchentlich 385
Risedron-HEXAL® 35 mg einmal wöchentlich Filmtabletten 385
Risedron-HEXAL® 75 mg Filmtabletten 385
Risedronsäure 384
Risedronsäure - 1 A Pharma® 35 mg Filmtabletten 385

Risedronsäure-Actavis 35 mg Filmtabletten 385
Risedronsäure-CT 35 mg Filmtabletten 385
Risedronsäure-CT 75 mg Filmtabletten 385
Risedronsäure-ratiopharm 385
Ritalin 517
Ritalin LA 517
Rivanol® Lösung 0,1 % 227
Rivanol® Salbe 227
Rivanol® Tbl. 0,1 g 227
Rivanol® Tbl. 1,0 g 227
ROSICED® 213

S

Sab simplex Kautabletten 198
Sab Simplex Susp. 198
Saccharomyces boulardii 57
Salbu Easyhaler 563
Salbu Novolizer 563
SALBUBRONCH Inhalationslösung 563
Salbulair N DA 563
Salbulair® N Autohaler 563
Salbulair® N Easi-Breathe 563
Salbutamol 562
Salbutamol AL Fertiginhalat 563
Salbutamol AL Inhalat 563
Salbutamol-CT DA 563
Salbutamol-ratiopharm Inhalationslösung 563
Salbutamol-ratiopharm® Fertiginhalat 563
Salicylsäure und Derivate 412
Salicylsäure, Kombinationen 242
Salicylsäure-Derivate 536
Salmeterol 565
Sanasthmax 569
Sanasthmax DA 569
Sanasthmax Junior DA 569
Saroten 2 ml Injektionslösung 498
Saroten retard Tabs 498
Saroten Tabs 498
Schilddrüsenhormone 282
Schlaftabs ratiopharm 488
Schnupfen Endrine (+ äth. Öle) 543
Schwefel-haltige Imidazol-Derivate 286
SD-Hermal Minuten Creme 182
Sedaplus 488
Sedaplus Saft 488
Selektive Beta $_2$-Adrenozeptor-Agonisten 560
Selektive Serotonin-5HT $_1$-Agonisten 429
Selektive Serotonin-Wiederaufnahmehemmer 499
Selen 99
Selen loges 100
Selenase AP 100
Selenase peroral Trinkampullen 100
Selenase pro injectione 100
Selenase RP 100
Selenase T pro injectione 100
Selenase XL 100
Selenase XXL 100
Semi-Euglucon 68
Sempera 342
Sempera® Konz. u. Lösung zur Herst. einer Infusion 342
Sempera® Liquid 342
Serevent DA 565
Serevent Diskus 565
Seroquel 468
Seroquel Prolong retard 468
Sevredol 390
Sic Ophtal sine Augentropfen 632
Sic-Ophtal N Augentropfen 632
Sildegra 269
Sildehexal 269
Sildenafil 269
Sildenafil Abz 269
Sildenafil Al 269
Sildenafil Basics 269
Sildenafil Pfizer® 269
Sildenafil ratio 269
Sildenafil Stada 269
Silikon-haltige Mittel 196

Silomat gegen Reizhusten 597
Silomat gegen Reizhusten Tropfen 597
Silomat® DMP 594
Silomat® DMP INTENSIV gegen Reizhusten 594
Simeticon-ratiopharm Kautabletten 198
Simvastatin 168
Simvastatin Hexal 168
Simvastatin ratiopharm 168
Simvastatin Stada 168
Simvastatin und Ezetimib 176
SINGULAIR junior® 5 mg Kautabletten 581
SINGULAIR® 10 mg Filmtabletten 581
SINGULAIR® mini 4 mg Granulat 581
Siofor 66
Siozwo Nasengel 543
Siros 342
Snup 543
Soderm 222
Soderm crinale 222
Soderm Lotio 222
Soledum 583
Soledum forte 583
Solosin retard 578
Solosin retard mite 578
Solosin Tropfen 578
Somnosan 482
Sortis 170
Soventol® HydroCort 216
Soventol® HydroCort Spray 216
Spalt Migräne 365
Spasman® scop Ampullen 32
Spersacarpin 619
Spidifen 365
SPIRIVA® 18 µg Kapsel mit Inhalationspulver 575
Spiriva® Respimat® 2,5 µg 575
Spirogamma 135
Spironolacton 135
Stangyl Tabs 496
Stangyl Tropfen 496
Stiemycine® Lösung 235
Stilnox 484
Substituierte Alkylamine 605
Subutex Sublingualtablette 404
Sulfamethoxazol und Trimethoprim 315
Sulfonamide, rein 128
Sulfonylharnstoff-Derivate 67
SULMYCIN® 208
Sultanol DA 563
Sultanol Fertiginhalat 563
Sultanol forte Fertiginhalat 563
Sultanol Inhalationslösung 563
Sumatriptan 431
Sumatriptan-ratiopharm 431
Sumatriptan-ratiopharm T 431
Superpep Reisekaugummi 39
Sympathomimetika 552
Sympathomimetika als Dekongestiva 626
Sympathomimetika, rein 540
Syneudon 498
Systral Hydrocort 216

T

Tadalafil 270
Tadin 273
Talcid® Kautabletten 21
Talcid® Kautabletten 1000 mg 21
Talcid® Liquid 21
Talvosilen (Paracetamol, Codein) 394
Talvosilen f. Erwachsene (Paracetamol, Codein) 394
Talvosilen f. Kleinkinder (Paracetamol, Codein) 394
Talvosilen f. Schulkinder (Paracetamol, Codein) 394
Talvosilen forte (Paracetamol, Codein) 394
Tamoxifen 355
Tamoxifen-ratiopharm 355
Tamsublock 273
Tamsulosin 273
Tamsulosin AL 273
Tamsunar 273

Tannacomp® (Tanninalbuminat, Ethacridinlactat) 59
Tarivid i. v. 323
Tavegil 604
Tavegil Injekt 604
Tavegil Sirup 604
Tavor 476
Tavor Expidet 476
Tavor pro injectione 476
Tavor Tabs 476
Tegretal Susp. 437
Tegretal® 437
Tegretal® retard 437
Temgesic forte sublingual 404
Temgesic Injekt 404
Temgesic sublingual 404
Terbigalen 195
Terbinafin 190, 195
Terbinafin 1A pharma 195
Terbinafin Al 195
Terbinafin Hexal 195
Terbinafin Stada 195
Testosteron-5-alpha-Reduktasehemmer 274
Tetracycline 291
Tetrahydropyrimidin-Derivate 534
Tetryzolin 627
Tevanate 383
Theophyllin 577
Theophyllin Hexal retard 578
Theophyllin-ratiopharm retard 578
Thiamin (Vitamin B1) 80
Thiamin (Vitamin B1) und Pyridoxin (Vitamin B6) 82
Thiazide, rein 124
Thiazolidindione 72
Thioctacid HR 530
Thioctacid T direkt 530
Thioctacid T Injekt 530
Thiogamma 530
Thiogamma N Injekt 530
Thiogamma® 530
Thomapyrin Brause (ASS, Paracetamol) 416
Thomapyrin classic (ASS, Paracetamol, Coffein) 416
Thomapyrin INTENSIV (ASS, Paracetamol, Coffein) 416
Thrombareduct® Sandoz 143
Thrombophob® 143
Thrombozytenaggregationshemmer, exkl. Heparin 105
Tilidin Hexal comp (Tilidin/Naloxon) 411
Tilidin Hexal comp retard (Tilidin/Naloxon) 411
Tilidin Hexal comp Weichkps. (Tilidin/Naloxon) 411
Tilidin, Kombinationen 410
Timo-COMOD 623
TimoEDO 623
TimoHEXAL 623
Timolol 623
Timolol CV 623
Timolol-POS 623
Tim-Ophtal 623
Tim-Ophtal sine 623
Timo-Stulln 623
Timo-Vision 623
Tiotropiumbromid 575
Tiretta (Paracetamol, Codein) 394
Tispol Ibu DD (684 mg Lysinat) 365
Tocopherol (Vitamin E) 91
Tocorell® (RRR-α-Tocopherol) 92
Togal Naproxen 367
Togal® Classic Duo (ASS, Paracetamol) 416
Tolid 476
Tolperison 376
Tolperison AL 376
Tolperison Hexal 376
Tolperison-HCL Stada 376
Topamax 452
Topiramat 451
Topiramat-neuraxpharm 452
Topiramat-ratiopharm 452
Topiramat-STADA 452
Topiramat-TEVA 452
Torasemid 131

Torasemid 1A 132
Torasemid Hexal 132
Torasemid-ratiopharm 132
Torem 132
Torem 10 Injekt 132
Torem 20 Injekt 132
Torem 200 Infusion 132
Torem Cor 132
Torem RR 132
Tramadol 408
Tramadol-ratiopharm 409
Tramadol-ratiopharm Bta 409
Tramadol-ratiopharm Injekt 409
Tramadol-ratiopharm retard 409
Tramadol-ratiopharm Tropfen 409
Tramal 409
Tramal 50 mg Injekt 409
Tramal 100 mg Injekt 409
Tramal long Retardtbl. 409
Tramal Tropfen 409
Tramal Zäpfchen 409
Tramundin Filmtabl. 409
Tramundin retard 409
Tramundin Tropfen 409
Trancolong Retardtbl. 428
Trancopal Dolo 428
Trancopal Hartkapseln 428
Transtec PRO® 404
Travex One Retardtbl. 409
Trental 138
Trental Infusionskonzentrat 138
Trevilor retard 511
Triamcinolon 218
Triamgalen 219
Triamgalen Lösung 219
Triamgalen Lotion 219
Triazol-Derivate 334
Trimipramin 495
Trimipramin-neuraxpharm 496
Trimipramin-neuraxpharm Lsg 496
Trimipramin-ratiopharm 496
Tromlipon® 530
Tromphyllin retard 578
Trusopt® Augentropfen 621
TRUSOPT-S® 621
Tussamag NAC akut (BT) 586

U

Ulipristal 253
Uralyt U Granulat 265
Urem forte 365
Ureotop Creme 202
Ureotop Salbe 202
Urikostatika 377
Urol® methin 262
Urologische Spasmolytika 266
Uromykol 182
Uro-Tablinen® 330
Uro-Tarivid 323

V

Vagi-C® 247
Vagifem® 257
Vagi-Metro Creme 533
Vagimid® 533
Vagimid® 500 533
Vagisan® Milchsäure 246
Valaciclovir 346
Valaciclovir 1 A Pharma 346
Valaciclovir Al 346
Valaciclovir Hexal 346
Valcordin-Doxylamin 488
Valiquid 0,3 Tropfen 475
Valium 475
Valoron N retard (Tilidin/Naloxon) 411
Valoron N Tropfen (Tilidin/Naloxon) 411
Valproat ABZ chrono retard 441
Valproat CT chrono retard 441
Valproat Hexal chrono retard 441
Valproat STADA retard 441
Valproat TAD chrono retard 441
Valproat-neuraxpharm 441
Valproat-neuraxpharm chrono retard 441
Valproin-ratiopharm Lösung 441

Valproinsäure 440
Valproinsäure-ratiopharm 441
Valproinsäure-ratiopharm chrono retard 441
Valsartan 163
Valtrex 346
Vardenafil 271
Vareniclin 524
Vasomotal® 526
Vasomotal® Tropfen 526
Vasopos 627
Venalot 145
VENENTABS-ratiopharm 145
Venlafaxin 510
Venlafaxin-neuraxpharm 511
Venlafaxin-neuraxpharm retard 511
Venlafaxin-ratiopharm 511
Venlafaxin-ratiopharm retard 511
Venostasin retard 145
Ventilastin Novolizer 563
Ventolair Autohaler 569
Ventolair DA 569
Ventolair mite Autohaler 569
Ventolair mite DA 569
Verapamil 155
Verapamil 1A 156
Verapamil 1A retard 156
Verapamil AbZ 156
Verapamil AL 156
Verapamil AL retard 156
Verapamil ratiopharm 156
Verapamil ratiopharm Injekt 156
Verapamil ratiopharm N 156
Verapamil ratiopharm retard 156
Verapamil-acis retard 156
Verapamil AbZ retard 156
Vertigo Vomex SR 39
Vetren® forte Gel 143
Vetren® Gel 143
VIAGRA® 269
Vidisept 2 % 631
Vidisept EDO 631
Vigamox AT 327
Vigantol Tropfen 77
Vigantoletten 500 77
Vigantoletten 1000 77
Visine Yxin 627
Visine Yxin EDO 627
Vitamin B duo (Thiamin-HCl, Pyridoxin-HCl) 82
Vitamin B Komplex forte Hevert (Thiamin-NO_3, Pyridoxin-HCl, Cyanocobalamin) 83
Vitamin B1, Vitamin B6 und Vitamin B12 83
Vitamin B1-Hevert Injekt 80
Vitamin B1-Injektopas 80
Vitamin B1-ratiopharm 80
Vitamin B1-ratiopharm Injekt 80
Vitamin B2 Jenapharm 93
Vitamin B6 Jenapharm 89
Vitamin B6-Hevert 89
Vitamin B6-Hevert Injekt 89
Vitamin B6-ratiopharm Injekt 89
Vitamin B6-ratiopharm 89
Vitamin B12 inject Jenapharm 112
Vitamin B12-Injektopas 112
Vitamin B12-loges Injekt 112
Vitamin B_1 in Kombination mit Vitamin B_6 und/oder Vitamin B_{12} 81
Vitamin B_1, rein 79
Vitamin B_{12} (Cyanocobalamin und Analoga) 111
Vitamin C 500 85
Vitamin C 1000 85
Vitamin C-Injektopas 85
Vitamin C-loges Injekt 85
Vitamin D und Analoga 75
Vitamin D3-Hevert 77
Vitamin D3-Wörwag 77
Vitamin-E Dragees (RRR-α-Tocopherolhydrogensuccinat) 92
Vitamin-K-Antagonisten 102
Viveo 376
Vividrin 546
Vividrin akut Augentropfen 548
Vividrin akut Nasenspray 548
Vividrin Iso EDO 546

Vividrin Nasenspray gegen Heuschnupfen 546
Vivimed mit Coffein (Paracetamol, Coffein) 425
Vivinox Sleep 487
Vivinox Sleep Dragees 487
Vobamyk 184
Volonimat 219
Volon® A 219
Volon® A Haftsalbe zur Anwendung in der Mundhöhle) 219
Voltaren 360
Voltaren Dolo 360
Voltaren Emulgel 360
Voltaren inject 360
Voltaren retard 360
Voltaren Schmerzgel 360
Vomacur 39
Vomex A Dragees 39
Vomex A Kinder-Suppositorien 39
Vomex A Retardkapseln 39
Vomex A Sirup 39
Vomex A Suppositorien 39

W

Warzenmittel und Keratolytika 241
Wick DayMed (Dextromethorphan-HBr, Paracetamol, Phenylpropanolamin-HCl) 601
WICK Hustenlöser-Therapie (BT) 588
Wick Husten-Pastillen gegen Reizhusten mit Honig 594
Wick Husten-Sirup gegen Reizhusten mit Honig 594
WICK MediNait Erkältungssirup mit Honig (Paracetamol, Dextromethorphan-HBr, Doxylaminsuccinat) 601
WICK MediNait, Erkältungssirup für die Nacht (Doxylaminsuccinat, (-)-Ephedrinhemisulfat, Dextromethorphan-HBr, Paracetamol) 601
WICK Sinex avera 541
Wick Sulagil Halsspray (Cetylpyridinium, Dequalinium, Lidocain) 557
WICK® Sinex 541
W-Tropfen Lösung gegen Hühneraugen und Hornhaut (Salicylsäure, Milchsäure) 242

X

Xalatan® 625
Xanef 159
Xanef Cor 159
Xanthine 576
Xapro® Creme 256
Xenical 61
Xidan EDO 629
Ximovan 482
Xitix Lutschtabletten 85
Xylometazolin 542

Y

Yomesan Kautabletten 537

Z

Zalasta 465
Zalasta Schmelztabl. 465
Zantic 24
Zentral wirkende Sympathomimetika 513
Zink 95
Zink-haltige Mittel 199
Zinkorotat 96
Zinkorotat 20 96
Zinkorotat-POS® 96
Zinkorot® 25 96
Zinkoxid 200
Zinksalbe Dialon 200
Zinksalbe Lichtenstein 200
Zithromax 321
Zithromax TS 321
Zocor 168

Zocor forte 168
Zocor forte XL 168
Zolpidem 483
Zolpidem Al 484
Zolpidem Hexal 484
Zolpidem-CT 484
Zolpidem-neuraxpharm 484
Zolpidem-ratiopharm 484
Zolpinox 484
Zopiclon 481
Zopiclon AL 482
Zopiclon CT 482
Zopiclon Hexal 482
Zopiclon-neuraxpharm 482
Zopiclon-ratiopharm 482
Zopya 106
Zovirax Lippenherpescreme 210
Zovirax Suspension 345
Zovirax® Augensalbe 210
Zyban 523
Zyloric 379
Zymafluor® 0,25 mg 16
Zymafluor® 1,0 mg 16
Zyphadera Plv. und LM zur Herst. Injektionssusp. 465
Zyprexa 465
Zyprexa Plv. zur Herst. Injektionslsg. 465
Zyprexa Velotab Schmelztabl. 465
Zyrtec 608